# 中华医学百科全书

## 军事与特种医学

### 军队卫生装备学

国家出版基金项目
NATIONAL PUBLICATION FOUNDATION

中国协和医科大学出版社

北 京

图书在版编目（CIP）数据

中华医学百科全书·军队卫生装备学 / 王政主编 . —北京：中国协和医科大学出版社，
2020.12

ISBN 978-7-5679-1590-9

Ⅰ.①军⋯　Ⅱ.①王⋯　Ⅲ.①军队卫生－卫生设备－设备管理　Ⅳ.① R821

中国版本图书馆 CIP 数据核字（2020）第 188971 号

## 中华医学百科全书·军队卫生装备学

主　　编：王　政

编　　审：谢　阳

责任编辑：李元君

出版发行：**中国协和医科大学出版社**
（北京市东城区东单三条 9 号　邮编 100730　电话 010-6526 0431）

网　　址：www.pumcp.com

经　　销：新华书店总店北京发行所

印　　刷：北京雅昌艺术印刷有限公司

开　　本：889×1230　1/16

印　　张：17.75

字　　数：522 千字

版　　次：2020 年 12 月第 1 版

印　　次：2020 年 12 月第 1 次印刷

定　　价：248.00 元

ISBN 978-7-5679-1590-9

# 《中华医学百科全书》编纂委员会

总顾问　吴阶平　韩启德　桑国卫

总指导　陈　竺

总主编　刘德培　王　辰

副总主编　曹雪涛　李立明　曾益新　吴沛新

编纂委员（以姓氏笔画为序）

| | | | | | | |
|---|---|---|---|---|---|---|
| 丁　洁 | 丁　樱 | 丁安伟 | 于中麟 | 于布为 | 于学忠 | 万经海 |
| 马　军 | 马　进 | 马　骁 | 马　静 | 马　融 | 马安宁 | 马建辉 |
| 马烈光 | 马绪臣 | 王　伟 | 王　辰 | 王　政 | 王　恒 | 王　铁 |
| 王　硕 | 王　舒 | 王　键 | 王一飞 | 王一镗 | 王士贞 | 王卫平 |
| 王长振 | 王文全 | 王心如 | 王生田 | 王立祥 | 王兰兰 | 王汉明 |
| 王永安 | 王永炎 | 王成锋 | 王延光 | 王华兰 | 王旭东 | 王军志 |
| 王声湧 | 王坚成 | 王良录 | 王拥军 | 王茂斌 | 王松灵 | 王明荣 |
| 王明贵 | 王金锐 | 王宝玺 | 王诗忠 | 王建中 | 王建业 | 王建军 |
| 王建祥 | 王临虹 | 王贵强 | 王美青 | 王晓民 | 王晓良 | 王高华 |
| 王鸿利 | 王维林 | 王琳芳 | 王喜军 | 王晴宇 | 王道全 | 王德文 |
| 王德群 | 木塔力甫·艾力阿吉 | 尤启冬 | 戈　烽 | 牛　侨 | 毛秉智 |  |
| 毛常学 | 乌　兰 | 卞兆祥 | 文卫平 | 文历阳 | 文爱东 | 方　浩 |
| 方以群 | 尹　佳 | 孔北华 | 孔令义 | 孔维佳 | 邓文龙 | 邓家刚 |
| 书　亭 | 毋福海 | 艾措千 | 艾儒棣 | 石　岩 | 石远凯 | 石学敏 |
| 石建功 | 布仁达来 | 占　堆 | 卢志平 | 卢祖洵 | 叶　桦 | 叶冬青 |
| 叶常青 | 叶章群 | 申昆玲 | 申春悌 | 田家玮 | 田景振 | 田嘉禾 |
| 史录文 | 舟茂盛 | 代　涛 | 代华平 | 白春学 | 白慧良 | 丛　斌 |
| 丛亚丽 | 包怀恩 | 包金山 | 冯卫生 | 冯希平 | 冯泽永 | 冯学山 |
| 边旭明 | 边振甲 | 匡海学 | 邢小平 | 达万明 | 达庆东 | 成　军 |
| 成翼娟 | 师英强 | 吐尔洪·艾买尔 | 吕时铭 | 吕爱平 | 朱　珠 |  |
| 朱万孚 | 朱立国 | 朱华栋 | 朱宗涵 | 朱建平 | 朱晓东 | 朱祥成 |
| 乔延江 | 伍瑞昌 | 任　华 | 任钧国 | 华　伟 | 伊河山·伊明 |  |
| 向　阳 | 多　杰 | 邬堂春 | 庄　辉 | 庄志雄 | 刘　平 | 刘　进 |
| 刘　玮 | 刘　强 | 刘　蓬 | 刘大为 | 刘小林 | 刘中民 | 刘玉清 |
| 刘尔翔 | 刘训红 | 刘永锋 | 刘吉开 | 刘芝华 | 刘伏友 | 刘华平 |

| 刘华生 | 刘志刚 | 刘克良 | 刘更生 | 刘迎龙 | 刘建勋 | 刘胡波 |
| 刘树民 | 刘昭纯 | 刘俊涛 | 刘洪涛 | 刘献祥 | 刘嘉瀛 | 刘德培 |
| 闫永平 | 米玛 | 米光明 | 安锐 | 祁建城 | 许媛 | 许腊英 |
| 那彦群 | 阮长耿 | 阮时宝 | 孙宁 | 孙光 | 孙皎 | 孙锟 |
| 孙少宣 | 孙长颢 | 孙立忠 | 孙则禹 | 孙秀梅 | 孙建中 | 孙建方 |
| 孙建宁 | 孙贵范 | 孙洪强 | 孙晓波 | 孙海晨 | 孙景工 | 孙颖浩 |
| 孙慕义 | 严世芸 | 苏川 | 苏旭 | 苏荣扎布 | 杜元灏 | 杜文东 |
| 杜治政 | 杜惠兰 | 李飞 | 李方 | 李龙 | 李东 | 李宁 |
| 李刚 | 李丽 | 李波 | 李勇 | 李桦 | 李鲁 | 李磊 |
| 李燕 | 李冀 | 李大魁 | 李云庆 | 李太生 | 李日庆 | 李玉珍 |
| 李世荣 | 李立明 | 李永哲 | 李志平 | 李连达 | 李灿东 | 李君文 |
| 李劲松 | 李其忠 | 李若瑜 | 李泽坚 | 李宝馨 | 李建初 | 李建勇 |
| 李映兰 | 李思进 | 李莹辉 | 李晓明 | 李凌江 | 李继承 | 李森恺 |
| 李曙光 | 杨凯 | 杨恬 | 杨勇 | 杨健 | 杨硕 | 杨化新 |
| 杨文英 | 杨世民 | 杨世林 | 杨伟文 | 杨克敌 | 杨甫德 | 杨国山 |
| 杨宝峰 | 杨炳友 | 杨晓明 | 杨跃进 | 杨腊虎 | 杨瑞馥 | 杨慧霞 |
| 励建安 | 连建伟 | 肖波 | 肖南 | 肖永庆 | 肖培根 | 肖鲁伟 |
| 吴东 | 吴江 | 吴明 | 吴信 | 吴令英 | 吴立玲 | 吴欣娟 |
| 吴勉华 | 吴爱勤 | 吴群红 | 吴德沛 | 邱建华 | 邱贵兴 | 邱海波 |
| 邱蔚六 | 何维 | 何勤 | 何方方 | 何绍衡 | 何春涤 | 何裕民 |
| 余争平 | 余新忠 | 狄文 | 冷希圣 | 汪海 | 汪静 | 汪受传 |
| 沈岩 | 沈岳 | 沈敏 | 沈铿 | 沈卫峰 | 沈心亮 | 沈华浩 |
| 沈俊良 | 宋国维 | 张泓 | 张学 | 张亮 | 张强 | 张霆 |
| 张澍 | 张大庆 | 张为远 | 张世民 | 张永学 | 张华敏 | 张宇鹏 |
| 张志愿 | 张丽霞 | 张伯礼 | 张宏誉 | 张劲松 | 张奉春 | 张宝仁 |
| 张建中 | 张建宁 | 张承芬 | 张琴明 | 张富强 | 张新庆 | 张潍平 |
| 张德芹 | 张燕生 | 陆华 | 陆林 | 陆小左 | 陆付耳 | 陆伟跃 |
| 陆静波 | 阿不都热依木·卡地尔 | | 陈文 | 陈杰 | 陈实 | 陈洪 |
| 陈琪 | 陈楠 | 陈薇 | 陈士林 | 陈大为 | 陈文祥 | 陈代杰 |
| 陈尧忠 | 陈红风 | 陈志南 | 陈志强 | 陈规化 | 陈国良 | 陈佩仪 |
| 陈家旭 | 陈智轩 | 陈锦秀 | 陈誉华 | 邵蓉 | 邵荣光 | 武志昂 |
| 其仁旺其格 | 范明 | 范炳华 | 林三仁 | 林久祥 | 林子强 | 林江涛 |
| 林曙光 | 杭太俊 | 郁琦 | 欧阳靖宇 | 尚红 | 果德安 | |
| 明根巴雅尔 | 易定华 | 易著文 | 罗力 | 罗毅 | 罗小平 | 罗长坤 |
| 罗颂平 | 帕尔哈提·克力木 | | 帕塔尔·买合木提·吐尔根 | | | |

| | | | | | | |
|---|---|---|---|---|---|---|
| 图门巴雅尔 | 岳伟华 | 岳建民 | 金　玉 | 金　奇 | 金少鸿 | 金伯泉 |
| 金季玲 | 金征宇 | 金银龙 | 金惠铭 | 周　兵 | 周永学 | 周光炎 |
| 周灿全 | 周良辅 | 周纯武 | 周学东 | 周宗灿 | 周定标 | 周宜开 |
| 周建平 | 周建新 | 周春燕 | 周荣斌 | 周福成 | 郑一宁 | 郑志忠 |
| 郑金福 | 郑法雷 | 郑建全 | 郑洪新 | 郑家伟 | 郎景和 | 房　敏 |
| 孟　群 | 孟庆跃 | 孟静岩 | 赵　平 | 赵　群 | 赵子琴 | 赵中振 |
| 赵文海 | 赵玉沛 | 赵正言 | 赵永强 | 赵志河 | 赵彤言 | 赵明杰 |
| 赵明辉 | 赵耐青 | 赵临襄 | 赵继宗 | 赵铱民 | 赵靖平 | 郝　模 |
| 郝小江 | 郝传明 | 郝晓柯 | 胡　志 | 胡大一 | 胡文东 | 胡向军 |
| 胡国华 | 胡昌勤 | 胡晓峰 | 胡盛寿 | 胡德瑜 | 柯　杨 | 查　干 |
| 柏树令 | 柳长华 | 钟翠平 | 钟赣生 | 香多·李先加 | | 段　涛 |
| 段金廒 | 段俊国 | 侯一平 | 侯金林 | 侯春林 | 俞光岩 | 俞梦孙 |
| 俞景茂 | 饶克勤 | 施慎逊 | 姜小鹰 | 姜玉新 | 姜廷良 | 姜国华 |
| 姜柏生 | 姜德友 | 洪　两 | 洪　震 | 洪秀华 | 洪建国 | 祝庆余 |
| 祝蓪晨 | 姚永杰 | 姚克纯 | 姚祝军 | 秦　川 | 袁文俊 | 袁永贵 |
| 都晓伟 | 晋红中 | 栗占国 | 贾　波 | 贾建平 | 贾继东 | 夏照帆 |
| 夏慧敏 | 柴光军 | 柴家科 | 钱传云 | 钱忠直 | 钱家鸣 | 钱焕文 |
| 倪　健 | 倪　鑫 | 徐　军 | 徐　晨 | 徐云根 | 徐永健 | 徐志云 |
| 徐志凯 | 徐克前 | 徐金华 | 徐建国 | 徐勇勇 | 徐桂华 | 凌文华 |
| 高　妍 | 高　晞 | 高志贤 | 高志强 | 高金明 | 高学敏 | 高树中 |
| 高健生 | 高思华 | 高润霖 | 郭　岩 | 郭小朝 | 郭长江 | 郭巧生 |
| 郭宝林 | 郭海英 | 唐　强 | 唐向东 | 唐朝枢 | 唐德才 | 诸欣平 |
| 谈　勇 | 谈献和 | 陶广正 | 陶永华 | 陶芳标 | 陶·苏和 | 陶建生 |
| 黄　钢 | 黄　峻 | 黄　烽 | 黄人健 | 黄叶莉 | 黄宇光 | 黄国宁 |
| 黄国英 | 黄跃生 | 黄璐琦 | 萧树东 | 梅　亮 | 梅长林 | 曹　佳 |
| 曹广文 | 曹务春 | 曹建平 | 曹洪欣 | 曹济民 | 曹雪涛 | 曹德英 |
| 龚千锋 | 龚守良 | 龚非力 | 袭著革 | 常耀明 | 崔　蒙 | 崔丽英 |
| 庚石山 | 康　健 | 康廷国 | 康宏向 | 章友康 | 章锦才 | 章静波 |
| 梁　萍 | 梁显泉 | 梁铭会 | 梁繁荣 | 谌贻璞 | 屠鹏飞 | 隆　云 |
| 绳　宇 | 巢永烈 | 彭　成 | 彭　勇 | 彭明婷 | 彭晓忠 | 彭瑞云 |
| 彭毅志 | 斯拉甫·艾白 | | 葛　坚 | 葛立宏 | 董方田 | 蒋力生 |
| 蒋建东 | 蒋建利 | 蒋澄宇 | 韩晶岩 | 韩德民 | 惠延年 | 粟晓黎 |
| 程　伟 | 程天民 | 程仕萍 | 程训佳 | 童培建 | 曾　苏 | 曾小峰 |
| 曾正陪 | 曾学思 | 曾益新 | 谢　宁 | 谢立信 | 蒲传强 | 赖西南 |
| 赖新生 | 詹启敏 | 詹思延 | 鲍春德 | 窦科峰 | 窦德强 | 赫　捷 |

蔡　威　　裴国献　　裴晓方　　裴晓华　　廖品正　　谭仁祥　　谭先杰
翟所迪　　熊大经　　熊鸿燕　　樊飞跃　　樊巧玲　　樊代明　　樊立华
樊明文　　樊瑜波　　黎源倩　　颜　虹　　潘国宗　　潘柏申　　潘桂娟
薛社普　　薛博瑜　　魏光辉　　魏丽惠　　藤光生　　B·吉格木德

# 《中华医学百科全书》学术委员会

主任委员　巴德年

副主任委员（以姓氏笔画为序）

汤钊猷　　　吴孟超　　　陈可冀　　　贺福初

学术委员（以姓氏笔画为序）

盛志勇　康广盛　章魁华　梁文权　梁德荣　彭名炜　董　怡
程天民　程元荣　程书钧　程伯基　傅民魁　曾长青　曾宪英
温　海　裘雪友　甄永苏　褚新奇　蔡年生　廖万清　樊明文
黎介寿　薛　淼　戴行锷　戴宝珍　戴尅戎

# 军事与特种医学

总主编

孙建中　　　原中国人民解放军军事医学科学院

# 本卷编委会

主　编

王　政　　　原中国人民解放军军事医学科学院卫生装备研究所

副主编（以姓氏笔画为序）

伍瑞昌　　　中国人民解放军军事科学院系统工程研究院卫勤保障技术研究所

祁建城　　　中国人民解放军军事科学院系统工程研究院卫勤保障技术研究所

孙景工　　　中国人民解放军军事科学院系统工程研究院

杨伟文　　　中国人民解放军军事科学院系统工程研究院卫勤保障技术研究所

编　委（以姓氏笔画为序）

马　军　　　中国人民解放军军事科学院系统工程研究院卫勤保障技术研究所

王　政　　　原中国人民解放军军事医学科学院卫生装备研究所

王兴永　　　中国人民解放军军事科学院系统工程研究院卫勤保障技术研究所

王运斗　　　中国人民解放军军事科学院系统工程研究院卫勤保障技术研究所

牛　福　　　中国人民解放军军事科学院系统工程研究院后勤科学与技术研究所

石梅生　　　中国人民解放军军事科学院系统工程研究院卫勤保障技术研究所

田　丰　　　中国人民解放军军事科学院系统工程研究院卫勤保障技术研究所

朱孟府　　　中国人民解放军军事科学院系统工程研究院卫勤保障技术研究所

伍瑞昌　　　中国人民解放军军事科学院系统工程研究院卫勤保障技术研究所

刘训勤　　　原中国人民解放军军事医学科学院卫生装备研究所

刘圣军　　　中国人民解放军军事科学院系统工程研究院

刘志国　　　中国人民解放军军事科学院系统工程研究院卫勤保障技术研究所

祁建城　　　中国人民解放军军事科学院系统工程研究院卫勤保障技术研究所

汤黎明　　　中国人民解放军东部战区总医院

安瑞卿　　原中国人民解放军空军航空医学研究所

孙景工　　中国人民解放军军事科学院系统工程研究院

苏　琛　　中国人民解放军军事科学院系统工程研究院卫勤保障技术研究所

苏卫华　　中国人民解放军军事科学院国防科技创新研究院无人系统技术研究中心

杜振杰　　中国人民解放军军事科学院系统工程研究院卫勤保障技术研究所

杜耀华　　中国人民解放军军事科学院系统工程研究院卫勤保障技术研究所

李曙光　　中国人民解放军陆军军医大学陆军医学特色中心

杨　健　　中国人民解放军军事科学院系统工程研究院卫勤保障技术研究所

杨伟文　　中国人民解放军军事科学院系统工程研究院卫勤保障技术研究所

吴太虎　　中国人民解放军军事科学院系统工程研究院卫勤保障技术研究所

吴丽华　　中国人民解放军军事科学院系统工程研究院卫勤保障技术研究所

吴金辉　　中国人民解放军军事科学院系统工程研究院卫勤保障技术研究所

沈俊良　　原中国人民解放军海军医学研究所

张西正　　中国人民解放军军事科学院系统工程研究院卫勤保障技术研究所

张晓峰　　中国人民解放军军事科学院系统工程研究院卫勤保障技术研究所

陈　平　　中国人民解放军军事科学院系统工程研究院卫勤保障技术研究所

陈　峰　　中国人民解放军军事科学院系统工程研究院卫勤保障技术研究所

南新中　　中国人民解放军火箭军疾病预防控制中心

段德光　　中国人民解放军军事科学院系统工程研究院卫勤保障技术研究所

徐新喜　　中国人民解放军军事科学院系统工程研究院卫勤保障技术研究所

高万玉　　中国人民解放军军事科学院系统工程研究院卫勤保障技术研究所

高树田　　中国人民解放军军事科学院系统工程研究院卫勤保障技术研究所

高振海　　中国人民解放军军事科学院系统工程研究院卫勤保障技术研究所

郭立军　　中国人民解放军军事科学院系统工程研究院卫勤保障技术研究所

谭树林　　中国人民解放军军事科学院系统工程研究院卫勤保障技术研究所

学术秘书

孙晓军　　中国人民解放军军事科学院系统工程研究院卫勤保障技术研究所

# 前　言

《中华医学百科全书》终于和读者朋友们见面了！

古往今来，凡政通人和、国泰民安之时代，国之重器皆为科技、文化领域的鸿篇巨制。唐代《艺文类聚》、宋代《太平御览》、明代《永乐大典》、清代《古今图书集成》等，无不彰显盛世之辉煌。新中国成立后，国家先后组织编纂了《中国大百科全书》第一版、第二版，成为我国科学文化事业繁荣发达的重要标志。医学的发展，从大医学、大卫生、大健康角度，集自然科学、人文社会科学和艺术之大成，是人类社会文明与进步的集中体现。随着经济社会快速发展，医药卫生领域科技日新月异，知识大幅更新。广大读者对医药卫生领域的知识文化需求日益增长，因此，编纂一部医药卫生领域的专业性百科全书，进一步规范医学基本概念，整理医学核心体系，传播精准医学知识，促进医学发展和人类健康的任务迫在眉睫。在党中央、国务院的亲切关怀以及国家各有关部门的大力支持下，《中华医学百科全书》应运而生。

作为当代中华民族"盛世修典"的重要工程之一，《中华医学百科全书》肩负着全面总结国内外医药卫生领域经典理论、先进知识，回顾展现我国卫生事业取得的辉煌成就，弘扬中华文明传统医药璀璨历史文化的使命。《中华医学百科全书》将成为我国科技文化发展水平的重要标志、医药卫生领域知识技术的最高"检阅"、服务千家万户的国家健康数据库和医药卫生各学科领域走向整合的平台。

肩此重任，《中华医学百科全书》的编纂力求做到两个符合。一是符合社会发展趋势：全面贯彻以人为本的科学发展观指导思想，通过普及医学知识，增强人民群众健康意识，提高人民群众健康水平，促进社会主义和谐社会构建。二是符合医学发展趋势：遵循先进的国际医学理念，以"战略前移、重心下移、模式转变、系统整合"的人口与健康科技发展战略为指导。同时，《中华医学百科全书》的编纂力求做到两个体现：一是体现科学思维模式的深刻变革，即学科交叉渗透/知识系统整合；二是体现继承发展与时俱进的精神，准确把握学科现有基础理论、基本知识、基本技能以及经典理论知识与科学思维精髓，深刻领悟学科当前面临的交叉渗透与整合转化，敏锐洞察学科未来的发展趋势与突破方向。

作为未来权威著作的"基准点"和"金标准"，《中华医学百科全书》编纂过程中，制定了严格的主编、编者遴选原则，聘请了一批在学界有相当威望、具有较高学术造诣和较强组织协调能力的专家教授（包括多位两院院士）担任大类主编和学科卷主编，确保全书的科学性与权威性。另外，还借鉴了已有百科全书的编写经验。鉴于《中华医学百科全书》的编纂过程本身带有科学研究性质，还聘请了若干科研院所的科研管理专家作为特约编审，站在科研管理的高度为全书的顺利编纂保驾护航。除了编者、编审队伍外，还制订了详尽的质量保证计划。编纂委员会和工作委员会秉持质量源于设计的理念，共同制订了一系列配套的质量控制规范性文件，建立了一套切实可行、行之有效、效率最优的编纂质量管理方案和各种情况下的处理原则及预案。

《中华医学百科全书》的编纂实行主编负责制，在统一思想下进行系统规划，保证良好的全程质量策划、质量控制、质量保证。在编写过程中，统筹协调学科内各编委、卷内条目以及学科间编委、卷间条目，努力做到科学布局、合理分工、层次分明、逻辑严谨、详略有方。在内容编排上，务求做到"全准精新"。形式"全"：学科"全"，册内条目"全"，全面展现学科面貌；内涵"全"：知识结构"全"，多方位进行条目阐释；联系整合"全"：多角度编制知识网。数据"准"：基于权威文献，引用准确数据，表述权威观点；把握"准"：审慎洞察知识内涵，准确把握取舍详略。内容"精"："一语天然万古新，豪华落尽见真淳。"内容丰富而精练，文字简洁而规范；逻辑"精"："片言可以明百意，坐驰可以役万里。"严密说理，科学分析。知识"新"：以最新的知识积累体现时代气息；见解"新"：体现出学术水平，具有科学性、启发性和先进性。

《中华医学百科全书》之"中华"二字，意在中华之文明、中华之血脉、中华之视角，而不仅限于中华之地域。在文明交织的国际化浪潮下，中华医学汲取人类文明成果，正不断开拓视野，敞开胸怀，海纳百川般融入，润物无声状拓展。《中华医学百科全书》秉承了这样的胸襟怀抱，广泛吸收国内外华裔专家加入，力求以中华文明为纽带，牵系起所有华人专家的力量，展现出现今时代下中华医学文明之全貌。《中华医学百科全书》作为由中国政府主导，参与编纂学者多、分卷学科设置全、未来受益人口广的国家重点出版工程，得到了联合国教科文等组织的高度关注，对于中华医学的全球共享和人类的健康保健，都具有深远意义。

《中华医学百科全书》分基础医学、临床医学、中医药学、公共卫生学、军事与特种医学和药学六大类，共计144卷。由中国医学科学院/北京协和医学院牵头，联合军事医学科学院、中国中医科学院和中国疾病预防控制中心，带动全国知名院校、科研单位和医院，有多位院士和海内外数千位优秀专家参加。国内知名的医学和百科编审汇集中国协和医科大学出版社，并培养了一批热爱百科事业的中青年编辑。

回览编纂历程，犹然历历在目。几年来，《中华医学百科全书》编纂团队呕心沥血，孜孜矻矻。组织协调坚定有力，条目撰写字斟句酌，学术审查一丝不苟，手书长卷撼人心魂……在此，谨向全国医学各学科、各领域、各部门的专家、学者的积极参与以及国家各有关部门、医药卫生领域相关单位的大力支持致以崇高的敬意和衷心的感谢！

《中华医学百科全书》的编纂是一项泽被后世的创举，其牵涉医学科学众多学科及学科间交叉，有着一定的复杂性；需要体现在当前医学整合转型的新形式，有着相当的创新性；作为一项国家出版工程，有着毋庸置疑的严肃性。《中华医学百科全书》开创性和挑战性都非常强。由于编纂工作浩繁，难免存在差错与疏漏，敬请广大读者给予批评指正，以便在今后的编纂工作中不断改进和完善。

刘德培

# 凡　例

一、《中华医学百科全书》（以下简称《全书》）按基础医学类、临床医学类、中医药学类、公共卫生类、军事与特种医学类、药学类的不同学科分卷出版。一学科辑成一卷或数卷。

二、《全书》基本结构单元为条目，主要供读者查检，亦可系统阅读。条目标题有些是一个词，例如"药物"；有些是词组，例如"卫生运输船"。

三、由于学科内容有交叉，会在不同卷设有少量同名条目。例如《军队卫生装备学》《生物武器医学防护学》都设有"生物战剂检验车"条目。其释文会根据不同学科的视角不同各有侧重。

四、条目标题上方加注汉语拼音，条目标题后附相应的外文。例如：

bēngdài juǎn
**绷带卷**（gauze bandage）

五、本卷条目按学科知识体系顺序排列。为便于读者了解学科概貌，卷首条目分类目录中条目标题按阶梯式排列，例如：

军队卫生装备 …………………………………………………………

　野战机动医疗装备 …………………………………………………

　　方舱式野战医院系统 ……………………………………………

　　　手术方舱 ………………………………………………………

　　　急救方舱 ………………………………………………………

　　　通道方舱 ………………………………………………………

　　　电站方舱 ………………………………………………………

　　　消毒灭菌方舱 …………………………………………………

　　　伤员洗消方舱 …………………………………………………

六、各学科都有一篇介绍本学科的概观性条目，一般作为本学科卷的首条。介绍学科大类的概观性条目，列在本大类中基础性学科卷的学科概观性条目之前。

七、条目之中设立参见系统，体现相关条目内容的联系。一个条目的内容涉及其他条目，需要其他条目的释文作为补充的，设为"参见"。所参见的本卷条目的标题在本条目释文中出现的，用蓝色楷体字印刷；所参见的本卷条目的标题未在本条目释文中出现的，在括号内用蓝色楷体字印刷该标题，另加"见"字；参见其他卷条目的，注明参见条所属学科卷名，如"参见□□□卷"或"参见□□□卷□□□□"。

八、《全书》医学名词以全国科学技术名词审定委员会审定公布的为标准。同一概念或疾病在不同学科有不同命名的，以主科所定名词为准。字数较多，释文中拟用简称的名词，每个条目中第一次出现时使用全称，并括注简称，例如：中华人民共和国药典（简称中国药典）。个别众所周知的名词直接使用简称、缩写，例如：DNA。药物名称参照《中华人民共和国药典》2015 年版和《国家基本药物目录》2012 年版。

九、《全书》量和单位的使用以国家标准 GB 3100—1993《国际单位制及其应用》、GB/T 3101—1993《有关量、单位和符号的一般原则》及 GB/T 3102 系列国家标准为准。援引古籍或外文时维持原有单位不变。必要时括注与法定计量单位的换算。

十、《全书》数字用法以国家标准 GB/T 15835—2011《出版物上数字用法》为准。

十一、正文之后设有内容索引和条目标题索引。内容索引供读者按照汉语拼音字母顺序查检条目和条目之中隐含的知识主题。条目标题索引分为条目标题汉字笔画索引和条目外文标题索引，条目标题汉字笔画索引供读者按照汉字笔画顺序查检条目，条目外文标题索引供读者按照外文字母顺序查检条目。

十二、部分学科卷根据需要设有附录，列载本学科有关的重要文献资料。

# 目　录

军队卫生装备学 ……………………………… 1

军队卫生装备组织机构 …………………… 4

军队卫生装备研究机构 ……………… 5

军队卫生装备教学机构 ……………… 6

军队卫生装备保障机构 ……………… 7

军队卫生装备学术组织 ……………… 8

军队卫生装备管理 ………………………… 8

军队卫生装备体制编制管理 ………… 9

军队卫生装备经费管理 ……………… 9

军队卫生装备标准化管理 …………… 10

军队卫生装备科研管理 ……………… 11

军队卫生装备采购管理 ……………… 12

军队卫生装备生产管理 ……………… 13

军队卫生装备使用管理 ……………… 14

军队卫生装备维修管理 ……………… 15

军队卫生装备全寿命管理 …………… 16

军队卫生装备发展研究 …………………… 17

军队卫生装备规划论证研究 ………… 18

军队卫生装备体制论证研究 ………… 19

军队卫生装备立项论证研究 ………… 20

军队卫生装备效能评估研究 ………… 20

军队卫生装备系统工程研究 ………… 22

军队卫生装备体系构建研究 ………… 23

军队卫生装备研制 ………………………… 24

军队卫生装备战术技术指标论证 …… 25

军队卫生装备总体技术方案设计 …… 27

军队卫生装备工程设计 ……………… 28

军队卫生装备样机试制 ……………… 29

军队卫生装备定型试验 ……………… 30

军队卫生装备定型 …………………… 32

军队卫生装备关键技术 …………………… 33

军队卫生装备系统设计技术 ………… 35

军队卫生装备信息挖掘技术 ………… 36

军队卫生装备保障能力模拟技术 …… 37

军队卫生装备计算机仿真设计技术 … 38

军队卫生装备信息化技术 ……………… 39

军队卫生装备工程实验技术 …………… 40

军队卫生装备人-机-环境系统工程技术 … 41

军队卫生装备光机电一体化技术 ……… 43

野战机动医疗平台改装技术 …………… 44

战伤急救包扎材料改性技术 …………… 45

战时医用氧液制备技术 ………………… 47

战伤急救训练模拟技术 ………………… 48

战场伤员搜救技术 ……………………… 50

卫生医用舱室超压防护技术 …………… 51

烈性传染病伤（病）员负压隔离防护技术 …… 52

军队卫生装备 …………………………… 53

野战机动医疗装备 ……………………… 57

方舱式野战医院系统 ………………… 58

手术方舱 …………………………… 60

急救方舱 …………………………… 61

X线诊断方舱 ……………………… 62

五官诊疗方舱 ……………………… 63

临床检验方舱 ……………………… 64

消毒灭菌方舱 ……………………… 65

药械供应方舱 ……………………… 66

通道方舱 …………………………… 67

电站方舱 …………………………… 68

医用气体制备方舱 ………………… 69

伤员洗消方舱 ……………………… 69

车辆式野战外科手术系统 …………… 70

野战手术车 ………………………… 71

野战X线诊断车 …………………… 72

野战消毒灭菌挂车 ………………… 73

野战临床检验车 …………………… 74

帐篷式野战医院系统 ………………… 75

卫勤指挥帐篷 ……………………… 77

检伤分类帐篷 ……………………… 77

手术帐篷 …………………………… 78

X线诊断帐篷 ……………………… 79

临床检验帐篷 ……………………… 80

药械供应帐篷 ……………………… 80

伤病员留治帐篷 …………………… 81

野战急救装备 ………………………… 82

单兵卫生装备 ………………………… 83

三角巾急救包 ……………………… 85

单兵急救包/盒 …………………… 85

核生化武器损伤急救包/盒 ……… 86

战位卫生装备 ………………………… 87

战位急救箱 ………………………… 88

包扎器材 ……………………………… 89

炸伤急救包 ………………………… 90

烧伤敷料包 ………………………… 91

绷带卷 ……………………………… 91

止血器材 ……………………………… 92

卡式止血带 ………………………… 93

橡胶管止血带 ……………………… 93

旋压式止血带 ……………………… 94

充气式止血带 ……………………… 94

止血绷带 …………………………… 95

止血纱布 …………………………… 95

固定器材 ……………………………… 95

木制夹板 …………………………… 96

卷式铝塑夹板 ……………………… 97

热塑性夹板 ………………………… 97

充气式夹板 ………………………… 98

真空塑形固定夹板 ………………… 98

化学塑形固定夹板 ………………… 99

通气器材 ……………………………… 99

环甲膜切开器 …………………… 101

环甲膜穿刺针 …………………… 101

气胸穿刺针 ……………………… 102

复苏器材 …………………………… 102

急救呼吸机 ……………………… 103

心肺复苏板 ……………………… 104

气动式心肺复苏机 ………………… 104

野战携运行医疗箱囊装备 …………… 105

师救护所医疗箱组 ………………… 106

旅（团）救护所医疗箱组 ………… 107

营救护所医疗箱组 ………………… 109

手术器材补给箱组 ………………… 109

检验器材补给箱 …………………… 110

药材保障集装箱组 ………………… 110

军医背囊 …………………………… 111

卫生员背囊 ………………………… 112

卫生员包 …………………………… 112

野战伤病员后送装备 ………………… 113

制式通用担架 ……………………… 114

制式专用担架 ……………………… 115

野战救护车 ………………………… 116

运送型救护车 …………………… 117

急救型救护车 …………………… 118

中型救护车 ……………………… 119

全地形履带式卫生急救车 ……… 119

装甲型救护车 ……………………… 120

履带式装甲救护车 ……………… 121

轮式装甲救护车 ………………… 122

两栖装甲救护车 ………………… 123

担架伤病员后送汽车附加装置 …… 124

担架伤病员后送船舶附加装置 …… 125

担架伤病员后送飞机附加装置 …… 125

卫生列车 …………………………… 126

卫生船舶 …………………………… 127

卫生飞机 …………………………… 128

野战医技保障装备 …………………… 129

野战血液保障装备 ………………… 130

野战采血车 ……………………… 132

野战运血车 ……………………… 132

野战运血箱 ……………………… 133

野战医用冰箱 …………………… 134

野战医用气体保障装备 …………………… 134

    野战医用制氧机 …………………… 135

    野战医用制氧车 …………………… 136

    野战医用吸引装备 …………………… 137

野战制液保障装备 …………………… 138

    野战制液车 …………………… 139

    野战制液方舱 …………………… 140

野战净水保障装备 …………………… 141

    单兵净水器 …………………… 142

    班用净水器 …………………… 143

    排用净水机 …………………… 144

野战医用供电保障装备 …………………… 144

野战医技维修保障装备 …………………… 145

野战防疫防护卫生装备 …………………… 146

生物战剂侦察检验卫生装备 …………………… 148

    生物战剂侦察车 …………………… 149

    便携式生物气溶胶采样器 …………………… 150

    生物检验车 …………………… 151

    移动式生物安全三级实验室 …………………… 152

    移动式加强型生物安全二级实验室 …………… 153

    帐篷式生物安全三级实验室 …………………… 154

    生物安全型手套箱式隔离器 …………………… 155

    组装型生物安全手套舱式隔离器 …………… 155

    野战检水检毒箱 …………………… 156

    野战微生物检验箱组 …………………… 157

环境与器材生物沾染洗消处置装备 …………………… 157

    便携式化学淋浴洗消系统 …………………… 159

    汽化过氧化氢熏蒸消毒柜 …………………… 160

    气体二氧化氯消毒系统 …………………… 161

    便携式气体二氧化氯消毒机 …………………… 161

    高效氧化电位消毒水制备装置 …………………… 162

    野战超低容量喷雾机 …………………… 163

    卫生防疫车 …………………… 164

    热解式医用废弃物处理车 …………………… 165

高危污染环境集体防护卫生装备 …………………… 166

核生化战剂沾染防护卫生帐篷 …………………… 167

    负压型传染病员运送救护车 …………………… 168

    组装式负压防护传染病员明室隔离病房 …………… 168

    帐篷式负压防护传染病员隔离病房 …………… 169

    负压型传染病员转运隔离担架舱 …………… 170

高危污染环境个体防护卫生装备 …………………… 171

    医用生物防护口罩 …………………… 172

    医用生物防护面具 …………………… 173

    自吸过滤式防毒面具 …………………… 173

    连体式生物防护服 …………………… 174

    披肩式正压医用防护头罩 …………………… 175

    全身型正压生物防护服 …………………… 176

平战基本卫生装备 …………………… 177

医学影像装备 …………………… 178

    平战用X线机 …………………… 179

    平战用计算机X线摄影系统 …………………… 180

    明室洗片机 …………………… 181

临床检验装备 …………………… 182

外科手术装备 …………………… 184

生命支持装备 …………………… 185

    危重伤病员担架监护系统 …………………… 187

五官疾病诊治装备 …………………… 188

消毒灭菌装备 …………………… 189

海军专用卫生装备 …………………… 190

舰艇基本卫生装备 …………………… 192

海上医疗后送装备 …………………… 193

    救护艇 …………………… 195

    船用医疗模块系统 …………………… 196

    海上伤病员换乘工具 …………………… 196

    卫生运输船 …………………… 197

    医院船 …………………… 198

    海上救护直升机 …………………… 199

空军专用卫生装备 …………………… 200

航空救护卫生装备 …………………… 202

    飞行人员生存求救装备 …………………… 203

空勤急救盒 ……………………………… 203
外场飞行救护车 ………………………… 204
救护直升机 ……………………………… 204
空投空降卫生装备 ………………………… 205
伞兵供氧器 ……………………………… 206
空降兵军医/卫生员背囊 ………………… 206
空投型伤员救治车 ……………………… 207
空投型医疗救护系统 …………………… 207
空投型战救药材集成系统 ……………… 208
火箭军专用卫生装备 ………………………… 208
核辐射卫生防护装备 ……………………… 209
个人剂量监测装备 ……………………… 211
表面污染监测装备 ……………………… 211
放射性气溶胶监测装备 ………………… 212
放射性尘埃防护服装 …………………… 213
推进剂卫生防护装备 ……………………… 213
液体推进剂污染监测装备 ……………… 214
推进剂防护服装 ………………………… 215
核化事故医学救援装备 …………………… 215
核化伤员洗消装备 ……………………… 216
核化卫生防护监测车 …………………… 217
推进剂损伤急救箱组 …………………… 218
放射性损伤急救箱组 …………………… 218
现代化卫生装备 ……………………………… 219

信息化卫生装备 ……………………………… 220
信息化卫勤保障装备 ……………………… 221
信息化卫勤指挥方舱 …………………… 222
信息化卫勤作业箱组 …………………… 223
医疗信息方舱 …………………………… 223
野战电子伤票系统 ……………………… 224
远程医学保障装备 ………………………… 225
单兵生命信息监测设备 ………………… 226
军队远程医疗系统 ……………………… 227
医院船远程医疗系统 …………………… 227
远程医疗会诊车 ………………………… 228
远程医疗会诊箱组 ……………………… 229
卫生装备故障远程诊断系统 …………… 230
模块化卫生装备 ……………………………… 230
高原高寒高热区卫生装备 …………………… 231
灾难医学救援卫生装备 ……………………… 233
战场伤员搜救卫生装备 ……………………… 235
心理康复卫生装备 …………………………… 236
新概念武器损伤防护卫生装备 ……………… 237

索引 …………………………………………… 239
条目标题汉字笔画索引 ……………………… 239
条目外文标题索引 …………………………… 245
内容索引 ……………………………………… 251

jūnduì wèishēng zhuāngbèixué

## 军队卫生装备学（military medical equipment sciences）

研究军队实施卫生勤务保障所需工程技术、装备器材及其系统的原理、设计、制造、应用及管理的学科。简称卫生装备学。军队卫生装备学学科体系由应用理论研究、工程技术研究（包括通用技术与专用技术）和科研方法研究构成（图1）。军队卫生装备学学科体系是开放型学科体系。现代科学与工程技术日新月异，必将对现代化军队卫生装备创新发展起到巨大推动作用，催生出新的应用理论，工程技术和科学方法，使学科体系日臻完善。

**发展历史**　伴随着战场伤病员救治专用医用器材、仪器设备以及机动装备等研制实践活动的深入发展，军队卫生装备学逐步形成并发展成为一门集理工医于一体的综合性学科。20世纪初，"医药卫生器材"名词正式出现，泛指战时卫勤保障所应用的各种医疗器械、药品敷料、卫生器材和卫生技术装备。随着各种新型医疗技术、诊断方法的出现，应用工程技术研究新型战伤救治装备，进一步提高战伤救治效能，成为军事医学重要的研究分支和提升卫勤保障能力的重要途径。苏联建国初期，在军事医学院校正式开设药工专业，举办医疗器械使用、维修训练班，培养管理、使用和研究卫生装备的技术人才。1921年，美军正式成立陆军卫生装备研究所（U. S. Army Medical Equipment R&D LAB）；1930年，苏联中央军事医学实验研究所（НИИЭХИ）成立野战医学装备研究室、卫生运输装备研究室和卫生技术研究室，专门从事卫生装备研究、鉴定和评价。此时，

一门源于工程技术与军事医学的新兴交叉学科—军队卫生装备学已初步形成。20世纪中叶，以美军、苏军为代表，军队卫生装备学科得到快速发展。1975年，美军成立战术方舱联合委员会，规划方舱统型，制定方舱标准，确立方舱装车体制；为医用方舱发展规划了技术路径。1990年，苏联成立医学工程技术研究所，开

始卫生方舱技术研究。1992年，俄罗斯出版《医院船》专著。1958年，中国人民解放军总后勤部批准成立隶属于军事医学科学院的卫生装备研究所；各军、兵种也相继在专业医学研究所中组建卫生装备研究室；1979年，中国人民解放军第三届医学科学技术委员会（医学科委会），决定依托卫生装备研究所设立医学科委

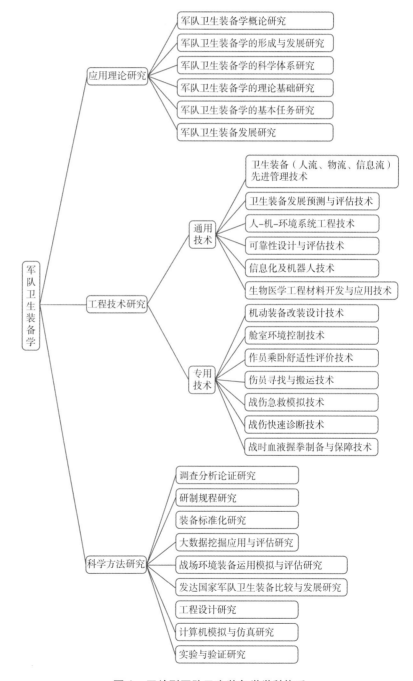

军队卫生装备学

应用理论研究
- 军队卫生装备学概论研究
- 军队卫生装备学的形成与发展研究
- 军队卫生装备学的科学体系研究
- 军队卫生装备学的理论基础研究
- 军队卫生装备学的基本任务研究
- 军队卫生装备发展研究

工程技术研究

通用技术
- 卫生装备（人流、物流、信息流）先进管理技术
- 卫生装备发展预测与评估技术
- 人-机-环境系统工程技术
- 可靠性设计与评估技术
- 信息化及机器人技术
- 生物医学工程材料开发与应用技术

专用技术
- 机动装备改装设计技术
- 舱室环境控制技术
- 作员乘卧舒适性评价技术
- 伤员寻找与搬运技术
- 战伤急救模拟技术
- 战伤快速诊断技术
- 战时血液握拳制备与保障技术

科学方法研究
- 调查分析论证研究
- 研制规程研究
- 装备标准化研究
- 大数据挖掘应用与评估研究
- 战场环境装备运用模拟与评估研究
- 发达国家军队卫生装备比较与发展研究
- 工程设计研究
- 计算机模拟与仿真研究
- 实验与验证研究

图1　开放型军队卫生装备学学科体系

会野战卫生装备专业组；1980 年，卫生装备研究所主办的《野战卫生装备》杂志创刊，面向军内发行，后更名为《医疗卫生装备》，面向国内外发行并被国内外多种重要期刊索引收录；1992 年，"军队卫生装备学"一词正式列入中华人民共和国国家标准 GB/T 13745-1992《学科分类与代码》，代码为"340.103"；1996 年以来，中国人民解放军第一、第四军医大学、军事医学科学院等教学、科研机构相继获得生物医学工程、军事装备学、卫生防疫防护技术与装备等学科的本科生、硕士生和博士生的培养授权；建立了较为完整的本科生和研究生教育体系。2000 年，中国人民解放军总后勤部卫生部批准卫生装备技术实验室为军队医学重点实验室；2001 年，中国人民解放军第七届医学科委会设立生物医学工程与卫生装备研究专业委员会；2002 年，中国人民解放军总后勤部卫生部批准成立全军野战卫生装备论证中心；2003 年，首部系统论述卫生装备研究的专著《军队卫生装备学》出版发行。现代系统工程理论与方法在卫生装备研究、定型、生产、使用、管理等领域得到广泛应用。军队卫生装备学已经发展成为一门具有鲜明军事特色的理工医综合性工程学科。

**研究范围** 主要研究有效提高卫生装备功能、特性及卫勤保障效能的理论与方法；卫生装备应用新技术、新材料、新工艺等的技术集成创新与规律；卫生装备管理的机制与措施；卫生装备发展的理论需求和技术支撑。①军队卫生装备学理论研究。主要有：军队卫生装备学概论（基本问题、基本任务、基本理论、

基本方法）研究，军队卫生装备学的形成与发展研究，世界军事强国军队卫生装备发展路径研究，军队卫生装备学学科体系、学科构建与评估研究，军队卫生装备学科教育与人才培养研究，军队卫生装备中远期规划与科学发展研究等。②军队卫生装备工程技术研究。通用性技术主要有：军队卫生装备运用（人流、物流、信息流）管理技术，军队卫生装备发展预测、评估与模拟技术，卫生装备人-机-环境系统工程技术，卫生装备可靠性设计、评估与验证技术，卫勤保障作业机器人技术，卫生装备数字化、智能化及集成化技术，卫生装备与生物医学工程材料技术等。专用技术主要有：机动卫生装备改装技术，卫生舱室微环境控制技术，伤员乘卧舒适性检测与评价技术，伤员寻找与搬运技术，战伤现场快速诊断技术，战伤急救模拟与训练技术，战时血氧液现场制备技术，战场生物安全防疫与防护技术等。③军队卫生装备科研方法研究。主要有：军队卫生装备发展论证与规划方法，卫生装备信息挖掘与利用方法，卫生装备工程设计与研制规程，卫生装备科学实验与试验试用方法，卫生装备鉴定与定型方法，卫生装备标准化与标准编制方法，卫生装备管理与保障方法等政策和规范研究。

**研究内容** ①军队卫生装备学理论研究。主要有：军队卫生装备学发展史研究，军事强国军队卫生装备技术与效能研究，军事变革与现代科学技术对军队卫生装备发展的影响研究，军队卫生装备学科支撑平台发展与评估研究，军队卫生装备功能、特性及其卫勤保障模式与效能评估研

究，军队卫生装备建设需求、发展趋势及保障管理规律研究等。②军队卫生装备工程技术研究。主要有：军队卫生装备大数据的挖掘、利用及评估技术，战伤急救材料与战伤模拟人技术，机动卫生运载装备改装技术，卫生舱室微小环境控制技术，伤员搜寻与救护机器人技术，多功能快速战伤检测与救治技术，血氧液制储运供保障技术，生物安全侦检、防护、洗消与空气净化技术，人工智能与材料技术，军队卫生装备计算机设计、仿真与评估技术，军队卫生装备综合集成运用技术，军队卫生装备智能化、信息化与网络化技术，卫生装备系统人流、物流、信息流物联网管理技术等。③军队卫生装备研究。主要有：军队卫生装备发展论证、体系构成、品类规划、型号立项与评估研究，军队卫生装备系统建模、系统功能优化与系统功效评估研究，军队卫生装备总体方案论证、经济技术分析、设计研制、试验定型、生产订购、使用维护和全寿命管理研究，军队卫生装备管理机构设置、职责分工、运行机制与政策研究等。

**研究方法**

软科学研究方法 软科学研究方法在涉及军队卫生装备学理论以及论证、评估、规划、预测等研究内容时运用较多，并视研究内容需要，选用相应的适合方法，如文献与数据挖掘法、问卷调查法、专家调查法〔德尔菲法（Delphi method）〕、聚类分析法、层次分析法、拓扑预测法、线性/非线性规划法、系统工程法、综合集成法、计算机仿真等方法。运用软科学研究方法进行研究时应注意把握：①理论与实践相结合。一是要立足研究解决军队在

卫勤保障中存在的现实紧迫问题；二是要深入部队、深入演习现场剖析问题；三是要秉持前瞻性和系统性思维，提出解决问题的建设性意见和方案。②定性分析与定量分析方法。定性分析主要揭示军队卫生装备特殊属性、特点、功能及其运用规律。定量分析是探索并建立军队卫生装备单装构造与效能、系统编配与整体效能之间的量效关系，为军队卫生装备结构设计和编配方案制定提供依据。在定性分析基础上进行定量分析，需要运用系统工程和计算机技术，对军队卫生装备复杂系统活动过程进行定性与定量化综合集成研究，以提高定性分析研究的可信性和定量分析研究的科学性，进而提高军队卫生装备及其系统设计的科学性。③计算机仿真与模拟方法。计算机仿真技术是部分定性研究成果向定量化研究转化的重要桥梁和技术手段。通过建立研究对象边界条件和数学模型，运用计算机仿真技术模拟研究标的或装备系统，开展研究标的或装备系统设计科学性、技术指标先进性等虚拟研究，以排除系统性设计缺陷、完善提高方案设计水平。④用系统工程技术与方法。一是将研究标的纳入军队卫生装备全系统之中进行功用、效能考量，探索建立满足系统整体功能最大化的研究标的的建模方法和算法。二是将卫生装备、卫勤机构、救治技能和战场环境视为一个完整的应用系统，研究制定卫生装备的最佳运用方案，以提高战场卫勤保障的时效性和有效性。⑤综合集成分析方法。运用系统论、控制论、信息论等科学方法，在宏观层面，以军队卫生装备系统与使用环境为对象，进行综合分析研究，通过

抽象概括，总结提出适于指导军队卫生装备建设的一般规律和方案、建议，用以指导军队卫生装备学科的全面建设；在微观层面，以不同类别装备功能、不同救治阶梯需求、不同军兵种应用环境等为参照，进行综合分析研究，通过抽象概括，总结提出特定使用环境条件下的卫生装备建设规律和方案、建议，用以指导军队卫生装备学分支学科建设。

科学实验法　科学实验研究方法在涉及军队卫生装备结构优化设计、性能分析、效能评估研究时运用较多，并视研究内容需要，选用相应的适合方法，如卫生装备结构仿真实验、卫生装备性能与可靠性实验、卫生车辆乘卧舒适性实验、卫生舱室微环境实验、材料理化性能实验、集成电路与电气设计实验，以及卫生装备环境适应性试验、机动卫生装备改装性能试车场试验和卫勤机构适用性试验等基本科学实验和试验方法。这些方法为军队卫生装备的新材料开发、结构创新、构效关系研究及科学运用奠定了理论与设计基础。

工程技术方法　工程技术方法在军队卫生装备工程设计、试

制、试验、试用等研发活动中运用较多，并视研究内容需要，选用相应的适合方法，如工业制图、机械原理、材料工程、生物医学工程、电子工程、机械加工、计算机辅助设计与制造（CAD/CMD）、计算机集成制造系统（Computer Integrated Manufacturing System，CIMS）、三维打印（3D printing 3DP）等工程技术方法。军队卫生装备学和军队卫生装备研究综合运用软科学研究方法、科学实验/试验方法和工程技术方法，开展军队卫勤保障急需重大课题、卫生装备及军事医学科研特需仪器设备的工程设计、试制、制造、定型与标准化的研发活动，为促进军队卫勤保障能力和军事医学科研能力提升，提供技术装备支撑。

军队卫生装备学与军事医学、卫生勤务学、后勤装备学以及工程技术科学关系十分密切，如图2所示，军队卫生装备学学科框架建立在"军事医学·工程技术轴"和"卫生勤务学·后勤装备学轴"（简称"两对角线轴"）与"医学需求·卫勤理论牵引路径""理学工学医学（理工医）融合发展路径"及"装备规范·工程技术

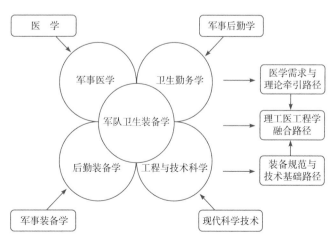

图2　军队卫生装备学与相关学科关联关系

支撑路径"（简称"三条路径"）之上。其中，"两对角线轴"的交汇点为军队卫生装备学科圈的中心，表明"两对角线轴"所涉学科是军队卫生装备学科创立与发展的支撑性基础性学科；"三条路径"揭示了军队卫生装备学科发展建设的内在动力与一般规律。军队卫生装备学以战场伤员救治技术及其所需卫生装备为研究对象，以战伤医学保障需求及卫勤保障理论为牵引，以军队后勤装备学为专业规范，以现代工程技术为支撑基础，是一门具有理论与实践相结合特色、具有鲜明工程技术特征以及战伤医学救治技术属性的理工医融合性工程学科。

军事医学与工程技术轴表明，军事医学和战伤救治的需求引领着军队卫生装备研究的方向，工程科学的技术进步支撑着军队卫生装备的建设发展。卫生勤务与后勤装备轴表明，军队卫生装备既是军队卫生机构平战时实施卫生勤务保障的"武器和工具"，也是军队后勤装备的重要组成部分，因此其科学研究活动必须依据后勤装备体制、发展规划、标准规范及管理要求展开；同时，军队卫生装备研究也要满足战伤救治突发性、时效性等要求，针对卫生装备机动能力、功能可靠性等重点、难点问题，加快理论与技术创新研究，推动军队卫生装备科技创新发展。

**发展趋势** 在军事医学、卫生勤务学、后勤装备学以及工程科学等学科发展推动下和军队卫生勤保障需求牵引下，军队卫生装备学学科建设和应用研究将进一步加强。①在现代高技术战争战伤紧急靠前救治卫勤保障理论推动下，高机动性、高可靠性和高前伸性将成为新型卫生装备设计

准则；核生化武器和新概念武器损伤防护与救治技术将在军民融合领域进一步普及应用；军队卫生装备新兴科研领域——智能化、信息化、网络化远程医疗系统和医用机器人，以及具有立体化战略、战役投送能力的大型机动医疗系统等装备将有重大发展。②在计算机、新材料等高新技术引领下，创新卫生装备概念、设计原理、功能材料与制造技术，将成为军队卫生装备学科重要的研究拓展领域。③军队卫生装备系统工程理论研究，多时域、多地域、多空域及恶劣气象、复杂环境对卫生装备遂行保障效能的影响及对策研究，环境损伤危害的防疫防护工程研究等将取得新的进展。④卫生装备全维保障方法和技术研究，将推动卫生装备供应、战场运用和网上维护等新技术的普及应用，有效促进卫勤保障效能进一步提高。

（王政）

**jūnduì wèishēng zhuāngbèi zǔzhī jīgòu**
**军队卫生装备组织机构**（military medical equipment organization） 军队卫生装备管理、科研、使用、保障及教学、学术等各类职能机构和单位的统称。军

队卫生装备学的分支学科。

**组织体系** 军队卫生装备组织机构主要分为：卫生装备领导机构、卫生装备研究机构、卫生装备使用机构、卫生装备保障机构、卫生装备教学机构、卫生装备学术机构等（图）。

**工作职能** 包括以下几方面。

**卫生装备领导机构** ①中央军委装备发展部、后勤保障部（以下简称军委主管机关）负责军队卫生装备器材建设工作，拟制军队卫生装备体制、建设计划和规章制度，组织卫生装备的科研立项论证、研制、试验和定型评审工作；负责编制卫生装备经费的预算和决算，监督检查卫生装备经费的使用管理情况；负责卫生装备的储存保管、调拨分配、申请补充、使用管理、技术保障、技术革新、退役报废、实力统计和相关培训工作；负责管理卫生装备的军用标准、计量、质量等级、科技信息、科研成果和专利工作。②各军种、部队（战略支援部队、联勤保障部队、武装警察部队）卫生装备管理部门接受军委主管机关的业务指导；负责本系统卫生装备管理工作。

**卫生装备研究机构** ①军事

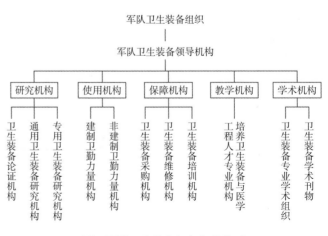

图 军队卫生装备组织机构体系

科学院系统工程研究院卫勤保障技术研究所（原军事医学科学院卫生装备研究所；以下简称军科院卫勤所）负责军队通用卫生装备研究，主要任务是开展卫生装备总体论证、卫生装备管理、卫生装备信息和军用标准化研究；研制通用制式军队卫生装备，选型、改进民用产品。②陆军军医大学（原第三军医大学野战外科研究所）负责野战外科创伤治疗技术及器材研究。③海军军医大学（原第二军医大学）海军医学研究所（原海军后勤部海军医学研究所；以下简称海医所）负责海军专用卫生装备器材总体论证，卫生船舶和水面伤员急救、换乘、搬运的装备器材及舰艇特殊卫生装备器材研制。④空军军医大学（原第四军医大学）航空医学研究所（原空军后勤部航空医学研究所；以下简称空医所）负责空军专用卫生装备器材总体论证，航空保障卫生装备器材、空运救护卫生装备器材、空投空降卫生装备器材和航空医学训练卫生装备器材研制。⑤火箭军疾病预防控制中心（原第二炮兵部队疾病预防控制中心；以下简称火箭军疾控中心）负责火箭军专用卫生装备器材总体论证，以及辐射与推进剂卫生防护保障装备器材研制。

卫生装备使用机构　包括部队建制卫勤力量机构和抽组卫勤力量机构，是卫生装备的配备、使用对象，主要负责使用、保管、维护所配发的卫生装备。部队建制卫勤力量机构有师（旅）医院、团（旅）卫生队、营卫生所、连卫生室；抽组卫勤力量有野战医疗所、野战医疗队、专科手术队、卫生列车医疗队、空运医疗队、海上医疗队、"三防"医学救援大队和野战卫生防疫队等。

卫生装备保障机构　①中央军委联勤保障部队药品仪器检修所/军队医学计量测试研究站（原中国人民解放军总后勤部卫生部药品仪器检修所；以下简称药检所）负责卫生装备的选型、采购、测试、验收、培训、维修等工作。②中央军委联勤保障部队保障中心军用物资订购局（原中国人民解放军总后勤部军需物资油料部物资采购局；以下简称订购局）负责卫生装备的订购、验收工作。

卫生装备教学机构　各军医大学和士官学校承担本科生、士官生教学任务，以及卫生装备技能培训任务等。卫勤所和相关军医大学承担研究生培养教育任务。

卫生装备学术机构　主要包括军队卫生装备学专业委员会、军事医学工程学专业委员会、卫生装备标准化专业委员会、全军野战卫生装备论证中心、《医疗卫生装备》杂志社等。主要负责组织专业委员会的技术与学术交流活动，承担军用卫生装备标准的制定、审查，跟踪研究世界主要国家军队卫生装备发展动态，提供卫生装备决策咨询服务等。

工作制度　军委主管机关负责定期编制全军卫生装备器材体制、全军卫生装备器材科研规划和全军卫生装备器材建设计划，不定期召开全军卫生装备器材工作协调会。卫生装备器材体制是卫生装备器材科研立项、拟制卫生装备器材建设计划，指导部队卫生装备器材编配和配套建设的主要依据。卫生装备器材科研规划是指导卫生装备器材科研年度计划的依据，明确装备器材科研重点领域和方向。卫生装备器材建设计划是卫生装备器材建设的实施方案，包括指导思想、建设目标、建设原则、研制重点、研

制进度、采购规模、维修保障、技术基础、可靠性分析和实施步骤等内容。各军种、部队卫生装备器材管理部门、各研究机构、使用机构、保障机构、教学机构和学术机构等建制组织，按照军委主管机关的统一安排和部署，相应地制定本部门本系统的相关工作规划和年度工作计划，明确卫生装备器材近、中、远期建设发展的重点，为卫生装备器材科学发展提供依据。

（伍瑞昌）

jūnduì wèishēng zhuāngbèi yánjiū jīgòu

## 军队卫生装备研究机构　（research organization of military medical equipment）　承担军队卫生装备器材设计研制、学术研究、研究生培养教育等职能任务的军队建制单位。军队卫生装备组织机构的一类。

组织体系　中国人民解放军卫生装备研究机构主要包括军科院卫勤所、海军海医所、空军空医所、全军野战卫生装备论证中心和全军卫生装备技术重点实验室等专业研究机构。接受本系统上级业务部门的领导和军委主管机关的业务指导。

工作职能　军科院卫勤所负责军队通用卫生装备研究；海军海医所负责海军专用卫生装备研究；空军空医所负责空军专用卫生装备研究；根据军委主管机关和陆、海、空、火箭军和战略支援部队、联勤保障部队、武装警察部队相关业务部门（以下简称军种业务部门）计划或招标任务安排，军队其他相关研究机构和社会上符合资质条件的企业也可承担相关的卫生装备器材的研发工作。

卫勤所职能　主要学科专业

包括生物医学工程学、军事装备学、卫生防疫防护技术与装备等。

生物医学工程学　专业研究领域主要包括：①急救器材与包装工程。主要研究战伤急救材料及器材、包装动力学及包装工艺、战伤急救模拟技术与平台等。②生物力学与生物材料。主要开展生物力学在再生医学与组织工程、创伤修复中的应用研究，以及相关医疗仪器、器械及装备等的转化研究。生物材料方面主要开展药物缓释、骨伤修复、包扎止血等材料的关键技术研究。③医用电子技术与装备。主要开展战伤急诊急救技术与装备研究、卫生装备光机电一体化及信息化技术研究、野战血液冷链技术及装备等研究。④分离工程技术与装备。主要开展饮用水、医用水及高纯水处理技术与装备研究、制供氧技术与装备研究等。

军事装备学　专业研究领域主要包括：①卫生装备信息与系统工程。主要开展卫生装备体系设计与系统论证研究、卫生装备信息资源开发与利用技术研究、卫生装备配置及效能评估技术与平台研究。②机动医疗平台技术与装备。主要开展汽车底盘改装、医用舱室设计及微环境控制研究，医用机动装备人-机-环境系统结构动力学与乘卧舒适性研究，机动装备故障远程诊断及维修技术研究等。

卫生防疫防护技术与装备　专业研究领域主要包括：个体、集体以及环境生物危害防疫防护技术与装备研究，生物危害侦察、检验、洗消技术及功能性防护材料与装备研究等。

海医所职能　在开展海军医学研究的基础上，承担海军专用卫生装备论证、研制、选型和评估等研究工作。研究范围包括潜水医学、海上救生与医疗救护、海洋特殊环境防护装备等，重点开展海军舰艇人体医学、作业工效、防护装备等方面的研究。

空医所职能　在开展航空医学研究的基础上，承担航空医学专用卫生装备研制和选型、论证工作。研究范围包括航空环境因素对人体的影响、飞行卫勤保障装具，以及军事航空人员作业工效学研究等。

全军野战卫生装备论证中心　主要开展军队卫生装备发展论证、体系论证、装备型号论证、装备立项论证，包括卫生装备发展方向、编制体制和规划任务研究；编配方案与保障效能研究；卫生装备研制、使用与管理保障研究。组织重大装备项目总体技术方案、战术技术指标论证；开展世界主要国家军队卫生装备的新理论、新技术、新工艺、新材料的发展动态研究；野战卫生装备信息资源的开发与维护、计算机辅助设计与信息实验研究等。

全军卫生装备技术重点实验室　开展卫生装备信息与系统工程、战伤急救装备与生物材料、人机环境系统控制与仿真、医用电子与信息、分离工程、生物防疫防护等专业关键技术研究及实验平台建设。

其他相关机构职能　在人体生物信号采集及分析研究基础上，开展与战伤伤情诊断、伤员寻找及战伤救治相关的生物电磁成像、非接触生命探测和医学图像处理等技术与救治装备研究。

工作制度　①军队卫生装备研究机构。以高技术战争卫勤理论和保障需求为牵引，制定任务目标，编制科研规划，建设专业科室，培养人才队伍，组织开展卫生装备学科理论、技术创新和重大项目等研究工作；根据军队科研规划指南和卫生装备器材研究程序要求，组织卫生装备重大项目调研论证，提出研究总体方案，包括立项论证、开题评审、总体技术方案评审、工程设计评审、样机试制和监制、基本性能试验、部队适应性试验、定型、验收与交付部队使用等，以确保研究成果达到任务书规定的战术技术指标要求。②全军野战卫生装备论证中心。不定期组织召开军队卫生装备使用、研究和管理领域专家座谈会、学术研讨会、经验交流会；结合军事斗争卫勤保障需求，对军队卫生装备中长期建设、发展方向、研究重点进行全方位研究论证，提出近、中、远期卫生装备发展规划计划、重点领域和重大项目建议。③全军卫生装备技术重点实验室依托卫勤所建设；设立独立的实验室学术委员会，聘请相关领域知名专家担任学术委员会委员；研究所负责实验室的技术平台建设及科研活动管理等日常工作。

（张西正）

jūnduì wèishēng zhuāngbèi jiàoxué jīgòu

## 军队卫生装备教学机构

（teaching organization of military medical equipment）　承担军队卫生装备研究、教学、管理人才培养，以及卫生装备运用技能培训等职能任务的军队建制单位。军队卫生装备组织机构的一类。

组织体系　军队卫生装备教学机构主要包括中国人民解放军陆军军医大学、海军军医大学、空军军医大学、白求恩医学士官学校、军科院卫勤所等，主要承担军队卫生装备使用、维护、研究及教学等高层次人才的培养任务；任务涵盖学士、硕士、博士学位学历教育和博士后流动站，以及非学历教育的专业进修及装备实操技能培训等。

**工作职能**　①陆军军医大学生物医学工程系是硕士、博士学位授权单位和博士后流动站，在生物医学工程一级学科下设有生物医学工程、生物技术、医学电子与信息技术、交通医学工程、生物力学与组织工程、医学影像等二级学科。②海军军医大学海医所是从事海军军事医学研究的综合性科研机构，主要研究、解决与舰（艇）上作业相关的人体医学、作业工效、防护装备和后勤保障问题；研制海上救生系列装备、航海特种食品和特种服装；可实施心肺功能测试、飞行员平衡能力测试。开展舰艇环境体验、初级潜水训练、伤员救护培训等，是航海医学卫生装备研究教育基地。③空军军医大学生物医学工程系是生物医学工程硕士、博士学位授权单位和博士后流动站，设有生物医学工程专业和生物物理专业，二级学科包括生物电磁成像技术、非接触生命探测技术和医学图像处理与信息技术。④空军军医大学空医所从事航空医学理论与应用研究，飞行人员医疗康复、航空生理心理训练医学研究；主要开展飞行学员的医学、心理学选拔和健康鉴定方法与标准的研究；航空环境因素对人体的影响、飞行卫勤保障措施；航空营养卫生学调查和飞行人员营养卫生标准制订，以及军事航空工效学等研究，承担航空医学卫勤保障人员的进修、培训任务，是航空医学卫生装备研究教育基地。⑤军科院卫勤所为生物医学工程专业一级学科以及军事装备学、卫生防护防疫技术与装备等

二级学科的硕士、博士学位授权单位和博士后流动站，设有卫生装备信息与系统工程、机动医疗平台技术与装备、急救器材与包装工程、生物力学与生物材料、医用电子技术与装备、分离工程技术与装备、生物危害防护装备工程、实验室生物污染控制与净化技术等多个专业研究方向。⑥白求恩医务士官学校负责培养军队初级卫生专业人员，开设有护理、药学、医学检验、放射技术、特殊诊疗、仪器维修等专业，承担军队基层部队卫勤人员的学历教育和进修、培训任务。

**工作制度**　军队卫生装备教学机构根据国家和军队招生计划及培训计划，招收本科生、硕士研究生、博士研究生、博士后研究人员，以及组织军队卫生专业技术人员培训。

（张西正）

jūnduì wèishēng zhuāngbèi bǎozhàng jīgòu

## 军队卫生装备保障机构

（support organization of military medical equipment）　承担军队卫生装备选型、订购、验收、维修、计量检定以及耗材供应等职能任务的军队建制单位的统称。军队卫生装备组织机构的一类。

**组织体系**　由中央军委联勤保障部队药品仪器检验机构、联勤保障中心药品仪器检验机构以及区域性卫生装备检修机构等组成。

**工作职能**　主要承担军队卫生装备的选型、订购、验收、维修、计量检定、耗材供应和退役鉴定等技术保障任务。①联勤保障部队药品仪器检验机构。依法执行军队卫生装备质量监督检验工作；承担军委和军种驻京直属医疗机构的卫生装备验收、维修、

计量检定、零配件采购供应和退役鉴定等技术保障任务；指导联勤保障中心卫生装备技术保障机构业务工作；负责卫生装备的使用操作、维护维修、计量检定等培训；负责全军卫生装备信息的采集与统计。②联勤保障中心药品仪器检验机构。主要职能任务是负责战区卫生装备质量监督、检验（检测、检定、校准）、维修与评估；负责战区卫生装备检修站的业务指导与技术培训。③区域性卫生装备检修机构。主要负责划定区域内军队卫生机构的卫生装备质量监督、检验（检测、检定、校准）、维修与评估。④军队物资采购机构。根据《军队物资采购管理规定》，承担卫生装备采购市场调查，收集、整理和发布卫生装备采购信息；审查卫生装备供应商资格，聘请卫生装备采购评审专家；拟制卫生装备采购文件，订立卫生装备采购合同；审核卫生装备采购价格，组织卫生装备采购；协同有关部门组织卫生装备技术质量检验和接装培训；负责卫生装备的接收、储存和发运。

**工作制度**　①按照卫勤保障任务要求，编制卫生装备保障预案和计划，统一安排维修力量，检查卫生装备技术状况，进行必要的战前维修。②组织力量对损坏卫生装备进行现场维修，减少损坏装备后送量。③针对卫生装备类别及损坏程度，维修工作按照先急后缓、先主后辅、重点优先的保障原则进行。④对发生故障、不宜完全拆卸的大型卫生装备，应更换受损模块或部件。⑤根据军队购置任务，制定选型和订购计划。⑥定期进行在编卫生装备计量检定和质量监督。

（李振彪）

jūnduì wèishēng zhuāngbèi xuéshù zǔzhī

## 军队卫生装备学术组织 (academic organization of military medical equipment)

经国家、军队批准设立的承担科学技术交流、标准化研究和科技期刊出版发行等职能任务的军队卫生装备专业团体。军队卫生装备组织机构的一类。

**组织体系** 主要包括军队卫生装备学专业委员会、军事医学工程学专业委员会、军队卫生装备标准化技术委员会和《医疗卫生装备》杂志社等。

**工作职能** ①军队卫生装备学专业委员会和军事医学工程学专业委员会。围绕现代化卫生装备与医学工程技术发展趋势以及军队卫勤保障需求，及时向领导机关、科研人员提供世界主要国家军队卫生装备的发展、应用和研究的最新信息；参与军队卫生装备与医学工程发展规划、重大任务的咨询和论证，提供建议和方案；定期组织学会成员进行学术交流和技术培训；参与卫生装备与医学工程科技成果评审、鉴定；培养青年学术技术骨干等。②军队卫生装备标准化技术委员会。拟制卫生装备军用标准体系表、标准化编制计划和管理规章制度；组织卫生装备军用标准编制、评审和报批；组织卫生装备国家军用标准编写项目、标准化研究项目的立项评审；承办卫生装备国家军用标准审批、复审事宜；负责卫生装备标准宣贯及执行情况的监督检查工作；负责卫生装备标准化工作的对外交流、业务培训、信息化建设与管理等。③出版月刊《医疗卫生装备》杂志。刊物由中国人民解放军军事科学院主管，军事科学院系统工程院主办，卫勤所承办。开辟有卫生装备和生物医学工程研究论著、研究报告、医院数字化、医疗器械临床应用、专业综述、专题研究、生物安全防护、医学计量等专栏。已成为向世界各国公开发行的卫生装备类综合性学术刊物。

**工作制度** ①军队卫生装备学专业委员会和军事医学工程学专业委员会，一般两年召开一次专业委员会综合性学术会议；五年进行一次专业委员会换届工作。专业委员会下设野战卫生装备、临床医学工程、设备质量与计量等分会，并在任届期间举办两次以上的专业学术会议。②军队卫生装备标准化技术委员会，每年组织召开一次年会，每3年召开一次全委会会议；追踪研究世界主要国家军队卫生装备标准化建设现状，分析军队卫生装备标准化建设存在的问题和迫切需求，提出卫生装备标准化发展规划和工作计划；研讨提高卫生装备标准编制水平的措施和标准化人才培训计划；组织拟制和审查卫生装备标准；为卫生装备研究、定型、选型、生产、使用和培训等提供标准化技术支持。③《医疗卫生装备》编委会每4年一届，实行编委会领导下的主编负责制。

(刘训勤)

jūnduì wèishēng zhuāngbèi guǎnlǐ

## 军队卫生装备管理 (management of military medical equipment)

军队卫生装备体制编制、经费、科研、采购、生产、使用、维修及全寿命管理的统筹决策、计划制定和组织实施的管理活动。军队卫生装备学的分支学科。

**形成过程** 军队卫生装备管理是一项系统工程，主要包括装备研制、生产、配备、使用、训练等管理内容。随着现代化管理理论、军事装备管理理论在军队卫生装备管理中的应用，军队卫生装备管理处在向全系统、全过程、全寿命、全要素管理转型的重要阶段；加快军队卫生装备管理科学发展，通过卫生装备管理科学化，促进卫勤保障能力的转化和提高，已经成为研究、建立卫生装备管理学的重要目标和任务。

**研究内容** 主要开展军队卫生装备发展的预测决策、规划计划、试制试验、生产制造、订购采购、调配使用、储存保管、维修保障、退役报废等管理研究。探索、总结军队卫生装备从生产制造到退役报废的全系统、全寿命的管理理论及实践规律。军队卫生装备管理内容包括卫生装备生成管理和运行管理，生成管理包含计划管理、经费管理、科研管理、采购管理、生产管理等，运行管理包含使用管理、维修管理、全寿命管理等。

**特点** 军队卫生装备管理有其内在的规律性，各个阶段、各个环节的特点不同，具体要求也不同，最基本的要求是科学化、制度化和经常化；科学化管理是基本要义，制度化管理是保障机制，经常化管理是有力抓手。①科学化。军队卫生装备管理的科学化，是依据卫生装备管理的客观规律，从充分发挥卫生装备的最佳效能出发，确立和采用科学的管理思想、理论、方式、方法和手段，实现最佳管理效益。其着力点在于，严格按照卫生装备管理的客观规律办事，不断改革完善管理机制，努力开发和应用先进的管理手段和方法。②制度化。军队卫生装备管理的制度化，主要通过建立、健全系统的卫生装备管理规章制度和工作标准，规范工作人员自觉依规依标办事的行为，保证各项管理活动的正常运行。主要包括：根据不同类别军队卫生装备、不同层次管理活动的需要，有针对性地建立、健全规章制度，明确各部门、岗位、人员的工作职责、工作程序和行为标准；监督控制单位、人员自觉执行规章制度和行为标准。③经常化。军队卫生装备管理的经常化，旨在管理的全过程中，始终保持管理的连续性和稳定性，对各项规章制度的执行、各个环节的控制、各项具体工作的运作，做到持续的不间断的管理。军队卫生装备管理的经常化，是将卫生装备管理科学化和制度化落到实处的有力措施。

**应用领域**　主要应用于军队卫生装备计划管理、经费管理、科研管理、使用管理、生产管理、采购管理、维修管理、全寿命管理等。

（杨伟文　冷　雪）

jūnduì wèishēng zhuāngbèi tǐzhì biānzhì guǎnlǐ

# 军队卫生装备体制编制管理

（system & organization management of military medical equipment）　军队卫勤机构有关军队卫生装备编制表及其相关工作机制、制度政策等的制定与组织实施的管理活动。军队卫生装备管理的重要内容。军队卫生装备编制表主要指标要素包括卫生装备类别、品名、型号、数量、编配对象、勤务功能等。

**工作组织**　①军委主管机关负责全军卫生装备发展目标、发展战略、发展规划和体制编制的制定与实施，卫生装备管理及科学研究的法规、制度的制定与实施，全军卫生装备统筹发展、军

民融合发展等重大问题的管理。②各军种、部队业务部门负责贯彻落实军委有关军队卫生装备发展的方针、政策，制定本系统卫生装备发展战略与规划、计划，实施落实并检查指导本系统卫生装备科研、试制、生产、采购、使用、维修等工作。

**工作内容**　①制定军队卫生装备发展目标、发展战略、发展规划、方针政策和体制编制。研究军队卫生装备有关法规制度及军队卫生装备建设、运用与管理等方面的重大政策措施。②贯彻落实卫生装备体制编制和发展规划，组织实施和协调军队卫生装备科研、试制、生产、采购、使用、维修等主要环节的管理工作。③建立军队卫生装备编制体制管理军队统筹发展、军民融合发展的机制与制度。

**工作方法**　依据军队卫生装备管理体制编制的有关政策、法规、制度和技术标准等进行管理。

**工作要求**　①在中央军委军队卫生装备管理体制框架下，优化军种卫生装备管理机构设置、职能划分、任务分工等，做到职责清晰、密切协同、效率优先，促进军队统筹发展。②适应国家经济体制和科技体制改革要求，推进军民融合发展，实行集中领导、统一管理，加强卫生装备全系统、全寿命管理。

（杨伟文　冷　雪）

jūnduì wèishēng zhuāngbèi jīngfèi guǎnlǐ

# 军队卫生装备经费管理

（fund management of military medical equipment）　军队卫生装备经费分配、使用、监督等计划编制与组织实施的管理活动。军队卫生装备管理的重要内容。

**工作组织**　军委主管机关负

责编制和下达军队卫生装备经费预算和使用计划，军队卫生装备研制、采购等部门、单位，分别管理本单位卫生装备项目专项经费。

**工作内容**　①卫生装备经费预算管理。军队各级卫生装备业务和财务主管部门负责经费预算编制工作，制定年度经费预算及项目类别预算计划，确保收支平衡。一般分为卫生装备科研经费、购置经费、维修经费等。②卫生装备经费分配管理。军队各级卫生装备业务和财务主管部门按照经费预算批准书及年度任务计划，将经费下达有关任务单位，检查经费支出状况，监督经费有效合理使用。③卫生装备经费使用管理。军队卫生装备研究经费使用单位财务部门依规负责经费支出、账务管理，接受上级业务按部门核查指导；军队卫生装备采购单位财务部门负责军品价格审价、拨款、结算。军队卫生装备经费审计部门负责经费使用的全程监督和结算审计。④卫生装备经费规章制度管理。制定军队卫生装备的经费预算管理规定、基本财务制度、专项经费管理规定和经费违规使用处罚规定，保证军队卫生装备经费管理的有序进行。

**工作方法**　军队卫生装备经费管理工作方法主要包括经费计划管理、经费标准化管理、经费责任制管理、经费监督与审计管理等。①军队卫生装备经费计划管理。军队卫生装备科研、采购经费多采用计划管理的方法，经费管理部门按照经费计划要求，负责组织、控制、协调、监督经费的使用活动，加强执行情况的动态监督，保证计划目标的实现。②军队卫生装备经费标准化管理。军队卫生装备维修经费多采用标

准化管理的方法，军队卫生装备经费与装备管理部门共同制定合理的卫生装备维修经费供应标准，经费管理部门负责按标准拨付。③军队卫生装备经费责任制管理。军队各级卫生装备使用和管理部门实行经费责任制管理制度，包括经费包干和指标包干管理。④军队卫生装备经费监督与审计管理。运用监督和审计手段对卫生装备经费使用过程实施监督和调控。

**工作要求**　军队卫生装备经费管理按"统一领导，按级负责，分工管理，财务归口"的总要求，服务于军队卫生装备建设发展。主要包括：①建立集中统一的领导管理机制，防止经费分散使用，提高管理工作效率和经费使用效益。②以保障打赢，提高战场卫勤保障能力为基点，加大重点部队、重点方向、重大项目保障经费和新型卫生装备研制经费的支持力度。③坚持军队卫生装备经费管理的正确导向，以最小的经济投入获取最大的卫勤保障效能，把提高部队卫生装备完好率，提高部队卫勤保障能力，作为检验卫生装备经费管理成效的根本标准。

（杨伟文　冷雪）

jūnduì wèishēng zhuāngbèi biāozhǔnhuà guǎnlǐ

## 军队卫生装备标准化管理

（military medical equipment standardization）　制订、发布和实施供军队卫生装备相关机构及人员统一遵循、共同采用的专业技术规范及工作准则的技术管理活动。军队卫生装备管理的重要内容。标准化管理工作，主要通过标准的编制、发布、宣贯和监督指导等具体实施步骤来实现。军队卫生装备标准化是规范军队卫生装备研制、采购、生产、使用等工作活动管理的有力保证，是提高军队卫生装备通用化、系列化和组合化技术水平的重要措施，是提高军队卫生装备研制效率和经济效益的有效途径。

**工作组织**　军委主管机关是军队卫生装备标准化的主管部门，负责标准的制定、发布和实施的组织管理。军队卫生装备标准化技术委员会，是军队卫生装备标准化的技术咨询机构，为军队卫生装备标准化发展战略、规划计划制定、宣传贯彻实施等提供决策咨询服务；根据主管部门安排和工作需要，提出军队卫生装备基础标准、通用规范、产品规范、选型技术要求、质量控制规范、检定规范、校准规程及计量标准等标准的编制需求；组织军队卫生装备相关机构进行标准的编制和审评；积极监督已颁国标、军标和行标在军队卫生装备论证、研制、采购、生产、使用及管理等各项工作中的贯彻实施，提升军队卫生装备通用化、系列化、组合化水平，推动军队卫生装备管理工作的科学化、规范化和军事效益最大化。

**工作内容**　包括以下几个方面。

标准制定工作　①标准立项阶段。包括提出拟编制军队卫生装备标准项目的立项建议报告、技术论证报告、下达研究任务书等。②成立编写组。提出编写方案、工作计划，开展调查研究。③起草标准征求意见稿。征求专家意见建议。④完善标准送审稿。组织专家会议评审。⑤完成标准报批稿。上报主管部门审批。

标准实施工作　①选择适合的执行标准。按照待办事项不同工作阶段的实际需要，分别确定适合采用的执行标准。②论证阶段执行标准。涉及军队卫生装备战术技术指标要求的标准，涉及军队卫生装备通用化、系列化、组合化要求的标准，以及卫生装备相关性能检验、试验方法的标准等。通过分析研究，将相关标准转化为新研卫生装备论证报告书的战术技术指标内容。③设计阶段执行标准。设计单位应严格按照论证报告书中有关执行标准的要求，编制《新产品设计标准化大纲》，明确新研卫生装备的标准化目标和标准化要求。④研制阶段执行标准。研制方在产品零部件图样设计、材料选用、加工工艺、性能试验等各个方面，严格实施《新产品设计标准化大纲》的相关标准要求，撰写《工程研制标准化工作报告》。⑤定型阶段执行标准。编制《设计定型试验标准化工作报告》，在定型试验中选用和贯彻相关标准。

**工作方法**　军队卫生装备标准化的主要表现形式，为简约化、统一化、通用化、系列化和组合化。①简约化。在相同或相通专业领域内精简标准项目的类型数量，使之在一定时期和一定领域内充分满足标准需要，是标准化方法中最基本的一种方法。在卫生装备领域表现为装备类型简化、系列简化、品种简化、原材料简化、工艺工装简化、零部件简化、数值简化、结构简化、管理方法和管理程序简化等。②统一化。指在一定时期、一定条件和一定范围内，对两种以上同类事物或要求归并为一种的标准化方法。如各种名词术语、代码的统一，卫生技术车辆厢体统型设计、接口一致性要求等都是统一化的具体应用。③通用化。对广泛、大量使用的各种设备中的零部件和接口型制作出统一规定，使它们能够彼此互换或替代，是一种以统一化为基础，以互换性为前提的标准化方法。如卫生技术车辆采用军队统型越野汽车底盘，发电、制冷、采暖设备设施等的零部件大量采用标准件，加工制造采用典型工艺流程和组装技术，规范战伤救治医疗设备功能、尺寸、接口等通用改装要求等。④系列化。对于在不同医疗救治阶梯均具有相同使用需求的同一类卫生装备，在保留基本用途功能基础上，按照一定的标准数列和相应需求，规划发展功能或增或减的类同型不同的系列化卫生装备，以保证该类卫生装备的有序发展。卫生装备系列化主要包括制定产品基本系列参数，编制产品系列型谱，规范产品设计等。如卫生技术车辆系列型谱标准、医用方舱系列型谱标准等。⑤组合化。以型式、尺寸、接口统一的医用平台为基础，设计制造各种不同医疗功能单元，按需组合为具有不同规模、不同阶梯救治功能的战伤救治系统。其核心是选择、设计并使用标准单元和通用单元。如方舱式野战医疗系统、帐篷式野战医疗系统等，可以通过将急救、手术、检验、保障等各种具有独立功能的医疗单元按需组合，形成满足不同卫勤保障能力的野战医疗机构。

**工作要求** ①卫生装备标准制定。一要满足技术管理需求，以科学研究为基础，客观反映技术发展水平，把握指标量化程度，提高标准适用性和技术引导作用。二要充分利用现有资源，解决军队特有问题。对现有的国际标准、发达国家先进标准、国家标准和行业标准，只要能够满足军队卫生装备标准化需求，就可以直接引用。三要力求标准内容先进、科学、可行、经济，做到科学实用，整体效益最大化。四要遵守国家、军队有关标准制定、审查、报批的制度规定，执行规范格式和法定程序，依据规划计划组织标准编制工作。②卫生装备标准实施。卫生装备标准的实施，要充分发挥订购方和承制方的作用。作为卫生装备管理、采购的订购方，在标准实施中起主导作用，在下达科研任务书或签署生产合同时，应详细载明标准化工作要求，明确承制方在研制各个阶段贯彻实施标准的具体任务，并按照任务书或合同规定条款，验收相关的标准化报告。卫生装备研制、生产的承制方，是标准贯彻实施的主体，要认真执行订购方有关标准化条款要求，并按阶段提交相关标准化实施报告。标准实施要贯穿卫生装备管理、研制、试验、生产、使用和保障的全寿命全过程，充分利用信息化技术手段，监督检查标准实施，提高标准实施效率。

（王 政 张建霞）

jūnduì wèishēng zhuāngbèi kēyán guǎnlǐ

## 军队卫生装备科研管理

（R&D management of military medical equipment） 军队卫生装备科学研究的规划计划、资源配置、知识产权、成果转化等顶层设计、方案编制与组织实施的工作活动。军队卫生装备管理的重要内容。军队卫生装备科研管理的最高目标——卫生装备科研投入的人力、物力及财力等资源配置最优化，做到综合投入最小化，人才产出、成果产出和军事效益最大化。

**工作组织** 军队卫生装备科研管理的组织主要包括军委主管机关、各军种、部队业务部门和专业科研机构。

**工作内容** 包括以下几方面。

**规划计划管理** 主要内容包括：组织筹划论证与编制军队卫生装备发展战略、发展规划、重点领域和重大项目及相关科研条件保障计划、方案；组织科研计划的实施和监督管理，组织科研条件保障等工作。

**资源配置管理** 主要内容包括：专业科研人员和管理人员的培养、选拔、使用、学术交流和奖惩；科技成果申报及奖励，按照《军队科学技术奖励规定》，只奖励对提高军队卫勤保障能力做出重要贡献的卫生装备科技成果；科研经费的分配、拨款和使用监督；科研设施、仪器设备、实验动物等支撑条件建设管理。

**知识产权管理** 主要内容包括：科技成果鉴定、定型、登记与统计，科技成果档案保密与解密，成果专利所有权人的确认与保护，成果的交流、转化与使用等。①科技成果鉴定。科技成果鉴定需要满足：达到科研任务（合同）书要求，技术资料完整，符合标准化程度要求，具有较好的创新性、先进性和推广应用价值；按照《军队科学技术成果鉴定工作规定》要求，军队卫生装备科技成果鉴定可采取会议鉴定、函审鉴定和网络鉴定等方式。②装备成果定型。列入军队后勤装备器材体制的卫生装备科技成果，应进行军事后勤装备器材定型评审；通过定型的科技成果等同于通过科技成果鉴定。③专利管理。对军队卫生装备科研与试制过程中产生的发明专利、实用新型专利、外观设计专利、国防专利和软件著作权等实施登记、统计和使用许可制度。④成果档案管理。对卫生装备研制过程中所产生的文字总结、声像资料等，按文本、声像等载体进行分类、编号、登记并归档保存。

科技成果转化管理 卫生装备科研项目完成并通过全部规定试验程序后，研制单位应对样品样机进行全面修复（进行破坏性试验的除外），作为展品或教学、技术培训使用；军队卫生装备扩大试用，是科研样机由试制向批量生产阶段过渡的重要环节，一般在成果鉴定或取得医疗器械注册证后进行，用以进一步考核科技成果性能、听取改进意见。

工作方法 ①建立科研管理制度。制定适合军队卫生装备研究工作的科研项目管理办法、成果奖励管理办法等科研管理制度，规范科研行为，提高科研效率。②完善科研项目过程管理。军队卫生装备研制包括立项论证、开题论证、总体技术方案论证、工程设计方案论证、承制厂家招标、试制与试验、成果鉴定、设计定型等环节，通过专家团队、主管机关共同参与研制关键环节的技术论证与监督，提高科研项目研制的总体技术水平和成功率。③实施科研项目"首席专家负责制"。首席专家全面负责项目的研究工作，履行"技术总负责、管理总协调、进度总控制、经费总把关"职责。④扎实做好科研资源保障工作。做好科研项目经费、科研设备设施和学术技术交流平台等科研保障工作，建立高效的社会化科研保障体系，可以极大地减少科研人员后顾之忧，成为提高科研效率的助推器。

工作要求 ①突出以人为本。科研管理人员应具有较好的人文素养和组织管理能力，坚持以科研人员为本的思想，寓服务于管理之中。②突出军事科研为主。通过计划、组织、协调工作，重点解决高技术战争卫勤保障亟需的重大科研课题，加快促进卫生装备科研成果转化为卫勤保障装备。③以战时卫勤保障为主。兼顾灾难医疗救援保障。军队卫生装备既是战时卫勤保障的重要装备，也是灾难医疗救援的重要物资，更是军民融合的重要科研领域，军队卫生装备科研管理部门要顺应军民融合的大趋势，在顶层设计中，体现寓军于民和民为军用二者相融相通的战略理念。

(杨伟文 冷 雪)

jūnduì wèishēng zhuāngbèi cǎigòu guǎnlǐ

# 军队卫生装备采购管理（purchasing management of military medical equipment） 军队卫生装备购置公开招标、价格审定、合同签订、质量验收、财务结算等计划编制与组织实施的工作活动。军队卫生装备管理的重要内容。军队卫生装备采购标志着卫生装备已经从型号研发转化为促进军队卫勤保障能力加快形成的坚实的物质基础。

工作组织 建立军队卫生装备采购制度，既是适应国家实行政府采购制度的客观要求，也是建立健全军队卫生装备现代化保障制度的重要任务，以及提升军队卫勤保障能力的重要制度保障。军队卫生装备采购工作实行军委主管机关、各军种、部队业务部门和军队采购机构三级管理体制，按照机关职能部门和采购机构的职责分工分别组织实施。卫生装备集中采购必须在军队物资采购管理体制下运行，其基本程序是，采购装备预算编报、计划编制及下达、公开招标、合同审签、质量验收、资金支付等。军委主管机关的卫生、财务以及各军种、部队相关业务部门等，均应按照军队物资采购管理流程和规定履行相应职责。鉴于卫生装备采购专业性强、技术要求高等特点，军队物资采购人员实行资格认证制度。物资采购人员应当通过相应的资格考核、认证，方可从事卫生装备采购工作，其考核、认证办法由军委主管机关颁布执行。

工作内容 包括以下几方面。

卫生装备采购选型与选择 ①编写《产品市场选型报告》。分析备选产品系列化、通用化、组合化、配套性和接口互换性等情况；分析备选产品与设计、制造、验收、质量保证、售后服务标准化等情况，特别是产品消耗品、易损件及使用、保养、维修、封存等方面的标准化情况；提出备选产品为满足特殊使用要求所拟参照执行的标准及剪裁方案，对无适用标准的提出相应的标准化原则，提出需要制定、修订标准的清单和工作计划。②组织开展选型试验。对有些备选、但尚需开展军事环境适应性试验的市场产品，需要编制《产品选型试验大纲》，依据相关标准或标准化原则，确定试验项目、试验目的、试验条件、评测标准、试验方法等，并在军队认可体系内组织选型试验；对通过选型试验的产品，提出选型试验评审意见书，明确选定意见，说明选定产品的名称、规格、型号、生产厂家，说明选定的理由及其依据，与军事环境使用技术指标的吻合程度，报送上级主管部门批准后实施。

卫生装备采购实施 ①采购合同的签订。招标前的供应商资格审查，主要包括：独立承担民事责任的能力；履行合同的能力和商业信誉；资金、财务状况；资质、生产经营场所和专业技术能力；质量保证和售后服务能力；法律、法规规定的其他条件。与中标供应商签订卫生装备采购合同，分为签订草本合同和签订正式合同两个阶段。采供双方在协商一致的前提下，先签订草本合同，报相关主管部门审核批准并正式下达采购合同审批表后，再与供应商签订正式合同。②合同审查与价格审定。采购合同为统一、规范文本，合同审查主要对合同条款内容的真实性、有效性进行确认；价格审定由军队审计部门和卫生装备采购部门负责，以供应商提供的报价资料为对象，以国家、军队的价格政策、装备技术与质量标准为依据，主要审查装备生产成本，确定合理的装备价格。③装备验收与交付。在供应商自检合格的基础上，采购机构商军队主管部门、科研单位联合进行装备验收，验收合格后（包括包装），填写装备质量验收报告，采购方与供应商办理交接手续并按计划组织发放。④采购支付与结算。采购机构依据采购计划、正式合同以及卫生装备主管部门开具的采购资金预付通知书，通知总部财务结算中心拨付供应商生产启动经费。装备发放后，采购机构依据采购计划、合同及有关支付凭证（厂家发货票、质量验收证明、装备接收回执、资金结算通知书），交军委主管机关财务结算中心审核并向供应商支付合同货款。

**售后服务** 主要包括专业技术培训、技术服务。售后服务内容在采购合同中应予明确规定。

**工作方法** ①招标采购。招标方式包括公开招标和邀请招标。凡符合招标条件采购的项目，不

允许以其他方式规避招标采购。②竞争性谈判采购。对于公开招标后，没有供应商投标、没有合格标的、重新招标未果或技术复杂、性质特殊、军队有紧急需求的项目，可以采用邀请三家以上供应商进行竞争性谈判的方式采购。③询价采购。对于规格、标准统一，现货货源充足，价格变化幅度小的采购项目，可以采取询价方式采购。④单一来源采购。不适宜采用招标、竞争性谈判和询价采购的卫生装备，均采用单一来源采购方式实施采购。

**工作要求** ①按照公平、公正和公开原则组织采购。进行供应商资格审查时，如发现供应商有违反国家和军队有关规定、弄虚作假，不按合同履行义务的，除停止签约或解约外，还要上报主管部门，列入不良行为记录名单军内公示，三年内禁止参加军队物资供应活动。对供应商提出的询问和质疑，应在规定的时限内做出不涉及军事和商业秘密的答复；对供应商的投诉，上级主管部门应当在规定时限内做出处理决定，并以书面形式通知供应商和卫生装备采购机构。②依法审查审定采购项目。卫生装备供应商资质必须接受军队审查，审查应按照规定的合同内容、管辖范围、职权、程序和方式组织实施。合同价格审定应遵循价值规律，贯彻执行国家、军队有关物价和军品价格的政策及法规；严格掌控性价关系，合理审定成本，保持价格相对稳定。③严格组织采购验收。验收依据是产品标准、验收技术条件及合同规定。④依法依规支付卫生装备采购经费。采购经费由军委主管机关财务结算中心支付与结算。⑤定期总结报告。采购机构应当向军委主管

机关书面报告年度及重大项目采购情况，填报《军队物资采购综合统计表》。

（杨伟文　冷雪）

jūnduì wèishēng zhuāngbèi
shēngchǎn guǎnlǐ

**军队卫生装备生产管理**
（ manufacture management of military medical equipment） 军队卫生装备的生产筹措、合同订立、质量控制、产品验收等计划编制与组织实施的工作活动。军队卫生装备管理的重要内容。确保军队卫生装备质量的关键管理环节。

**工作组织** 军队卫生装备生产管理由军委主管机关统一组织实施，主要包括卫生装备生产计划的制订、实施和检查。卫生装备生产企业负责卫生装备的制造，卫生装备采购和科研部门协同监督产品质量。

**工作内容** 卫生装备生产包括扩试生产和批量生产。①卫生装备扩试生产管理。在卫生装备科研样机基础上，扩大试制生产数量，进一步考核卫生装备性能，完善卫生装备生产定型相关技术文件。主要包括：完善装备生产定型文档、图纸、标准等技术资料、产品档案及知识产权等。②卫生装备批量生产管理。列入军队装备体制的卫生装备在完成生产定型后，按照生产定型文件、图纸资料，组织批量生产。卫生装备研制部门协助军队物资采购部门，实施卫生装备产品生产质量监督及出厂验收。

**工作方法** ①质量监督全程化，生产质量监督贯穿于生产全过程。②质量控制标准化，按照卫生装备技术标准进行质量监督。③重大项目驻场监督，采用先进的检测技术、设备，对关键部件、

组装工艺进行现场检验监督,确保卫生装备生产质量。

**工作要求** ①建立质量保证体系。质量保证体系是承制企业为保证生产质量,在机构设置、部门职责划分、生产程序安排、原材料采购、生产设备、生产活动与管理、人员培养等各方面,采取的一系列质量管理措施的总和。体系包括明确的质量目标和质量方针政策,质量管理组织和业务部门的质量责任、质量标准等。②建立、健全质量保证组织。质量保证组织是承制单位负责质量管理的专职机构,该组织应按集中统一领导、机构设置协调、职责分工明确、联系渠道畅通的原则设立,其主要职责是:根据质量责任制的规定,协调、评价业务技术部门的质量职责;组织编制质量保证文件,审查、会签、落实有关技术及管理文件;参与设计、生产方案的制定、工艺评审、大型试验、技术鉴定及产品定型,实施有效的技术状态控制等。③编制质量管理文件。质量管理文件是产品承制单位依照一定的原则和体例编制的有关产品质量管理的规章、程序、标准构成的质量保证文件。它是承制方质量管理工作的基本准则,是承制单位质量保证能力的文字表述。④建立质量责任制度。基本要求是:卫生装备承制单位的决策者对本单位的最终产品质量和质量管理负全面领导责任;根据卫生装备研究设计、生产准备等不同活动内容,确定各业务技术部门的权力和责任;确定每个岗位人员的职责;质量保证组织行使质量控制、检查、监督等职能,对各业务技术部门和生产车间质量责任进行评价,保证质量责任制度的贯彻执行;各业务技术部门、车间对所辖单位的各类人员执行质量职责的情况进行检查和考核。

(杨伟文 冷雪)

jūnduì wèishēng zhuāngbèi shǐyòng guǎnlǐ

**军队卫生装备使用管理**(application management of military medical equipment) 军队卫生装备请领、调配、动用、保管、维修、转级、退役、报废等计划编制与组织实施的工作活动。军队卫生装备管理的重要内容。保持卫生装备处于良好工况和正常运用状态的重要工作,可分为作战使用管理、训练使用管理、试验使用管理和日常使用管理等。

**工作组织** 军队卫生装备使用管理实行军委主管机关、各军种、部队业务部门和配发部队三级管理体制。军委主管机关是军队卫生装备使用管理的主管部门,主要对卫生装备使用实施统筹管理,制定卫生装备编配和使用计划等;各军种、部队业务部门对本部门卫生装备使用情况进行监督、保障和建档管理;配发部队是卫生装备使用管理的具体执行者,负责记录登记卫生装备使用情况和运行状况等,供上级主管部门了解、掌握卫生装备综合运用情况,进行科学决策和管理。

**工作内容** 包括以下几方面。

科学管理卫生装备 主管部门负责军队卫生装备编配标准制定和配发工作。①按需编配。按照卫勤机构承担的卫勤保障任务的实际需要,选择卫生装备的类型和数量,制定卫生装备编配标准。同时,充分考虑所编卫生装备与部队作战、训练、后勤与技术保障,以及与部队驻地、战区环境等诸因素的适应程度。②协同配套,形成保障能力最大化。

按照战伤救治规则,合理编配各级救治阶梯的卫生装备,使战术、战役救治卫生装备协同配套、卫勤保障效能最大化。③按编配装。管理机构应严格按照卫生装备编配标准配发卫生装备;各级卫生机构应根据卫生装备编配标准及时请领、调配卫生装备,及时反映存在问题,积极提出改进建议,使卫生装备编配管理更加科学合理。

科学使用卫生装备 ①按性能规范、使用特点和编配用途,使用卫生装备。不同类型的卫生装备有不同的技术性能指标、操作规范、使用特点和编配用途,要做到科学合理地使用,一是直接使用人员必须接受专门培训,考核合格,持证上岗;二是卫勤指挥部门和人员,应根据卫勤救治阶梯需要合理调配卫生装备。②卫生装备使用与保管。为保证部队作战、训练以及应急等任务保障需要,使用单位应制定卫生装备使用、保管等管理方案。

科学维护卫生装备 按卫生装备使用说明、操作手册定期保养维护卫生装备。①按不同的保障形式定期对卫生装备进行维护。主要包括日常维修、巡回检修、应急检修、战时抢修等。②加强维修保障队伍建设。充实维修技术人员队伍,定期对维修人员进行培训,加强对维修体系医学工程人员(简称医工人员)技术能力培养,加强维修保障队伍建设。③改善维护技术手段和方法。建立信息化、数字化的维护方法,实现卫生装备维护保障需求实时可知、保障行动实时可达可控。

科学管理卫生装备 ①卫生装备的定级和转级。军队卫生装备质量状况分为新品、堪用品(分三级)、待修品(分二级)和废品等四级。按照规定标准对卫生装备进行技术鉴定后，可对原定等级进行调整变更。卫生装备定级与转级工作，为管理部门准确掌握卫生装备的技术状况，为卫生装备的采购、使用、储存、保管、维修、技术革新和退役等提供依据。②卫生装备的退役和报废。卫生装备超过使用寿命期限，或因性能下降、技术落后及其他原因不宜继续供部队使用的，一般作退役处理。对受损严重、无法修复或无修复价值的卫生装备，可作报废处理。对已批准退役、报废卫生装备的处理，要按照上级规定的时限和要求，有组织、有计划地进行。应严格统计登记，并根据需要由有关业务部门统一保存必要的样品和资料。

**工作方法**　①科学化管理。科学化是新时期军队卫生装备使用管理的客观要求，科学化管理内容主要包括：严格按照卫生装备管理的客观规律进行使用管理；不断改革完善管理机制；采用先进的管理理念、技术和方法实施管理。②制度化管理。建立、健全卫生装备管理规章制度和操作使用标准，规范和监督工作人员自觉按照制度和标准办事。主要包括：建立健全规章制度，明确部门、岗位、人员的工作职责、工作程序和行为标准；监督、考核单位和个人执行规章制度和行为准则的落实情况；对违反规章制度并造成严重后果的行为依法依规处理等。③经常化管理。把卫生装备使用管理工作，纳入部队整体建设的正常轨道，成为卫生装备使用管理人员的自觉行动；做到持之以恒、常抓不懈。

**工作要求**　军队卫生装备使用管理必须坚持统一筹划、分级管理、依法管装的原则。①明确岗位职责。实施岗前培训和资格认定，做到依责尽职，按岗问责。②实行分级管理。各级卫生装备管理机构按层级、按体系实施管理，依据卫生装备使用管理特点，制定制度、政策、措施，把部队卫生装备管理落到实处。③坚持以法管装。严格执行《中国人民解放军后勤装备管理条例》，以条令、条例和有关规章制度为行为准则，增强依法管装的自觉性。

（杨伟文　冷　雪）

jūnduì wèishēng zhuāngbèi wéixiū guǎnlǐ

**军队卫生装备维修管理**（maintenance management of military medical equipment）　军队卫生装备技术维护、故障排除等保障计划制定与组织实施的工作活动。军队卫生装备管理的重要内容。

**工作组织**　中国人民解放军卫生装备维修管理组织体系，包括卫生装备维修管理机构和维修技术机构。军委主管机关是全军卫生装备维修最高管理机构，各军种、部队业务部门是卫生装备二级管理机构。维修技术机构包括，联勤保障部队药品仪器检验机构为一级维修技术机构；联勤保障中心药品仪器检验机构为二级维修技术机构。一、二级维修技术机构设置医学计量测试研究（总）站和医用电子、光学、生化、放射及综合仪器等专业维修室、零配件仓库。区域性医学工程科室或技术保障单位为三级维修技术机构。有条件的三级维修技术机构可设医学计量室、医用电子仪器维修组和光学与生化仪器维修组、放射仪器维修组、综合仪器维修组、零配件仓库等。

**工作内容**　包括以下几方面。

卫生装备维修管理机构　包括以下几个方面。

军委主管机关卫生装备业务部门　①拟制全军卫生装备维修规划、计划和规章制度并组织实施。②组织全军卫生装备维修保障及监督、检查工作。③全军卫生装备维修经费管理，负责卫生装备维修经费标准的制定、分配和预算、决算审定。④会同有关部门组织全军卫生装备维修保障专业人员培训，组织全军卫生装备维修科学研究与改革工作。⑤指导全军卫生装备维修器材管理工作。⑥指导军种卫生装备业务部门及全军卫生装备维修业务建设，交流、推广卫生装备维修工作经验和技术。

军种、部队卫生装备主管业务部门　①拟制军种卫生装备维修工作的规划、计划和规章制度并组织实施。②组织军种卫生装备维修保障和监督、检查工作。③军种卫生装备维修经费管理，负责卫生装备维修经费的申请、分配和预算、决算管理。④会同有关部门组织军种卫生装备维修保障专业人员的培训，组织军种卫生装备维修科学研究与改革工作。⑤负责军种卫生装备维修业务建设，交流、推广卫生装备维修工作经验和技术。

卫生装备维修技术机构　包括以下几个方面。

一级维修技术机构　①编制军队卫生装备的检验、测试、维修、检定等技术标准，制定业务技术管理规范。②开展卫生装备检验、检定、测试、维修等方面的研究和技术交流。③负责驻区部队卫生装备维修。④负责全军卫生维修人员的继续教育；负责对二、三级维修技术机构进行行业务指导和技术支援。⑤负责全军卫生装备技术事故仲裁。⑥负责全军卫生装备零配件供应。

二级维修机构 ①执行军队卫生装备的检验、检定、测试、维修等技术标准，制定业务技术管理规范。②承担本区卫生装备的检验、检定、测试、维修和零配件的供应任务。③开展卫生装备的检验、检定、测试、维修等方面的研究，推广新技术、新方法；负责对三级维修机构进行行业务指导和技术支援。④负责本区卫生装备维修人员的技术培训。⑤负责对本区淘汰、报废的卫生装备的技术鉴定及卫生装备技术事故的仲裁。

三级维修机构 ①执行军队卫生装备的检验、检定、测试、维修等技术标准与规范。②承担保障区域卫生装备的检验、检定、测试、维修等任务。③负责基层部队卫生装备维修人员的业务指导和技术支援。④组织对拟淘汰报废的卫生装备的技术鉴定。

工作方法 军委主管机关和军种业务部门按相关管理规划、计划和规章制度组织实施。一、二、三级卫生装备技术维修机构按照职责分工和上级计划安排，开展卫生装备维修工作。

工作要求 ①加强组织领导。卫生装备管理部门应及时准确掌握本级卫生装备技术状况，制定合理的维修计划。实行分级负责、阶梯支援、网络化保障。②健全法规标准。建立卫生装备维修管理制度，明确维修管理、技术机构职责任务、保障对象和运行机制，全面规范军队卫生装备维修管理工作。制定军队卫生装备维修技术规程和验收标准，明确分级维修项目、工艺流程和技术要求，规范卫生装备维修技术保障工作。③加强人才培养。制定维修机构技术人员专项培训计划，

加强军队卫生装备维修人才队伍建设。

（杨伟文 冷 雪）

jūnduì wèishēng zhuāngbèi quánshòumìng guǎnlǐ

## 军队卫生装备全寿命管理

（life cycle management of military medical equipment） 军队卫生装备立项论证、工程研制、生产配发、使用维护、退役报废等全过程全要素的计划统筹与组织实施的工作活动。是军队卫生装备管理的重要内容。

工作组织 军队卫生装备全寿命管理工作机构，由负责军队卫生装备管理、研制、生产、使用、维修等不同职能工作的单位共同组成。组成单位在军队卫生装备从形成到退役的全寿命周期的不同阶段承担不同的主体责任。

工作内容 主要包括军队卫生装备全寿命费用管理和全寿命效能管理，最终目标是达到费用和效能的最佳平衡。卫生装备全寿命过程分为六个阶段，各阶段之间设有管控节点，以便于对不同阶段寿命周期的效能、费用等进行量化评估与管理。①发展研究阶段。进行卫生装备发展的顶层设计，制定卫生装备中长期发展规划和计划，论证形成卫生装备体制和体系。②立项论证阶段。对体制体系中的大型、骨干卫生装备项目，通过理论分析、模拟实验等，论证卫生装备的系统组成及效能、主要性能先进性及技术可行性，并进行费用估算。③工程研制阶段。完成工程设计，制造样品样机，进行试验定型。④生产配发阶段。主要包括制订生产计划，组织生产验收、配发卫勤机构，开展人员培训等。⑤使用维修阶段。使用中实行科学化、制度化、经常化管理，建

立和完善维修管理体系和保障力量，对装备实施有效的监控、维护、修理和技术管理，保证装备处于良好的技术状态。使用方和维修方应当完整准确地记录、收集装备在使用和储存过程中出现的问题，并及时向研制方和承制方提出改进建议。⑥退役处理阶段。对已到规定使用寿命期限，或性能下降、技术落后，或因其他原因不宜继续使用的卫生装备可作退役处理。退役卫生装备要按规定程序进行审批，并做好资料的整理和相关善后工作。

工作方法 卫生装备全寿命管理是分阶段分析决策的过程，主要运用管理科学和系统工程学的方法。①系统分析方法。通过发现问题、建立目标和评价准则、拟制方案、分析论证、选优决断、实施决策等步骤，进行科学有效的分阶段运筹和决策。②效能费用分析方法。基本程序为：确定任务目标、确定系统或装备关键性参数（如性能、可靠性、维修性等）、拟定备选方案、确定评价准则、建立装备或系统效能模型、建立费用模型、评价备选方案、进行灵敏度分析、选定应用方案。在效费分析方案实施过程中，要结合实际效果及时评价、修订方案，以确保分析结果的可靠性。

工作要求 ①明确军队卫生装备管理和使用部门的职责，为各有关部门行使权力、履行义务、开展工作提供制度依据和行为规范，依法依规实施卫生装备全寿命管理，达到全寿命管理整体效益最大化。②加快完善效费分析的工作条件，加强专业人才队伍建设，统一规范评估技术方法，建立先进可靠的技术平台和专业开放的数据库等。

（杨伟文 冷 雪）

jūnduì wèishēng zhuāngbèi fāzhǎn
yánjiū

## 军队卫生装备发展研究

（demonstration of military medical equipment） 综合运用调查研究、方案拟制、模拟分析、论证评估等方法，围绕编制军队卫生装备中长期规划、确定重点领域和重大科研项目开展的战略性预先研究。军队卫生装备学的分支学科。军队卫生装备预先研究，应在调查研究和实验研究基础上，拟制多种对策预案，并经过论证评估提出最优方案选择建议。军队卫生装备发展预先研究具有管理战略性强、技术前瞻性强和科研导向性强等重要特征。

**研究组织** 军委主管机关或军种、部队业务部门负责下达卫生装备发展建设战略需求预先研究任务、确定任务承担单位和预先研究报告的审查批准；任务承担单位负责成立战略需求及其对策预先研究项目组、组织预先研究报告评审、修改完善和上报呈批；项目组负责按照预先研究项目任务书要求开展相关调查论证研究和必要的科学实验研究，预先研究资料汇总研究，预先研究报告编写、接受审评和修改完善，以及预研报告产生的各种资料的归档工作。

**研究内容** 主要包括卫生装备系统顶层发展研究、领域型号研究以及军民融合与引进吸收研究。其中，卫生装备系统顶层发展研究通常包括系统发展规划论证研究、体制编制论证研究、卫生装备体系论证研究、卫生装备系统工程应用研究等；领域型号（项目）研究包括重点领域论证研究和重大项目立项论证研究；军民融合与引进吸收研究包括市场民品选型与改进论证研究、国外

产品/技术引进论证研究等。通过卫生装备发展研究，有助于卫生装备发展跟上新型战争形态下军队卫勤保障提出的新要求；有助于新研项目或新型引进项目的投入资源（信息、人力、物力、财力、时间等）的最小化，而产出综合效益最大化。卫生装备发展研究通常包括以下四个阶段。

**准备阶段** ①确定承担预研项目任务的单位。军委主管机关或军种、部队业务部门考察相关科研单位，包括研究人员状况、科学实验条件、研究成果业绩等，进行综合科研实力评估，遴选、确定任务承担单位。②下达预研项目任务书。主要内容包括：项目名称、内容、经费、进度及成果形式等。③成立预研项目组。任务承担单位根据预研项目任务书研究内容要求，合理调配专业技术力量，组建研究项目组。

**研究阶段** 自接到预研项目任务（合同）书开始，至完成各类研究文件编写为止。主要工作包括：①制定项目研究计划。项目组根据任务书要求，详细编制项目研究工作计划，明确人员分工、计划进度、成果形式等。②调查研究和实验研究。深入了解、掌握与预研项目研究内容相关的主要国家军队卫生装备的各种详尽材料、数据或实物，收集、整理、归纳有关资料、数据，进行必要的研讨和实验，形成调研报告。③综合分析研究。在调查研究基础上进行详细分析，针对论证需求，提出多种对策建议预案，并围绕总体效能、主要优势、主要不足以及制约因素、风险因素的影响等，对各种预案逐一进行预测分析，在此基础上提出两种相对最优化的可供决策参考的备选方案；按预研任务书要求和

有关规定编写研究报告初稿及其他论证文件；组织同行专家评审、广泛听取专家意见，对专家意见进行梳理研判、综合权衡、吸纳有益建言，进一步修改和完善可供决策选择的最优方案及相应的研究论证文件，形成研究论证报告送审稿。

**审查与报批阶段** 研究论证报告上报前应逐级进行审查，也可组织有关专家进行评审。审查后对研究论证报告送审稿和其他有关文件做出必要的整理和修改，并按规定程序呈报。

**归档阶段** 对预研项目任务（合同）书、课题实施计划、各类研究论证报告、来往公文、会议纪要、实验报告、调研报告、有关音视频资料等建档归档。

**研究方法** 卫生装备发展研究主要运用软科学研究方法中的现状调查法、逻辑分析法、未来预测法、系统分析法、优选决策法等。这些方法既各有侧重，又有很强关联性，需要综合运用。①现状调查法。开展调查研究与资料收集工作。通过模拟实验、现场实验、演习训练等专项试验研究，获取或验证必要的数据和资料。②逻辑分析法。对已掌握的资料数据进行分类、推理（演绎、归纳、类比）等综合分析，总结历史经验教训，揭示研究对象的本质和规律，得出分析结论，提出解决对策。③未来预测法。合理运用相关性强的预测方法（专家预测法、目标预测法等），对未来事件可能的解决方案的获得效益（方案优劣评定）、技术经济可行性以及可能达到的水平等进行科学的预测。④科学实验法。根据需要开展与原理、结构、材料设计及效能等相关的机械、物理、化学、医学等实验研究。

⑤系统分析法。充分利用系统工程理论与方法，对已经获得的各种信息与资料，进行定性与定量相结合的综合分析研究。充分利用计算机仿真技术模拟各种研究论证方案，确保定量分析质量。⑥优选决策法。论证决策阶段使用的方法，按照不同的需要和准则，在综合论证研究后拟制的多个备选方案基础上，提出优选方案的决策建议。

**研究要求** ①搞好调查研究。调查研究是研究论证中的一项十分重要的基础性工作。论证中每个项目的目标确定、方案选择、分析评价等，都应以相当充分的最新资料为依据。②认真汲取历史经验教训。凡是在卫生装备发展历史及其卫勤保障运用等实践活动中产生的显性成功经验或失败（误）教训，以及事实上存在的非显性风险或问题，均应给以足够的重视，开展有针对性的研究工作。③定性与定量分析相结合。一是以定性分析为基础，在充分定性分析的基础上，通过综合比较、赋值计算或计算机模拟等，对拟定的方案进行综合评价和分析比较，为决策提供量化依据。二是对量化数据可靠性做进一步分析，有针对性地修改和完善论证方案。通过定性研究结果与定量研究结果相互印证，循序渐进地提高最终论证结论的可靠性和准确性。④充分运用先进技术手段和科学方法。要特别重视计算机模拟仿真、人工智能、深度学习及数据发掘等先进技术的运用，以满足大型复杂预研项目任务的研究论证需求。⑤研究论证人员应视野宽广、思维敏捷，有强烈的创新意识。具有足够深度和广度的专业知识，较强的自我学习和知识更新能力。⑥研究

论证报告应具有科学性、创新性和可行性。

（王　政　伍瑞昌）

jūnduì wèishēng zhuāngbèi
guīhuà lùnzhèng yánjiū

## 军队卫生装备规划论证研究

（demonstration of military medical equipment plan） 根据军队战时卫勤保障能力建设需要，在调查研究提出军队卫生装备中长期发展的主要任务、方向目标、重点领域、重大项目、支撑条件，以及相应的对策建议、政策措施和实施步骤等多种发展预案基础上，经专家研讨评议、综合完善，形成最优决策建议方案的软科学研究。军队卫生装备发展研究的重要内容。

**研究组织** 军委主管机关或军种、部队业务部门下达军队卫生装备规划论证研究任务、组织评审和审查批准；相关科研单位负责组织规划论证研究任务的实施；承担规划论证研究任务的项目组在规定的时间内，完成并提交规划论证研究报告。

**研究内容** 根据军队新时期军事战略以及未来战争卫勤保障任务需求，研究军队卫生装备中长期发展方向、主要任务以及对策措施等。①需求与制约因素研究。参考高技术战争模式和作战样式、规模、特点等，研究军队卫勤保障现状，分析卫勤保障新需求，查找卫生装备差距和存在问题，剖析形成原因，提出卫生装备发展构想，明确卫生装备技术发展方向及卫生装备品种、类别；分析影响、制约军队卫生装备研制的技术瓶颈等科技能力因素和经济因素。②拟制规划纲要。将规划纲要与要素具体化，通过纲目框架与要素内涵的清晰化、关联化与系统化研究，形成卫生

装备发展规划纲要。③提出卫生装备研制的重点领域、重大项目。通常包括新研制项目和现役装备改进项目。提出需要在新规划期间需要继续研制的接转项目及其经费需求、完成时间等。④综合平衡。对提出的全部项目进行归并分类和初步筛选；按照保证重点、兼顾一般的原则，调整研制项目经费；以卫生装备型号研究为主导，部署关键技术集成创新研究。⑤拟制卫生装备发展规划、计划、方案。在综合平衡的基础上提出军队卫生装备发展规划方案及其论证报告。

**研究方法** ①专家调查法。依靠专家的知识和经验，对调查研究的问题做出判断、评估和预测。主要采用德尔菲法和专家会议法。②文献调研法。通过对世界主要国家军队卫生装备相关技术文献、专利数据库检索，分析卫生装备研制关键技术和发展趋势，以保证装备研制的可行性和先进性。③综合运筹法。应用线性规划法、非线性规划法、对策论等方法，确定卫生装备新品种、时间步骤以及经费保障等问题。④系统分析法。对卫生装备进行分类、对比和归纳，提出卫生装备在规划期内的新研、改进和转接项目。

**研究要求** 开展卫生装备规划论证研究应做到：①论证研究人员专业知识结构合理。应包括工程技术、卫勤管理、野战医疗、保障维修等各相关专业领域的专家，以保证论证成果的科学性、权威性。②注重规划的可行性。卫生装备发展规划论证研究是卫生装备发展方向、主要任务、实施方案、对策措施等的具体化，需要确定卫生装备新研和改进项目，制定卫生装备研制计划和研

制步骤，要求规划必须具备技术可行性，以及卫生装备使用、管理等体制上的可操作性。③加强高新技术方法在论证研究中的应用。有条件的论证机构应建立卫生装备论证技术专业实验室，更多地运用数学建模与计算机仿真技术开展实验验证研究，以满足复杂项目大数据、多方案等比较研究和论证研究的需要。

（伍瑞昌）

*jūnduì wèishēng zhuāngbèi tǐzhì lùnzhèng yánjiū*

## 军队卫生装备体制论证研究

（system demonstration of military medical equipment） 针对各级各类军队卫生机构卫生装备编配体系系列、配置层级、品量标准等型式、指标及内容要素，进行的现状与中期发展调查、对策拟制和方案优选的软科学研究。旨在促进卫生装备扎实转化为军队卫勤保障能力，军队卫生装备发展研究的重要内容。通常包括军队通用卫生装备体制论证和军种专用卫生装备体制论证。军队卫生装备体制表通常以军队法规性文件予以确定。

**研究组织** 卫生装备体制论证研究由军委主管机关和军种业务部门负责，成立由军委主管机关、军种业务部门、科研单位、运用单位等共同组成的卫生装备体制论证研究项目组。卫生装备体制论证研究通常应经过现状调查、需求分析、勤务定位、方案制定、评估优化、方案审定等几个阶段。

**研究内容** 论证研究内容主要包括现役卫生装备和列装卫生装备的名称、勤务功能、编配原则及型号更替等。①卫勤保障需求研究。主要依据未来联合作战形态、主要作战方向和作战环境，研究卫勤保障的新需求。②卫生装备现状研究。主要包括：现有卫生装备的体系构成研究，包括类别、系列、品量、配套等的完善程度和主要问题；新旧卫生装备的数量和编配状况；现有卫生装备的整装质量和效能情况，及其与未来作战卫勤保障需求的适应程度；现役卫生装备与世界先进国家军队卫生装备的主要差距等。③世界主要国家军队先进卫生装备研究。主要包括：重要卫生装备品类品系、技术性能、编配使用、构成特点等情况，以及卫生装备总体技术水平、保障能力和发展趋势等。④卫生装备勤务功能定位研究。依据战时卫勤保障阶梯特点与要求，建立卫生装备配置链条，逐一分析保障环节对应装备存在问题，提出发展或改进对策。⑤拟制卫生装备体制系列方案。在综合研究分析基础上，根据不同的战时卫勤保障条件，拟制不同的卫生装备编配体制系列方案。主要包括：卫生装备总体构成设想，卫生装备的类别、品种、型号系列和编配层级，以及装备型号更替关系。⑥卫生装备编配方案优化。系列方案提出后，根据目标、任务和使用特点，结合部队的实际情况，进行战斗编成，使其转化为便于分析评估的卫生装备编制方案，选择合适的评价方法，建立相应的评价模型，对各种方案进行综合评价和分析比较，并根据实际情况进行必要的调整和重新评价，直到满意为止。⑦撰写论证研究报告。

**研究方法** 卫生装备体制论证研究主要运用专家调查法、系统分析法、综合评价法和计算机仿真法等。①专家调查法。依靠专家的知识和经验，对调查研究问题做出判断、评估和预测。开展卫生装备需求分析和制约因素分析，为卫生装备发展提出合理化建议。②系统分析法。通过系统目标分析、系统要素分析、系统环境分析、系统资源分析和系统管理分析等系统分析，研究现有卫生装备与国际先进水平的差距，确定卫生装备编配体制框架。③综合评价法。建立卫生装备体制框架综合评价系统，对多种卫生装备体系框架方案进行综合评价，选出最优方案。④计算机仿真方法。建立以卫生装备体制装备的品类品系品量组成及功能特性关联关系为参变量的数学模型，运用计算机仿真技术，开展军队卫生装备体制的定量化、最优化研究。

**研究要求** ①合理选择咨询专家。专家应涵盖卫生装备研制、管理、使用、维保等各个专业领域。②科学建立指标体系。进行定性与定量分析时，定性指标的选择和等级的划分应充分征求专家意见，以适于不同方案的比较；定量指标赋值可通过定量计算或计算机模拟等方法辅助确定。③正确处理卫生装备通用与专用关系。拟制海、空军、火箭军等卫生装备体制时，要充分重视专用卫生装备卫勤保障作用；同时，为避免体制内卫生装备资源的重复浪费，需要对通用与专用卫生装备进行统一筹划，在满足特殊卫勤保障需求的前提下，尽量减少卫生装备品类型号，最大限度地发挥通用卫生装备作用。④以卫勤保障体制为依据。卫勤保障体制决定了卫生装备体制，进行卫生装备体制论证研究，要以卫勤保障救治阶梯的划分为依据，每级救治阶梯都要配置能够完成相应救治任务的卫生装备，形成完整的战伤救治卫生装备保障链条。

（伍瑞昌）

jūnduì wèishēng zhuāngbèi lìxiàng lùnzhèngyánjiū

## 军队卫生装备立项论证研究

（project demonstration of military medical equipment）　针对军队卫生装备拟研项目，开展保障必要性、整体创新性、技术先进性、方案可行性和军事经济效益调查分析、比较评估，提出研制建议方案及总体实施方案的工程研究。是军队卫生装备发展研究的重要内容。

**研究组织**　军队卫生装备拟研项目立项论证研究实行分级管理。①军委主管机关是军队卫生装备立项论证研究工作的主管部门，负责对军种、部队业务部门汇总提出的论证项目终审，确定卫生装备的立项与否、承研单位、经费和研制周期等。②军队卫生科研单位负责提出和组织本单位拟研卫生装备项目的立项申报，撰写《军队装备科研项目立项论证报告》。③军队卫生装备立项论证项目主要来源：列入军队装备体制的新型卫生装备；列入军队卫生装备中长期发展规划的计划项目；执行重大卫勤保障任务的急需项目和上级主管部门下达的指令性项目。

**研究内容**　①需求分析研究。分析军队卫勤保障任务对该型卫生装备的需求程度，论述该型卫生装备在装备体制和配套卫生装备中的地位、作用及其与现有卫生装备的关系。②信息综合研究。对比分析世界主要国家军队同类卫生装备现状、发展趋势，以及可以借鉴的经验和做法等。③使用环境分析研究。提出论证项目在未来作战卫勤保障中应用的环

境和时域范围，以及对活动区域内的水路、道路、涵洞、桥梁等的环境适应性能，给出卫生装备的环境条件要求范围。④装备组成研究。根据卫生装备功能和使用特点，提出新型卫生装备组成方案，明确所包括的系统、分系统，必要时还可提出主要配套技术设备及其相互关系。⑤主要战术技术指标研究。战术技术指标是为确保满足特定卫勤保障需求，对卫生装备的保障功能和技术性能规定的量值参数。主要包括卫生装备勤务功能、作业能力、环境适应性、战场适应性等。⑥研究进度及成果形式。研究进度主要说明项目研究的起止时间，提出阶段进度目标，有合作单位的还应当明确其分担的任务。成果形式明确拟交付验收的成果名称及形式等。⑦相关研究基础。主要说明项目研究所具备的研究基础，应说明承担课题研究人员的基本情况以及已具备的科研仪器设备情况。⑧综合论证研究。对项目研究的必要性、创新性、先进性、可行性和军事经济效益予以说明。⑨研究经费预算。

**研究方法**　①调查研究法。充分利用各种技术媒介条件，调研世界主要国家军队同类卫生装备现状，研究分析现有卫生装备与国际先进水平的差距，依靠专家的知识和经验，对论证项目研究内容做出判断、评估和预测。②勤务定位法。根据卫勤保障需求，分析论证项目在卫勤保障链中的功能、与其他卫生装备的衔接配套关系，确定装备的功能、指标、编配对象等。③综合评价法。建立综合评价指标体系及其实验验证方法，对拟制的多种研究途径和技术方案进行综合评价，提出最优研究方案。④计算机模

拟仿真法。对拟研卫生装备进行数学建模，运用计算机设计及模拟技术，进行总体结构设计研究和保障效能研究，为论证项目的结构技术形式、战技指标的确定提供技术支持。

**研究要求**　①立项研究申报材料、论证研究报告要翔实可信，立题依据要充分，研究方案要先进，技术路线要可行，经费预算要合理。②项目申请人应为本领域专家，具有较强的组织协调能力。③实事求是地对研究团队、已有研究基础和成果、科研仪器设备等保障条件进行客观说明，对问题和弱项提出有针对性的、可行的改进措施。

（伍瑞昌）

jūnduì wèishēng zhuāngbèi xiàonéng pínggū yánjiū

## 军队卫生装备效能评估研究

（effetiveness assessment of military medical）　对军队卫生装备及其组成系统的卫勤保障效果和能力满足程度进行度量测评的软科学研究。是军队卫生装备发展研究的重要内容。

卫生装备保障效能是卫生装备自身属性和保障所涵盖目标的函数，将卫生装备自身属性映射到保障所涵盖目标而形成的度量过程，即为评估。卫生装备效能评估中所指的卫生装备，包括单件卫生装备以及由多种不同功能卫生装备组合而成的系统卫生装备。卫生装备保障所涵盖目标包括效益型目标和成本型目标，其中，效益型目标主要包括作业效能目标、环境适应性目标、勤务适应性目标等；成本型目标主要包括购置成本目标、维护成本目标、环境污染目标等。卫生装备保障效能具有抽象性、非唯一性等特点。抽象性是指在实际工作

中，卫生装备保障效能往往是伴随着研究、使用活动而出现，如科研中的卫生装备选型，军事活动中的卫生装备运用等，都涉及到卫勤保障能力评价研究，均是为了便于度量而抽象出来的。非唯一性是指卫生装备效能不是卫生装备本身所固有的属性，效能可能会因应用场合、操作人员，甚至会因评估人员、评估方法的不同而变化。

**研究程序** 效能评估一般分为以下几个阶段：第一阶段明确所要度量的卫生装备的界定，同时确定保障所涵盖的目标组成；第二阶段确定进行效能度量的具体方法，包括计算方法、度量表现形式等；第三阶段根据度量方法筹划效能度量工作条件，包括人员、物资以及制定度量方案等；第四阶段实施度量，获得卫生装备保障效能度量值。

**研究内容** 军队卫生装备保障效能评估研究的主要内容为效能度量和指标体系的研究。

**效能度量** 一般包括：①界定效能度量的对象，明确对哪些卫生装备进行效能度量。②确定效能度量的目标集，明确从哪些方面对卫生装备效能进行度量。③根据前两部分内容确定度量的主要要素，形成卫生装备保障效能度量的要素集。④根据具体效能度量特点，选定度量计算方法；对要素进行细化和筛选，形成卫生装备效能度量的指标体系。⑤通过特定的方法对效能度量所涉及的指标进行规范化计算处理，获取效能度量值。

**效能测量尺度与评估指标体系**

**效能测量尺度** 一般是一个综合了各种属性测量、效应取向以及主体主观偏好信息的测度体系。该测度体系有三个要素：一是能全面反映客体性能状态的属性度量体系，即通常所说的指标体系；二是指标体系中各属性对总体效能的贡献影响方向，即效应取向；三是由评估主体确定的指标体系中各因素对总体效能影响的大小，即通常所说的偏好，经过处理后的偏好信息可以成为易于使用的"权重"。

**卫生装备评估指标体系** 通常包含以下内容：①反映卫生装备战术技术性能的战技指标体系。该体系是对卫生装备总体而言的，对于每一种具体型号装备，可根据具体情况加以剪裁复合，以形成符合其自身特点的指标体系。②反映卫生装备经济性的指标体系（群）。主要指卫生装备在全寿命周期内消耗的总费用及其与该装备产生的效益之间的比例关系等。③反映卫生装备社会性的指标体系（群）。如社会效益、环境影响等。由上述三个指标体系（群）可以构建卫生装备评估的指标体系。评估指标体系的效应取向取决于评估指标体系自身对整个卫生装备保障效能影响程度，有正向效应和负向效应之分，正向效应是指随着指标的增加，整体保障效能会随之提高；而负向效应则相反。评估指标体系中的偏好要素反映的是权重信息，即每个指标在整个指标体系中的重要程度，权重一般通过专门的方法来量化。

**研究方法** 卫生装备保障效能评估方法主要有：①系统效能指标法，即 ADC 法。系统效能指标是系统可用度、任务可信度和作业能力的函数，其中，A 为系统在执行任务开始时刻可用程度的度量，D 为任务可信度，表示系统在使用过程中完成规定功能的概率，C 为系统运行或保障的能力，表示在系统处于可用及可信状态下，系统能达到任务目标的概率。②系统效能指数法。在卫生装备保障效能度量中，卫生装备的效能指数与保障能力成正比。指数法采用静态定量分析，反映的是一种平均的潜在保障效能，只考虑主要敏感因素。③系统效能逼近于理想解的排序方法。一种近似于简单加权法的排序方法，要求各属性分效用函数具有单调递增（或递减）性，借助于多目标问题的"理想解"或"负理想解"排序；评估量值越大，评估对象与理想对象越接近，反之与理想对象差距越大。④层次分析法。该方法是一种定性与定量相结合的分析方法，可将评估专家个人的主观判断量值化。首先将复杂问题分解为若干组成要素，将这些要素按支配关系分组并形成递阶层次结构；然后通过两两要素相对比较，确定同一层次结构中各要素的相对重要性；最后综合分析评估专家的判断结果，形成综合效能评估值。⑤模糊综合评估法。应用模糊关系合成原理，对评估对象属性等级状况进行多因素综合评估。⑥主分量法。运用数学变换方法，把评估对象原属性线性组合为相互独立的新的分量，用内生的信息量权求取主分量的加权并获取评估对象的综合效能。⑦仿真模拟法。通过计算机构建单件装备或者系统装备的数学模型及其动态行为的逻辑模型，时序性模拟演示单件装备或系统装备运行状态及其性能变化规律，进而对单件装备或系统装备的效能做出评估。

**研究要求** 卫生装备效能评估主要应做好指标选取和方法选择。①指标体系的完备性。指标应尽可能完整地、全面地反映和度量被评估的对象，当体系中全部指标赋予量值以后，评估结果不会随其他变量改变。②指标的独立性。指标体系的各类各项指标之间往往具有一定程度的关联性，应采取科学的方法处理指标体系中彼此相关程度较大的因素，尽可能降低指标内涵信息在体系中的重复、交叉和冗余。③指标的代表性。在具体对某件卫生装备或系统卫生装备进行评估时，在全面分析其相关因素前提下，应选择最能反映评估对象效能的因素作为评价指标。④指标体系的可分解性。指标体系结构化，有利于将总体指标体系分解为相对独立的分指标体系，即可将评估问题分解，简化评估过程。⑤指标的可运算性。又称可测性原则，是指所构建的指标易于赋值、测量，可应用计算机进行运算分析。⑥指标体系的简约性。指标体系简约明快，没有更少的指标集合可以替代。⑦评估方法选取。每种评估方法都有相应的适用范围，没有哪一种方法可以解决所有评估对象的度量问题，在实践中，应根据具体评估对象和评估需要，同时选用两种适宜的评估方法，对同一对象做平行评估研究，可以提高评估过程及其结果的科学性、准确性和有效性。

(王 政 郭立军)

jūnduì wèishēng zhuāngbèi xìtǒng gōngchéng yánjiū

## 军队卫生装备系统工程研究

（system engineering of military medical equipment） 基于要素关联优化、人机环境协调优化及性能效能最佳优化的品类系列构建与型制统筹规划的军队卫生装备顶层设计研究。军队卫生装备

发展研究的重要内容。依据系统工程学理论和方法，对军队卫生装备体制编制、体系规划、重大项目等复杂问题进行综合管理与统筹研究。

**发展历史** 20 世纪 40 年代初，在美国等国家的电讯工业部门中，为完成巨大规模的复杂工程和科学研究任务，开始运用系统思想和方法处理问题，贝尔电话公司首先提出了系统工程的概念。随后，美国核武器研究的"曼哈顿计划"，对系统工程学科的形成和发展起到了重大的推动作用。20 世纪 50 年代，以核武器和洲际导弹为开端，系统工程在军事装备中的应用逐步扩大，影响日益显著。20 世纪 60 年代，著名科学家钱学森将系统工程引入到中国"两弹一星"的研制工作中，取得了辉煌的成就，成为中国系统工程学科的创始人和先驱者。70 年代以后，中国军队及国防科研部门将系统工程学理论广泛运用于军事战略制定、军事指挥系统、现代作战模拟等领域。20 世纪 90 年代，中国军队卫生装备开始进行中长期建设发展规划论证研究，系统工程学理论在军队卫生装备规划、研制、应用和管理等领域得到广泛应用。

**研究内容** ①卫生装备系统研究。根据军队中长期军事战略指导方针和作战方向任务要求，分析军队执行作战任务的卫勤保障总体需求，剖析制约军队卫勤保障能力提升的瓶颈问题，研究提出卫生装备系统需要解决的重大问题和发展目标。②卫生装备系统设计。确定卫生装备系统环境的种类和特性，分析军事、灾难、地理、气象、时空等环境因素和科技因素对卫生装备系统研制和运用的影响，确定可控因素

和不可控因素，从系统可靠性和可操作性两个方面出发，研究卫生装备系统与环境因素之间的目标关联性及其适存特性，有效提升卫生装备系统在恶劣环境因素条件下的适应和生存能力。③卫生装备系统建模。应用系统建模方法，研究卫生装备系统外部环境影响因素与内部构成要素（条件变量）的结构关系和动态变化条件，判别系统各组成部分、组成因子及其与环境因素间的函数关系，以及确定系统的有效性和约束条件，明确定量处理问题需要采集的相关数据。④卫生装备系统评价。根据卫生装备系统的目标，建立系统评价指标体系，运用综合评价方法对所设计的系统方案进行定性、定量或定性定量相结合的评价，选择最满意的卫生装备系统设计方案。

**特点** 卫生装备系统工程研究具有科学研究的"描述性"、工程技术的"规范性"以及由人的主观分析和决策差异产生的"对话性"等特点。"描述性""规范性"与"对话性"特点三者相互交织，构成了运用系统工程理论研究卫生装备系统重大问题的基本程序和方法。运用系统工程理论研究、解决卫生装备系统问题的步骤如下：①阐明具体问题。对需要解决的某项卫生装备系统具体问题及其活动作出详尽的说明，规定问题的边界和约束条件，划分系统和环境，阐明解决问题的对策和资源，并阐释问题内容与解决方案之间的相互匹配关系，形成初期的问题剖析报告和结束时的阶段结果报告。②预测未来环境。每项问题的解决都与未来付诸实施时所处的环境有关，要研究环境现状，判断未来可能出现的状况，并弄清从现在到未来

情景的转移过程，通过一系列事件因果推理，确定未来可能出现的某几种状态。③谋划预选方案。包括预案的提出和筛选。预选方案的形成既与研究人员对现实问题的洞悉和谋略能力有关，也有赖于决策人的意见和设想。应尽可能在多种预案基础上，运用系统建模和计算机模拟技术，分析约束条件影响及预案实施效果，通过比较和专家评审方法，去除成效不理想的预案，使提出的备选预案更有利于研究分析和决策。④方案优选决策。利用系统评价技术，对备选预案进行评估，给出足够的因果信息，并尽可能排出优先次序，为决策者提供一组接近于满足其理想目标的方案。⑤撰写研究报告。应包括事由及问题说明；研究分析所依据的主要事实及假设；预案制定、筛选与优化比较研究；逻辑推理过程要点及依据；研究结论及其意义；方案实施和将产生的结果及其利弊；实施方案所需的条件、建议等。

**应用** 军队卫生装备系统工程理论应用十分广泛。主要有：①卫生装备论证研究。包括卫生装备发展方向、重点领域论证研究、体制体系论证研究、规划计划论证研究、型号（项目）论证研究等。②卫生装备系统集成。要使卫生装备在战伤救治、灾难医学救援等现场运用中发挥出最大化卫勤保障效能，除了卫生装备自身所具备的硬件因素之外，还考虑其他综合保障要素对卫勤保障效能形成的影响，如临床医技力量配置状况、战役战术战场环境险恶程度，以及远程医疗支援保障、血液氧保障、水电气保障、故障维修保障的时效性，等等。卫生装备主体与这些保障要素共同构成一个存在着密切有机

联系的卫生装备系统，每一组成部分能否正常运转都会影响到系统整体的保障效能的最大化。③卫生装备管理研究。研究、解决卫生装备在综合计划、科研、使用、生产、采购、维修等工作中的管理决策问题。

（王兴永）

jūnduì wèishēng zhuāngbèi tǐxì gòujiàn yánjiū

## 军队卫生装备体系构建研究

（military medical equipment system） 军队不同层级建制卫生机构实施战伤救治规则所需的不同品类、系列、数量卫生装备的有序集合研究。军队卫生装备发展研究的重要内容。军队卫生装备体系的表征指标主要包括装备系列、名称型号、勤务功能、技术指标、编配对象、编配数量、研究状态、完成时间等。军队卫生装备体系表是军队卫生装备中长期建设发展规划的重要组成文件，是编制未来一定时期内军队卫生装备科学研究计划的重要依据。军队卫生装备发展规划及其体系表通常以军队法规性文件予以确定。研究、构建军队卫生装备体系，应以战时卫勤保障需求为牵引，以成建制成系列编配发放并形成卫勤保障能力为目标。各军种、部队平战时卫勤保障所需的专用卫生装备，亦纳入军队卫生装备体系之中进行总体统筹论证、整体规划、定向保障。

**发展历史** 20世纪90年代，中国人民解放军以S95-100方舱式野战医院和系列卫生技术车辆等骨干野战卫生装备成体系运用为标志，作战部队卫生机构"成建制、成系统形成卫勤保障能力"，实现了以方舱、车辆、箱组、背囊等通用卫生装备为主体，具有救、送、诊、治功能配套和

较强机动能力的军队卫生装备体系。进入21世纪，以军事斗争准备需求为牵引，在总体规划、统筹研究、体系化保障等卫勤理论指导下，确立了以方舱、车辆、帐篷、箱囊等通用医疗平台为主，卫生列车、卫生船舶和救护直升机等专用医疗平台为辅的军队卫生装备体系。该体系涵盖了战略、战役、战术卫勤保障三个层级，具备了抢救、后送、诊断、治疗和防疫防护等全要素保障功能；形成了卫勤指挥、快速部署、伤员寻找、紧急救治、立体后送、远程医疗、核生化武器医学防护和特殊环境保障等系列军队卫生装备；是具有较高机械化和一定信息化水平的军队卫生装备体系。军队卫生装备体系通常由列入军队通用或专用保障装备体制的卫生装备、国家动员卫生装备，以及列入中长期发展规划的研究装备等共同组成。

**研究内容** ①体系分类研究。一是层级卫生装备装备体系研究。按战时卫勤保障任务划分，可分为战略、战役、战术卫生装备体系。二是建制卫生装备体系研究。按军队建制卫生机构划分，可分为集团军野战医院、师救护所、旅（团）救护所、营救护所卫生装备体系。三是代际卫生装备体系。按技术特征划分，可分为机械化卫生装备、机械化信息化复合式卫生装备、信息化卫生装备或第X代卫生装备体系等。②需求分析研究。依据新时代军队战略方针、军队建设发展纲要、军队科技装备发展规划等发展需求，开展作战部队卫生装备现状调研，掌握卫生装备发展需求；研究世界主要国家军队卫生装备发展现状；结合国家经济、社会和科技发展水平以及军费保障水平等，

聚焦重大卫勤需求，形成发展意见建议。③勤务定位研究。以典型作战卫勤保障流程为切入点，按照作战概念图、保障流程图、编配定位图和保障能力评估表的"三图一表"形式，研究各类典型作战卫勤保障勤务定位模型的建模方法和运用条件。④设计优化研究。论证卫勤保障链条优化方案，系统梳理卫勤保障流程和节点功能的作用，确定各功能对应的卫生装备；研究卫生装备系统中的单件卫生装备、卫生装备子系统之间存在的相互联系、衔接配套的关系，运用系统分析方法逐项分析装备适用情况、改造情况和新增情况，按照卫生装备技术特性和功用进行集成优化，实现系统各要素之间的最优组合。⑤体系评价研究。采用专家调查法等征求主管部门、相关专家、作战部队等方面的意见，运用物理模型、计算机模拟等方法手段，以顶层设计目标为依据，对军队卫生装备体系的卫勤保障能力进行评估，提出体系结构、技术水平、综合能力等方面的评估意见和改进建议，完善体系方案。研究成果形式包括：军队卫生装备体系构建研究报告、军队卫生装备体系表、卫生装备科学研究规划等。

**特点** ①卫生勤务需求牵引。卫生装备体系的形成，必须以当前和未来一段时期内军事战略方针为指导，研究各级卫生机构实施战时卫勤保障任务面临的新问题，突出重点方向作战需求、重点发展方向（如信息化）需求以及新质作战力量卫勤保障需求等研究，在深化、细化和量化上下功夫。②战略、战役、战术紧密衔接。战时卫勤保障具有鲜明的时效、分级、分类等特点，要求

战略、战役、战术各层级卫生装备体系，既要在结构上相对独立，又要在功能上衔接配套，确保以伤病员救治为核心保障任务的连续性。③与武器装备同步协调发展。要紧跟武器装备平台发展的步伐，提高军队卫生装备的高机动性、高信息化保障水平；要研究新型武器装备致伤的特点，研究新型作业防护卫生装备和损伤救治卫生装备。

**应用** 军队卫生装备体系是军队卫生装备中长期建设发展的重要依据，包括：①形成卫生装备体制的依据。将研究形成的卫生装备体系项目，按管理层次划分为国家动员体制卫生装备、列入军队武器装备体制卫生装备和列入军队后勤保障装备体制卫生装备等；对列入军队后勤保障装备体制的卫生装备，按专业和装备通称、现订购装备、规划期定型装备、规划期退役装备、装备编配对象等内容进行分类，形成卫生装备体制表。②制定中长期卫生装备科研规划计划的依据。科研规划计划项目的确立，应充分体现卫生装备体系建设的指导思想、基本原则、发展目标、发展方向、发展重点及技术特征。③指导卫生装备标准建设发展的依据。卫生装备标准的制定和修改，应充分反映体系表中所选列的卫生装备的最新成果，突出卫生装备标准指导作用的时效性和针对性。

（王兴永）

jūnduì wèishēng zhuāngbèi yánzhì

# 军队卫生装备研制 （military medical equipment development）

运用现代生物医学工程学的理论、方法，设计、制造战场伤员救治装备器材及工具等的科学研究活动。军队卫生装备学

的分支学科。军队卫生装备研制主要包括战术技术指标论证、总体技术方案设计、工程设计、样机试制、定型试验和设计定型等。

**工作组织** 军队卫生装备研制实行分级管理。军委主管机关负责组织、指导军队卫生装备研制项目的开题论证、方案设计、工程研制、设计定型，监督检查经费使用管理情况；项目承担单位负责管理、监督项目研究过程，组织成立项目组；项目组长负责组织项目组成员按照科研计划和所承担项目的要求，完成项目的开题论证、方案设计、工程研制和设计定型。

**工作内容** 军队卫生装备研制按照开题论证，方案设计，工程研制，设计定型4个阶段展开。①开题论证。在调查研究现状与问题基础上，论证勤务作业需求、装备主要功能、使用编配设想，提出初步的主要战术技术指标要求，说明卫生装备研制拟采取的研究思路、方法、技术、途径、步骤以及所需保障条件（包括设备、材料、经费预算等）、研究进度与成果形式，分析研制工作难点与拟采取的措施。②方案设计。提出应满足或达到的军事目的、勤务要求或勤务定位；说明拟编配的使用对象及编配数量；分析世界主要国家军队同类卫生装备的研究水平、发展情况以及可以借鉴的经验和做法等；确定详细的战术技术指标；在提出2个以上的技术方案的基础上，评估、确定实施的优选方案。③工程研制。对确定实施的总体技术方案的指标参数进一步细化，在功能优化整合的基础上，绘制功能原理图，完成装备总布置图设计和各部件的结构设计、参数计算和运动校核，确定各部件之间的连

接方式、支承方式与相应结构，进行重要性能的计算分析与模拟试验，完成总装配图、部件图、零件图及工艺卡片等全部设计图样及技术文件；对设计图样及技术文件进行工艺审查和标准化审查；依据设计图样及技术文件进行零部件加工、样机总装、调试试验和质量检验等。④设计定型。在完成卫生装备基本性能试验和部队适应性试验等工作后，撰写军工产品定型所需全部技术文件，卫生装备战术技术性能达到"科研任务书"或"研制总要求"规定内容后，报请军工产品定型委员会评审、批准定型并办理定型手续。

**工作方法**　军队卫生装备研制通常运用以下方法和技术：①系统论证方法。包括：通过收集资料、调查研究，了解、掌握世界主要国家军队同类卫生装备研究现状与发展趋势的现状调查法；通过逻辑推理进行分类比较、归纳演绎、综合分析，得到所需结论与对策的逻辑分析法；通过运用回归分析、目标预测等方法，对战术技术指标、技术方案的先进性、合理性、可行性以及军事经济效益进行科学预测的未来预测法；通过定性分析与定量分析，对研究对象进行演绎推理、仿真模拟、优选决策的系统分析法。②先进设计与加工制造技术。包括：计算机辅助设计（CAD）技术，计算机辅助工艺（CAPP）技术，计算机辅助制造（CAM）技术，计算机辅助设计/辅助工艺/辅助制造一体化（CAD/CAPP/CAM）技术，快速成型制造技术，柔性制造系统（FMS），并行制造工程（CE），计算机集成制造系统（CIMS）等。③系统优化与仿真技术。运用系统优化

与仿真方法，可高效率筛选目标问题在一定条件下的最优解。现代优化技术包括优化设计、优化控制和优化试验，其中优化设计是通过计算机半自动或自动设计的运算过程，优选现有工程条件下的最佳设计方案。④人-机-环境系统工程技术。人-机-环境系统工程研究的目标是使系统最终达到"安全、高效、经济"的最优组合。人-机-环境系统工程技术的应用，主要体现在作业空间设计必须考虑人体的静态几何特性和动态几何特性，操纵机构、环境条件的设计必须考虑人体工效学特性。⑤智能控制技术。智能控制技术是应用人工智能的理论与技术和运筹学的优化方法，并与控制论的方法与技术相结合，在未知环境条件下，仿效人的智能实现对系统控制的技术。智能控制技术可对现实庞大复杂系统实施复杂性、非线性、时变性和不确定性的控制，主要有专家控制系统、模糊控制系统、神经网络控制系统和基于规则的仿人智能控制系统等。

**工作要求**　军队卫生装备研制应以现代战争卫勤保障需求为导向，着眼系统发展，适应未来战争伤病防治的需要；同时随着军队使命任务的拓展，卫生装备研制还必须兼顾非战争军事行动医学救援的需要，有效提高军队应对多种安全威胁、完成多样化军事任务的卫勤保障能力。具体工作要求是：①开题论证完成后，应形成"开题论证报告"，拟制"科研任务书"，组织开题评审，启动项目研究。②方案设计完成后，应形成"总体技术方案设计报告"，拟制"研制总要求"，组织方案评审，完成项目技术方案的确立，同时通过招标方式选择

承制单位。③工程设计完成后，应形成"工程设计报告"及相应附件，组织工程设计评审。④评审通过后转入加工制造，完成项目样机的试制；同时拟制"定型试验大纲""产品规范"并上报审批。⑤样机试制完成后应组织实施定型试验，撰写定型技术文件，申请军工产品设计定型，完成项目的结题验收。

（徐新喜）

jūnduì wèishēng zhuāngbèi zhànshù jìshù zhǐbiāo lùnzhèng

**军队卫生装备战术技术指标论证**（tactical & technical index demonstration of military medical equipment）　对预研卫生装备勤务功能与性能参数量值的先进性、合理性进行论述求证和实验验证的科学研究活动。军队卫生装备研制的重要内容。战术技术指标是为确保卫生装备满足使用要求，而对其功能与性能提出的约束性量值标准。战术技术指标体系是卫生装备各项战术技术指标的有序集合。战术技术指标体系通常由使用性能、机动性能、环境适应性、勤务适应性、可靠性、维修性、安全性、人-机-环境性能、标准化、尺寸和质量（重量）等方面的设计要素组成。

**工作组织**　卫生装备战术技术指标论证，是由项目组通过调查研究、逻辑推导、专家预测、系统分析、方案制定、实验验证以及优选决策等一系列科研程序和具体研究内容完成的。必要时，可由研究单位或军队主管部门组织专家审评。

**工作内容**　主要论证内容包括：①使用性能。卫生装备完成规定保障功能的能力，包括：勤务功能、作业能力、作业对象和作业效果等。②机动性能。卫生

装备实施机动保障的能力，既包括机动方式（陆地机动、水上机动、空中机动）、机动范围（战术机动、战役机动、战略机动）和状态转换（平战转换、展开撤收）能力及运输适应性，也包括机动速度、机动距离、转弯直径、加速性能、制动性能、通过性能等。③环境适应性。卫生装备在规定的环境条件下和预定的寿命期内完成规定功能的能力，包括：自然环境适应性（温度、湿度、低气压、风力、降雨、降雪、盐雾、尘沙、霉菌、太阳辐射等）、诱发环境适应性（振动、冲击、碰撞、噪声等）、战场特殊环境（核化生武器袭击、电磁干扰）适应性等。④勤务适应性。卫生装备在储存、运输、训练、使用和维护中的方便与安全程度，包括：可运输性（运输方式、运载工具、外廓尺寸、质量及质心高度等）、可操作性（展开、撤收、使用的快速性、方便性和安全性等）、可维护性（维护时间、维护方式及技术要求、维护人员等）、可储存性（封存要求、储存条件、储存时间、启封条件等）。⑤可靠性。卫生装备在规定环境规定时间完成规定卫勤任务条件下，保持良好规定状态的能力，包括：行驶可靠性和作业可靠性。⑥维修性。卫生装备在规定环境下和规定时间内，按规定程序和方法进行维修后，保持和恢复到规定状态的能力；包括：可达性（接近装备不同故障部位维修操作的难易程度）、互换性（零部件可互换的程度）、安全性（维修时避免人员的伤亡和装备的损坏）、可修复性（故障件或损坏件性能修复的程度）、防差错及识别标志等。⑦安全性。卫生装备在运输、储存和使用过程中保证人身、设备和环境免遭危害

的程度。包括：电气安全性（电气回路绝缘电阻、独立电气回路绝缘介电强度等）、机械安全性（强度、刚度、质心高度、运动件锁定、座椅安全带、无尖锐突出物等）、防护安全性（X线防护、超声防护、微波防护、核生化防护等）、其他安全性（防火、防爆、防雷电、信息安全等）。⑧人-机-环境性能。卫生装备人-机-环境系统中人、机、环境各要素本身的性能以及它们之间相互关联、相互影响的性能。通常包括：人机界面（医疗设备、仪器仪表的显示器和控制器应布置恰当，便于医护人员获取信息和操作使用）、作业空间（通过综合考量医护人员数量、医疗作业类别、设备设施大小等要素，合理设计舱室内布局，满足医疗作业所需活动空间）和舱室环境（振动、噪声、温度、湿度、微风速、换气量、压力、电离辐射等物理环境，有毒有害气体、可吸入颗粒物等化学环境和细菌、病毒等生物环境）。⑨标准化。对重复性事物和概念，通过制订、发布和实施标准和规范，达到统一，以获得最佳秩序和军事效益。通常包括：互换性和内外接口要求，标准化及其程度要求，研制过程中应贯彻执行的标准与应制订的产品规范以及标准化让步处理要求。⑩尺寸和质量（重量）。卫生装备的几何尺寸和质量（重量）参数。主要包括：外形尺寸、内部尺寸、安装尺寸、整机质量、配套设备质量和部件质量等。

**工作方法** 卫生装备战术技术指标论证的方法主要有以下几种：①现状调查法。调查研究世界主要国家军队同类卫生装备的现状及发展趋势，掌握第一手信息资料和指标数据，为确定卫生

装备战术技术指标提供科学依据。调研中还可通过实际试验、论证性试验、作战演习等进行专项试验研究，获取或验证一些必要的数据和资料。②逻辑分析法。运用逻辑推理的方法，对搜集到的信息资料和指标数据进行分类、类比、归纳与演绎、分析与综合，总结世界主要国家军队同类卫生装备发展的经验教训，合理确定卫生装备的战术技术指标。③专家预测法。组织相关专家对国内外同类卫生装备的战术技术指标进行综合分析研究，对卫生装备的战术技术指标做出判断。④系统分析法。运用现代系统工程理论与技术方法，诸如规划论、对策论、博弈论、模糊理论、系统仿真技术等处理各种信息与资料，在分析研究的基础上，进行系统综合与演绎推理，最终确定卫生装备的战术技术指标。⑤优选决策法。针对不同卫生装备，在前期论证的基础上，按照战术技术指标的重要程度、技术途径的风险程度、经费投入的经济程度等，对战术技术指标体系进行综合分析比较，提出优选决策建议。

**工作要求** 卫生装备战术技术指标论证工作，应在开题论证阶段完成。论证提出的战术技术指标体系，应当反映在《开题论证报告》和《科研任务书》中。应采取适宜的论证形式和论证方法；指标既要先进，又要可行；指标量值既要合理，又不能冗余。①《开题论证报告》中论述卫生装备战术技术指标的要求是：简要说明通过研制该装备可以提高什么能力或解决什么问题；说明目前世界发达国家军队在该研究领域或同类项目的主要战术技术指标以及可以借鉴的经验和做法等；重点论证主要功能与勤务需

求、编配设想，提出主要战术技术指标要求，指标不能量化的可提出原则要求。②《科研任务书》中有关内容要求是：明确提出主要战术技术要求（包括主要功用、编配方案、作业与基本功能）及总体技术方案设计要求等。

（徐新喜）

jūnduì wèishēng zhuāngbèi zǒngtǐ
jìshù fāng'àn shèjì

## 军队卫生装备总体技术方案设计（general technical scheme design of military medical equipment）

军队卫生装备部件及系统构成、重要指标、关键技术、研制路径、成果形式、验收标准等整体工程构思和技术文案形成的科学研究活动。军队卫生装备研制的重要内容。军队卫生装备研制必须依据军队卫生装备"科研任务书"和相关标准法规进行，并在必要的结构与功能模拟试验等可行性研究基础上，提出可供评价、选择的两种（含）以上的总体设计方案供专家评审。

**工作组织**  卫生装备总体技术方案设计工作，由项目组完成。总体技术方案评审，由军委主管机关和军种业务部门组织进行。

**工作内容**  卫生装备总体技术方案的主要内容包括：①卫生装备（系统）的指标。在开题论证的基础上，进一步分析卫生装备（系统）的军事、勤务需求，明确应满足或保证达到的军事目的、卫勤要求或勤务定位；说明拟编配的具体对象及编配数量；分析世界主要国家军队同类卫生装备的性能指标、研究水平及发展情况，提出详细的战术技术指标。②确定卫生装备（系统）的总体构成。在满足"目标—功能系统"需求的基础上，一般应以最小数量及规模的单元集完成科

研任务书规定的勤务指标要求；对于大型卫生装备（系统），在功能整合基础上，确定构成单元（部件、组件）的品种与数量，绘制功能原理图与结构框图，进行必要的实物、半实物或计算机动态模拟，完善、优化卫生装备（系统）总体构成方案。③确定卫生装备（系统）的总体结构形式及主要技术参数。确定卫生装备（系统）各构成部分的布局（布置）及其部件（单元、组件）的基本结构形式，完成总体设计图样；对于制取医用氧气、医药用水、负压吸引等装备，还应附有工艺流程图；对于医用电子仪器类装备则附有电气原理图。总体方案设计时，要确定装备（系统）的主要尺寸参数及质量参数，进行机构（构件）的运动分析和结构的刚度、强度计算，从而确定卫生装备的总体结构形式及部件的设计要求。④确定技术关键及技术途径。对于有技术风险的设计，应明确其技术关键，并拟定相应的技术途径（措施），在进行对比分析及必要的试验后，从中筛选出最佳的设计方案。⑤进行必要的性能分析与预测。总体方案设计时，应对卫生装备的主要性能进行计算分析和预测评价。如对于医用车辆和医用方舱类装备，进行轴荷分配及质心高度计算，以保证行驶安全性和操纵稳定性。⑥完成配套设备的初步选型。按照符合标准化要求、功能与造型（尺寸、形状）相协调、使用性能与经济性相协调等原则，初步确定配套的医疗设备、机电设备和设施的型号。⑦进行必要的模拟试验。采用比例模型模拟、半实物模型模拟、计算机模拟等手段，对影响卫生装备使用性能及适应性能的结构、指标进行必

要的模拟试验和验证。⑧进行风险分析。在明确技术可行性的基础上，分析总体技术方案中拟定的技术途径的实现有无风险或风险程度的高低，尽可能早地制定出消除或减少风险的措施。⑨编制标准化大纲。标准化大纲的主要内容包括：产品的一般概述，标准化工作的主要原则、目标、要求和适用范围，重大标准的贯彻和实施意见，标准化各阶段的工作任务和计划安排等。

**工作方法**  卫生装备总体技术方案的设计方法：①目标—功能系统分析法。把握"目标—功能系统"（战术技术指标体系）的层次结构、主要指标及限制条件，进行战术技术指标的分解与细化，并在此基础上开展相关分析与设计。②原理系统设计法。构思总体设计方案的技术原理和部件（分系统）的技术原理，形成技术方案的原理性层次体系（原理系统）。③动作系统（或运动系统）设计法。构思符合各项技术原理要求的各种可能的动作（或运动）方式，形成技术方案动作（或运动）方式的层次体系（动作系统或运动系统）。④机构系统设计法。构思完成上述动作（或运动）的总体的和各层次的各种可能的机构布局或机构配套方式的层次体系（机构系统）。⑤技术方案综合设计法。通过上述多方面构思，加上对材料、动力源和信号系统的论证分析以及必要的结构原理试验和性能模拟试验，完成可行的相关技术方案融合，形成两种（含）以上技术方案以供评价和选择。

**工作要求**  卫生装备总体技术方案设计工作，应在方案设计阶段完成。论证提出的详细的战术技术指标，应当反映在《总体

技术方案设计报告》和《研制总要求》中；设计提出的可供评价、选择的多种技术方案及优选方案应当反映在《总体技术方案设计报告》中，总体技术方案评审所确定的技术方案内容应当反映在《研制总要求》中。卫生装备总体技术方案设计应遵循以下原则：①系统性原则。贯彻通用化、系列化、组合化的原则和系统性、一致性的要求，最大限度地提高卫生装备重要零部件的互换性水平，使之具有较好的维修性、运输性以及其他勤务适应性等。②继承性与前瞻性相结合的原则。在应用先进技术的同时，优先采用已有科技成果和已定型的成熟技术或配套装备（组件、部件），以确保卫生装备的产品质量及可靠性、实用性。③经济性原则。为使研制卫生装备尽快批量装备部队，产生良好的军事效益，方案设计时有必要进行技术经济分析和初步的效费分析，以最大限度地降低卫生装备的制造成本。④平战结合、军民融合的原则。在满足军事斗争卫勤保障要求的前提下，力求做到平战结合、军民融合，以适应非战争军事行动医学救援的需要。⑤针对性原则。卫生装备技术门类繁多，复杂程度千差万别，有时还会受到研制周期及经费等制约，总体技术方案设计时，对这些不利因素和不同情况应予以具体问题具体分析。

（徐新喜）

**军队卫生装备工程设计**（engineering design of military medical equipment）　编制绘制卫生装备样机生产试制所需全部设计图样与配套工程技术文件的科学研究活动。军队卫生装备研制的

重要内容。军队卫生装备研制应依据批准的"研制总要求""总体技术方案"和有关标准及法规进行，重要零部件、机械结构和工艺工装设计，要进行必要的计算分析与模拟试验。

**工作组织**　卫生装备工程设计工作，由项目组和承制单位完成；工程设计评审，由军委主管机关和军种业务部门进行。

**工作内容**　卫生装备工程设计的主要内容为：①总体结构及零部件结构设计。完成正式总布置图设计，对各部件提出具体的设计要求，包括基本型式、特性参数、控制尺寸和控制质量等；进行部件设计，确定结构型式和布置方案，进行运动校核；确定各部件之间的连接、支承方式与结构；进行零部件的具体结构设计、材质选择以及工艺设计；最终完成总装配图、部件图及零件图和工艺卡片等。②关键零部件参数及性能计算。包括尺寸参数、质量参数和主要性能的计算，如车厢（舱体）的结构力学性能（强度、刚度）计算以及担架台隔振装置弹性元件、阻尼元件的参数计算等。③关键零部件或原理性样件模拟试验。为保证产品在总装配后装备（系统）的性能达到预期要求，对关键零部件或原理性样件进行必要的模拟试验。④工艺审查。对经过校对、审核、批准三级审签的设计图样、技术文件进行工艺审查会签，从工艺角度评价工程设计的可生产性及工艺的可行性、零件加工的工艺合理性、部件装配及总装配的工艺合理性以及工艺实现的经济性。⑤标准化审查。审查工程设计是否贯彻了"标准化大纲"的要求，图样和技术文件贯彻各类标准是否正确，图样和技术文件是否完

整、统一；审查工程设计是否实现了系列化、通用化、组合化及配套性、接口互换性设计，是否实现了零部件、元器件、原材料品种、规格简化要求，是否对关键工艺和工装提出了标准化要求，外购件是否符合《外购器材的质量管理》等规定。⑥制造与验收技术条件编制。依据"研制总要求"，参照GJB1627《军事后勤装备制造与验收技术条件编写的规定》编写制造与验收技术条件，内容包括：使用性能、机动性能、环境适应性、勤务适应性、安全性、可靠性、维修性、可运输性以及人－机－环境工程要求等。⑦全寿命费用分析。参照GJB1625《军事后勤装备全寿命费用计算方法》，计算全寿命费用，分析其军事、经济和社会效益。⑧可靠性、可维修性分析。分析装备故障的发生、发展以及故障发生后，在修理、保障等方面存在的问题，找出薄弱环节，予以解决或采取相应的措施加以预防。⑨设备与零部件目录编制。按照GJB1624.3A《后勤装备使用技术文件编写导则第3部分：设备、总成及零部件目录》的要求，编制卫生装备设备与零部件目录。⑩定型试验大纲制订。按照GJB18A《后勤军工产品定型试验规程》的要求，制订定型试验大纲。

**工作方法**　卫生装备工程设计方法主要有：①传统设计方法。根据"研制总要求"和给定的参数，通过估算、经验类比或试验来确定设计方案，然后按经典的计算方法，进行结构强度、刚度和减振性能等验算。若达不到预期要求，需反复修改有关参数并验算，直至满足要求为止。②功能设计法。从卫生装备的功能出发，通过区分主要功能和次要功

能，建立功能结构系统，设计实现相应层次功能的构件（或机构）和总体结构（或机构），最终确定较佳或最佳实现总体功能的构件体系（机构）。③可靠性设计方法。首先要分清可靠性指标的层次和级别，把握各层次指标之间的关系及与总体可靠性指标间的相互影响，建立可靠性指标的结构体系；其次要确定可靠性的影响因素，包括内部因素（构件系统与结构系统等）和外部因素（温度、湿度、振动、腐蚀等）；最后进行可靠性指标的分配和落实，并将这些指标与相应的内外部影响因素联系起来，进行内部构件系统、结构系统的设计和外部环境因素的适应性设计。④优化设计方法。通过选取设计变量、列出目标函数、给出约束条件，将设计问题的物理模型转变为数学模型，然后采用适当的优化方法求解数学模型。卫生装备的优化设计就是在给定的载荷或环境条件下，在对卫生装备的性能状态、几何度量关系或其他因素的限制（约束）范围内，选取设计变量，建立目标函数并使其获得最优值。

**工作要求**　卫生装备工程设计工作，应在工程研制阶段完成。工程设计应形成全套设计图样和《工程设计报告》，拟制《军工产品定型试验大纲》。

《工程设计报告》　主要内容要求为：①项目来源与设计依据。简要说明提出任务的部门、单位与时间，并注明列入计划的名称和文号；说明工程设计所遵循的依据。②总体技术方案评审意见落实情况。阐明总体技术方案评审提出的修改意见落实情况，以及调整变动的理由及依据。③主要结构修改情况。阐明对总体技术方案确定的结构进行补充、改进的情况，以及调整变动的理由和依据。④工艺总方案。提出两个（含）以上工艺方案，并进行对比分析，给出推荐建议。⑤主要材料及零部件选型。说明主要材料和零部件的选型方案及依据。⑥附件。给出工程设计报告的相关附件，包括：工程设计图样、工程计算说明书、总体技术方案评审意见汇总处理表、主要设备与零部件目录、标准化工作报告、后勤军工产品定型试验大纲、制造与验收技术条件、全寿命费用分析报告、可靠性可维修性分析报告。

《军工产品定型试验大纲》主要内容要求为：①试验目的。简要说明卫生装备定型试验的考核目的及应达到的要求。②编制试验大纲的依据。说明编制试验大纲的主要理由。③试验样品条件及数量。按照GJB18A《后勤军工产品定型试验规程》的要求，明确卫生装备定型试验样品的技术状态、样品数量、随装文件及样品管理等。④试验项目及方法。用列表的形式，说明具体试验项目名称、各项试验相应的试验方法及采用的标准号（没有标准可引用时，应制定具体试验方法）、承担各项试验的单位及地点。⑤试验方法的让步和试验项目的免试申请。按照GJB18A《后勤军工产品定型试验规程》的要求，对需要让步的试验方法和试验免试的项目，明确提出申请，并说明具体试验项目名称、拟采用的替代方案或免试理由。⑥试验进度。说明试验的起止时间、实施进度、工作内容及相关要求等。⑦经费预算。列出试验所需经费的预算项目、经费数额和总经费数。⑧其他。说明其他需要明确的与试验有关的技术要求和保障措施等。⑨附件。给出试验大纲的相关附件，包括：没有标准可引用的试验项目的试验方法、与试验有关的图纸资料等。

（徐新喜）

jūnduì wèishēng zhuāngbèi yàngjī shìzhì

**军队卫生装备样机试制**（prototype trail-produce of military medical equipment）　进行新型卫生装备零部件加工制造、成品总装调试、厂内试验、质量验收的工业生产活动。军队卫生装备研制的重要内容。军队卫生装备研制应依据批准的工程设计方案和承制合同进行。

**工作组织**　卫生装备样机试制，由承制单位通过加工制造、质量控制等方式来完成；项目组对样机试制的工艺、质量、进度等实施跟踪监督；军委主管机关和军种业务部门组织样机出厂验收评审。

**工作内容**　包括以下几方面内容。

**试制准备**　一般包括：①技术文件。设计图样及工艺文件的配套完整性应符合要求，且经过校对、审核、批准三级审签，并完成工艺审查会签。②生产计划。试制计划应经过批准，进度应符合最终产品交付期限及合同要求。③生产设备与设施。生产设备、技术设施、生产现场的条件应满足试制的要求，能保证产品质量、安全生产以及产品工艺对环境的要求。④工艺准备。工艺文件的配套齐全及审签应合乎规定，工艺装备经检验鉴定合格，拟采用的新工艺符合设计要求并完成技术鉴定。⑤外购器材。订货合同应对外购器材的质量保证有明确规定，制定并实施关于外购器材交检、保管的技术文件，采用的新器材应经过验证鉴定，符合产品设计要求。⑥质量控制措施。产品质量保证大纲的内容应能体现产品的特点，并制订了相应的质量控制程序、方法、要求和措施，落实了关键工序的质量控制方案并明确了检验要求，质检部门有专人负责产品质量工作。

**加工制造** 卫生装备样机加工制造的内容主要有：零部件加工，车辆装备的底盘改装，整机（车）装配，设备安装，内外涂覆，产品调试和厂内试验等。厂内试验一般包括电气安全试验、结构承载试验、密闭性试验（气密、光密、水密）、热传导试验等。

**质量控制** 卫生装备样机试制质量控制的一般内容有：①工序质量控制。包括：技术文件的控制（现场使用的技术文件必须是有效版本，做到正确、完整、协调统一，清晰，文实相符），器材的控制（转入每道工序的器材必须具有合格证明文件），工装设备及计量器具的控制（具有合格证明文件和标志，按周期定检并保持其精度，符合工艺规程的规定），人员的控制（操作人员及检验测试人员必须经过相应工种的"应知应会"和质量管理基础知识的培训，经考核合格后持证上岗），环境的控制（工作场地的环境条件应符合技术文件、标准的规定，成品、半成品、在制品应分别不同位置摆放；生产环境应符合文明生产要求），关键工序的控制（当产品有关键工序的要求时，可按GJB467《工程质量控制要求》的规定实施）等。②关键部件和重要部件的质量控制。当卫生装备设计中有"关键部件"及"重要部件"的区分时，其质量控制应按相关标准规定实施。

③装配质量与外观质量控制。部件或总成的装配应严格控制尺寸参数和形位公差，确保装配质量；外形尺寸及总质量应符合"研制总要求"的规定，颜色与涂层应符合相关标准规定，外形协调，外观平整、清洁、颜色均匀、无气泡、无裂纹，管道、铆钉等排列整齐、有序、规范，有符合规定的标志，如产品标牌、操作标志、功能标志、警示标志等。

**质量评审** 按GJB907《产品质量评审》的规定评定制造过程质量及最终样机（品）质量。样机（品）的质量评审应在样机（品）试验之前进行。评审的内容、组织管理及程序按GJB907《产品质量评审》的规定实施。

**工作方法** ①根据设计文件及图纸制定生产工序。②根据生产工序和进度要求，计划零部件加工时序。③按照工程总装配图纸要求，进行卫生装备样机系统组装。④根据设计文件和试验大纲要求，进行系统联调试验。⑤设计和检验人员全程参与样机试制试验活动。

**工作要求** 卫生装备样机试制工作，应在工程研制阶段完成。样机试制的一般要求主要有：①试制过程应贯彻相关国家标准、国家军用标准以及《军工产品质量管理条例》的规定。②试制工艺文件的编制应满足设计图样和技术文件的要求，并保持相互协调和图文相符。③试制过程应严格技术状态控制，状态变更应按规定履行审批程序。④试制过程应组织相应的工艺审查和产品质量检验、评审。⑤试制过程采用的新工艺、新材料、新技术、新器件、新模具，必须经过充分的论证、试验和鉴定。⑥试制前应进行准备状态检查。⑦关键部件

试制、关键工艺变更、整机（系统）装配等阶段，研究、承制单位人员应到生产现场检查督导试制质量，及时发现并妥善处理质量问题，确保样机试制满足质量要求。

(徐新喜)

jūnduì wèishēng zhuāngbèi dìngxíng shìyàn

**军队卫生装备定型试验**（finalization experiment of military medical equipment） 对卫生装备样机（品）的战术技术性能和部队适应性进行全面测试与评定的科学研究活动。是军队卫生装备研制的重要内容。军队卫生装备定型试验应依据批准的卫生装备《定型试验大纲》进行，包括基本性能试验和部队适应性试验两部分。卫生装备定型试验类型包括设计定型试验和生产定型试验。设计定型试验主要考核装备的战术技术性能和部队适应性；生产定型试验主要考核装备质量特性和批量生产条件一致性。

**工作组织** 卫生装备定型试验大纲由项目研制单位负责拟制，上报军委主管机关和军种业务部门，并由其组织有关专家对试验大纲进行审查后，报军工产品定型委员会批准；项目研制单位根据批准的定型试验大纲，拟制"定型试验实施计划"，上报军工产品定型工作管理部门批准后，再行开展定型试验工作。设计定型试验内容由承担试验的单位组织实施，项目研制单位给予技术保障。试验结束后，由承试单位出具试验结果报告。

**工作内容** 包括以下几方面。

**基本性能试验** 是对卫生装备战术技术性能进行全面考核，由专业试验检测机构、装备研究单位或承制单位依据批准下达的

"后勤军工产品定型试验大纲"，在专业试验场（室）或利用专业试验设备、设施对试验样机进行的测试与评定。主要试验项目有：①基本参数测量。测量试验样机的外形尺寸、质量、质心位置等。②展收、作业与保障功效试验。考核试验样机完成展收、作业、形成并维持保障功能的能力。③能耗试验与消耗品更换期测定。测定试验样机的能源消耗量与消耗品更换周期。④自然环境适应性试验。考核试验样机对高/低温、湿热、日照热效应、高/低气压、风压、沙尘、淋雨、盐雾等环境的适应能力。⑤特殊环境及勤务适应性试验。考核试验样机对核生化环境、电磁环境、展开地、道路、运输、装卸搬运及储存环境的适应能力以及防侦视与可识别能力、防火能力等。⑥可靠性试验与评定。考核试验样机的行驶可靠性、作业可靠性等。⑦维修性试验与评定。考核试验样机的故障易检测性、维修检测可达性、换件修理方便性、故障修复迅捷性、紧固件通用性、维修工具匹配性等。⑧安全性试验与评定。考核试验样机的机械安全性、电气安全性、防护安全性等。⑨保障性试验与评定。考核试验样机的保障性能，供应保障及消耗品数量、保障设备及数量、技术资料、保障设施、训练及训练保障等。⑩人机环境工程适应性试验与评定。考核试验样机的人机环境工程适应性，人机界面、作业空间、舱室环境等。⑪环保性试验与评定。考核试验样机的环保性能，作业时排放的废气、废液、废弃物对环境的有害影响程度及处理措施等。⑫标志适应性评定。评定试验样机的各类标志、标记、铭牌的适应性。⑬标

准化程度评定。评定试验样机设计与制造的标准化程度，标准化系数等。

部队适应性试验　是对卫生装备进行的部队适应性考核，由编配使用卫生装备的典型部队在其驻地或行动所在地域对试验样机进行的使用测试与评定。主要试验项目有：①展收、作业能力与保障功效试验。考核试验样机在部队实际使用时的性能状况。②操作使用试验。在尽可能接近装备运用的实际战术背景条件下，考核试验样机在部队实际使用时的易操作性。③保养维修试验。考核试验样机在部队实际使用时的易保养性和易维修性。④装备匹配性试验。考核试验样机在部队实际使用、保养、维修过程中，与其他现役相关装备和有关设施的匹配性、相容性等。⑤使用技术文件适用性评定。评定试验样机的使用维护说明书、勤务教材在部队自行培训时的适用性。

**工作方法**　各试验项目相应的试验方法应符合有关国家标准、国家军用标准的要求；没有标准的，应在定型试验前制定试验方法并作为"定型试验大纲"的附件。试验中，难以达到装备战术技术指标规定的使用环境条件时，组织方可向后勤军工产品定型工作管理部门提出让步申请及替代方案，视情况采用模拟试验、加速（强化）试验、局部样件（材料）试验或理论校核等方法进行测试与评定。

**工作要求**　卫生装备定型试验工作，应在定型阶段完成。定型试验应形成定型试验报告。

试验条件完备　定型试验条件涉及试验样机、试验人员、试验仪器设备等几方面。①试验样机。试验样机应与其设计、制造

技术文件相一致；试验样机的数量应符合有关国家标准、国家军用标准的规定，一般应不少于2台（件）且技术状态完全一致；试验样机应具备产品规范、使用维护说明书、勤务教材、履历书、合格证等技术文件，随装工具、备件应齐全配套。②试验人员。试验样机操作人员的智力水平和生理特性应符合装备操作使用的要求，其数量应符合试验项目的要求；部队适应性试验的操作人员应在承试部队相关专业人员中选拔，其生理特性应具有代表性和覆盖性；试验记录人员应能正确使用试验所用的设备设施、测试仪器和仪表等，并能正确录取、记录、修约试验数据。③试验设备设施、测试仪器和仪表。试验所用的设备设施、测试仪器和仪表应符合相应的国家标准、国家军用标准的要求，经校验、计量检定合格并在有效期内。④试验标样、试剂、消耗品和原料。试验所用的标样、试剂、消耗品和原料等应符合相应的国家标准、国家军用标准的要求。重要试验项目涉及的标样、试剂、消耗品和原料应适量留存以备复验。

试验记录客观　试验原始记录一般包括下列要素：试验项目名称，试验样机名称、型号、编号及技术状况，试验方法（引用的标准），试验时间、地点及环境条件，试验所用设备设施、测试仪器和仪表的名称、型号（规格）、量程、精度等，试验所用标样、试剂、消耗品和原料的情况，操作人员、受试人员的情况，试验结果，有关试验人员的签章。

试验结果可靠　试验数据应在试验现场录取，由试验记录人员直接填写试验原始记录或由自动数据采集设备打印出原始记录；

试验数据的修约、误差修正等应符合 GB/T8170 的规定；试验项目需要进行复试时，应经军工产品定型工作管理部门批准；复试结果与原始试验结果不一致时，承试单位应分析原因并认定试验结果，并在试验报告中说明相关情况。定型试验结论分"通过""基本通过"和"不通过"三种形式。试验样机的战术技术性能全部达到或超过战术技术指标要求的，为"通过"；主要战术技术性能达到或超过战术技术指标要求，个别低于战术技术指标要求但不影响装备的编配使用，经军工产品定型工作管理部门认可且可以在批量生产前改进解决的，为"基本通过"；达不到"基本通过"要求的，为"不通过"。

**试验报告规范** 定型试验报告一般包含以下内容：①任务来源。简要说明任务的下达部门、时间，并注明列入计划的名称和文号。②试验基本情况。写明试验样机试验前后的性能状态，试验仪器设备保障情况，"试验实施计划"的执行情况，承试单位、监试方人员情况，试验组织、任务分工及人员保障情况，试验技术文件的使用情况等。③试验项目详细情况。详细说明"试验大纲"中规定的基本性能试验和部队适应性试验项目的试验情况，包括战术技术指标要求、试验结果、主要技术问题及处理情况等内容。④试验结论。对定型试验做出综合性评价，写明是否通过的试验结论。⑤存在问题及建议。写明通过进行基本性能试验和部队适应性试验，所发现的试验样机尚存在的技术问题和改进建议。⑥附件。试验报告应随附试验记录汇总、试验原始记录复印件、定型试验分报告等附件资料。

其他 定型试验的过程管理、质量管理和试验监试等，应符合 GJB18A 的规定。

（徐新喜）

**jūnduì wèishēng zhuāngbèi dìngxíng**

# 军队卫生装备定型（finalization of military medical equipment）

军委主管机关或军种业务部门依照有关程序与标准，对列入军队装备体制的新研、改型及选型卫生装备，组织进行最终确定性评审、审查与核发卫生装备名称型号命名证书等的管理活动。军队卫生装备研制的重要内容。卫生装备定型分为设计定型和生产定型。设计定型主要是考核装备的各项性能，审查是否达到规定的战术技术指标要求；生产定型主要是考核装备的生产质量，审查是否具备批量生产条件。通常情况下，列装的卫生装备应首先进行设计定型并经部队扩大试用试验后，再进行生产定型；对于生产数量较少的列装卫生装备，经主管机关批准，其设计定型可作为最终定型，不再进行生产定型。

**工作组织** 项目研制单位在装备研制工作完成后，将符合要求的定型申请报告和装备样机报送军委主管机关或军种业务部门，经其审核批准后，组织召开专家定型评审会议，形成定型评审意见，并将通过定型评审的卫生装备成果报军工产品定型委员会审批；军工产品定型委员会对列入定型计划并通过专家定型评审的研制项目进行定型终审，并决定批准与否。

**工作内容** 包括以下几方面。

申报定型计划 定型工作实行计划管理，项目研制单位根据总后司令部、卫生部的通知和项目进展情况，填写"军工产品定型计划表"，申报定型计划。

撰写定型材料 项目组按照军工产品定型工作规定，撰写定型全套材料。设计定型全套材料包括：①《军工产品设计定型审批申请书》。②《军工产品设计定型评审意见书》。③设计定型材料汇编。④设计图样。⑤设计定型录像片。⑥设计定型电子文档。生产定型全套材料包括：①《军工产品生产定型审批申请书》。②《军工产品生产定型联合评审意见书》。③生产定型材料汇编。④产品生产图纸。⑤生产定型录像片。⑥生产定型电子文档。

完成定型评审和定型审查 项目研制单位将符合定型条件的卫生装备成果的定型材料和装备样机报送军委主管机关或军种业务部门，组织专家定型评审；评审通过后，报送军工产品定型委员会终审。

**工作方法** 定型材料是军工产品定型的重要技术文件和主要依据，必须按照定型工作规定的内容、方法和要求撰写。

《军工产品设计定型审批申请书》 填写要点：①项目基本情况。按规定的格式、栏目，分别填写待定型产品名称、正式命名建议、主要完成人员、主要完成单位、分管部门、定型级别、主题词、任务来源、计划名称编号和项目起止时间。②项目简介。按任务来源、主要功能用途、作业能力、编配对象、基本战术技术指标、标准化程度、可靠性、维修性、适应性、配套性、费用效益的顺序填写，字数不超过 600字。③项目详细内容。按立项背景、基本性能试验与部队适应性试验情况、详细技术内容、与当前发达国家军队同类装备技术综合比较、主要创新点、军事经济社会效益的顺序填写。其中，主要创新点应反映与同类装备或技术相比，本产品在方案设计、关键技术、加工工艺、设备材料等方面的创新之处。④主要完成人情况。按照"项目基本情况"中主要完成人（最多9人）的排列顺序，根据所列栏目如实填写。其中，创新性贡献应对应具体创新点反映完成人对该项目的实际贡献。⑤主要完成单位。按照"项目基本情况"中主要完成单位的排列顺序，根据所列栏目如实填写。⑥审批意见。完成单位和项目分管业务部门分别填写推荐意见并加盖公章，军工产品定型委员会填写审批意见并加盖公章。

《军工产品设计定型评审意见书》 填写要点：①设计定型评审意见。评审委员会对研制项目是否已完成"科研任务书"或"研制总要求"规定的任务、技术资料是否完整准确、基本性能试验与部队适应性试验是否符合定型试验大纲要求、标准化审查是否符合要求、可靠性维修性分析报告是否准确、全寿命费用效益分析报告是否科学合理、产品设计图样是否符合规定和能否指导生产、主要设备与零部件是否有可靠供货来源、创新点和先进性分别体现在哪些方面、查新报告参考价值如何等做出评价，并提出研制项目尚存在的问题及改进意见，形成是否通过设计定型评审的结论。②军队科技成果鉴定专家评价表。该表要求评审专家从先进程度、创新程度、难易程度（复杂程度）、直接经济效益、社会（军事）效益、间接/潜在经济社会（军事）效益、实用程度（推广应用程度）和作用意义等8个方面对研制项目的科学技术水平、经济/社会效益和推动科技进

步作用做出评价，给出是否定型或暂缓定型的意见。

**工作要求** 包括以下两方面。

设计定型 必须符合下列条件。①研究工作结束，经基本性能试验和部队适应性试验证明已达到"科研任务书"或"研制总要求"规定的战术技术指标要求和部队使用要求。②定型材料齐全，格式规范，符合科技档案管理要求。③生产装备所需的原材料、零部件、元器件等有可靠供货来源。

生产定型 必须符合以下条件。①已经经过军工产品定型委员会批准设计定型。②生产企业具备生产条件，工装、工艺、检测、计量设备齐全，产品质量稳定，产品性能及各项指标不低于设计定型时的要求，并经过生产企业上级部门组织的生产条件鉴定。③经试验试用证明符合部队使用要求。④技术文件齐全，格式规范，符合科技档案管理要求。

（徐新喜）

jūnduì wèishēng zhuāngbèi guānjiàn jìshù

# 军队卫生装备关键技术（key technology of military medical equipment）

对军队卫生装备创新发展和质量保证具有重大支撑作用和自主知识产权的设计制造、材料创制、试验检验、计算模拟、智能控制、信息工程等相关核心方法或技术诀窍。简称卫生装备关键技术。军队卫生装备学的分支学科。

**发展历史** 20世纪90年代，现代科学技术迅猛发展。在现代战争卫勤保障新形态新需求引领下，军队卫生装备在理论、工程、试验和部队运用方面总结出大量实践经验，军队卫生装备关键技术也取得了创新与发展。军队卫

生装备工程设计、研制、试验的基本技术、方法手段，已经从长期处于的手工制图、加工和实物试验阶段，进入到了计算机优化设计、模拟仿真和自动化制造的新阶段。21世纪以来，在初步形成的基本技术基础上，军队卫生装备经过将理学、工学及医学工程的相关理论与技术方法的进一步融合研究，逐步形成了具有军队卫生装备研制特色的通用关键技术和专用关键技术，对解决军队卫生装备研究中的重大工程技术问题和进一步促进军队卫生装备的创新发展发挥了重要作用。

**基本技术** 包括以下几方面。

通用关键技术 主要有卫生装备系统设计技术、卫生装备信息挖掘与评估技术、卫生装备系统模拟与保障效能评估技术、卫生装备计算机仿真与系统优化技术、卫生装备工程实验技术、卫生装备光机电一体化集成技术、卫生装备人-机-环境系统工程技术、卫生装备无人化与机器人技术、卫生装备智能控制工程技术、卫生装备计算机辅助设计制造技术，以及生物医学工程材料开发与应用技术等。①卫生装备系统模拟与保障效能评估技术。依据卫生装备系统设计、实验及数据统计、计算和分析，参照已有知识和经验，对系统进行数学、物理建模，用于研究和评价系统保障效能水平、运行状态的稳定性及设计缺陷等。②计算机仿真与系统优化技术。针对复杂结构卫生装备设计或高危实验环境构建问题，在缺少实物样机和真实实验条件下，通过建立数学模型、三维模型等，利用计算机仿真技术可科学预测和分析卫生装备的基本性能、关键设计指标和救治效能等重要信息，为卫生装备工

程设计提供虚拟实验技术支持；计算机系统优化是通过数学建模和计算机仿真技术，研究卫生装备系统优化方案，实现系统优化控制、优化设计和优化试验等目的。③卫生装备光机电一体化集成技术。将机械技术与光电子技术集成应用于一体，是一门综合了计算机与信息、自动控制、传感检测、伺服传动和机械制造等技术的交叉融合技术。主要研究内容包括机械结构与动力驱动，光电传感、测试、控制及信息处理与执行机构等。④卫生装备人-机-环境系统工程技术。研究中国军队人员身体各部位参数及设计准则，人与机械及其工作环境之间的相互关系等，使军队卫生装备的设计更加符合战时军人的生理特点和心理需求，具有更好的宜人性、舒适性、可靠性、安全性等，以利于提高使用效能。⑤卫生装备智能控制技术。运用人工智能的控制理论、方法和运筹学优化技术，在未知环境条件下，仿效人工智能实现系统的自主决策选择与调控。智能控制在战伤诊疗和伤员搜索寻找卫生装备中应用广泛。智能控制系统的主要类型包括，分级递阶智能控制系统、专家控制系统、模糊控制系统、神经网络控制系统、基于规则的仿人智能控制系统以及组合式智能控制系统。⑥计算机辅助设计制造技术。包括计算机辅助设计技术和计算机辅助制造技术。计算机辅助设计技术运用计算机人工智能和专家系统，可以显著提高卫生装备工程设计质量和效率；计算机辅助制造技术包括计算机数控制造与编程、机器人制造与装配、柔性制造系统等。⑦生物医学工程材料开发与应用技术。研究与人体组织接触、

替代或相互作用的功能性材料的技术，如具有广泛战伤救治用途的凝血材料、可降解性骨修复材料、吸附解毒材料、生物粘合材料等。

**专用关键技术** 主要有战伤止血包扎材料改性与应用技术、战时医学用氧用液膜分离制备与供应保障技术、野战机动医疗平台改装设计技术、卫生装备人机系统振动效应与舒适性评价技术、战伤急救技能训练模拟人技术、战场伤员寻找与搬运技术、卫生医用舱室超压防护技术、烈性传染病伤（病）员负压隔离防护技术等。其中，①战伤止血包扎材料改性与应用技术。对现有高分子材料进行改性是获得战伤止血包扎材料的相对简捷而有效的方法，运用机械、物理或化学的方法均可改变高分子材料结构，进而改善其固有缺陷，使之成为具有不同战伤救治功能的新型高分子材料；高分子材料改性技术在药械包装领域也有着广泛应用。②卫生装备膜分离工程技术。当分离膜组件两侧存在某种推动力（如压力差、电位差、浓度差、温度差）时，利用膜材对物质组分选择性透过的差异特性，实现流体物质中的某些特定分子或离子通过或被截留，从而获取或去除流体中某些特定成分，以达到分离、提纯或浓缩的目的，具有高效、节能、环保、操作简单、环境适应性强等特点。分离膜是具有选择性分离功能的材料，是膜分离技术的核心。膜分离技术对提升战时医用制氧、制液、成分血液分离等卫生装备的研制水平具有重要作用。③卫生装备人机系统振动效应与舒适性评价技术。人机系统振动效应指由振动造成的人的生理和心理反应程度。卫

生装备使用过程中对人体产生的振动，视其作用部位，可分为局部振动和全身振动，长时间过量振动会对人体造成程度不同的影响或伤害，进而影响人的使用或乘卧舒适性。人机系统振动效应评价就是对这种影响进行量化评估，为改善卫生装备减振隔振设计提供科学依据。

**特点** ①现代科学技术在军队卫生装备领域的广泛应用，推动了军队卫生装备关键技术的形成与发展。运用现代科学技术解决现代战争卫勤保障新需求，是军队卫生装备关键技术创新发展的方向。②军队卫生装备关键技术既是新型卫生装备研制的重要支撑技术，也是提高卫生装备质量水平的保障技术。③军事医学研究成果促进了军队卫生装备关键技术创新和新型卫生装备发展。如建立的核生化特种武器污染的侦察、检验、洗消、防护等的物理防疫防护技术，开启了核生化污染防护——"三防"卫生装备研究的新领域；如海军、空军专用卫生装备研究，依托航海医学、潜水医学、航空医学、特殊环境生理与心理学以及卫生学与作业医学等军事医学研究成果，建立了海军、空军卫生装备学科的理论、技术、方法和标准，推动了海军、空军卫生装备的建设发展。④工程通用技术、成熟技术的集成创新，有力促进了军队卫生装备关键技术发展。如具有机械学、光学、电学、计算机应用等工程技术特征的智能化生物侦察、采样、检测等系列技术；如具有数字化、材料学、人机工程学等工程技术特征的战创伤急救训练模拟人技术、降低人体疲劳感知度的军医背囊背负结构设计技术、战场伤员寻找技术、CT车载化技

术、便携式远程诊疗技术等新型卫生装备关键技术。

**应用领域**　军队卫生装备关键技术主要用于各种野战机动卫生装备、伤员后送装备、急救器材与装备、诊断与治疗装备、医技保障装备、防疫防护装备、信息化卫生装备以及军种专用卫生装备的研制。例如：膜分离水处理工程技术，可对自然水源水进行过滤、除味和去除水中有害物质处理，直接应用于野外条件下医用制供水卫生装备的研发。卫生装备系统仿真与优化技术，通过抽象、简化各类卫生装备的构造，建立数学模型、零部件模型等，利用系统仿真技术对模型进行计算机仿真实验，研究军队卫生装备系统在不同物理环境和试验条件下的工况与效能，根据仿真实验数据对军队卫生装备做进一步的优化设计和评价，提高了新型卫生装备的研制效率。生物医学工程材料技术，主要用于研究与人体组织接触、相互作用或替代人体组织且对人体无毒无害无副作用的止血、骨固定与修复、污物去除、药物缓释、生物粘合、抗粘连、透析及滤过等功能性材料，大大丰富了军队卫生装备制造材料的选材领域。

（王　政　田　丰）

jūnduì wèishēng zhuāngbèi xìtǒng shèjì jìshù

# 军队卫生装备系统设计技术

（ system design technology of military medical equipment）　基于系统科学、系统工程学原理和现代战争卫勤体系化保障要求的军队卫生装备（单装或成套装备）系统性、整体性及协同性的设计方法。是卫生装备关键技术的重要内容。依照系统设计思想，无论是单件卫生装备还是成套卫生装备，均为军队卫勤体系化保障的组成部分，只有从系统性上准确把握卫生装备在卫勤体系化保障中的地位作用及关联关系，从整体性上准确把握卫生装备与人和环境的关系，从协同性上准确把握卫生装备系统内部的装-装之间、相关单元之间的关系，才能更科学地制定单件卫生装备或成套卫生装备的勤务目标、性能指标等战术技术指标和使用要求，才有可能从总体设计上满足形成卫勤体系化保障合力的要求。

**发展历史**　卫生装备系统设计技术，是随着系统工程理论、方法在工程技术领域中的广泛应用而逐步发展起来的。系统方法是20世纪科学方法论研究所取得的重大成果之一。钱学森1954年发表《工程控制论》，1978年发表《组织管理的技术——系统工程》，首次在实践与理论层面对系统工程进行科学阐述，20世纪80年代在中国建立起完整、规范的系统科学理论体系，系统建模、系统分析、系统设计等技术方法在军事运筹、装备研发、效能评估等方面得到广泛应用。90年代末期，系统方法开始在军队卫生装备科研领域应用。按照系统工程理论，卫生装备是由一系列的人、机器、资源、环境、信息等相关因素构成的复杂系统，通过物质、能量、信息的运动、交换、储存和反馈形成一定的结构和功能。系统工程学的原理、方法、准则等系统论思想，对于深入认识与研究卫生装备系统的本质具有重要的理论意义，在卫生装备规划编制、计划实施、组织管理、项目论证、装备研发中有着广泛的应用空间。进入21世纪，现代化战争卫勤保障任务艰巨，军队卫生装备需求多样性、复杂性增大，技术/质量要求难度增高，如何将单件卫生装备放在卫勤体系化保障的整体中进行勤务功能定位，确定战技性能、标准品量、作业人员要求以及与其他装备的协同关系，已成为卫生装备总体设计和装备研发的重要问题。近年来，系统工程方法在卫生装备顶层设计、方案论证和装备总体方案设计方面得到了广泛应用，极大地提升了军队卫生装备发展的系统规划、系统论证及系统设计水平。

**基本技术**　卫生装备系统设计技术，主要包括卫生装备系统工程技术、卫生装备综合集成技术和卫生装备系统仿真技术。①卫生装备系统工程技术。是以卫生装备系统作为研究对象，从系统的整体目标出发，实现系统全功能优化、全要素优化的科学方法。卫生装备系统工程的实施过程就是为了满足用户需求和约束条件，通过建立并保持系统效能、进度、费用和保障性之间的平衡而对技术活动进行管理的过程。②卫生装备综合集成技术。是一种将相关专家、群体、数据、信息、方法、经验和技术等有机结合，将各种卫勤保障要素有机结合，实现卫生装备设计、制造、运用等最优化的设计方法。广义的综合集成包括卫生装备研制人力资源的综合集成、卫生装备研制方法的综合集成和卫生装备性能功能的综合集成。狭义的综合集成指卫生装备性能功能技术的综合集成。卫生装备作为一个复杂的非线性开放式系统，涉及的学科范围广、技术门类多，仅从卫生装备构成来说，小到战伤止血包扎器材、手术器械，大到方舱医院、帐篷医院、卫生车辆、卫生飞机、卫生船舶等野战机动医疗系统，涉及信息、材料、化工、力学、医学、军事和工程机械等多种学科及技术，单一技术难以解决卫生装备系统设计或工程需求难题，综合运用成熟的军用技术、民用技术，融合创新各种已有技术，可以实现对现有卫生装备的改造和新型卫生装备的研制，提高卫生装备技术集成、功能集成的设计水平。③卫生装备系统仿真技术。通过建立数学模型和计算机仿真试验，优化卫生装备及其系统整体设计水平的方法。不同卫生装备系统的物理载体、形态会有不同，但实体、属性与活动构成了卫生装备系统的三要素。研究、分析与设计卫生装备系统，主要是研究三要素之间的相互关系，因此需要开展相应的卫生装备系统试验研究，一是可利用真实系统进行实物试验研究，二是可依据由真实系统构造的数学模型—即虚拟系统，通过计算机开展仿真试验研究。

**应用领域** ①卫生装备综合论证研究。运用系统工程技术研究、解决卫生装备发展、建设、使用和管理中的重大事项（即论证对象），并证明其必要性、可行性和先进性，设计拟制最佳解决方案，求得人力、物力、财力和时间投入的最小化和效果的最大化，从而为决策提供科学依据。②卫生装备总体设计研究。运用系统设计技术尤其是系统工程技术，研究单件或成套卫生装备在卫生装备系统和卫勤体系化保障中的地位作用、性能要求、可行性、先进性，以及与人、环境和其他装备等关联要素的相互协同关系，科学制定系统需求、装备构成、性能要求、战术技术指标要求，提出试验、试用、经费、人员等工作条件及风险解决方案，

以确保新研卫生装备在总体设计阶段就紧贴战伤救治应用需求和卫勤体系化保障的系统需求。③卫生装备工程设计研究。在卫生装备总体设计方案基础上，运用计算机系统仿真技术进行计算机模拟、实物模拟或半实物模拟研究，对总成结构、关键部件、图样、参数、性能等进行校核和验证，为工程设计提供参考依据。④卫生装备样机研制。运用综合集成技术进一步优化、融合卫生装备的功能集成和工艺技术集成，提高卫生装备系统整机制造质量水平和效费比最大化。

（王运斗）

jūnduì wèishēng zhuāngbèi xìnxī wājué jìshù

# 军队卫生装备信息挖掘技术

（information mining technology of military medical equipment）运用计算机及数据库技术，从海量的科学技术文献、档案及数据库中，发现、获取具有较高应用价值的卫生装备相关知识、技术资源的计算机筛选检索方法。军队卫生装备关键技术的重要内容。主要包括数据挖掘技术和文本挖掘技术。数据挖掘技术指从大量的、完全的、有噪声的、模糊的、随机的实际应用数据中，提取隐含在其中的具有现实或潜在应用价值的有用信息的计算机筛选技术。文本挖掘技术是指从非结构化文本信息中获取具有现实或潜在应用价值的有用信息的计算机筛选技术。

**发展历史** 卫生装备信息挖掘技术是在计算机文献检索与数据库应用基础上发展起来的。①数据挖掘技术。1989年，人工智能国际联合大会（International Joint Conference on Artificial Intelligence，IJCAI）在会议数据库知识

发现专题中首次提出数据挖掘概念，而后又多次召开数据挖掘专题研讨会；1997年，数据挖掘杂志创刊。电子数据处理初期，人们就试图通过某些方法来实现自动决策支持，其中，机器学习方法成为关注的热点。所谓机器学习，就是将已被成功解决的一些具有代表性的重要已知问题及其解决方法作为范例，利用计算机语言进行编程并输入计算机，计算机通过学习这些范例，总结并生成相应的规则，帮助人们解决新的需求问题。随着神经网络技术的出现，知识工程受到关注，人们将需要解决的问题及其逻辑规则进行归纳并代码化，然后计算机通过使用这些规则来解决相关问题。专家系统是此类成果的典型代表。之后，人们又在新的神经网络理论指导下，重新回到机器学习的方法上，并将其成果应用于大型商业数据库。继而，数据库中关于知识发现的论述方法开始被人们普遍接受，并用来描述整个数据发掘的过程。21世纪初，人们逐渐开始认识到，数据挖掘中有许多工作可以由统计方法来完成，并认为最好的策略是将统计方法与数据挖掘有机地结合起来。②文本挖掘技术。文本挖掘技术是从信息提取以及相关技术领域中慢慢演化而成的。由于传统的以文字描述为主的信息检索技术对于海量数据的处理并不尽如人意，如非结构化文档数据和复杂语义等，因此文本挖掘技术便日渐重要起来。1993年，中国开始了该领域的研究与应用工作。

**基本技术** 包括以下几方面。

*数据挖掘技术* 主要有数据库、人工智能和数理统计。①数据库技术。运用计算机数据处理

与信息管理功能，研究、建立、应用和管理数据库的方法。随着数据库技术的迅速普及，数据库成为知识源中的优势资源，数据库技术具有较好的应用基础。利用数据库技术将感兴趣的研究领域形式化并组织起来，可极大地提高知识获取的起点，使以后发掘或发现新知识更便捷更权威。②人工智能技术。它是数据挖掘的核心技术。其中，人工神经网络成为发展迅速的前沿研究领域，在数据挖掘中扮演着非常重要的角色。人工神经网络可通过示例学习，形成描述复杂非线性系统的非线性函数，得到客观规律的定量描述。最常使用的神经网络是 BP 网络和 RBF 网络。③数理统计。虽然统计学是一门"古老的"学科，但它依然是最基本的数据挖掘技术，特别是多元统计分析，如判别分析、主成分分析、因子分析、相关分析、多元回归分析等。

**文本挖掘技术** 文本挖掘不但需要处理大量的结构化和非结构化的文档数据，而且还要处理复杂的语义关系。主要包括以下方法：①数据预处理技术。主要包括 Stemming（英文）/分词（中文）、特征表示和特征提取。通常情况下，文本形式为有限结构或者根本就没有结构，文档内容亦是使用人类自然语言表述，计算机很难处理复杂语义。鉴于文本信息源所具有的这些特殊性质，使得数据预处理技术在文本挖掘中更加重要。②挖掘分析技术。文本需转换为向量形式并经特征提取后，方可进行挖掘分析。常用的文本挖掘分析技术有：文本结构分析、文本摘要、文本分类、文本聚类、文本关联分析、分布分析和趋势预测等。③数据可视

化技术。运用计算机图形学和图像处理技术，将数据转换为图形或图像在屏幕上显示出来，并进行交互处理的理论、方法和技术。它涉及到计算机图形学、图像处理、计算机辅助设计、计算机视觉及人机交互技术等多个领域。

**应用领域** 卫生装备信息挖掘技术作为一门多学科交叉技术，在卫生装备总体论证和研发领域得到广泛应用，如军队卫生装备比较学研究（发展历史、现状及趋势）、军队卫生装备管理研究、军队卫生装备体系体制研究、军队卫生装备标准化研究以及卫生装备技术集成创新研究等。

（王运斗）

jūnduì wèishēng zhuāngbèi bǎozhàng nénglì mónǐ jìshù

## 军队卫生装备保障能力模拟技术（simulation technology of military medical equipment support capability）

在想定卫生勤务任务与保障要素条件下，通过卫生装备物理、半物理模型或数学建模的计算机数值仿真或虚拟仿真试验并获取相关数据，进行卫生装备保障效果/能力的分析、预测和评价的试验研究方法。军队卫生装备关键技术的重要内容。是定量研究卫生装备保障能力的重要技术方法。可分为随机型模拟技术和确定型模拟技术，计算机进行随机型系统模型模拟时，将对系统自行随机发出的输入变量进行计算分析并给出与之相关的数值指标；计算机进行确定型系统模型模拟时，是按照确定的静态方程或演化方程进行运算模拟或装备演化模拟并给出相关数据。

**发展历史** 模拟技术是随着计算机技术的发展而逐步发展起来的，并逐渐在军事领域得到广

泛应用。20 世纪初，英国工程师兰彻斯特首次采用数学分析的方法研究战略问题，为军事领域相关问题量化研究开辟了先河。第二次世界大战中，以武器效能分析为基础产生的军事运筹学，将军事领域的定量研究提高到实战模拟层次。利用模拟作战环境，可以对军事策略和计划进行实验、缺陷检测、效果预测，并可评估武器系统的效能。70 年代以来，武器效能模拟仿真技术得到了长足发展，世界主要国家将该技术成功应用于各类装备效能的事先评估和事后评价。80 年代开始，该技术进入军事后勤领域并得到了广泛运用，如美军运用成熟模型对海上和陆地伤病员后送进行模拟，并综合评价其卫勤保障能力。90 年代，随着现代战争战伤救治需要，卫生装备品种、数量增长迅速，基于不同实战场景的卫生装备运用模拟及其效能评估技术应运而生。即利用计算机模拟技术，创建接近真实背景的地形地貌环境、气候气象环境和战场勤务环境等，将卫生装备按卫勤救治阶梯保障链条部署就位，从而评价卫生装备系统在卫勤保障体系中的保障能力满足程度、单件卫生装备在卫生装备系统及各类子系统中的保障效能。进入 21 世纪，中国人民解放军运用计算机模拟仿真技术对卫生装备综合保障能力进行定量评估，并将单件卫生装备和成套卫生装备放在典型作战卫勤保障背景下，进行虚拟仿真实验，研究各类卫生装备在相关保障环节中的保障能力满足度，对卫生装备新品种研发、老旧装备性能改进及卫生装备品种和数量的调整等发挥了重要作用。

**基本技术** 卫生装备保障能

力模拟技术，主要包括卫生装备效能评估技术和卫生装备保障能力仿真技术。①卫生装备效能评估技术。是利用科学可靠的评估方法和先进的技术手段对卫生装备进行卫勤保障能力评价和研究。卫生装备效能评估以卫生装备或卫生装备组成的系统作为评估客体，通过卫生装备战役、战术运用，观测、记录其在卫勤保障综合效能生成、持续和结束的全过程中的性能、效果的变化状态，通过评估，衡量其达到主体需求的满足程度。②卫生装备保障能力仿真技术。包括离散事件系统仿真和典型保障环境虚拟仿真。卫生装备系统是一个复杂的非线性系统，难以用连续仿真描述，因此卫生装备保障能力计算机仿真一般采用离散事件系统仿真技术，即需要对那些只在某些时间点上由于某种随机事件的驱动而发生变化的系统进行建模。这类系统的状态量是随着驱动事件的发生而变化的，在两个驱动事件发生之间状态量保持不变，也就是说变化具有离散性。这类系统的模型一般很难用数学方程来描述，通常是用流程图或网络图来描述。卫生装备保障能力虚拟仿真，系利用二维或三维仿真算法、模型及计算机仿真应用软件平台，运行典型卫勤保障环境（如一定的地理环境、作战模式和样式环境等）和单件卫生装备及卫生装备系统模型，模仿真实环境中卫生装备保障要素，并根据仿真算法生成人们设计或评估相关卫生装备或卫生装备系统保障能力指标的参考数值。

**应用领域** 卫生装备保障能力受多因素影响，随机性强，对各类卫生装备的保障能力和卫生装备系统总体保障能力的优化评估均可应用随机模拟方法。①卫生装备体系和卫生装备系统设计。在卫生装备系统尚未建立之前，可以利用计算机仿真技术先行对卫生装备体系进行仿真论证和设计，为系统设计打下基础；在系统设计过程中，利用仿真可帮助设计人员实现系统模型建立、模型验证、模型简化和最优化设计，进行新部件、新控制装置的分系统试验；在系统建成之后，利用计算机仿真可分析系统工作状况，寻求系统改进的途径及建立最佳运行控制参数。②卫生装备保障效能计算。对卫生装备进行效能评估必须建立与被评估对象相适应的衡量尺度，而对效能进行测量的尺度，一般是一个综合了各种属性测量与效应取向以及主体主观偏好信息的测度体系。该体系中有三个要素，一是能全面反映客体性能状态的属性度量体系，即指标体系；二是指标体系中各属性对总体效能的贡献影响方向，即效应取向；三是由评估主体确定的指标体系中各因素对总体效能影响的大小，即偏好，经过处理后的偏好信息可以成为易于使用的"权重"。③卫生装备编配数量计算。单件卫生装备在某个保障阶梯中的编配数量是提高整体保障效能的关键环节之一，卫生装备编配数量的多少取决于勤务需求，而勤务需求是一个随机离散变量，通过仿真估计需求工况，以确定需求数量。④卫生装备管理。仿真技术在卫生装备平战时管理方面有着特殊功能，可以通过保障能力仿真，发现卫生装备存在的各种不足（如技术状况、配置状态、管理问题等），从而为改进科研规划、装备编配、完善管理等提供参考依据。

(王运斗)

jūnduì wèishēng zhuāngbèi jìsuànjī fǎngzhēn shèjì jìshù

**军队卫生装备计算机仿真设计技术**（computer-based simulation design technology of military medical equipment） 通过建立卫生装备计算机仿真模型和进行给定条件下的虚拟试验，使模型的结构、功能不断逼近虚拟工况要求，进而使卫生装备结构不断优化直至满足工作需求的计算机辅助设计方法。军队卫生装备关键技术的重要内容。是卫生装备结构设计、性能分析和效能评价的重要技术。

**发展历史** 20世纪60年代，首先出现了计算机线框建模系统，能以线条在屏幕上表达一个三维图像；之后出现了能表达几何数据间拓扑关系的曲面建模，主要应用于轿车车身的造型设计。90年代，随着计算机技术的发展，实体建模技术日益成熟，不仅能够精确表达零件的全部属性，还可以计算其他非几何信息，如重量、重心等，极大方便了进一步的设计分析和检查。20世纪末，中国人民解放军卫生装备工程研究领域引入计算机仿真设计技术，建立了卫生装备计算机辅助设计（computer aid design，CAD）平台，并以野战卫生装备重大型号项目为先导，运用计算机仿真设计技术进行了三维建模和总体设计研究。进入21世纪，在三维建模的基础上，相继开展了卫生技术车辆的动力学分析、车厢有限元结构分析、基本性能和舱室微环境综合控制虚拟试验，以及运输卡车后送伤员附加装置结构强度校核、旋转模塑成型医疗箱组跌落等众多卫生装备研制项目的计算机仿真技术研究。

**基本技术** 卫生装备计算机

仿真设计技术主要包括人机交互技术、图形变换技术、实体造型技术和工程分析技术等。①人机交互技术。在卫生装备计算机仿真设计中，人和机器可以及时地相互交换信息。采用交互式系统，可以边构思、边打样、边修改，随时可从图形终端屏幕上直观看到每一步操作的显示结果。②图形变换技术。图形变换的主要功能是把用户坐标系和图形输出设备的坐标系联系起来，对图形作平移、旋转、缩放、透视变换，一般通过矩阵运算来实现图形变换。③实体造型技术。实体造型技术是计算机视觉、计算机动画、计算机虚拟现实等领域中建立三维实体模型的关键技术。即将描述卫生装备几何模型形状和属性的信息存于计算机内，由计算机生成具有真实感的可视卫生装备三维图形。④曲面造型技术。法国贝塞尔（P. Bezier）提出了曲线和曲面算法，使得用计算机处理曲线和曲面变为可能，带动了曲面建模的发展。⑤图像处理技术。如二维交互图形技术，三维几何造型及其他图形输入输出技术。⑥工程分析技术。如结构有限元分析、优化，物理特性计算，模拟仿真的工程分析等。⑦数据管理与数据交换技术。如数据库管理、不同 CAD 系统间的数据交换和数据接口技术等。⑧其他技术。文档处理技术，界面开发技术和基于 WEB 的网络应用和开发技术等。

**应用领域** ①军队卫生装备仿真设计。建立卫生装备三维实体模型，形成参数化三维模型数据库和常用设备数据库，推进卫生装备通用化、系列化和组合化的标准化发展。三维图像直接转为二维工程设计图纸技术可以极大提高工程图纸设计质量与效率。②军队卫生装备人-机-环境关系。卫生装备通常需要在规定场景中由专业人员来操作使用，因此，应确保卫生装备与人与环境的和谐关系，解决好卫生装备操作安全性、可达性和舒适性的人性化设计。利用计算机仿真设计技术可提供基于人-机-环境工程的多种布局方案，可以及早发现和解决卫生装备与人与环境相关的设计缺陷，降低卫生装备引发人身伤害、环境损害的风险，并保证卫生装备设计能满足所有应用目标人群。③军队卫生装备性能分析。用以检验卫生装备的刚度、强度以及包装材料是否在材料理化性能指标的许用范围之内，避免因盲目增加安全系数设计而造成原材料的浪费。分析结果亦可用于卫生装备结构尺寸参数的设定。④军队卫生装备结构优化。确定卫生装备设计的目标函数和约束条件，通过仿真计算，得到最优设计方案，提高卫生装备设计的科学性、合理性。⑤军队卫生装备虚拟试验。通过计算机虚拟环境试验，开展卫生装备的动力学分析，如计算卫生技术车辆在多种强化路面运输行驶时，在振动、冲击、扭曲等多种因素形成的动载荷作用下，其结构刚度、强度和内部设备安装固定的可靠性以及平顺性，实现机动卫生装备有限元模型的响应谱分析，达到缩短研制周期、降低研制成本、提高装备可靠性等目的。⑥军队卫生装备舱室微环境研究。研究不同结构卫生装备舱室内部微小气候变化过程和气体流动过程，通过计算机仿真改进通风装置的结构型式设计，满足设计指标要求。研究气体污染物进入卫生装备舱室后在超压通风系统作用下的运动状态和分布规律，运用计算流体动力学方法和室内零方程湍流模型，进行气流速度场和污染物浓度场的瞬态计算机仿真，如分析舱室受气体污染物污染的全过程，进一步评价和优化卫生装备舱室通风系统设计。⑦军队卫生装备多媒体制作。使用卫生装备数字化三维模型，加入文字、声音、图片和视频等多媒体元素，可以进行卫生装备系统的视景仿真、内部漫游和机构展收动画，编写具有交互功能的卫生装备培训教材、使用说明书和维修手册；利用计算机网络系统，指导卫生装备操作使用和远程故障诊断维修，降低卫生装备的巡修费用，更好地发挥卫生装备的卫勤保障效能。

（谭树林　宁　洁）

jūnduì wèishēng zhuāngbèi xìnxīhuà jìshù

## 军队卫生装备信息化技术

（informatization technology of military medical equipment）　研究、设计和制造具有信息采集、使用、控制及管理等功能的军队卫生装备的经验、知识及方法。军队卫生装备关键技术的重要内容。

**发展历史** 军队卫生装备信息化技术发展和应用主要基于两个需求前提，一是出现了信息化条件下的高技术战争或信息战，二是信息技术应用有了飞速发展；前者是军队卫生装备信息化的必然要求，后者是军队卫生装备信息化的技术基础。军队卫生装备信息化发展可分为三个阶段。①初期阶段。从 20 世纪 50 年代开始，美国、苏联等国首先把武器装备及其指挥系统装备的自动化作为重点发展领域；而后，卫生装备研发领域受到启发，战伤自动化快速诊断技术得到了初步应用和尝试。②发展阶段。1991年，海湾战争拉开了信息化战争的序幕。信息战对战场卫勤保障理论与实践均产生了重大影响，促使战场卫勤保障模式、保障方法等发生了质的变化。美军在实施物资保障网络化可视化、指挥保障自动化、保障装备光机电一体化等战争实验推动下，信息化技术在重要卫生装备设计、制造中得到了广泛应用，如卫勤指挥自动化装备、士兵作战系统、伤员信息携载器、远程医疗装备、数字化野战医院等信息化卫生装备投入战场使用，卫生装备呈现出信息化技术与机械化技术复合发展的重大转折。③成熟阶段。进入21世纪，信息技术在卫生装备领域得到了更加广泛的应用，以美军为代表的信息化卫生装备，在几次局部战争和地区冲突卫勤保障中发挥了重要作用，信息技术应用贯穿了从单兵到野战医院乃至后方医院的整个卫勤保障链条中的所有卫生装备，如单兵生命体征监测系统、智能化生命支持系统、数字化野战医疗系统、远程医疗系统等信息化、网络化卫生装备大量配备作战部队，形成了与作战指挥相匹配的战场伤员流和物资流信息系统。20世纪90年代，中国人民解放军开始卫生装备信息化建设。进入21世纪以来，信息化技术在卫勤指挥、伤员搜救、后送工具、野战机动医院等卫生装备中得到广泛应用，陆续研制出信息化、网络化、可快速部署的卫勤指挥作业器材、医学影像设备、信息化野战医疗系统、远程医疗会诊车、远程医疗箱组以及信息化伤员重症监护担架系统等卫生装备。

**基本技术**　军队卫生装备信息化技术主要包括信息采集技术、信息使用技术、信息控制技术和信息管理技术等。①信息采集技术，又称信息获取技术或传感技术或感测技术，指用于各种信息的采集、检测、转换及显示技术等，主要用于人员、伤员、卫生装备等信息的获取，是军队卫生装备信息化的基础性支撑技术。②信息使用技术。指用于信息的处理、传递、存储和分析加工的传感技术、通信技术、自动控制技术等，是军队卫生装备信息化的重要应用技术。③信息控制技术，指用于信息的控制并使信息按人的指令输出的微电子技术、自控技术、智能化技术等，是军队卫生装备信息化的核心技术。④信息管理技术，指对战场卫勤保障全要素信息资源进行采集加工、分析利用和输入输出管理的计算机技术、数据库技术、多媒体技术、网络技术、云计算技术等，是军队卫生装备信息化的重要支撑技术。

**应用领域**　随着军队卫生装备信息化建设的不断推进，信息化技术已经渗入到卫生装备各个领域。①卫生装备信息挖掘。通过信息采集技术，获取大量卫生装备信息，从中检索和利用有益信息开展卫生装备现状、发展趋势、标准化等技术基础研究，探索卫生装备发展的新方向，提出军队卫生装备发展的意见和建议。②卫生装备论证。通过利用各种信息应用技术，开展卫生装备综合论证与评估评价研究，提供论证报告、评估报告以及决策建议等。③卫生装备设计与研发。运用信息控制技术，设计、研发自动化、数字化、智能化卫生装备，如信息化野战医院、数字化野战医学影像设备、智能化心肺复苏

诊断治疗设备等。④卫生装备管理与应用。通过信息管理技术，进行卫生装备全寿命管理、卫生装备信息化保障管理、卫生装备自动化维修管理等。

（王运斗）

jūnduì wèishēng zhuāngbèi gōngchéng shíyàn jìshù

**军队卫生装备工程实验技术**（engineering experiment technology of military medical equipment）　开展军队卫生装备制造质量、战术指标及技术性能试验测试、参数度量及系统评价的方法的统称。军队卫生装备关键技术的重要内容。军队卫生装备工程实验技术是对军队卫生装备的质量和功效进行实验验证及测试评价的主要方法，其目的是检验军队卫生装备产品的质量和功效是否达到设计标准。

**发展历史**　军队卫生装备工程实验技术是随着军队卫生装备学的发展而逐步形成的，它以军队卫生装备学以及相关的工程实验技术科学为应用基础。随着军队卫勤保障和卫生装备不断发展的客观需要，以及新的工程实验理论、测试技术和测试方法的出现，军队卫生装备工程实验技术内容和技术方法也在不断扩展和提高。20世纪70年代，中国人民解放军军队卫生装备工程实验技术只包括使用性能、环境适应性、几何尺寸、质量（重量）等方面的实验内容。80年代，安全性、标准化评价等列为军队卫生装备工程实验技术。90年代，可靠性、维修性、电磁兼容性等增列为军队卫生装备工程实验技术。进入21世纪，保障性技术验证增列为军队卫生装备工程实验技术。军队卫生装备工程实验技术的应用基础也在不断地延伸，基本涉及

了现代工程实验技术的各个方面，并且还在不断地发展中。

**基本技术** 军队卫生装备工程实验技术涵盖范围较广，主要包括：①工程测量实验技术。利用工程测量方法对军队卫生装备的物理参数进行实验测量，所测量参数能够反映卫生装备的使用性能和作业能力等指标，包括车辆承载量、通过性能、质心、功率、速度、仪表量程、灵敏度、材料密度、强度、硬度、外观尺寸、质量（重量）等。②能耗实验与消耗品更换期测定实验技术。测定卫生装备的能源消耗量和消耗品更换周期。③自然环境适应性实验技术。考核卫生装备对各种自然环境条件的适应能力。包括高温实验、低温实验、湿热实验、太阳辐射实验、积冰实验、低气压实验、风压实验、沙尘实验、淋雨实验、浸渍实验、雪环境实验、盐雾实验、夜间实验和储存实验等。④战场环境适应性实验技术。包括核生化防护、防火、挂车牵引车道路等实验技术。⑤电磁环境适应性实验技术。包括电磁辐射测试、电磁兼容性、电磁屏蔽、抗电磁脉冲等实验技术。⑥防侦视与可识别性实验技术。包括厢（舱）体夜间透光、制式伪装网（器材）匹配、红外、热成像等实验技术。⑦展开地适应性实验技术。包括展开面积、地面平整度、连接系固、调平机构等实验技术。⑧运输性实验技术。考核卫生装备对公路、铁路、航空、水上运载工具及相关装备、器材的适应性；包括公路运输、铁路运输、航空运输、水上运输、装卸载、限界尺寸通过性、堆码布放、捆绑加固等实验技术。⑨可靠性实验技术。考核卫生装备展收、作业及维持保障功效的可靠性实验技术。⑩维修性实验技术。包括测试与评定卫生装备的易保养性、故障间隔时间、故障易检测性、维修检测可达性、换件维修方便性、故障修复的迅捷性、紧固件的通用性和维修工具的匹配性等实验技术。⑪人机工程适应性实验技术。包括与各种典型环境下的作业与保障功效实验结合进行的实验技术。⑫安全性实验技术。包括与有关展收、作业与保障功效、环境适应性和人机工程适应性实验等结合进行的实验技术。⑬环保性实验技术。包括卫生装备工作时排放的废气、废液、废弃物等对环境的有害影响程度及处理措施等实验技术。⑭标志适用性评定实验技术。包括卫生装备上各类标志、标记、铭牌的适用性实验技术。⑮标准化程度评定实验技术。是卫生装备设计与制造的标准化程度实验技术。工程实验结束后，通常需要进行实验数据处理，常用的方法有表格法、图示法、经验公式法、曲线拟合法等。

**应用领域** 军队卫生装备工程实验技术应用于军队卫生装备的论证、选型、研制、鉴定、定型试验等。①论证、选型。依据卫生勤务保障需求，通过材料理化性能、力学性能、环境适应性、电磁兼容性等卫生装备工程实验技术，为论证与选型卫生装备的主要功能、作业能力、作业效果等战术技术指标提供科学依据。②研制。如设计与制造一体化工程实验技术，可快速将原材料转变为具有特定形状、精度和功能的零部件或卫生装备样品（机），在论证阶段就可以实现对预研样机样品的功能进行测试与评估；人机适应性工程实验技术，可依据人体功效原理针对卫生装备作业空间和作业装置结构进行优化；微环境舱室环境设计与监测实验技术，可进行结构密封性、洁净度、温湿度、气流场、舱（室）照明与内部环境色彩，以及环境噪声控制、隔离、消除等设计；减振隔振设计及人体振动响应与舒适性评估实验技术，可为人体振动全身暴露响应评估和减振隔振装置结构设计提供实验依据。③鉴定、定型。如战创伤急救训练模拟人工程实验技术，可代替人体进行野战急救器材与装备的性能测试与功效评价，降低野战急救器材与装备开发成本与风险，可获得定量的、可重复的实验数据；可靠性与可维修性工程实验技术，贯穿并应用于卫生装备研发的全过程，包括产品设计、制造、试验、运行、管理各个环节，包括设备设施装置可靠性设计、人机界面结构和操作可靠性设计、故障状态与可修复性设计、系统失效性与修复性评估等；环保设计工程实验技术，主要应用于医疗废弃物处理和医用水补给与排放处理等；通信与信息处理设计实验技术，主要应用于医疗信息采集、储存、传输、处理等。

（田　丰）

jūnduì wèishēng zhuāngbèi rén-jī-huánjìng xìtǒng gōngchéng jìshù

**军队卫生装备人-机-环境系统工程技术**（man-machine-environment system engineering technology of military medical equipment） 建立在清晰解析人-机-环境系统各要素工况效能要求及其关联关系与协调规律基础上的，最大化满足军队卫生装备人-机-环境系统中人员作业效率最大化要求的设计与实验方法。军队卫生装备关键技术的重要内容。

**发展历史** 军队卫生装备人-机-环境系统工程技术是随着卫生装备建设不断发展而逐步形成的,经历了经验人机工程学、科学人机工程学和现代人机工程学三个发展阶段。军队卫生装备不仅要求具有高水平的工程质量,还要求具有高水平的人机工程学性能,符合人的生理和心理特点,具有宜人性、舒适性、安全性。因此,人-机-环境系统工程技术作为卫生装备的一项关键技术,始终贯穿于卫生装备发展的各个阶段。20 世纪 60 年代,军队卫生装备人-机-环境系统工程技术研究,基本是以卫生装备使用人员和研究人员的个体经验和主观感觉为主,属于定性分析与应用阶段,也就是经验人机工程学阶段。80 年代,随着卫生装备整体建设的快速发展,人-机-环境系统工程技术领域逐步积累了大量实验与试用数据,在定量分析基础上建立起了科学规范的分析与计算方法,进入到科学人机工程学阶段。21 世纪以来,随着计算机技术应用的突飞猛进,以及卫生装备的跨越式发展,出现了以数字化、信息化技术为基础的人-机-环境系统工程技术,军队卫生装备人-机-环境系统工程技术迈入现代人机工程学时代。

**基本技术** 军队卫生装备人-机-环境系统工程技术研究,本质上是着眼于系统中的人,主要研究人的适宜的工作条件和工作方式,通过改善人的作业工况和环境等条件,达到提高人的作业质量与效率。军队卫生装备不仅要求高性能高质量,还要求使用方便、操作性好、不易疲劳。军队卫生装备人-机-环境系统工程技术主要有:人机界面设计技

术、人体尺寸测量技术、人的力量和人的感觉能力测量技术、微环境设计技术等。①人机界面设计技术。主要指显示、控制以及它们之间的关联性设计,使人机界面符合人机信息交流的规律和特性。显示设计必须考虑传递信息的内容和方式,传递信息的目的或功能,显示装置的类型,传递信息的对象。控制器是指操作人员用来改变系统状态的装置,控制器设计必须考虑控制的功能、控制操作的作业标准、控制过程的人机信息交换、人员的作业负荷等。②人体尺寸测量技术。卫生装备舱(室)作业空间设计,主要参考人体尺寸数据,选取人体尺寸必须保证样本与总体的一致性。人体尺寸测量技术是根据 GJB 2873《军事装备和设施的人机工程设计准则》提供的人体尺寸数据,对卫生装备进行设计,使卫生装备结构尺寸和布局符合标准人体尺寸数据的要求。③人的力量和人的感觉能力测量技术。人的力量是指为实施某种控制动作而设计的最大力或阻力,应根据可能实施该控制动作的体力最小者所施加的最大力来加以确定;人的感觉能力包括视觉能力、听觉能力、心理因素等,而心理因素又包括适应性、应激性、专一性和智能等。④微作业环境设计技术。即指供暖、通风、空调、噪声以及振动等方面的设计技术,应保证舱(室)供暖、通风量、温湿度、照明、色调、噪声及振动等处于人体舒适区,确保操作人员在使用卫生装备时能有一个较为舒适的操作环境。⑤作业辅助设计技术。即为了获得高效能作业而设计的各种作业辅助技术和手段,包括制定选择操作人员的标准,编制培训教材、使用指

南,确定作业辅助手段等。除了系统本身的硬件以外,所有可用于保证人的作业效能的技术和手段,都属于作业辅助的范围。作业辅助有长时长效的,也有现场即时的。设计要求应明确、适量,既对作业操作要求简单明确,又切实符合使用者需要。

**应用领域** 军队卫生装备人-机-环境系统工程技术在卫生装备工程研制中应用广泛。①携行类卫生装备。可分析人在各种作业状态时的生理变化、能量消耗、疲劳机制,人对各种作业负荷的适应能力;考察人的视觉、听觉、触觉等感觉器官的功能特性;研究人在作业中的生理及心理因素对装备作业效能的影响。如卫生背囊携行结构的设计可同时兼顾外观、容量、环境适应性、人体生理结构特点等多种因素,以减少背负人员的体能消耗,提高背负舒适程度,减轻疲劳感。②运行类卫生装备。应用人体测量学、人体力学、劳动生理学、劳动心理学等研究方法,研究人体结构特征和技能特征,为卫生装备及其他工程设计提供人体各部位的尺寸、重量、体表面积、比重、重心,以及人体各部位在活动时的相互关系和可及范围等人体测量特征参数,以及人体各部位出力及活动范围,动作速度,动作频率,重心变化及动作时的习惯等人体功能参数。③机动类装备。作业环境适应性,包括大气成分、气压、温度、湿度、有害物质及致病微生物、噪声、振动、加速度、冲击等的变动范围,以及为防止上述变量的非控制波动超出安全范围所采用的安全装置设计。如机动装备的舱(室)密闭环境,可采用环境生理学测量方法对舱(室)内部的环境指

标和受试者生理指标的变化进行分析研究，舱（室）内部环境指标包括氧含量、二氧化碳含量、温度、湿度、气压、噪声等，受试者生理指标包含血氧饱和度、体温、心率、主观体力感觉等级（RPE）、疲劳症状问卷、听力影响问卷等。针对舱（室）内部气流流场，运用流体学仿真（Fluent）软件，以风机特性曲线作为初始条件，基于多相流模型（VOF）湍流模型对舱（室）内部气流流场进行数值模拟，研究如何合理地组织舱（室）内部空气的流动，避免气流短路现象，以达到良好的流动及分散效果。

（田 丰）

jūnduì wèishēng zhuāngbèi
guāngjīdiàn yītǐhuà jìshù

## 军队卫生装备光机电一体化技术（optical electromechanical integrating technology of military medical equipment）

具有光学、机械、电子、材料、计算机控制等技术集成与融合特征的知识、工艺与方法。军队卫生装备关键技术的重要内容。军队卫生装备光机电一体化设计，可以大量减少卫生装备的机械运动部件，进而减小由摩擦、撞击导致的磨损程度，大幅提高卫生装备的工作精度、工作寿命、稳定性和可靠性。

**发展历史**　光机电一体化技术的发展阶段主要经历了：①初始发展阶段。20世纪50～60年代，美国麻省理工学院研制出第一台数控铣床；美国乔治·德沃尔开发出第一台可编程机器人。②机电一体化阶段。70年代后，随着大规模集成电路（LSI）、超大规模集成电路（VLSI）和微型计算机技术的突破和迅猛发展，出现了"机电一体化（mechatron-

ics）"一词，机电一体化技术和产品得到了极大发展。③光机电一体化阶段。90年代以来，出现了"光机电一体化（optomecha-tronics）"一词，光机电一体化技术及其产品进入到高级发展阶段，并在军事领域得到广泛应用，亦对军队卫生装备设计及研发产生了重要影响，使军队卫生装备结构更加简化，操作更加方便。如全自动生化分析仪可实现操作全自动化；智能医用机器人可通过被控对象的数学模型以及外界参数实时的变化情况，自动规划最佳工作程序，极大提高了卫生装备的保障效能。

**基本技术**　军队卫生装备光机电一体化技术主要包括：①机械技术。是卫生装备光机电一体化的基础，其发展重点在于应用现代高新技术对经典的机械原理和设计思想进行创新，实现产品结构上、材料上的突破，满足减小重量、缩小体积，提高精度、刚度及改善性能的要求。光机电一体化技术与人工智能、专家系统以及计算机设计、制造与控制等技术相融合，形成了新一代的智能化机械制造系统。如3D打印技术等。②计算机与信息技术。其中信息采集、存取、交换、运算、分析与决策、人工智能技术、专家系统技术、神经网络技术等均属于计算机信息处理技术。③系统技术。系统技术从整体概念和系统目标出发，将总体分解成相互关联的若干功能单元并组织应用各种相关技术，其中，接口技术在系统技术中占有重要位置，它是系统各功能单元有机连接的技术基础。④自动控制技术。在控制理论指导下的系统设计、系统仿真和现场调试的技术，主要包括高精度定位控制、速度控

制、自适应控制、自诊断校正、补偿、检索等。⑤传感检测技术。是系统实现自动控制、自动调节的关键技术，其功能越强，系统的自动化程度就越高。传感器的种类很多，常用的有压敏传感器、温敏传感器、光敏传感器、电敏传感器以及复合介质传感器等。现代战争条件下要求传感器能快速、精确地获取战场信息并能经受严酷环境的考验，它是光机电一体化系统的核心器件。⑥伺服传动技术。包括电动、气动、液压等各种类型的传动装置，是实现光电信号转换为机械部件动作的驱动装置，对系统的动态性能、控制质量和功能有决定性的影响。⑦光学技术。利用物质所具有的各种光学性质，对物质进行定性、定量及结构分析的技术。主要包括旋光检测、折光检测、荧光检测、吸光度检测和散射光谱检测等。

**应用领域**　军队卫生装备光机电一体化技术应用主要包括：①卫生装备研发。如三坐标激光扫描仪、三维立体打印机、计算机辅助装配系统等。②卫生装备生产。如数控机床、多维加工中心、激光切割机、激光模具焊接机、柔性制造单元（FMC）、柔性制造系统（FMS）、计算机集成制造系统（CIMS）等。③卫生装备应用。如野战医学影像设备、远程诊疗系统、多功能便携式生命支持系统、野战快速检验系统等。

（吴太虎）

yězhàn jīdòng yīliáo píngtái gǎizhuāng jìshù

## 野战机动医疗平台改装技术（refitting technology of field mobile medical system）

战时可快速部署式卫生或医用舱室（上装）

及其运输承载平台（底盘）论证、设计与制造的知识、工艺及技能。军队卫生装备关键技术的重要内容。上装承载方式包括固定承载和可装卸承载；底盘应具有自驱动或被牵引能力，如汽车底盘，挂车底盘，装甲车，客运、货运列车，回程舰艇，民用船舶，货运、客运飞机以及直升机等。

**发展历史** 野战机动医疗平台改装技术是随着各种机动卫生装备的建设发展而逐步形成和发展起来的。19 世纪末期至 20 世纪初期，机动卫生装备通常直接采用或临时征用民品改装而成，其功能单一，结构也较为简单。第一次世界大战前，德军运用汽车改装技术研制出第一台简易流动手术车。20 世纪 20~50 年代，世界主要国家军队的野战机动医疗平台改装技术逐渐步入专业化，平台功能相对配套，初步具备越野能力。如 1938 年德军研制出了第一台装甲救护车。朝鲜战争期间，美军运用直升机改装技术研制的救护直升机，将伤病员从战地后送至医院船。20 世纪 60~90 年代，发达国家军队的野战机动医疗平台改装技术日臻完善，基本实现机械化、系列化并具备了原子、生物及化学武器沾染防护（简称"三防"）功能。20 世纪 60 年代，美军首次将自给式可运输野战医院（MUST）投放战场。进入 21 世纪以来，野战机动医疗平台改装技术从机械化开始向信息化方向转型。世界主要国家军队竞相采用互联网+数字化技术，机动医疗平台改装的信息化水平大幅提高，出现了远程医疗卫生技术车辆、野战 DR 和野战 CT 机动装备，野战机动医院亦广泛采用了医院信息系统（HIS）、检验室信息管理系统（LIS）、影像存储及传输系统（PACS）等。中国人民解放军野战机动医疗平台改装技术自 20 世纪 60 年代以来得到快速发展，陆续开发出客车、越野卡车、列车、装甲车、运输船舶和飞机等系列医疗平台改装技术，研制了野战手术车、装甲救护车、卫生列车、救护直升机、医院船等机动卫生装备，基本实现了机械化与信息化复合发展。

**基本技术** 主要包括以下几个方面。

*底盘改装技术* 某些被选用的基型底盘，有时不能直接用来承载上装，因此需要对其进行适当改装。①车辆底盘大梁加长技术。为满足承载上装—医疗舱室的要求，在车辆离去角、通过直径等通过性指标满足要求的情况下，可适当增加大梁后悬长度或轴距。②车辆底盘加装附属装备技术。为满足医疗舱室作业的特殊需要，在不降低基型车功效的前提下，可在基型底盘上加装轴带发电机、空调等设备设施。③车辆底盘原装部件优化技术。为了满足医疗舱室整体布置需要，可适当优化备胎固定形式和位置，调整油箱、储气筒位置等。④轴荷分配和质心控制技术。通过调整上装设备布局、底盘增加配重等技术措施，满足车辆对轴荷分配和质心控制的要求。

*上装总体设计技术* 主要包括确定战术技术指标、内部设备设施及总体布局、与底盘连接方式等；论证装备的主要功能、作业对象、作业能力、作业效果、适应性等指标；选择底盘型式，提出上装总体设计技术要求；选型/改装医疗设备设施、空调等环境保障设备、水电气保障设备、抗振减振部件等；按照操作流程合理、符合人机功效等原则进行整体布局设计。

*舱室结构设计与制造技术* 主要包括：①组装型大板车厢设计制造技术。设计、制造车厢统型厢板（大板）和型钢框架，以此为基础进行组装，完成大板车厢的整体制造。该技术标准化程度高，加工制造工艺先进、质量可靠。该种车厢既可与汽车底盘做固定联结，也可做可装卸式联结。②骨架型蒙皮车厢设计制造技术。以改装底盘为基础，设计、构建车厢金属底架和骨架，并在承重部位预设加强构件，有序敷设车厢外蒙皮、充填层、线管和内蒙皮等；骨架型车厢与底盘为固定式承载联结。

*人机工程设计技术* 主要包括：工作空间和工作装置的人体功效设计。工作负荷分析评估与机械环境匹配设计，人机信息传递显示与人的感知功效设计。①人机功能分析与分配设计技术。根据人与机械的关联关系，进行合理的功能操作设计。人机系统的各种功能，按其输入和输出联系起来，构成系统功能流程图，用以描述系统，分析系统各功能之间的关系。②作业结构与作业流程分析技术。合理规划操作人员的作业技术能级及其比例设计，分析系统作业结构并建模，确定作业准则，编制作业流程图，建立作业顺序。③人机界面结构设计技术。主要是作业界面空间、信息显示通道、显示装置，以及控制装置的人机信息交换；界面尺寸、参数及结构形式设计；空间界面适应性测试设计等。

*舱室环境设计与监测技术* 主要包括：①结构密封设计。运用结构力学和材料力学原理，将结构与高效密封材料相结合，设计符合隔热、降噪、物理射线和

尘埃侵入防护及满足洁净度等级要求的密封结构。②温湿度、气流场设计。依据舱室高低温度湿度指标要求，进行辅助热（冷）源及空气流动控制装置设计，满足舱室内的高温、低温、湿度、微风速的可调节要求。③高洁净度与核生化战剂防护设计。在结构密封设计的基础上，对有特殊洁净要求（如手术室，重症监护室，烧伤治疗室等）的舱室环境空间，采用适宜的消毒灭菌技术及舱室超压或负压防护技术，实现污染的洗消与防护。④照明与色彩环境设计。照明设计主要包括光源空间分布、照度分配、灯具结构形式确定、发光效率及照度评估，色彩调节设计包括舱室环境空间壁板、医疗设备、仪器仪表等的表面色彩的设计。⑤减噪降噪技术。主要是降噪设计，综合运用降噪结构与降噪材料，隔离噪声、降低噪声，将噪声控制在允许范围内。

**减振隔振设计及人体振动响应与舒适性评估技术** 运输车辆基型底盘的减振效果通常难以满足上装医疗设备和伤病员耐受的需要。因此，需要在基型底盘减振措施的基础上进行二次减振隔振设计。在振动环境下，当结构物的工作频率远离系统的固有频率时，可以较大的减低振幅；人体功效学研究表明，人的头部固有频率为 300~400Hz，腹部内脏的固有频率约为 30Hz。同时，科学实验研究也建立了人体振动系统模型。这些基础数据和系统模型为人体振动全身暴露响应评估和减振隔振装置结构设计，提供了基本依据和路径。即人们可以通过设计伺服反馈系统，达到减弱或隔离振动的目的。其基本原理是首先由精密敏感元件检测、

提取振动源的振动信号，再经过信号的放大、滤波、转换、处理，最后实现控制隔振执行机构产生抵消振动源的干扰信号。振动测试技术，是振动环境下，物体振动响应与人体振动舒适性评估的基础技术。

**移动电源输配电及通信技术** 主要包括：①电源设计。移动电源有多种形式，包括发电车、发电机组、不间断电源和电瓶组等。面向电能用户的需求有不同途径的设计技术。②电能需求与分配设计。电能用户一般有多种电源的需求，其负荷类别也有多种。分配设计主要包括电源变换、负荷分配与供电方式、电力系统电压等级与终端电器匹配等分配设计技术。③电力系统布线网络结构设计。包括线路类别、线路结构走向、电器分布、线路故障自诊断与报警系统等设计技术。④电气系统安全设计。包括：短路过载保护、电气热稳定性及防过热保护、移动装备电路特殊绝缘、静电放电防护和雷电安全防护等设计技术。⑤通信与信息处理设计技术。主要包括勤务作业通信技术，医疗信息采集、储存、传输、处理技术等。

**可靠性可维修性与环保设计技术** 主要包括：①可靠性可维修性设计贯穿装备研发的全过程，包括产品设计、制造、试验、运行、管理各个环节。基型平台改装后的可靠性评估，包括设备设施装置可靠性设计、差错率和失效率控制设计、备份与冗余设计、人机界面结构、运行、操作可靠性设计、故障状态与可修复性设计、系统失效性与修复性评估等。②环保设计技术主要有：医疗废弃物处理、医用水补给与排放处理等。

**应用领域** 野战机动医疗平台改装技术直接应用于以基型底盘为基础的野战机动卫生装备的设计制造。①地面机动卫生装备。车辆式野战外科手术系统、帐篷式医院系统、方舱式医院系统、卫生列车、核医学检测车和移动式生物安全实验室等。②空中机动卫生装备。卫生飞机和救护直升机等。③海上机动卫生装备。医院船、卫生运输船和救护艇等。

（谭树林）

zhànshāng jíjiù bāozā cáiliào gǎixìng jìshù

## 战伤急救包扎材料改性技术

（modification technology of emergency treatment dressing of war injury） 综合运用物理、化学、生物等技术，改进、提高战场伤员现场救护器材、材料的理化及生物特性的制备工艺与方法。军队卫生装备关键技术的重要内容。战伤急救包扎材料改性以提高战伤止血镇痛效果和防止创面感染为研究目标。随着创伤修复理论、再生医学、组织工程及高分子材料的研究和发展，战伤急救包扎改性技术研究的主要内容包括：具有快速止血、消炎镇痛以及压力显示的包扎材料与器材；具有促进细胞生长和组织再生功能的体表创面修复材料；具有仿生结构及功能、可替代天然皮肤的修复材料；具有抗菌和基因诱导物质的纳米缓释修复材料等。

**发展历史** 两千多年前，人们已经知道利用纱草、棉麻等天然材料对伤口进行敷盖和保护。20 世纪 30 年代以后，出现了人工合成的聚合物材料，其在力学强度、柔软度等方面都优于天然材料；人们开始将其替代棉麻等天然材料，用于伤口和创面的包扎。70 年代，随着研究深入，通过采

用改性技术陆续开发出具有止血、镇痛和抑菌功能的急救包扎材料。如捷克斯洛伐克通过将药物溶液沉淀凝固在或使用非交链聚合体熔融物固化在无毒织物上，研制成具有创面保护功能的柔软绷带。美国利用聚丙烯酸酯薄膜研制的绷带，可单独使用，也可复合在纱布上使用，该薄膜和水反应后生成为一种能抑制细菌生长，且不刺激伤口的抗菌物。80年代以来，以高分子聚合物为基质，复合陶瓷颗粒、银离子和生物活性因子等功能性材料广泛用于制作新型包扎器材。日本研制的一种载有止血剂的包扎材料，止血剂可以是蛋白分解酵素、凝血致活酶和纤维素朊等，包扎材料接触层形状稳定性好、吸湿能力强，在创面形成完整的保护膜。中国研制的壳聚糖聚乙烯醇膨胀止血海绵，兼具聚乙烯醇高吸液膨胀性与壳聚糖阳离子聚合物止血性能，其吸液膨胀倍率达3.58；利用基于壳聚糖及其衍生物良好的抗菌性，壳聚糖经羧甲基化改性，制备出羧甲基壳聚糖银天然高效抗菌复合材料。进入21世纪，各种生物功能性材料、纳米材料和敏感性材料快速发展，不仅具有天然材料的良好仿生特性和生物相容性，而且免疫原性更低，质量更易控制，很多已作为急救包扎材料投入规模化生产。美国研究人员利用协同自组装原理，采用硬模板法制备了不同孔径、粒径的介孔二氧化硅纳米颗粒，使用介孔硅颗粒制作的包扎材料具有良好的止血性能。

**基本技术** 急救包扎材料改性技术主要包括物理、化学及生物等改性技术。①物理改性技术。主要方法包括共混、物理交联、浸渍、涂层等。共混指在包扎材料的成型期或后期整理过程中将几种材料混合，加入某些具有特殊功能的成分以改善包扎材料的性能，具有简单易行、效果显著的特点；物理交联是利用光、热等辐射使聚合物发生交联，改善材料的力学性能、生物相容性等性能；浸渍法主要指将包扎材料浸入载有特定成分的溶液中，溶液通过渗透浸入敷料中，再经过干燥等后处理方法使所需成分附着于包扎材料上；涂层法主要指将所需成分均匀涂于包扎材料表面的方法，通过粘合作用在包扎材料表面形成一层或多层薄膜，从而改善包扎材料的止血、防水透湿、阻隔细菌等功能。②化学改性技术。主要包括化学交联、表面接枝等。化学交联是通过缩聚反应和加聚反应实现；表面接枝法是指利用有机物分子中的官能团与包扎材料表面发生化学反应，对包扎材料表面进行包覆致使包扎材料表面性质得到改进的方法。③生物改性技术。主要包括生长因子的缓释、基因转染、重组、工程化皮肤组织等改性方法。生长因子缓释主要是通过微球包埋、共混或接枝等方法实现表皮细胞生长因子、成纤维细胞生长因子、血管内皮细胞生长因子等在包扎材料上的缓释，从而实现促进表皮细胞、成纤维细胞、血管内皮细胞增殖的功能；基因转染、重组改性主要是通过基因转染、重组实现材料的规模化生产，包括细菌合成纤维素包扎材料、基因转染猪皮包扎材料、重组蛛丝蛋白包扎材料等；构建工程化皮肤组织主要是将皮肤细胞接种于支架材料上，构建具有生物活性的组织工程化皮肤。

**应用领域** 战伤急救包扎材料改性技术的应用领域较为广泛，主要有以下几个方面。

传统棉制品材料改性 普通的脱脂棉、纱布经过灭菌后使用，仅对创面起到简单的敷盖作用。采用物理及化学改性方法对其进行改性，可以克服其容易粘连创面的缺点。物理改性方法主要是对其进行药液浸渍或涂层，用于浸渍或涂层的材料主要有各种医疗用药物、制剂和医用高分子材料。化学改性方法主要是对纱布进行羧甲基化处理制备可溶性纱布，以及活化处理制备酶固定化纱布等。

医用高分子材料改性 医用高分子材料属于一种特殊的功能高分子材料，它分为天然生物材料和合成高分子材料。①天然生物材料改性。从动植物体中提取的壳聚糖、海藻酸盐、丝素纤维天然活性高分子材料等，具有良好的生物相容性，在促进创面愈合方面有很好的作用，通过对材料进行改性提高急救包扎材料的综合性能。②合成高分子材料改性。通过选用不同成分聚合物和添加剂，改变表面活性状态等方法，进一步改善其性能。

人工纤维蛋白包扎材料改性 人工纤维蛋白是仿照肝脏合成纤维蛋白制备的产品，是一种含有凝血因子的蛋白质多聚体，能够更好地起到止血作用。

矿物质包扎材料改性 从天然矿物质中提取分子筛物质，如沸石、石墨等，经改性后制备成内层敷盖材料，可进一步提高抗炎、抑菌、抗菌及诱导上皮细胞再生的作用。

金属类包扎材料改性 金属类包扎材料主要有银包扎材料、锌包扎材料和铝包扎材料。通常做法是把金属与纤维混织；用含有金属离子的溶液处理纤维；在包扎材料表面镀一层金属膜；把金属混合在黏合剂中等。金属材料与伤口湿润环境接触时，可不断释放金属离子，形成一种有利于伤口愈合的生理环境，不粘连伤口创面。

**薄膜包扎材料改性** 薄膜型包扎材料包括液体类包扎材料和薄膜类包扎材料。液体类包扎材料可涂覆在皮肤上作为保护层或药物载体，并可在任何条件下用于任意形状的伤口创面。薄膜类包扎材料是在生物医用薄膜上涂覆压敏胶而成。薄膜类包扎材料的特点是透明、易于观察伤口的变化，同时它能紧密黏附于创口表面，可有效保持创面渗出液，提供利于伤口愈合的湿润环境。

**无纺布包扎材料改性** 非织造布用作医用包扎材料能大大改善包扎材料的性能，制备方法有水刺法、针刺法、纺粘法等，以及静电纺丝技术制备的纳米非织造布。在非织造布上载入药物或微胶囊，可以提高包扎材料的性能，更有效地促进伤口愈合。

**海绵包扎材料改性** 海绵包扎材料具有多孔结构，弹性好，可塑性强，轻便，透气性好，吸液能力强。当与潮湿的伤口接触时，可以把脓血从伤口表面去除，在维持湿润环境的同时而不引起组织浸渍。当与比较干燥的伤口接触时，泡沫的结构可防止水分过度地从伤口上挥发，以保持一定的湿润环境。

**水凝胶包扎材料改性** 水凝胶吸水溶胀后成为具有三维网状结构的胶状物质，在湿润环境中依靠伤口自身渗出液中的胶原蛋白降解酶来分解坏死物质。聚乙烯醇、聚丙烯腈和聚丙烯酸等材料吸收渗液后可形成凝胶，易于更换，在伤口愈合的过程中，凝胶不会粘连伤口，可加速上皮细胞生长，加速新微血管再生，抵抗细菌入侵，防止伤口感染，可负载各种药物。

**复合包扎材料改性** 不同的伤口以及同一个伤口的不同治疗阶段，包扎材料也不尽相同，任何一种包扎材料都难以满足伤口愈合的全部需要。天然材料制成的包扎材料大部分吸收性好，具有良好的生物相容性及生物活性，但是机械性能差。合成高分子材料隔绝性能好，机械强度高，但是吸收性能不及天然材料。所以通过不同材料的组合，形成复合包扎材料，可以较好地满足伤口愈合过程中的各种要求。如水凝胶与合成薄膜或泡沫结合使用；也可以通过物理或化学方法在包扎材料中引入药物，得到药物性包扎材料等；以满足伤口治疗过程中的镇痛止血、防感染促愈合及创面保护作用。

(张西正)

zhànshí yīyòng yǎngyè zhìbèi jìshù

## 战时医用氧液制备技术

（medical oxygen and liquid preparation technology at wartime）野战医用制氧、制液工艺流程及其装备的设计与制造技术。军队卫生装备关键技术的重要内容。包括医用氧气制备技术和医用药液制备技术。医用制氧设备通过物理或化学的方法制备的医用氧气，可用于伤病员的紧急救治。医用制液设备可将天然水源水制备成制药用水，可用于原料药液配制和伤员伤部或医用器械等的清洗。

**发展历史** ①医用氧气制备技术。1771 年，瑞典药剂师谢勒（Carl Wilelhm Scheele）在加热二氧化锰和硫酸时，观察到有一种气体产生，并称为"火空气"，即是现在的氧气。1774 年，英国化学家普里斯特（Joseph Priestley）利用大凸透镜将太阳光聚焦后加热氧化汞制得纯净氧气。1775 年，法国化学家拉瓦锡（Antoine-laurent de Lavoisier）在进行"脱燃素空气"实验后，把发现的元素取名为"氧"。第一次世界大战，英国医生霍尔丹（John Scott Haldane）用氧气成功治疗了氯气中毒伤员，奠定了氧气用于临床治疗的基础。第二次世界大战后，军队已普遍采用氧气瓶作为供应氧气的保障装备。20 世纪 80 年代后，液氧逐渐成为新的医疗供氧方式。1991 年，美军在海湾战争中使用了液氧制备供应系统。随着现代战争对卫勤保障的要求不断提高，完全依靠后方供应氧气已不能适应战伤救治需要，因此，世界主要国家军队开始研究野战环境中快速制取氧气的方法和便携、机动的制供氧装备。氧气的制备方法主要有深冷法、变压吸附法、化学法、电化学法、膜法等，战时制氧采用最多的技术方法是变压吸附法和化学法。20 世纪 60 年代以来，中国人民解放军先后利用氯酸钠氧烛燃烧反应产氧原理，研制了小型产氧器，用于高原测绘部队作业应急供氧；利用过碳酸钠与水反应产氧原理，研制出便携式化学产氧器，为单兵提供急救氧气；利用变压吸附空分制氧原理，研制出野战气体方舱、野战制氧挂车、野战制氧车等机动制氧设备。进入 21 世纪，氧气吸附分离材料以及变压吸附耦合制氧工艺、膜分离技术、质子交换膜电解技术等取得新进展，并应用于野战制氧系列装备研制。②医用液体制备技术。1832 年，苏格兰医生托马斯（Thomas Latta）实验性地将盐类液体输入一名生命垂危的霍乱病人，开创了静脉输注治疗模式。传统的制药用水制备方法为蒸馏法，随着科技进步和现代战争伤员救治药液需求量的增长，进一步促进了野战医用药液制备技术的研究。20世纪60年代，美军开展了离子交换树脂用于小型野战纯水器制取制药用水的可行性技术研究；80年代，美军又开展了膜分离制备制药用水技术工艺的研究，研制出多种型号的小型制药用水装置。中国人民解放军在红军时期、抗日战争和解放战争期间，克服多种困难，采取简易方法制备医药用水、配制药液，解决了生理盐水供应的难题。20世纪50年代，开展了以蒸馏法为主的制水配液技术的研究，研制出多种规格型号的制水配液装备。60年代，基于电渗析技术建立了第一个野战制液站，为部队提供制药用水和输注液体。此后，又相继开展了离子交换、膜分离等野战制水配液技术的研究，进入21世纪以来，掌握和发展了反渗透、电去离子、荷电微孔滤膜等先进的制水配液技术，研究了药液浓缩剂型和干粉制剂，制订了野战制水配液技术通用规范。

**基本技术**　包括以下几方面。

战时医用氧气制备技术　主要包括变压吸附法和化学法。①变压吸附法。是战时使用最多的以空气为原料的空气分离制氧方法，其原理是根据分子筛吸附剂对空气中氧气、氮气和氩气不同组分的吸附特性分离出氧气。压缩空气经过滤、干燥等预处理，进入填充分子筛的吸附塔中，通过压力的改变，分子筛交替进行加压吸附和减压解析分离出空气中的氧气。传统的变压吸附法制备的氧气浓度为93%左右，随着新型分子筛吸附剂及变压吸附耦合工艺的应用，变压吸附技术制备的氧气浓度可达99.5%以上。②化学制氧法。是利用某些含氧化合物在一定条件下，通过化学反应来制取氧气的方法，该方法产氧速度快，不需外接电源。常用的产氧剂为超氧化物、过氧化物、氯酸盐及过碳酸盐等，但由于产氧剂属一次性消耗品，成本较高，主要适合某些短时间且需氧量少的特殊场合使用。另外，膜分离、质子交换膜电解、溶氧电极等新型制氧技术的出现以及深冷液氧和变压吸附分离技术的发展，不断拓宽了战时医用氧气制备技术领域，为提高野战制供氧装备的性能打下了坚实的技术基础。

战时医用药液制备技术　包含有制水和配液两个既相互独立又密切相关的工作，主要包括制药用水制备、药液配制、封装、灭菌、质检等技术。用于配制药液的制药用水为纯化水和注射用水。天然原水经絮凝沉淀、过滤吸附、消毒灭菌等预处理，再经反渗透、电去离子、离子交换或其他适宜的方法制得不含任何附加剂的纯化水，纯化水不能直接用于配制输液及注射剂，可以用于清洗消毒和外用药剂制备。纯化水经蒸馏可制备出注射用水，用来配制输注液体。配制药液用的氯化钠、葡萄糖等原料药与注射用水按相关生产规范，经浓配、稀释、过滤、灌装、封口等工艺，制备成瓶装或袋装输液半成品，再经消毒灭菌、检验合格后成为输液成品。战时制备的药液主要有葡萄糖注射液、氯化钠注射液、葡萄糖氯化钠注射液、复方氯化钠注射液和生理氯化钠溶液等。

**应用领域**　医用氧气与医用药液制备技术是设计、制造战时机动医用氧液设备的核心关键技术，对于保障战时伤病员紧急救治吸氧、输液，降低伤死率、提高治愈率具有重要作用。平时也可用于高原部队卫生勤务保障和灾难医学救援保障。

（朱孟府）

zhànshāng jíjiù xùnliàn mónǐ jìshù

**战伤急救训练模拟技术**
（first-aid simulation training technology of war injury）　伤员生命体征表征与感知、施救技能培训演练与评估仿真学习系统的研究、设计、制造的经验、知识及方法。军队卫生装备关键技术的重要内容。主要包括战伤模拟技术、伤情感知技术和救治技能评价技术。战伤模拟技术是通过计算机仿真和虚拟现实，尽可能从人体解剖结构、生命体征、战伤特征等方面逼真地展现战场伤病员的伤类伤情，使受训者获得较为真实的训练体验；伤情感知技术是通过传感器技术尽可能全面获取和显示受训者实施战伤救治的完整操作流程、治疗手法等信息和数据；救治技能评价技术是在感知获取信息基础上，通过与标准操作要求的定量比对，科学评价受训者的训练效果。以战伤急救训练模拟器材替代真实伤员病例，不仅可使受训人员获得像接触真实伤员病例一样逼真的救治训练操作感受，同时还具有不同培训科目可灵活按需设置、反复训练，以及训练成本低、不会产生不良医疗后果等显著优势。战伤急救模拟训练系统主要针对战伤伤病员的包扎、止血、固定、通气和搬运等技术的普及和运用进行设计。

**发展历史**　20世纪50年代，挪威挪度（Laerdal）公司开发出了第一个用于心肺复苏训练的急救训练模拟人安妮。早期急救训练模拟技术主要解决解剖相似性问题，通过机械结构获取最基本的训练效果及评价数据，只能完成较为单一的专项训练，如心肺复苏、气管插管、静脉穿刺等。随着计算机技术普及，出现了计算机辅助急救训练模拟技术，比较经典的计算机辅助训练系统有分娩训练模型、多功能护理训练模型、基础生命支持训练模型等。随着生理系统建模理论及传感器技术、一体化的微型器件系统（MEMS）技术不断成熟，使用于急救训练模拟的生理驱动技术广泛应用，生理驱动技术力求建立血液循环系统、呼吸系统、内分泌系统的模型，从而逼真模拟出人体的相关生理参数。生理驱动技术的最大优势在于使急救训练模拟系统在生理层面具备了与人体的相似性，使急救训练模拟效果有本质提升。该技术被用于综合训练模拟人系统，使得模拟人能模拟生理参数，具备生命体征，并能根据伤情病情发展合理做出调整，用于训练复杂伤病的诊断、治疗。但是，采用该类技术的急救训练模拟系统变得越来越复杂、庞大，成本也急剧上升，成为制约该技术广泛推广应用的瓶颈。因此，人们转而寻求一种能获得逼真训练体验，成本上更为经济的新技术——虚拟现实技术。虚拟现实技术在实物仿真难以实现的外科手术模拟、场景模拟上有显著的优势，通过 3D 立体显示、力反馈，受训者可获得逼真的视觉、触觉体验。虚拟现实技术的应用，可大大提升受训者急救训练效果和效率。从计算机技术、生理驱动技术到虚拟现实技术的应用发展，战伤急救训练模拟技术也在不断跟进、综合运用这三项先进技术并取得了许多成果。

美国、德国、以色列等国在战伤急救训练模拟技术研究和开展医疗培训应用方面均走在前列。美军建有医疗模拟培训中心（Medical Simulation Training Center），其研究内容涵盖战伤急救、护理及外科手术的模拟培训等领域，取得了一系列战伤急救训练模拟技术研究成果与实物性装备。20 世纪 80 年代以来，中国多家企业从事医疗培训模拟人研发工作，产品主要满足医院、医学院临床教学需求，但相对缺乏针对部队战伤急救训练的专用产品。21 世纪初，中国人民解放军开始进行战伤急救训练模拟人的研究工作，相继掌握了战创伤出血模拟、胸廓力学特性模拟、"脊柱"运动测量、"骨折断面"相对运动检测等关键技术，在借鉴国内外相关产品的基础上，自主研发出止血、心肺复苏、搬运、骨折固定等训练模拟人原理性样机。

**基本技术**　战伤急救模拟训练的基本技术围绕模拟、感知、评价三部分展开。①战伤模拟技术。一方面可营造出逼真的训练环境，使受训者获得身临其境的感受；另一方面可使模拟人具备与真人相似的生理、解剖、病理特征，使受训者获得真实的反馈，提高了自救互救训练效果。模拟采用的主要技术有生理系统建模与仿真、虚拟人体技术、3D 显示技术、多媒体技术等。借助生理系统建模与仿真的研究成果，建立人体呼吸、血液循环、体温、内分泌、神经、消化等系统的数学模型，借助计算机仿真技术模拟人体关键生理参数，获得依据伤病情发展合理变化的脉搏、体温、呼吸等生理参数，指导物理模型设计，使复杂病症及其救治模拟成为可能。虚拟人体技术是

近年来国际上发展起来的一种前沿技术，即指把人体形态学、物理学和生物学等信息，通过巨型计算机处理获得数字化虚拟人体，搭建起可代替真实人体进行实验研究的技术平台。研究目标是通过人体从微观到宏观结构与功能的数字化、可视化，进而完整地描述基因、蛋白质、细胞、组织以及器官的形态与功能，最终达到人体信息的整体精确模拟。虚拟人体包括 3 个研究阶段——虚拟可视人、虚拟物理人和虚拟生理人。借助虚拟人体技术，可获得数字化的人体几何参数模型，利用计算机辅助设计与制造，可塑造出解剖结构高度相似的物理模型，同时结合虚拟现实手段可实现虚拟解剖教学与培训。3D 显示与多媒体技术用于营造出逼真的急救环境，如模拟自然灾害、恐怖袭击、战争现场等，可产生精确的 3D 场景影像，受训者置身于 3D 模拟场景获得临场感，可培养受训者应对复杂现场的心理素质及团队协同能力，同时增强训练的逼真性。②操作感知技术。首先通过获取受训者的操作过程信息，再经过系统感知机构分析、判断，最后对受训者的操作动作准确性做出正确的反馈。感知采用的主要技术有传感器技术、力反馈技术、MEMS 技术、运动捕捉技术等。传感器用来测量压力、温度、声音、加速度等。通过表面接触力传感器阵列，战伤急救训练模拟装备不仅可获知接触力的大小，并能精确测量接触力的分布，使物理模型获得一种类似触觉的能力，从而对受训者的接触做出合理反馈，如触摸模拟人的脉搏、进行瞳孔对射检测等操作正是依赖触摸感知实现正确检测。接触力传感器多采用压阻式、

压电式、光电式、电容式、电磁式等测量方式。柔性测量是通过音频采集传感器及语音识别技术，使模型具有了类似听觉的能力，从而使模型能与受训者进行语言交流，受训者可以通过问诊的方式对模拟病人的病情做出判断。在虚拟的战伤急救训练系统中，力反馈技术被广泛应用，通过采集受训者的操作力信息，经过仿真系统分析解析出合理的反馈力，再通过复杂的力反馈机构将虚拟物体的空间运动转变成周边物理设备的机械运动，使训者在操作不同的急救器材与卫生装备或进行不同手术部位操作时获得不同的力感受，体验到真实的力度感和方向感。由微传感器、微执行器、信号处理和控制电路、通讯接口和电源等部件组成的一体化的微型器件系统（MEMS），可将战伤急救训练模拟信息的获取、处理和执行集成于一体，组成具有多功能的微型系统，置于物理模型中，大幅度地提高物理模型的自动化、智能化和可靠性水平，从而使在有限空间内实现复杂的物理模型功能成为一种可能。运动捕捉技术用于虚拟的战伤急救训练，可对受训者在物理空间进行定位，实时解算出位置、速度、运动姿态，再由计算机直接对数据综合分析处理。③技能评价技术。是将传感器获取的各类信息转化为救治技能训练评价所需的关键参数，通过一定的优化算法，计算受训者的训练效果分值，并综合运用医学统计、最优化技术、路径搜索、专家系统等技术对受训者技能水平做出评价。

**应用领域**　战伤急救训练模拟技术在卫生装备管理使用和研发过程中应用广泛，主要包括：①战伤急救训练模拟装备研制。

如运用战伤急救训练模拟技术支持研发综合训练模拟人、后送搬运训练模拟人和止血手臂等战伤急救训练模拟器材、装备等。②战伤急救技能培训。针对基层部队官兵学习、掌握包扎、止血、固定、通气和搬运等自救互救技术的普及需要，组织技能训练；针对医护人员培训临床救治能力以及专项技能操作能力进行培训；针对救治团队，组织协调与团队配合能力培训；针对救治机构，考核、训练指挥者的指挥管理能力，考核救治机构整体的资源配置能力和救治效率。③野战急救器材与装备的性能测试与评价。代替人体进行野战急救器材与装备的性能测试与评价，降低野战急救器材与装备开发成本与风险，获取定量的、可重复的实验数据。④战伤急救医学研究、人机工程学测试以及急救医学虚拟仿真模型验证等。

（田　丰）

zhànchǎng shāngyuán sōujiù jìshù

## 战场伤员搜救技术

（search and rescue technology of war casualties）　战时寻找与营救伤员的卫生装备器材研究、设计、制造的经验、知识以及方法。军队卫生装备关键技术的重要内容。其中，主动式战场伤员搜救技术又称约束式寻找技术，主要依靠无线电遥测与定位技术，要求被搜寻对象佩戴传感器和无线发射器；被动式战场伤员搜救技术又称为无约束式寻找技术，主要依靠非接触式生命参数探测技术和成像技术，不要求被搜寻对象事先佩戴传感器和其他辅助装置，对搜寻和检测对象无任何约束。

**发展历史**　战场伤员搜救技术早期多采用点频连续波雷达体制。1998年，美国研制了毫米波

段手电式雷达，可在一定范围内探测出是否有生命体存在。为了进一步提高穿透能力，美国密歇根州立大学研究小组采用L和S波段的两种不同频率的双天线连续波雷达同时进行探测，在模拟震后坍塌建筑物的废墟中，成功检测出了自由躺姿状态下人的呼吸信号。为了获取生命体的距离以至方位信息，一些研究机构对建立调频连续波体制和超宽谱体制进行探索性研究。1999年，美国时域公司（Time Domain）研究的UWB体制生命探测技术，探测波可以穿透普通非金属墙，探测到10m范围内的活动目标，并可提供距离信息；2005年，雷神（Raytheon）公司研究了调频连续波（FMCW）体制的穿墙监视系统；加拿大阿克拉（Akela）公司研究的频率步进（stepped-frequency）连续波雷达（450MHz~2GHz）用于成像穿墙监视。上述研究促进了雷达式生命探测技术的发展，但该技术在实际救援工作中，并没有表现出人们所期望的突出效果。鉴于伤员搜救现场环境复杂，当遇到不适合救援人员工作的危险环境时，使用机器人探测装置，进行搜救是一个全新有效的方法。如在美军TATRC资金的资助下，美国维克那机器人公司（Vecna）研制了代号为"BEAR"的人形机器人，可在矿井、战场、毒气泄漏空间或地震废墟中确定伤者位置，救出伤者并将其运至安全区域。日本京都大学研制出一种四节四面履带救援机器人"MOIRA"，该机器人采用电机同时驱动四周履带，在废墟中具有很好的行走能力和抗倾翻能力。"蛇眼"是一种光学搜索仪器，仪器前面有细小的探头，可深入极微小的缝隙内探测，并将信息传送

出来，救援队员利用观察器可获取瓦砾深处的信息。日本科学家研制的蛇形机器人，每个关节都有一个微型马达为其提供动力，活动更为便捷，可以进入到狭小的空间寻找伤员，并将信息传递给搜救队员。21 世纪，中国人民解放军运用雷达探测技术，开发出伤员探测仪，用于战场和灾难医学救援中的伤员寻找定位。

**基本技术**　包括以下几方面。

主动式战场伤员搜救技术　主要包括：①无线电搜寻技术。主要是通过接受被搜寻对象发射的无线电信号来发现、寻找伤员。搜寻系统通常由多个发射机和接受机组成，发射机体积小、重量轻、佩戴在作战人员身上，有时还兼有生理状态监测功能，通过生理传感器，监测作战人员生理状况，判断伤势的轻重，对于无自主能力的伤员，它可自动启动发射开关，发出求救信号。接收机一般由搜救人员携带，大多为手持式，主要用来接受呼救信号，并测向、定位，以发现伤员。②全球卫星定位技术。可实现全天候和全球立体覆盖，信号可靠性高，定位精度高。美国的 GPS 系统能在全球范围内进行全天候的、连续的高精度三维定位，同时提供三维速度和同步信息，具有精确定位的巨大技术优势。中国的北斗卫星导航系统由空间段、地面段和用户段三部分组成，可在全球范围内为各类用户提供高精度、高可靠定位、导航、授时服务，并具短报文通信能力，伤员可通过短报文向终端发送求救信号。

被动式战场伤员搜救技术　主要包括：①雷达式非接触生命参数探测技术。主要基于人体在雷达信号的作用下产生的时域多普勒回波，进行分析判断目标区域内有无生命体存在以及生命体具体位置信息，同时利用超宽谱电磁脉冲信号对障碍物的强穿透性，结合专业的雷达信号处理算法，最终实现在目标区域中快速探测、搜救幸存者。②声波生命参数探测技术。主要用来搜寻被障碍物（废墟等）遮挡的难以发现的伤员，该探测器能通过传感器检测到通过固体物质或空气传播的振动或声音信号，并定位发现伤员。③心跳介电场式生命探测技术。其以被动接受方式侦测远端微弱心跳介电场的方向，并只侦测存活的人员，而不受其他动物的干扰，能穿透钢板、水泥、复合材料、树丛等各种障碍物，侦测距离在开放空间可达 500 米，水面上达 1 千米。④热成像生命探测技术。利用红外生命探测技术，探测负伤人员身体热量，光学系统将接收到的人体热辐射能量聚焦在红外传感器上后转变成电信号，处理后经监视器显示红外热像图，从而帮助救援人员确定伤员的位置。

**应用领域**　伤病员搜救技术及其仪器设备极大地增强了发现伤病员和抢救伤病员的能力，缩短了伤病员的遇险时间，为伤员得到有效救治赢得了宝贵的时间，在战伤救治中起着重要作用。主动式战场伤员搜救技术主要用于实时监测士兵生命体征和位置信息，引导救援人员或直升机等移动救援装备接收紧急遇险信号，迅速锁定伤员，缩短救援时间。被动式战场伤员搜救技术主要在有限区域目标内搜救伤员使用，通过手持、机载或移动等方式搭载搜救装备，通过扫描战场相关区域，搜寻伤员。雷达、光学、生物学以及微仪器等多技术融合，以主动控制技术为主的物联式搜

救技术，是未来战场伤员搜救技术的发展趋势。

（吴太虎）

wèishēng yīyòng cāngshì chāoyā fánghù jìshù

## 卫生医用舱室超压防护技术

（over pressure protection technology of medical chamber）　研究、设计、制造生物气溶胶滤毒净化、新风补充以及正压防护密闭型野战医疗舱室、场所的经验、知识及方法。简称正压防护技术。是军队卫生装备关键技术的重要内容。该技术可以实现并保持密闭型医用舱室、场所内部洁净空气压力高于外部的污染空气压力，且将外部污染空气滤毒净化后，作为洁净新风输送进舱室、场所内。

**发展历史**　超压防护技术是随着空气过滤器技术的发展，而形成的一种污染气流组织工程净化方法，而空气过滤器技术的迅猛发展又与军事工业及电子工业的发展紧密相关。空气从压力高处向压力低处定向流动是一种自然现象。由于高效空气过滤器能够去除空气中的有害颗粒物，从而使超压防护成为去除各种有害颗粒物的有效手段。第一次世界大战期间，由于化学毒剂的使用，以石棉纤维过滤纸作为滤烟层的军用防毒面具应运而生。20 世纪 40 年代，玻璃纤维过滤介质用于空气过滤在美国取得专利。50 年代，美国对玻璃纤维过滤纸的生产工艺进行了深入研究，使空气过滤器性能得到了极大提高和发展。60 年代，高效空气过滤器（HEPA）问世；70 年代，采用微细玻璃纤维过滤纸作为过滤介质的 HEPA 过滤器对 0.13 微米粒径的粒子过滤效率高达 99.9998%。80 年代以来，随着新的检验测试

方法的出现，对滤材过滤性能的要求显著提高，防护性能更高的超高效过滤器（ULPA）应运而生。军队固定式防御工事、战斗车辆和轻型掩蔽部等均广泛使用、安装了滤毒通风装置，以适应核生化战场条件下作战的防护需要。20世纪90年代，中国颁布实施了一系列生物安全防护国家军用标准，有效规范了超压防护技术在军队卫生装备领域的应用。中国国家军用标准规定，静止状态的防护舱室的内部超压不低于100Pa，运动状态的防护舱室的内部超压不低于250Pa。进入21世纪，超压防护技术广泛应用于卫生装备的医疗方舱、卫生帐篷以及在染毒区工作的医护人员个体防护装备中。

**基本技术**　超压防护技术主要有：空气净化、机械密封、气流组织和风量测控等技术。①空气净化技术。人们将气溶胶分散体系在通过多孔介质的运动中所发生的分离过程称之为过滤。过滤时，悬浮于气溶胶分散体系中的有害固体或液体粒子被多孔介质（纤维层或颗粒床）滞留，因而气体得到完全净化、顺利通过。滤毒净化通风装置能有效去除空气中悬浮的细菌、病毒等生物战剂，从而确保输送到医用舱室内的空气的安全性。②机械密封技术。舱室内的送风量大于漏风量是形成超压防护的物理基础，因此必须通过机械密封减少舱室的漏风量。中国国家军用标准规定：防护舱室在达到300Pa超压时，漏气量不应大于$4.21m^3/(h \cdot m^3)$；处于防护状态时，防护舱室内空气中的氧气浓度不应低于19%，二氧化碳浓度不应高于1%。然而，舱室的漏气量并非越小越好，应通过一定的漏气量实现舱室内

的通风换气，以确保室内空气质量。如果舱室自然漏风量不能满足通风换气的数量、质量要求，则需通过设置压力漏风装置有序控制和增大漏风量。③气流组织技术。通过科学设置正压舱室内部的送风口和压力漏风口，可以建立并形成合理的室内气流组织速度场、温度场，同时也有利于室内二氧化碳等污染空气的排出。④风量测控技术。实时测量和监控滤毒净化通风系统的进风量和排风量，使之保持在设定的水平上，以维持防护舱室内部超压数值的稳定。

**应用领域**　广泛应用于军队各种战斗部位、防护工程、战斗车辆、舰船，以及卫生勤务保障等集体防护和个体防护卫生装备；通过综合运用机械结构与密封技术、空气净化技术、气流组织技术及风量测控技术，在卫生装备内部作业环境中建立超压防护屏障。如中国军队研制的生物侦察车、野战方舱医院、野战帐篷医院等。

（祁建城）

lièxìng chuánrǎnbìng shāng（bìng）yuán fùyā gélí fánghù jìshù

**烈性传染病伤（病）员负压隔离防护技术**（negative protective technology of strong infectious disease patients）　高危生物气溶胶感染伤（病）员收治及转运用负压屏蔽型设备设施的研究、设计与制造的经验、知识及方法。简称负压防护技术。军队卫生装备关键技术的重要内容。该技术可以实现并保持设施、舱室内部的污染空气气压低于外部环境的空气气压，设施、舱室内部由传染病伤（病）员排放的有害污染空气经滤毒净化后再向外部环境排放，以保护环境安全与

医护人员安全。

**发展历史**　空气负压隔离技术最初主要用于传染病医院、生物安全实验室等负压设施，如结核病专科医院利用建立的负压隔离病房对病人进行治疗，既保护了临床医护人员，也可防止结核杆菌的传播和流行。负压设施或负压装备均为密闭系统，设施或装备内部污染空气中的高危性细菌病毒微粒只有经高效空气过滤器截留净化后，才能排放到外部的大气环境中；设施或装备内部的排风量大于进风量，相对外部环境保持一定的负压梯度，以实现在通风换气的同时免于外部环境污染的控制目的。20世纪50年代，生物安全实验室在美国首先出现，实验室感染时有发生。80年代，为了减少实验室生物安全事故的发生，世界卫生组织（World Health Organization，WHO）出版了《实验室生物安全手册》（第一版），标志着空气负压隔离技术在生物安全实验室领域的应用开始走上规范化轨道。90年代，美国、澳大利亚、英国等国家制定了负压隔离病房的标准或指导性规范。美国疾病预防控制中心发布的《卫生保健设施中防止肺结核杆菌指南》中推荐，在卫生保健设施区域内进行通风和压力控制，以防止肺结核杆菌在设施内的传播。进入21世纪，自美国"炭疽"生物恐怖袭击事件发生以来，国际反生物恐怖形势日益严峻，美国及欧洲一些发达国家开始将空气负压隔离技术应用于生物安全隔离病房及生物战剂伤员转运设备的研发，如负压隔离舱、负压救护车等。21世纪初，中国发生重症急性呼吸综合征（severe acute respiratory syndrome，SARS，又称非典型肺炎）疫情。中国政

府在组织 SARS 科技攻关项目的同时，还制定并颁布了一系列重要的生物安全政策、制度和法规。这些举措直接推动了空气负压隔离技术的深入研究和生物污染物理防护技术与装备在卫生设施中的广泛应用。中国人民解放军在承担国家科技攻关任务中，快速研制出的传染病员运送负压隔离舱、传染病员负压救护车以及传染病员负压隔离病房等系列生物污染负压隔离设施、设备、器材，在抗击 SARS 疫情中发挥了重要作用。

**基本技术**  负压隔离技术主要包括：负压生成与控制、污染空气排放处置、气流组织控制和通风换气等技术。①负压生成与控制技术。负压是通过密闭性隔离区域的排风量大于送风量来实现的，负压值的大小与隔离区域的密闭性能紧密相关。压差值（负压梯度）的选取应考虑保持正确的气流方向、便于监测和抗扰动、节能等多方面因素进行确定。隔离区域的压力控制，可由隔离区域内的压力传感器通过控制进风阀及排风阀的开启角度，或由变频器通过调节送风机及排风机的工作频率等控制方式来实现。②污染空气排放处置技术。负压隔离设施内的污染空气排放有高空排放、高温消毒、紫外线消毒、高效空气过滤等多种处置方法，其中高效空气过滤器过滤是最为安全、可靠的处置方法。高效空气过滤器工作的空气动力学机制为：空气中的尘埃粒子，或随气流做惯性运动，或做无规则运动，或受某种场力的作用而飘移，当运动中的粒子撞到障碍物，粒子与障碍物表面间存在的范德华力使它们粘连在一起；空气中的病原微生物通常会附着在尘埃粒子上，故高效空气过滤器在有效拦截尘埃粒子的同时也就有效地拦截了病原微生物。负压隔离病房使用的高效空气过滤器的过滤效率，对粒径大于等于 0.3 微米的粒子的捕集率在 99.97% 以上。③气流组织和通风换气技术。为了实现最佳的气流组织方式，送风口及气流组织路径的设计原则是，应确保进入到负压隔离区域内的洁净空气，首先流过医护人员呼吸系统所在的工作区域，然后再流过传染病员，接着流向排风口，最后经高效空气过滤器过滤净化后排放到外部大气环境中。虽然进入负压隔离病房工作的医护人员已经穿戴了必要的防护器材，自身安全有了基本保证，但是，他们的工作区域依然要设置在传染源（传染病人）及排风口的前面，以确保他们在高危污染环境中工作的绝对安全。实现这种气流组织的方式之一是将进风口位置设置在医护人员工作区，让新鲜空气从医护人员一端进入，从病人一端排出；当送风温度低于室内温度时，上送下排——即将进风口位置设置在天花板附近，排风口位置设置在地板附近的气流组织方式可能更为有效。气流组织方式的选择受到送风温度、进排风口位置、工作台及器械摆放位置、医护人员和病人活动路径、范围等多种因素影响，运用计算流体动力学数值仿真方法进行模拟，是确定多因素影响最佳气流组织方案的有力工具。换气次数指负压病房的排风量（m³/h）除以病房容积（m³）所得到的数值。较大的换气次数有利于降低负压病房室内的病原微生物浓度，从而有利于病人病情的恢复和医护人员的安全。科学实验表明，当负压病房内换气次数达到 10 次/小时后，继续增加换气次数对污染物去除效果并不显著。此外，换气次数过多也容易导致室内空气干燥、微风速大、设备能耗高等诸多问题。

**应用领域**  ①传染病负压隔离病房、生物安全实验室等负压隔离建筑设施设计。以建筑内不同功能区域相隔离的方式，防止生物污染物扩散。负压隔离建筑通常包括核心隔离区（如隔离病区、实验室操作区等）和辅助工作区（如传染病隔离病区的准备室、病区走廊等或生物安全实验室的准备间、工作走廊等），通过建立负压生成系统以及各个功能区之间的压力梯度，确保空气从相对清洁区向相对污染区定向流动。②负压隔离设备、设施设计。以物理隔离的方式，防止生物污染物扩散。传染病员负压隔离舱的工作原理是由负压生成系统建立并维持密闭舱体内负压环境，舱内被病员污染的气体经滤毒罐过滤净化后排放至外部环境，从而对环境安全和医护人员安全起到有效的保护作用；外界新鲜空气可实时补充到舱内，维持舱内合理的新鲜空气和氧气浓度，可为病员提供相对舒适的救治或转运环境。

（祁建城）

jūnduì wèishēng zhuāngbèi

# 军队卫生装备（military medical equipment）

用于战场伤病员紧急救治所需的仪器、器材、工具以及各类机动医疗装备的统称。简称卫生装备。是军队卫生装备学的分支学科，是军队实施卫勤保障的重要物质基础。主要用于战役和战术区伤病员火线抢救、急救、紧急救治、早期治疗，以及伤病员阶梯后送途中的生命支持等，对于提高伤员治愈率，减少伤死率、伤残率，保护部队战斗力具有重要作用。

**发展历史** 纵观历史，各种军队卫生装备都是在战伤救护的需求和科学技术进步的共同推动下而逐步形成和发展起来的。公元前5世纪，中国已采用砭石、针灸等简单医疗器具治疗伤病；公元前3世纪，希腊军队的医官已配有随身携带的急救器材；公元前1世纪，罗马帝国的士兵配备了个人裹伤包。公元3世纪—中国东汉时期，华佗在刮骨解毒治疗中已使用了简单的消毒和手术器具。7世纪，中国唐代军队已有裹伤的竹夹板及简易担架。11世纪，中国宋代军队已开始应用与近代外科手术器械相似的刀、剪、钳等医疗器具。18世纪以后，战伤救治中相继出现了石膏绷带、止血带、急救包等急救器材，以及听诊器、显微镜、麻醉机等诊疗设备。自19世纪中期~21世纪初，世界范围内，军队卫生装备发展主要经历了四个重要阶段：①19世纪中期~20世纪初期，处于简易设计、功能单一阶段。1856年英国临时改装了世界上第一艘医用船；1912年德军使用了第一台简易流动手术车。第一次世界大战期间，战场专用医疗设备相当匮乏，作战国陆军卫生装备基本上是通过直接采购民品或经简易设计，对民品进行临时改装而成。美军开始使用两轮马车进行伤员后送；俄海军率先设计出以缪勒尔舰用担架为代表的50余种担架；此后，美、英、德、日等国也相继研制并装备舰用担架。其中美国的斯托克斯担架、英国的鲁宾逊担架一直沿用至今。同时，俄、美海军在大型作战舰艇中开始设立包扎站或救护所，配备了战救箱、急救箱、炮位急救盒、器械箱、空气

消毒柜、烧伤器材柜等卫生装备。为解决当时舰员多发肺结核病防治问题，研制了专供舰船上使用的X线机。这一时期，各国军队对战时卫生装备的概念、内涵以及研究发展的认识还处于朦胧状态，属卫生装备发展雏形时期，陆军、海军卫生装备出现分工分类趋势，但装备构造相对简单、功能单一。②20世纪初中期，处于专业设计、功能扩展阶段。陆海空卫生装备呈专业化发展趋势。以第二次世界大战和朝鲜战争中的卫生装备为代表，卫生装备伴随保障的机动性、配套性已显著提升。美国1917年在航空中队编配卫生部门，配备了用于飞行员选拔和飞行卫生保障的专用卫生装备，航医诊疗装备、体检鉴定装备逐步用于飞行部队；美、苏、英、法等国海军卫生船舶和卫生飞机得到较快发展，从根本上解决了大批海上伤员的医疗和后送问题；法、英、日、苏等国军队先后研制出由不同数量卫生技术车辆组成的车载式医院；1920年苏军开始配发制式化担架；1938年德军研制出世界上第一台装甲救护车；20世纪30~40年代，法国、苏联、南斯拉夫等国军队开始大规模使用帐篷加医疗箱组成的组合式野战医院，救护车、医疗箱等开始向系列化方向发展；朝鲜战争期间，美军研制的救护直升机已用于伤员后送。各国军队建立并加强了专职从事卫生装备设计与制造的研制机构，促进了卫生装备快速发展，呈现出通用与专用卫生装备分工明确、快速机动、制式统一等技术特征。③20世纪中末期，处于系统设计、功能配套阶段。军队卫生装备呈现出强劲的机械化与高技术化融合发展势头。在越南战争、

中东战争和英阿马岛战争中，卫生装备高科技含量提高，门类与品种更加齐全、配套。陆续出现了救护、手术、X线、检验等一大批专业技术车辆和方舱；以医院船为代表的卫生船舶快速发展，船体吨位增大、普遍加装直升机平台，海上伤员转乘与收治能力大幅提高，船载医疗装备更加精良，伤病救治范围扩大；卫生列车、卫生飞机、救护直升机等多种医疗救治平台进一步提高了卫生装备快速机动部署能力和平台协同保障能力；内窥镜、超声波诊断仪、同位素直线扫描仪、X线断层扫描仪、磁共振扫描成像装置等先进医疗设备在战场上得到应用；研制了新型伤员搜寻、急救、后送装备。60年代，美军首次将自给式可运输集装箱式野战医院（MUST）投放战场使用，"三防"卫生装备成为各国军队尤其是发达国家军队的重要研发领域；80年代，高技术战争显露端倪，世界各军事强国高度重视卫生装备整体保障效能和高技术应用，出现了各种高技术卫生装备，如沙特阿拉伯于1980年推出世界上第一架空中医院飞机，各种新型战伤急救材料、血氧液技术保障装备、飞行员体征自动监测装备以及专项体能训练装备等。④20世纪末期~21世纪初，处于创新设计、功能先进阶段。军队卫生装备机械化信息化复合发展迅猛。以海湾战争、科索沃战争及伊拉克战争中使用的卫生装备为代表，开始步入机械化、信息化复合发展时代。如卫勤指挥自动化装备成为卫生装备的重要组成部分，野战CT、单兵生命支持系统和远程医疗系统等高技术卫生装备实施靠前保障、即时保障、远程保障的能力倍增。美军已经

开展现代化大型医疗设备，如磁共振等在医院船和作战舰船上使用的可行性实验研究，这对于提高军队平战时卫勤保障能力具有重要意义。中国人民解放军在土地革命战争时期，战伤救治主要依靠战时缴获和部分自制的简易医疗器材，如竹制小型外科换药器材、竹筒听诊器等。抗日战争时期，有了制式的急救与手术器械，使用了爱国团体和国际友人捐赠的X线机、救护车等，自制了驮架式药箱、骨折夹板、消毒器等器材。解放战争时期，已能批量生产包扎急救器材、担架、简易诊断装备，救护车等卫生技术车辆数量增多。朝鲜战争期间，开展了急救包扎材料规格化及其包装的研究，1953年正式颁布了一线作战部队战救医疗箱药材标准，并研制出第一代功能性与建制性相结合的医疗箱；1957年制定了《中国人民解放军药品器械医疗箱标准（初稿）》，1958年组建了专门从事研制与改进医疗箱装备的研究机构；1961年后陆续研制出成套手术器械、小型蒸馏器、制式担架、电渗析制水设备、高原救护车、手术车、卫生列车等；1971年一类急需携行医疗箱通过鉴定、定型生产；二类急需运行医疗箱通过鉴定。20世纪80年代，野战卫生技术车辆系列化初步形成；90年代，完成骨干机动卫生技术车辆升级改造，研制出首套方舱式野战机动医疗系统；进入21世纪，卫生装备品类、质量及数量均得到快速发展，先后研制了改装医院船、救护直升机、卫生列车、战役卫勤快速支援方舱医院系统、帐篷医院、野战手术车、野战急救车、野战X线车等一批初步信息化卫生装备和野战运血车、野战制氧挂车、药械

挂车等技术保障车辆；首次研制出生防检验车、生防急救车、移动式生物安全三级实验室、正压医用防护头罩、传染病员负压隔离舱等一批新型"三防"卫生装备；二炮部队相继研制出集体与个体防护装备，环境侦察、检验、洗消装备，食品、饮用水检验装备、现场伤员救护装备以及有毒有害废弃物安全处理装备等；远程医疗系统、超声波扫描诊断仪、脑电图记录分析仪、计算机X线断层扫描成像装置、磁共振扫描成像装置等高端医疗设备在"岱山岛号"医院船《和平方舟号》医院船上得到应用；野战医疗箱组、野战急救车、野战防疫车、野战运血箱等14种卫生装备配备发到联合国中国维和部队使用；卫生装备正式列入军队后勤装备体制，成系统成建制装备部队并形成卫勤保障能力；中国人民解放军卫生装备体系建设、体系保障水平进一步提高，形成了机械化与信息化复合发展、平战结合、军民融合的一体化发展格局，有力地保障了军队作战、训练任务的顺利实施。

**研究内容** 包括以下几方面。

**卫生装备理论研究** 军队卫生装备理论研究主要集中在以下领域：①卫生装备工程设计理论研究。军队野战机动卫生装备的基型平台（如汽车、装甲车底盘、舰船、飞机等）的选型、改装通用要求和上装（车载车厢）及部件设计、制造的统一的设计规范及制造要求；封闭舱室微小气候—制冷采暖、通风换气、照度、温湿度、洁净度等协同控制；振源主动与被动控制下的隔振、减振、降噪与测试；坐、卧位伤员运载舒适性、设备布局合理性与医护人员易操作性；集体与个体

卫生装备免遭核生化污染的安全防护设计；卫生装备整机与关键部件可靠性设计；医用电子电器设备抗电磁干扰与兼容性设计等。②卫生装备分类理论研究。对卫生装备采取不同的分类方法，可以促进从不同视角对卫生装备展开深入研究。如适用特征分类、技术特征分类、使用特征分类、勤务特征分类、专业特征分类等卫生装备分类方法，可以分别从使用对象需求、装备技术水平、操作便捷性、勤务功能定位等不同视角对卫生装备展开分析研究和比较评估。③卫生装备功效理论研究。研究评价单件或成套卫生装备功能与效率的技术和方法。主要围绕卫生装备所能完成救治、检验、诊疗等各种作业功能的兼容性、通用性、时效性、易操作性等方面展开。④卫生装备评估理论研究。研究评估新研或更新换代卫生装备技术进步状况的技术和方法。主要通过卫生装备战技指标测试、现场作业能力和勤务功能考核等，对新研单装或成套卫生装备的技术水平、工作效能、人机功效、经济成本等进行全面的量化评估。

**卫生装备体系研究** 针对军队卫勤保障需求，研究军队卫生装备的体系构成、类别、品种和编配方案。

**卫生装备发展论证研究** 以军队卫勤保障需求为牵引，针对卫生装备发展现状、存在问题，借鉴外军同类装备发展经验，研究论证卫生装备的发展方向、重点领域和重大项目。

**卫生装备科研规程研究** 研究卫生装备研制的基本程序、质量标准和检验标准。

**卫生装备试验规程研究** 主要研究卫生装备基本性能试验和

部队适应性试验的一般方法、要求，以及确保基本性能试验、部队适应性试验真实性制度机制；针对特殊卫生装备试验需求，研究相关重点试验的特殊技术要求。

卫生装备管理研究 主要研究卫生装备体制编制、科研规划计划以及从生产到报废的全过程全寿命等管理制度、政策、方法及规范。

分类 在卫生装备研究、使用及管理过程中，通常主要采用勤务特征分类方法对卫生装备进行分类，主要分为野战机动医疗装备、野战急救装备、野战携运行医疗箱囊装备、野战伤员后送装备、野战医技保障装备、野战卫生防疫防护装备、平战基本卫生装备、海军卫生装备、空军卫生装备以及火箭军卫生装备等不同子类。此外，依据不同需要还有其他一些常见分类方法，如按装备适用性特征进行分类，可分为战时卫生装备与平时卫生装备，通用卫生装备与专用卫生装备（包括海军、空军、火箭军、"三防"卫生装备）等；按装备技术性特征进行分类，可分为机械化、信息化、机械化与信息化复合式卫生装备；按装备使用性特征进行分类，可分为单兵卫生装备、战位卫生装备、连、营、团（旅）、师、军队医院、卫勤机动分队及野战医院卫生装备等；按装备专业性特征进行分类，可分为急救包扎、伤员后送、检验、影像、手术、医技保障和防疫防护等系列装备。

特点 ①以军事需求为牵引。随着战争以及伤员的出现，战伤救治器材需求不断增加，第一次世界大战促发了卫生装备发展萌芽；第二次世界大战，由于出现大规模机动作战新样式和重型杀伤新武器，引发出伤员数量骤增等新的救治保障问题，标准化制式卫生装备、机动性卫生装备成为新的需求；现代战争，随着更多的具有全新杀伤机制和巨大杀伤力的高新技术武器用于实战，要求军队卫生装备必须具有更好的高机动性、高适应性和高可靠性。②以保护军队战斗力为目的。军队卫生装备必须满足战伤救治时效性要求，做到"上得快，展得开，救得下，治得好"，以达到早发现、早抢救、早治疗，提高伤员治愈率、减少伤死率、伤残率，保护部队战斗力的目的。③以军队卫勤理论为指导。军队卫生装备是实施卫勤保障的物质基础，卫勤保障的原则、方针、方法是指导卫生装备发展的基本依据。卫勤理论的每一次重大变革，都为卫生装备发展指明了方向。如伤员阶梯救治理论，要求在卫勤保障链的每个阶梯，都要有与完成本级阶梯救治任务相应的卫生装备；新军事变革卫勤保障信息化理念的提出，使信息化卫生装备研究成为重要方向和任务。因此，卫生装备既要以现代化战争卫勤保障理论为指导，又要着眼于卫生装备保障实践，做到与卫勤理论同步发展，创新卫生装备技术型式，奠定坚实的卫勤保障物质基础。④以军事医学为依托。卫生装备研究是军事医学研究的重要组成部分，是运用工程技术将军事医学研究成果物化为装备的实践活动。随着军事医学研究的不断深入，战伤救治技术不断创新，卫生装备的研制水平与科技含量也在不断提高。如核生化战场的侦察、检验、洗消、防护及伤员救治机制等军事医学研究成果的转化，开启了核生化污染物理防护——新型"三防"卫生装备研究的新领域。如海、空军专用卫生装备依靠航海医学、潜水医学、航空医学、特殊环境生理学与心理学以及卫生学等军事医学学科研究基础，建立起完整的海军、空军卫生装备学科理论、技术、方法和标准体系，推动了海军、空军卫生装备的建设发展。⑤以工程技术创新为动力。卫生装备是在工程学科基础上发展起来的，以机械学、电学、光学、材料学、人机工程学、计算机应用等工程技术为主，通过采用相关通用技术、成熟技术、组合技术和技术移植，不断提高卫生装备技术水平。数字化与信息化技术的发展促进了新型卫生装备的研制，如战场伤员寻找仪、野战CT车、便携式远程诊疗系统等。工程技术日新月异发展是推动卫生装备持续创新发展的动力。⑥以军民融合、军民两用为发展之道。卫生装备主要用于战时伤病员的急救、后送与医疗。在和平时期，卫生装备完全可以做到军民融合、军民两用。如各种抢险救灾和处置突发公共卫生事件保障等；同时，军队卫生装备科研人员也可充分吸收、借鉴民用医疗器械发展的最新成果，通过对民品的选型利用或改造利用，进一步扩大军队卫生装备发展的空间。

应用领域 军队卫生装备理论主要用于指导卫生装备体制编制拟制、规划计划编制以及科研、试验、定型和评价。①卫生装备体制编制拟制。依据重要战略方向、武装力量运用和卫勤保障任务需求，拟制军队各级卫生机构卫生装备体制编配方案。②卫生装备规划计划编制。编制军队卫生装备中长期发展规划，并按年度制定实施计划。卫生装备发展规划和年度计划应服从于卫生装备体制编制要求，结合国家和军队中长期发展总体规划，以满足军队卫勤保障需求、解决存在问题为基础进行制定，并在专家充分论证评估、机关批准后实施。③卫生装备科研。根据规划计划，军队卫生部门负责组织实施卫生装备科研立项、总体技术方案研究、技术战术指标论证和样机研制、定型等工作。④卫生装备试验和试用。基本性能试验、必要的原型机实验和部队适用性试验是卫生装备研制的重要环节，应严格按照国家标准、国家军用标准和规定程序进行战术、技术指标和装备质量考核、评价和定型工作。⑤卫生装备管理。完善卫生装备管理职能部门及其职责分工，制定卫生装备体制编制、规划计划以及从生产到报废的全过程全寿命管理等政策、制度、方法及规范。

**发展趋势**　为适应未来现代化战争卫勤保障需求，军队卫生装备将进一步提高高可靠性能力、前伸保障能力、"三防"作业能力和集成配套能力；将充分运用信息技术和物联网技术，大力发展战场伤病员搜救装备、远程医学装备和无人化卫生装备；将广泛采用新技术、新材料、新工艺，进一步提高卫生装备工程设计水平、制造水平和标准化水平。

（王　政　伍瑞昌　王运斗）

yězhàn jīdòng yīliáo zhuāngbèi

# 野战机动医疗装备（field mobile medical equipment）　战时可快速部署，实施伤病员紧急救治或早期及部分专科治疗的以飞机、船舶、列车、方舱、车辆、帐篷等为平台的医院系统。军队卫生装备的组成部分。野战机动医疗装备实施战地医疗救援任务，

不受气候、环境和时间等因素的制约，具有通用性强、反应快速、机动灵活、模块组合、功能齐全等特点，是战时和灾难医疗救援卫勤保障中重要的卫生装备。

**发展历史**　野战机动医疗装备是军队在战场环境条件下实施战伤救治实践活动中逐步形成发展起来的。野战机动医疗装备的研制和使用可追溯到 16 世纪，战争、自然灾害以及突发公共卫生事件等灾难事件的频发，对医疗装备的机动能力和系统性有了迫切的需求、提出了更高的要求。1588 年，西班牙"无敌"舰队配有卫生船舶。17～19 世纪，俄、英、美等国海军先后研制了医院船，并参加了作战卫勤保障。20 世纪，世界主要国家军队陆续研制出多种战时卫勤保障使用的机动医疗装备。1912 年，德国研制成功第一台野战手术车。1936～1939 年，西班牙内战中使用了野战手术车。第二次世界大战期间，德国又研制出多种型号的野战手术车。战后，野战手术车的研制向高技术、高性能、平战结合的方向发展，并以野战手术车为核心，发展了由多种卫生技术车辆组成的轮式外科手术系统。20 世纪 60 年代，美军率先在越南战场使用了第一套方舱式机动医院系统；70～90 年代，方舱式医院系统得到长足发展，不同类型、不同规模的方舱医院系统相继推出，且功能高度集成、组合方式更加灵活多样。美军研发的"可部署医疗系统"采用方舱和帐篷组合的型式，模块化程度高，组配方式灵活。野战机动医疗装备作为军队卫生装备中重要的战伤救治装备，成为军队卫生装备学的重要研究领域，并在实践中不断发展完善。20 世纪 60 年

代起，中国人民解放军相继研制了野战手术车、卫生列车等野战机动医疗装备，并陆续试装部队。80 年代，卫生技术车辆基本形成系列；救护直升机、改装医院船等大型机动卫生装备陆续研制成功。90 年代，研制出第一代方舱式野战医院系统。21 世纪初，研制出第二代方舱式野战医院系统、专用医院船和舰载救护直升机，机动卫生装备的信息化、自动化水平进一步提高，具有了更强的机动能力和环境适应能力。目前，中国人民解放军地面机动医疗卫生装备配备有方舱式野战医院系统、自行式野战外科手术系统、帐篷式野战医院系统以及卫生列车等；水面机动医疗卫生装备配备有海上卫生救护艇、医院船等；空中机动医疗卫生装备配备有救护直升机、运输机加改装伤员后送装置等，形成了立体、高效的野战机动医疗装备体系。

**研究范围**　①野战机动医疗装备运用研究。主要包括机动方式、机动能力、保障效能及系统部署研究。重点研究不同机动方式适用规则、机动能力条件、系统建模方法、系统优化方法、部署方案选择、装备运用模式及保障功效评估等。②野战机动医疗装备研制。主要包括设计、制造与试验、试用研究。重点研究野战机动医疗平台改装技术、系统设计技术、产品试验标准、医疗机构试用规范等。③野战机动医疗装备管理研究。主要包括维护管理机制、政策、制度、方法等研究。重点研究野战机动医疗装备编配计划、使用维护、报废更新、平时管理、战时管理等制度与政策法规等。

**研究内容**　①野战机动医疗装备设计研究。包括野战机动医

疗装备研制总体设计方案及工程技术方案论证，系统建模方法研究，系统总成及功能单元设计与优化，系统结构与功能分析，系统的功效评估等。②野战机动医疗装备工程技术研究。包括野战机动医疗平台改装技术、机动技术形式、舱室结构技术、人-机-环境系统控制技术、装备可靠性设计评估技术等。③野战机动医疗装备系统研究。不同野战机动医疗装备的系统特性、适用范围，不同改装技术的共性、特性以及协同与规范研究等。主要包括由手术方舱、急救方舱、X线诊断方舱等组成的方舱式野战医院系统，由野战手术车、野战X线诊断车、野战消毒灭菌挂车等组成的车辆式野战外科手术系统，由卫勤指挥帐篷、检伤分类帐篷、手术急救帐篷、医技保障帐篷等组成的帐篷式野战医院系统，以及卫生列车，卫生船舶和卫生飞机系统等。④野战机动医疗装备试验试用研究。包括野战机动医疗装备的基本性能测试、技术指标测试、部队试验试用的内容、方法、程序、判定标准等研究。⑤野战机动医疗装备部署研究。包括各种突发应急事件背景和条件下部署方案研究、部署模式研究；人员、物资、装备配备标准研究等。⑥野战机动医疗装备管理研究。包括装备设计、生产、使用等管理措施、方法研究；装备使用筹措、供应补给、更新淘汰等目标计划与运行控制研究；人员、物资编配方案和支持保障装备协同建设等研究。

**研究方法** 主要包括：①调查分析方法。深入部队，调查野战机动医疗装备的现状与需求；考察装备战术、技术性能的发挥与技术状态变化情况；结合文献检索与查新，分析其在卫勤保障中的编成、地位、作用，针对问题和需求，提出解决方案。②工程论证方法。综合运用逻辑学、运筹学、系统论、控制论、信息论等科学方法，针对不同机动卫生装备设定目标，开展项目总体方案、技术方案、工程设计方案论证研究，对研究内容、技术路线和关键技术等进一步完善，从源头上提高野战机动医疗装备的工程技术创新水平。③工程设计方法。运用材料力学、理论力学、自动化控制等理论方法进行装备样机总体设计，绘制装备总图、零部件图、电气路图等工程图纸，进行关键零部件计算校核，编制加工制造和装配工艺流程。④计算机模拟与仿真。运用模拟仿真理论与方法，进行装备设计、试验模拟和系统仿真研究；研究仿真建模和数学建模的适用方法，应用计算机模拟装备功能、过程控制、运行管理以及性能、功效和质量评估等。⑤实验与试验方法。工程实验研究包括装备技术性能的实验室测试、调试、改进研究，现场试验研究包括战术、技术状态的现场试验验证以及野战机动医疗装备作业的实兵操作演习等。在实验与试验中，研究装备结构机制与性能变化规律，考核设计指标实现程度，评价勤务性能和保障水平。

**成果应用** ①野战机动医疗装备工程研究，丰富了军队卫生装备学科建设，为机动卫生装备项目研究提供了工程设计基础与理论依据。②野战机动医疗装备学术研究，为研制高度机动化野战卫生装备提供了强有力的技术支撑，对促进机动医疗装备的发展发挥了重要作用。③野战机动医疗装备体系研究，针对未来战争卫勤保障难度大、时效性强以及需要在频繁机动中完成救治任务等新特点，科学构建了陆、海、空立体化的装备体系，对适应新时期卫勤保障需求发挥了重要作用。④野战机动医疗装备应用研究，作为军队执行多样化军事任务、参加非战争军事行动和灾难医学救援重要骨干卫生装备，扩展了野战机动卫生装备运用范围，增强了军队应急卫勤保障能力。2008年和2010年，中国汶川和玉树地区分别发生特大地震和强震，军队地面机动医疗系统—野战方舱医院、野战帐篷医院、轮式外科手术系统及卫生列车在地震灾难应急医学救援工作中发挥了重要作用。

**发展趋势** ①为适应国家海洋战略转型和海外军队卫勤保障需求，空中机动、远程投送型机动医疗装备将成为重点研究和发展领域。②随着计算机技术、数字通信与物联网技术的发展与广泛应用，智能识别技术、全球卫星定位技术、卫星通信技术、综合信息数据库技术以及信息安全技术将成为野战机动医疗装备信息化发展的重要研究内容。

(谭树林　王　政)

fāngcāngshì yězhàn yīyuàn xìtǒng
**方舱式野战医院系统** （field shelter hospital system） 战时可快速机动部署的，以制式大板结构医用舱室为平台的可装卸式模块化成套医疗装备。野战机动医疗装备的一类。方舱式野战医院系统各功能医疗舱室配备有完善的医疗救治与医技保障仪器设备，一般由手术、急救、影像、检验等医疗救治舱和消毒灭菌、供电供水供氧等医技保障方舱组成，可由越野汽车、列车、船舶和飞机运输，实施快速机动部署或投送。

**发展历史** 方舱式野战医院系统是在军用方舱的基础上发展而成的。20世纪60年代，美军率先在越南战场使用了第一套自给式可运输集装箱式医院（MUST）。该系统采用方舱、可扩展帐篷、充气帐篷相结合的组合方式，视需要可组成不同规模的野战医院。越南战争后美军对其进行了改进研究，缩小规模、提高机动性，发展成新型陆军机动外科医院系统（MASH）。70年代以后，方舱式野战医院系统的型式发生了多种变化，英、德、法等国家研制出了由越野拖车和半挂拖车底盘运载的组合式方舱医疗系统，例如英国研制的由26辆拖车组成的方舱医院系统，展开后由防水帆布组成的穹顶式中央通道连接各拖车，拥有40张床位，2个加强护理病房，1个手术室；辅助装备拖车设置临床化验室、X线室、药房、灭菌物品中心供应室、膳食配制室、水电供应和行政管理室等，全部装有空气调节设备并具有"三防"功能。法军装备的方舱医院系统是由法国索里蒂克公司制造的，由12个专用方舱、2个辅助方舱、10顶帐篷组成。80年代至90年代，方舱式医院系统得到长足发展，除美、英、法、德等国家外，意大利、西班牙等国家也研发了类型各异、不同规模的方舱医院系统。其中，美军可部署式医疗系统（DEPMEDS）最具代表性，其组合方式灵活，适合不同地区使用。此后，美国陆军又研制出由手术、化验、放射、药房、病房等机动医疗单元构成的MASH2000机动外科医院系统。法军也将GIAT方舱式医院系统列为"模块化卫生团"的制式装备。德国的"移动式医院系统"是一种典型的"积木式"组合结构，可根据不同需求组配科室和配套单元，全部医院系统医疗科室和配套单元共计有19个，可完成普外、五官科等救治任务。美国的21世纪医院系统（21CMHS）由国际标准方舱、双面扩展方舱和单面扩展方舱组成，可以完成从神经外科到显微外科在内的各种手术，可提供完善的局域网和广域网通信服务。随着高新技术的发展，舱内医疗设备水平也逐步提高，方舱系统中增加了CT方舱等医疗单元，数字化程度显著提高。20世纪90年代，中国人民解放军研制出第一代野战方舱医院，由21台医用方舱、26顶卫生帐篷、2台发电挂车构成；可同时展开4张手术台、2张预备台和4张急救台；病房单元可展开100张床位。进入21世纪，研制的由12台医用方舱组成的自装卸式第二代野战方舱医院系统（图），救治更加高效，并具有较高机械化、信息化复合能力及"核生化"防护能力；方舱装卸、展开、调平、收拢全部机械化；新型通道方舱（内加伸缩式通道篷）将手术、急救、影像等功能方舱连接到一起，形成了良好的密闭空间；手术、急救方舱采用四板联动双侧扩展结构，进一步扩大了舱室的作业面积和空间，与其他国家的抽拉式扩展方舱相比，四板联动双侧扩展方舱工作面积增加62%，舱内医疗设备布局更加合理、医疗作业环境更加舒适；与一代方舱医院相比，在保持原有医疗救治作业能力前提下，运输车辆减少50%以上。同期，中国人民解放军海军研制的船载方舱式医院系统，采用国际标准集装箱箱体改装，经内部绝缘装饰，加装水、电、通讯、中心供氧、空调等支持系统和基本卫生装备及配套设施后，形成具有一定医疗救治功能的模块化组合医院系统。

**原理与结构** 综合运用卫生勤务学、急救医学、人-机-环境系统工程学、方舱制造工程等学科知识，依据模块化和集成化原理，以医疗功能单元为核心，论证医疗设备设施需求、制定技术保障方案，通过工程设计、制造和科学实验，构建可装卸式方舱化野战医院系统。该系统主要包括医疗功能单元、技术支撑单元和保障支撑单元。其中，医疗功能单元主要由手术方舱、急救方舱、口腔方舱组成；根据伤员救治数量和伤（病）情救治需要，

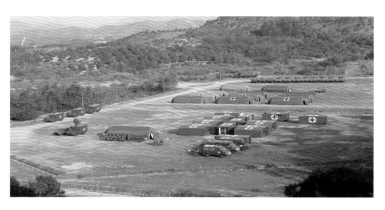

图 方舱式野战医院系统

还可增加其他专科医疗方舱,如烧伤诊疗方舱、耳鼻喉科方舱、妇科方舱等。技术支撑单元主要由X线诊断方舱、临床检验方舱、药械供应方舱、消毒灭菌方舱、伤员洗消方舱组成。保障支撑单元主要由通道方舱、电站方舱、医用气体制备方舱组成。不同医疗舱室根据勤务作业空间需求可采用固定式或扩展式舱体结构。方舱式野战医院系统组合形式有:①舱与舱配合使用的全方舱式医院系统,如美国布伦斯维克方舱式医院系统,全部由方舱组成。②方舱与卫生技术车辆配合使用的舱、车组合式医院系统,如中国的第一代野战医院系统,功能科室安置在方舱内,辅助科室安置在卫生技术车辆上。③方舱与卫生帐篷、医疗箱组组合使用的方舱、帐篷、医疗箱组组合医院系统,如法国的 GIAT 方舱医院系统,功能科室安置在方舱内,辅助科室及病房安置在帐篷内。开设野战机动医院应具备较完善的医疗设施设备、医用气体、水电冷暖保障设备,较舒适宽敞洁净的医疗作业环境,合理的人流物流通道,同时应便于展收,有较强的场地环境适应性。方舱医疗单元和保障单元应能根据卫勤保障需求,进行灵活组合配置。舱体尺寸及系固设计应符合各种运输工具的承载要求,扩展式方舱应密封可靠,舱室温度控制在22~28℃,手术舱室洁净度达到国标三级一般洁净手术室标准,X线方舱具有较好的辐射防护性,各功能方舱微气候环境可自行调节控制,也可由相关保障方舱通过管路连接进行保障,水电气采用快速插接件连接结构。通道方舱(伸缩式通道篷或连接帐篷)可将手术、急救等医疗方舱与影像、检验、供应等医技保障方舱连接起来,形成完整、密闭的野战方舱医院作业环境。

**用途** 方舱式野战医院系统主要功能包括:伤员检伤分类;急救处置、紧急手术、影像诊断、早期治疗和部分专科治疗;临床生化、血液学、细菌学检验;手术器械、衣巾单、敷料等洗涤和灭菌;药材供应、处方调剂,供血配血;水、电、医用气体、空调等技术保障;伤病员收容留治及工作人员生活等基本条件保障等。方舱式野战医院系统可按救治任务要求,组合成规模不同的野战救护所;平时亦可作为重大灾难医学救援使用,替代或加强受灾地区医院救治力量。中国人民解放军研制的方舱式野战医院系统,在"和平使命中俄联合军演""军地联合卫勤综合演习"等重大军事行动及非战争军事行动中,多次圆满完成了跨区域快速机动遂行保障任务;在中国汶川特大地震和玉树大地震等地震灾难医疗救援中亦发挥了重大保障作用。

(谭树林)

shǒushù fāngcāng

# 手术方舱 (surgical shelter)

战时可快速机动部署的,利用制式大板结构基型舱室改装的可实施战场伤员早期救治或部分专科手术治疗的装卸式医疗平台。方舱式野战医院系统医疗功能单元的功能方舱之一,配置有战伤外科手术器械设备和药品器材,微环境符合手术作业要求。适合吊装、叉装及自装卸,可由越野卡车、船舶和货运飞机运载,实施快速机动部署或投送。

**发展历史** 美、法、德、瑞典等国军队的手术方舱发展较早,也较完善。20 世纪 60 年代,美军开始研究方舱式战地移动医院,其中手术方舱配有远程医疗、远程指导和远程手术模块。80 年代,法军研究的方舱式机动医院配置有 2 台 6m 单侧扩展手术方舱,可实施紧急手术治疗。瑞典 VEKLA 三防机动方舱医院中的手术方舱,采用 6m 标准方舱,双侧厢板均为三板联接、同步扩展,展开机构操作简便;可按需组合成不同规模的密闭型医疗系统;单舱配置有正压通风滤毒空调装置,用以防护"核生化"战剂气溶胶沾染;采用自装卸汽车运输,机动性强。20 世纪 90 年代初,中国人民解放军研制出 4m 手动式双侧扩展手术方舱,手术舱室有效作业面积约 23m²;舱内放置两张手术台,配有麻醉呼吸机、监护仪和高频电刀等设备,具有信息、网络接口。21 世纪初,研制的手术方舱(图)采用自装卸式 6m 规格方舱(20 英尺国际标准方舱)、双侧厢板四板联动液压扩展结构,展开后,手术舱室有效作业面积达到 34m²;舱内除配置手术设备外,还装有音视频终端模块和网络接口,通过远程医疗会诊车实现远程会诊和医疗信息的网络传输,舱室配置有正压通风滤毒装置与空调系统,具有"核生化"气溶胶战剂防护功能。

**原理与结构** 以医院手术室建设国家技术规范为指导,以实施军队战伤早期外科手术治疗任务为中心,以医用方舱为平台,构建方舱式野战医院系统的手术中心。手术方舱由密闭舱体、手术设备设施、手术医疗信息系统、远程医疗终端设备、舱室环境保障设备、手术准备帐篷及附件等组成。密闭舱体通常采用扩展式结构,以满足手术作业空间要求,主要尺寸参数为收拢状态外形尺

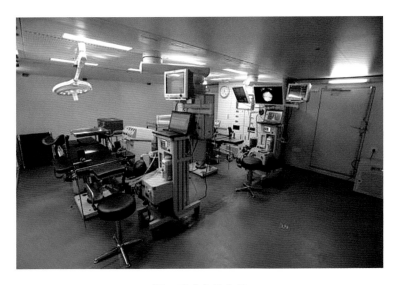

图　手术方舱内景

寸：长×宽×高 = 6058mm×2438mm×2438mm，展开状态外形尺寸：长×宽×高 = 6058mm × 5738mm × 2438mm，扩展方式包括手动、电动或液压驱动。手术设备设施有手术台、手术灯、麻醉呼吸机、高频电刀、监护仪、吸引器等；手术医疗信息系统包括手术管理信息系统、服务器、网络交换机、计算机终端等软硬件平台，可实现手术信息录入等手术管理、心电监护仪的数据采集与管理，还可以连接电子伤票，完成伤员信息输入输出管理，实现与野战医疗所其他影像系统和检验系统数据共享。远程医疗终端设备主要有手术监控摄像头、麦克风、监视器等音频、视频输入输出设备，以及计算机网络设备，通过外部通信网络平台支持，开展远程会诊。舱室环境保障设备主要有冷暖空调、空气净化设备、照明以及通风换气等设备，为舱室内手术作业提供空气洁净度优良的空间环境。手术方舱可配术前准备帐篷，帐篷内分为术前准备区、男女医生更衣区，配置有术前准备床、洗手池、单孔手术灯等设

备，开展术前准备。

**用途**　战时展开，可实施大血管损伤修补、吻合或结扎；呼吸梗阻紧急气管切开术；开放性气胸封闭缝合，张力性气胸闭式引流；胸、腹腔探查止血，脏器和组织损伤缝合、切除、修补、吻合或造口等手术；对颅内压增高伤员施行开颅减压术，清除血肿；进行较完善的清创手术等。也可以开展剖宫产、胆囊切除术、疝气修补术等部分专科手术。平时展开，可用于重大灾难医学救援，替代或加强受灾地区医院的外科手术力量。

（苏 琛 谭树林）

jíjiù fāngcāng

**急救方舱**（emergency treatment shelter）　战时可快速机动部署的，利用制式大板结构基型舱室改装的可实施战场伤员紧急救治的装卸式医疗平台。方舱式野战医院系统的医疗功能单元的功能方舱之一，配置紧急抢救及治疗的医疗设备和药品器材，微环境符合医疗作业要求。适合吊装、叉装及自装卸，可由越野卡车、船舶和货运飞机运载，实施

快速机动部署或投送。

**发展历史**　急救医学方舱是方舱式野战医疗系统的核心功能医疗舱室之一。瑞典 VEKLA 野战医疗系统中的急救单元为双侧扩展式 20 英尺国际标准方舱，采用三板联动双侧同步扩展结构，具有核生化防护能力，为便于对伤病员实施快速检伤分类、紧急抢救与治疗，将检伤分类功能整合到急救方舱内。德军的急救站方舱为非扩展型 20 英尺国际标准方舱，使用时与帐篷连接，扩大了作业面积，方舱内配有除颤器、监护仪、呼吸机、吸引器、抗休克裤、注射泵，以及空调等辅助设备设施；中国军队在研制的方舱式野战机动医疗系统中，编配了抗休克/急救方舱和重症监护方舱，均采用双侧扩展型 20 英尺国际标准方舱；抗休克/急救方舱配有呼吸机、麻醉机、监护仪、抗休克裤、超声诊断仪、心电图机、吸引器、各种急救箱及外科器械、药品、包扎材料及空调等辅助设备设施；重症监护方舱配有治疗型呼吸机、除颤器、心脏起搏器、输液泵、注射泵、监护仪、吸引器、重症护理床等。20 世纪 90 年代初，中国人民解放军研制的急救方舱采用 4m 规格方舱、单侧厢板手动扩展结构，有效作业面积约 13m²；可展开 2 张急救台，具有信息、网络接口。21 世纪初，研制的急救方舱（图）采用自装卸式 6m 规格方舱（20 英尺国际标准方舱）、双侧厢板四板联动液压扩展结构，展开后，舱室有效作业面积达到 34m²，可展开 4 张急救台，提高了救治效率；配置有正压通风滤毒装置和空调等辅助设备设施，具有"核生化"气溶胶战剂防护能力。

**原理与结构**　以医院急救与

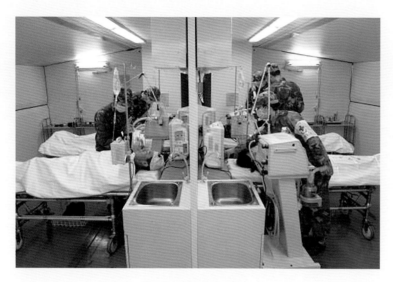

图　急救方舱内景

重症监护病房建设国家技术规范为指导，以实施军队战伤紧急救治任务为中心，以医用方舱为平台，构建方舱式野战医院系统的伤员检伤、分类与紧急治疗中心。急救方舱由密闭舱体、急救床、急救医疗设备、舱室环境保障设备、水路系统、气路系统及其他附属设施等构成。密闭舱体通常采用扩展式结构，以满足多床位同时急救作业的空间要求，主要尺寸参数为收拢状态外形尺寸：长×宽×高 = 6058mm × 2438mm × 2438mm，展开状态外形尺寸：长×宽×高 = 6058mm × 5738mm × 2438mm；扩展方式包括手动、电动或液压驱动。急救床通常选用具有主要体位调节功能的重症护理床。急救医疗设备主要包括呼吸机、便携呼吸机、除颤器、心脏起搏器、心肺复苏器、多功能监护仪、输液泵、吸引器、单孔手术灯、气体终端及湿化器等。舱室环境保障设备主要有冷暖空调、暖风机、舱室灭菌设备、照明以及通风换气等设备，室内作业环境符合国家、军队相关标准要求。水路系统包括水箱、洗手池、控制阀与管路等。气路系统可为病人抢救提供医学用氧。附属设施有储物柜、折叠器械台等。

**用途**　作为方舱式野战医院系统的急救中心，战时展开，可对危重伤病员实施输液、输血、给氧、监护、除颤起搏、气管插管、气管切开等抗休克、心肺复苏、通气等紧急救命处置；平时展开，可用于重大灾难医学救援，替代或加强灾区医院的重症监护力量。

（谭树林）

X-xiàn zhěnduàn fāngcāng

## X线诊断方舱（X-ray diagnosis shelter）

战时可快速机动部署的，利用制式大板结构基型舱室改装的可实施战场伤员影像诊断检查的装卸式医疗平台。简称X线方舱。是方舱式野战医院系统医疗功能单元的功能方舱之一，配置医用X线诊断装置，微环境符合X射线诊断作业要求。适合吊装、叉装及自装卸，可由越野卡车、船舶和货运飞机运载，实施快速机动部署或投送。

**发展历史**　20世纪60年代，美军为了适应越南战争中伤病员救治的需要，率先将医用方舱投入战场使用，其中就包括X线诊断方舱。之后，法、德、瑞典等发达国家的军队相继装备了X线诊断方舱。70年代，英国研制的方舱医院将X线诊断设备配备于辅助拖车内，主要由X线诊断和图像显示、储存等设备组成。90年代，美军陆军移动外科医院、战斗保障医院、野战医院等卫勤机动医疗系统均配备了X线诊断方舱。美军的可快速部署医疗系统（MEDFAST）的X线诊断方舱，通过卫星可与后方医院实现X线影像的远程传输。德军装备的模块化医疗方舱系统中，配备的X线诊断方舱，采用20英尺单侧扩展型国际标准方舱，舱内配备标准X线摄影机和高度可调的光栅支架等。20世纪90年代初，中国人民解放军研制的X线诊断方舱采用4m规格方舱、单侧厢体扩展结构，内部安装C型臂X线机、洗片机、摄影平床、观片灯和影像处理系统等设备；21世纪初，研制的X线方舱（图）采用自装卸式6m规格方舱（20英尺国际标准方舱）、双侧厢板四板联动液压扩展结构，展开后，舱室有效作业面积达到34m²，配置有数字化X线机、摄影平床、医学干式打印机和PACS医学影像服务器，可将X线影像直接数字化传输、存档、打印，可实现医学影像信息的网络传输。

**原理与结构**　以医院X射线检查设施建设国家技术规范为指导，以实施军队战伤医学影像检查任务为中心，以医用方舱为平台，构建方舱式野战医院系统的伤员放射线医学影像检查中心。X线诊断方舱由密闭舱体、车载X线机、摄影床和图像采集、图像显示、图像存储、舱室环境保障

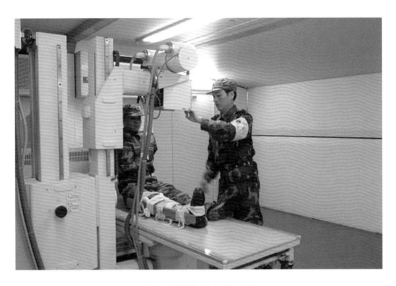

图　X线诊断方舱内景

等设备构成。密闭舱体采用双侧或单侧扩展结构形式，以增大 X 线诊断操作空间，主要尺寸参数为收拢状态外形尺寸：长×宽×高＝6058mm×2438mm×2438mm，展开状态外形尺寸：长×宽×高＝6058mm×5738mm×2438mm；扩展方式包括手动、电动或液压驱动；为了满足 X 线放射防护标准要求，对密闭舱体的两端板、两侧板及舱内操作间隔板等部位大板的成型结构及制造工艺进行 X 线屏蔽性能提升改进，即在原大板结构和加工工艺的基础上，使用 3mm 厚度的复合铅铝板作为 X 线防护芯板，将芯板置于大板内、外层中间进行粘接与铆接并加压固定成型，以解决行车振动条件下铅板的下沉堆积问题，确保放射防护的可靠性；方舱内部设置照射诊断间和操作控制间，照射诊断间配备车 X 线机、摄影床等设备，操作控制间配备控制台、图像采集、显示、存储等设备。舱室环境保障设备主要有冷暖空调、暖风机、紫外线灭菌灯、照明以及通风换气等设备。

**用途**　战时展开，可进行卧、立位伤病员颅、胸、腹、四肢等部位的 X 线透视、摄影和异物定位检查；平时展开，可用于医疗诊断、巡回体检；也可用于重大灾难医学救援，替代或加强灾区医院放射影像科室力量。

（谭树林）

wǔguān zhěnliáo fāngcāng

**五官诊疗方舱**（diagnosis & treatment shelter of five sense organs）　战时可快速机动部署的，利用制式大板结构基型舱室改装的可实施战场伤员面部器官组织伤病诊断与治疗的装卸式医疗平台。方舱式野战医院系统医疗功能单元的功能方舱之一，配置牙科综合治疗椅、耳鼻喉诊疗台、裂隙灯、眼科 A/B 超等仪器设备及辅助设施，舱室微环境符合医疗作业要求。适合吊装、叉装及自装卸，可由越野卡车、船舶和货运飞机运载，实施快速机动部署或投送。

**发展历史**　美、英、德、法等发达国家的军队非常重视五官科（特别是牙科）卫生装备的发展。第二次世界大战期间，牙科医疗车开始应用于军队。20 世纪

60 年代，法军将卡车改装为镶牙车间。70 年代，英军研制出车载厢式"流动牙科诊所"。80 年代，随着医用方舱的发展，五官诊疗方舱作为方舱医院系统的重要组成部分，开始配备部队。90 年代，德军研发的医疗方舱系统，分别配备了眼科方舱、耳鼻喉科方舱和牙科治疗方舱，眼科方舱和耳鼻喉科方舱均为非扩展型 20 英尺国际标准方舱，其中，眼科方舱配有眼科手术显微镜、带眼球刀的冷冻仪、角膜缝合器械、泪管冲洗器等；耳鼻喉科方舱配有移动式耳鼻喉吸引器、听力计、微型喉镜、耳科显微镜、气管切开术器械等；牙科治疗方舱为单侧扩展型 20 英尺国际标准方舱，配有牙科治疗工作台、牙科 X 线机、各种牙科及颌面外科手术器械等。21 世纪初，中国人民解放军研制出五官诊疗方舱（图），填补了方舱式野战机动医疗系统中医疗功能单元专业方舱的空白。

**原理与结构**　以医院五官科检查治疗设施建设国家技术规范为指导，以实施军队战伤五官科检查治疗任务为中心，以医用方舱为平台，构建方舱式野战医院系统的五官科检查治疗中心。五官诊疗方舱由密闭舱体、五官科诊疗设备和舱室环境保障设备等组成。密闭舱体为 6m 大板式国际标准舱型的扩展式方舱，采用手动推拉翻板式双侧扩展结构；主要尺寸参数为收拢状态外形尺寸：长×宽×高＝6058mm×2438mm×2438mm，展开状态外形尺寸：长×宽×高＝6058mm×5738mm×2438mm；沿前进方向，方舱内中部设有大板隔断，左侧区域为牙科诊疗区，右侧区域通过软帘分为前后两区。右前区为眼科诊疗区，右后区为耳鼻喉科诊疗区。

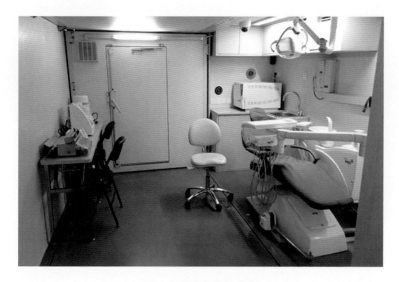

图 五官诊疗方舱内景

牙科配置有牙科综合治疗椅、牙科X线机等医疗设备，以及蒸汽灭菌器、超声波清洗机、银汞调和器等医疗辅助设备；眼科配置有手术显微镜、裂隙灯、验光仪、眼压计、眼科A/B超、视力表等医疗设备；耳鼻喉科配置有耳鼻喉综合诊疗台、中耳功能分析仪等仪器设备。舱室环境保障设备主要有冷暖空调、舱室净化设备、照明以及通风换气设备等。

**用途** 战时展开，主要用于机械性眼外伤、眼部酸碱烧伤、听器冲击伤、颌面战创伤等的救治；角膜炎、耳鸣、鼻出血、牙周病等常见疾病的治疗；视力、听力、口腔等健康和通过性体检。平时展开，可用于重大灾难医学救援，替代或加强灾区医院五官科医疗救治力量。

(谭树林)

línchuáng jiǎnyàn fāngcāng

**临床检验方舱**（clinical laboratory shelter） 战时可快速机动部署的，利用制式大板结构基型舱室改装的可实施战场伤员血、尿、便常规检测化验的可装卸式医疗平台。简称检验方舱。方舱式野战医院系统医疗功能单元的功能方舱之一，配置生化、血气等分析仪器设备及辅助设施，舱室微环境符合医学作业要求。适合吊装、叉装及自装卸，可由越野卡车、船舶和货运飞机运载，实施快速机动部署或投送。

**发展历史** 作为方舱式野战医院系统不可或缺的一部分，临床检验方舱发展日趋完善。20世纪60年代，美军在越南战场上首次使用的自给式可运输野战医院（MUST）中配备有临床化验室。

90年代，德军模块化医疗方舱系统中临床检验方舱，采用20英尺（约6m）国际标准固定方舱，配有各种临床化学检验所需的非消耗性卫生物资及部分消耗性物资，主要有血象检测仪、血细胞计数器、选择性分析系统、离子测定仪、离心机、反射光度计、显微镜、凝固计、磁性搅拌器等。20世纪90年代初，中国人民解放军研制的临床检验方舱，采用4m固定方舱，可完成300名/24小时伤病员通过量的血液/生化/细菌/配血等临床检验，展开/撤收时间30分钟/2人。21世纪初，研制出临床检验方舱，采用密闭舱体为6m的大板式国际标准舱型的固定方舱，配有血、尿、便等常规检验仪器设备设施和检验信息处理工作站；以及空调器、暖风机、通风滤毒装置、换气扇等保障设备（图）。

**原理与结构** 以院临床检查科室设施建设国家技术规范为指导，以实施军队战伤临床检验任务为中心，以医用方舱为平台，构建方舱式野战医院系统的临床检验中心，为开展手术急救，及时提供必要的临床生化及常规诊断数据。临床检验方舱由密闭舱

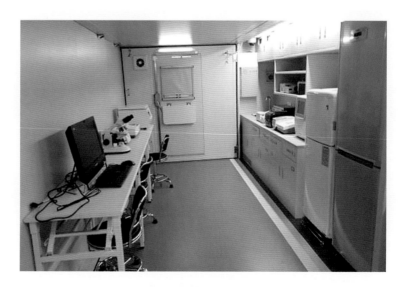

图 临床检验方舱内景

体、临床检验仪器、辅助设备设施、舱室环境保障设施及供电供水系统构成。密闭舱体根据需要可采用扩展形式或固定形式，主要尺寸参数为固定状态外形尺寸：长×宽×高＝6 058mm×2 438mm×2 438mm，展开状态外形尺寸：长×宽×高＝6 058mm×5 738mm×2 438mm。临床检验仪器有血细胞分析仪、生化分析仪、血气分析仪、电解质分析仪、血凝仪、尿液分析仪、显微镜等。辅助设备设施有水浴箱、培养箱、冰箱、洗手装置、紫外线灭菌灯等。舱室环境保障设施有空调、暖风机等；供电系统有配电箱、电源转接板等，可使用市电或电站为舱内仪器设备供电；供水系统包括水箱、管路、水泵等。

**用途**　作为方舱式野战医院系统的临床检验中心，战时主要完成对伤病员实施手术或诊断所必需的医学临床检验和配血，主要包括体液、分泌物和排泄物、临床血液学、临床生物化学、临床免疫学、临床微生物学等检验。临床检验项目主要包括：血细胞分析、血液生化分析、血气分析、电解质分析、凝血分析、尿液分析、粪便显微镜细菌学检验等。根据仪器检验化验的结果，临床医生可对伤病员进行医学诊断，为医学处置或手术提供参考。平时可用于重大灾难医学救援，替代或加强当地医院的临床检验科室力量。

（苏　琛　谭树林）

xiāodú mièjūn fāngcāng
**消毒灭菌方舱**（disinfection & sterilization shelter）　战时可快速机动部署的，利用制式大板结构基型方舱室改装的可对微生物沾染性医疗器械、器材、工作服等，进行物理/化学消除或杀灭作业的装卸式医技保障平台，简称灭菌方舱。方舱式野战医院系统技术支撑单元的功能方舱之一，配置有高压蒸汽灭菌器等设备设施。适合吊装、叉装及自装卸，可由越野卡车、船舶和货运飞机运载，实施快速机动部署或投送。

**发展历史**　消毒灭菌方舱是方舱式野战医院系统重要的医学技术支撑和保障装备。20世纪60年代，美军在越南战场上使用的自给式可运输野战医院（MUST）中配备有消毒灭菌方舱，以满足医用器材消毒灭菌的需求。70年代以后，消毒灭菌方舱功能更加完善，设备配置从单一的蒸汽灭菌器、不锈钢洗涤池等发展为低温等离子体灭菌器、超声波清洗机等。80年代，美国布伦斯维克公司机动医院系统的中心器材供应单元采用扩展式方舱结构，分为清洗间和消毒间两部分，配备蒸汽消毒器和不锈钢洗涤池等，可为医院供应各种规格的无菌纱布、消毒巾、消毒包及其他无菌器材。90年代，德军研制的消毒方舱采用20英尺国际标准方舱，舱内分清洁工作区与非清洁工作区，配备自动蒸汽灭菌器、电动蒸汽发生器、自动清洗与消毒机、超声清洁槽、空气压缩机、柜车、货架、空调、水箱及水冷却设备等。挪威军队的卫生器材灭菌方舱采用20英尺国际标准方舱，配有压力蒸汽灭菌器、空气压缩机、储水箱、净水设备、空气调节系统、水泵和供电设备，可对外科器材、敷料实施洗涤、灭菌、贮存等。20世纪90年代初，中国人民解放军研制的卫生器材灭菌单元，采用4m固定方舱，配有压力蒸汽灭菌器、洗衣机、干衣机、超声清洗器等。进入21世纪，先是研制出采用6m国际标准舱型、双侧四板联动液压自动扩展结构的自装卸式消毒灭菌方舱；其后又研制了采用6m国际标准舱型、双侧手动抽拉扩展结构的自装卸式消毒灭菌方舱（图）。舱内配备有高压蒸汽灭菌器、低温等离子体灭菌器、超声波清洗机、干燥箱、洗涤池等。

**原理与结构**　以医院消毒灭菌设施建设国家技术规范为指导，以实施军队野战医院消毒灭菌任务为中心，以基型方舱为平台，构建方舱式野战医院系统的临床

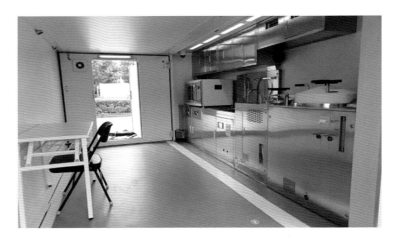

图　消毒灭菌方舱内景

消毒灭菌中心，为手术、急救作业及时提供必要的无菌器械器材及衣、巾、单和包扎敷料等。消毒灭菌方舱由舱体、消毒灭菌设备、手术器械和衣巾清洗干燥设备、供水系统、舱室环境保障设施和附属设备设施等构成。舱体可采用固定或扩展结构形式，主要尺寸参数：固定状态外形尺寸：长×宽×高＝6 058mm×2 438mm×2 438mm，展开状态外形尺寸：长×宽×高＝6 058mm×5 738mm×2 438mm；舱室应划分为清洁区、半清洁区、污染区，合理规划消毒灭菌物品收、洗、包、消、发作业流程，以防止交叉污染。消毒灭菌设备可选配高压蒸汽灭菌器、低温等离子体灭菌器、环氧乙烷灭菌器、甲醛灭菌器、煮沸灭菌器、微波灭菌器等设备。手术器械和衣巾清洗干燥设备可选配超声波清洗机、洗涤池、洗衣机、干衣机等设备。供水系统包括储水罐（囊）、水箱、水泵、阀门、给排水管路等。舱室环境保障设施有空调、暖风机、滤毒通风装置、换气扇等。附属设备设施主要有干燥箱、器械打包台、无菌柜、储物柜等。

**用途**　消毒灭菌方舱战时用于手术器械、衣巾单、金属、搪瓷、玻璃、塑料、橡胶等制品和器具的消毒灭菌和衣、巾、单等的洗涤、烘干；平时展开，可用于重大灾难医学救援，替代或加强灾区医院的消毒供应室力量。

（谭树林）

*yàoxiè gòngyìng fāngcāng*

**药械供应方舱**（shelter for medicine & instrument supply）　战时可快速机动部署的，利用制式大板结构基型舱室改装的可用于药品器材调配、贮存和供应的装卸式医技保障平台。简称药械方舱。

方舱式野战医院系统技术支撑单元的功能方舱之一，配置有药品柜、货架设施等。适合吊装、叉装及自装卸，可由越野卡车、船舶和货运飞机运载，实施快速机动部署或投送。

**发展历史**　现代战争、重大自然灾难以及社会突发事件，药品器材、血、氧、液等医用物资消耗剧增，各种医疗器械、器具、药品需及时补充，由于完全依靠后方紧急补给存在较多困难，野战医疗机构执行卫勤保障任务时，通常需要携带一定基数的消耗性药品器材。在方舱式野战医院系统设计中，吸收借鉴了军用药品战常材保障的历史经验，药械供应方舱应运而生。20世纪60年代，在英国研制的由26辆拖车组成的方舱医院系统及美军的自给式可运输野战医院（MUST）中均设有药房方舱，美军的药房方舱还采用了扩展式结构。80年代，法国ACMAT公司的车载式方舱医院的药房方舱采用国际标准集装箱，并自带发电机组，舱内设有电源供应装置、冷热水设备、贮血冰箱、疫苗、血清、药品冰箱、药品柜、空调器、货架支撑固定

系统、废水箱等。德国的方舱式野战医疗系统中的药房方舱，为双侧扩展型20英尺国际标准舱，分为处方/分装及贮存/发放两个工作区，配有胶囊灌装机、搅拌器、无菌过滤装置、天平、灭菌器、软膏配制机、软管灌装机、化学品柜、冰箱、冷冻箱、制药器械、药物贮存柜及药物货架等。20世纪90年代初，中国人民解放军研制的药械供应方舱，为4m固定方舱，配有药品柜、血库冰箱、药品天平等；21世纪初，研制的药械供应方舱，采用自装卸式双侧扩展型6m国际标准舱（图）。

**原理与结构**　以医院药瓶器械储存设施建设国家技术规范为指导，以实施军队野战医院药品供应任务为中心，以基型方舱为平台，构建方舱式野战医院系统的临床药品供应保障中心。药品供应方舱由舱体、药品贮存柜、调剂用具、舱室环境保障设施和附属设备等构成。舱体为固定或扩展结构形式的6m国际标准舱，设有专用药材供应窗口和与医院系统外部连接的专用进货通道；主要尺寸参数：固定状态外

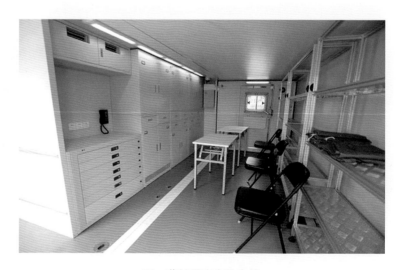

**图　药械供应方舱内景**

形尺寸：长×宽×高 = 6 058mm× 2 438mm×2 438mm，展开状态外形尺寸：长×宽×高 = 6 058mm× 5 738mm×2 438mm。药品贮存柜按药品的性质、剂型、药理作用等分门别类贮存；毒麻及限量药品采取特殊保管措施。调剂用具主要有调剂台、蒸馏水装置、天平、量桶、量杯、漏斗及其他玻璃器皿等。舱室环境保障设施有空调、暖风机、滤毒通风装置、换气扇等。附属设备设施主要有器械储存柜、血库冰箱、文件柜、水池及供水装置等。

**用途** 按作战基数储备与供应战伤急救药材、医疗器械和常备药材。

（谭树林）

tōngdào fāngcāng

## 通道方舱（connection shelter）

可将不同医用功能方舱有序桥接、形成整体型方舱医院集群的可调节密闭廊道平台。方舱式野战机动医疗系统保障支撑单元的功能方舱之一。适合吊装、叉装及自装卸，可由越野卡车、船舶和货运飞机等运载，实施快速机动部署或投送。

**发展历史** 随着战场救治对方舱式野战医院系统内环境质量控制要求和标准的不断提高，把不同医疗功能方舱联接为一个整体的需求愈发迫切，由此产生了通道技术及其方舱型式。联接技术方式经历了可伸缩蛇皮管联接、舱体附属推拉装置联接和通道方舱联接等发展历程。20世纪60年代，美军自给式可运输野战医院（MUST）展开使用时，采用相邻方舱直接对接方式联接；机动外科医院（MASH）的独立功能车辆通过对接装置连在一起，组成相应的医疗救护系统。法国Bertin公司在方舱式医疗单元的联接面

上，设计有可伸缩的手风琴风箱式对接口，可与相邻车辆实施对接，形成整体的密闭环境并兼有人、物流通道功能，由于通道具有良好的密封性，还起到了很好的防尘、防雨和隔热作用。日本的车辆式野战外科手术系统，作业车辆之间采用可伸缩的篷面式连接装置，使两车之间实现了通道密闭式连接，不用时可收拢在车辆的空余空间内。80年代，法军"GIAT方舱式机动医院"使用10英尺联接方舱。90年代后，方舱式野战医院系统更注重全系统的密闭联接，法军、德军等方舱医院系统都将通道方舱作为独立单元设计，以便将急救方舱、手术方舱、术前准备方舱、化验方舱等医疗功能单元和水、电、气供应方舱等技术保障单元联接起来，使系统内环境与外环境隔离，更加便于实现伤员流、人员流以及污染物、无菌物的有序流动控制。德军的联接/通道方舱采用非扩展型20英尺国际标准方舱，由于其有足够的空间，因此，设计中除确保联接/过道方舱的密封及通行功能外，还赋予其一些辅助功能，如作为系统的空调、供水供电或通信、网络的控制中心，或备置应急灯、废物箱、贮藏柜、灭火器等设备设施。20世纪90年代初，中国人民解放军研制的可伸缩式通道篷方舱解决了不同医疗功能方舱之间的密闭连接和综合利用问题；21世纪，研制的通道方舱（图）除具有联接、通行功能外，还兼具检验、通信、水站等功能，并配备有相应的辅助设备设施。

**原理与结构** 以医院廊道设施建设国家技术规范为指导，以军队移动式野战医院实现密闭性联接和展开作业为中心，在基型

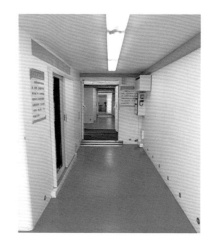

图 通道方舱内景

方舱基础上，构建方舱式野战医院系统的密联通道保障平台。通道方舱由舱体、联接装置、功能设备、舱室环境保障设施和附属设备器材等构成。舱体结构形式，根据方舱系统的总体要求，可采用2m或6m的固定型方舱与折叠篷组合的结构型式；通道踏板应与功能方舱地面平齐，宽度应满足担架伤员搬运通过要求。联接装置包括通道篷骨架、篷布、联接构件及通道踏板等。功能设备视通道方舱增加的辅助功能而定。舱室环境保障设施有空调、暖风机、通风换气、滤毒通风装置、灯光照明等。附属设备器材主要有军用铁锹、铁钎等工具、电源控制柜等。

**用途** 两个以上医疗功能方舱组合展开时使用，构成人流、物流通道，形成密闭式连接。为充分利用通道方舱空间，在不影响担架伤员通过的前提下，可适当配置其他相应设备，赋予其相应的辅助功能。

（谭树林）

diànzhàn fāngcāng

## 电站方舱（power-generation shelter）

利用制式大板结构基型舱室改装的设置有发电机组间及

供配电控制间的电力保障平台。方舱式野战医院系统保障支撑单元的功能方舱之一。适合吊装、叉装及自装卸，可由越野卡车、船舶和货运飞机等运载。为方舱式野战医院提供电力保障。

**发展历史**　20 世纪 50 年代，随着方舱技术型式的应用，美军开始研制电站方舱。电站方舱与野战医疗方舱在同一区域内部署，需要供电性能稳定、电磁辐射影响小、震动噪声低。德军野战方舱式医疗系统中编配的多台电站方舱，均为 20 英尺国际标准方舱。20 世纪 80 年代，中国人民解放军研制出"F40 型"4m 骨架式固定型电站方舱。21 世纪，研制的电站方舱（图）选用 6m 国际标准方舱建造，发电额定输出功率 200kW，符合中国国家 GB235A-1997 军用交流移动电站通用规范中二级电站以上要求。

**原理与结构**　以医院电力及供配电设施建设国家技术规范为指导，以实施军队野战医院供配电保障为中心，以基型方舱为平台，综合运用动力电源选型与输配电设计原理，构建方舱式野战

医院系统的电力保障平台。电站方舱主要由舱体、发电机组、供配电系统和辅助配套设备组成。舱体一般选用固定舱体型式，主要尺寸参数：固定状态外形尺寸＝长×宽×高　6 058mm×2 438mm×2 438mm；舱室布局设计为机组发电间、操作控制间和排风消音间。发电机组由发动机、发电机、控制系统、金属底架、排烟消声器、油箱、加油泵、蓄电池等组成；发动机一般采用风冷或水冷的柴油发动机组，配置低温启动装置；发电机与发动机既可以通过联轴器柔性连接，也可以将发电机刚性连接片与柴油机飞轮盘通过螺栓进行刚性连接；发电机与发动机连接好后，安装在共用的金属底架上；油箱设置在金属底架的空位处，容量满足 8 小时以上连续运转要求。供配电系统采用模块化结构设计，主要由主控模块、故障自诊断模块组成；主控模块以可编程序控制器为核心，通过对输入、输出信息的分析、处理，来响应操作指令和协调各模块之间数据通讯；同时，采用容错、纠错技术，实施人机

对话，以确保人机界面的安全性；故障自诊断模块，通过对机组电压、电流、频率、转速、水温以及油压等信号的在线实时监测，对可能影响电站安全运行的故障按类型分别实行停机、断载或报警等处理，以保证电站安全运行；电压、电流、油温、转速等控制参数一次性设置完成后，可一键式启动发电机组。辅助配套设备包括燃油暖风机、移动配电箱、电缆绞盘、应急照明、灭火器、土木工具等。移动型电站一般通过采用多种抗噪技术的综合协同作用，把发电机组运转产生的噪声控制在 75dB 以下，主要的抗噪技术措施有：应用吸音、隔音原理，对机组发电间室内壁板粘贴多孔性材料；对发动机和发电机的金属底架采取二次隔振措施，从源头降低机械噪声的辐射；采用抗性扩张消声原理和空腔共振吸声原理，抑制发动机燃烧产生的噪声；进风、排风管道粘贴隔热吸音材料；采用斜面侧向进风、上排风结构，降低废气排放噪声对有效区域的传播影响等。

**用途**　战时展开，为方舱式野战医院系统的医疗设备、环境保障设备、照明设备和生活设备设施提供电力保障。平时展开，可用于重大灾难医学救援，替代或加强灾区医院的电力供应保障。

（谭树林）

yīyòng qìtǐ zhìbèi fāngcāng

**医用气体制备方舱**（medical gas preparation shelter）　利用制式大板结构基型方舱改装的集中生产、供应医疗用氧、医用吸引设备用气的装卸式氧气及真空气体保障平台。简称气体方舱。方舱式野战医院系统技术支撑单元的功能方舱之一，配置有医用

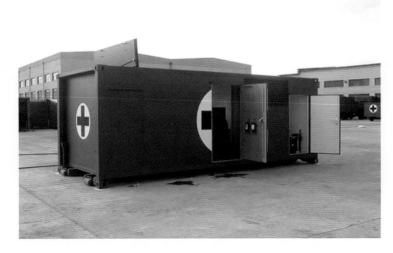

图　电站方舱

氧气制备装置、真空设备设施等。适合吊装、叉装及自装，可由越野卡车、船舶和货运飞机等运载。

**发展历史** 野战医用制氧方舱是随着医用方舱技术发展和野战医院功能需求而发展起来的一种医用气体保障装备。20世纪90年代，法国COMAVIA公司研制的野战医用制氧方舱，产氧量10m³/h，氧浓度≥90%，可压氧充瓶，出氧压力为0.3MPa，带有发电单元，主要用于野外现场快速制取和供应医疗用氧。海湾战争中，美军使用的GENOX CT-1小型液氧系统，由液氧制取系统、液氧储运系统、氧气汇流排、病员氧气分配系统等构成，可同时保障5个师的野战医疗用氧，适合在野战环境条件下为大部队制取和补给氧气。20世纪90年代，中国人民解放军研制的医用气体制备方舱，采用2m固定方舱型式，每台方舱配有4个40L氧气瓶和2台真空泵，可同时为2台医疗方舱提供医用气体保障。21世纪，研制的医用气体制备方舱（图）采用6m固定方舱型式，具有制取医用氧气、真空吸引气体等功能，产氧量6m³/h，氧浓度

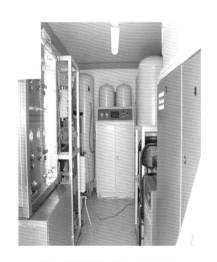

图 医用气体制备方舱内景

≥90%，可压氧充瓶，压氧速率6m³/h，灌充压力≤15MPa；可为方舱医院手术和急救单元供应医用气体，保证供气终端供氧压力≥0.4MPa，流量10L/分钟，吸引压力-20 kPa～-70 kPa，流量30L/分钟，压缩空气压力≥0.4MPa，流量60L/分钟。

**原理与结构** 以医院制供氧设施建设国家技术规范为指导，以实施军队野战医院制供医用气体保障为中心，以基型方舱为平台，综合运用空气分离原理和制供氧工程技术，构建方舱式野战医院系统的医用气体保障平台。医用气体制备方舱通常由舱体、制氧设备、气体供应装置、保障设备等组成。其中，舱体选用6m固定方舱，固定状态外形尺寸：长×宽×高＝6 058mm×2 438mm×2 438mm。制氧设备通常包括制氧主机、空压机、冷干机、空气储罐、氧气储罐、过滤装置等设备；工作时，空气经压缩、冷冻干燥，经两级高效过滤器去除杂质，调压后为制氧装置提供稳定洁净的原料气体；制氧主机采用分子筛变压吸附制氧原理设计而成，根据沸石分子筛对空气中各组分不同的吸附特性，加压吸附出氧、减压解吸排氮，通过环境空气制取氧气；将干燥、洁净的压缩空气输入吸附容器中，随着容器压力逐渐上升，容器中分子筛对氮的吸附能力越来越强，空气中的氮分子被分子筛优先吸附，氧分子顺利通过分子筛吸附床；当容器内的压力达到所需压力和氧浓度达到医用氧标准时，打开出氧阀门，吸附容器开始出氧；随着时间的延长，分子筛吸附能力逐渐达到饱和状态，分子筛吸附氮分子能力逐渐下降，送出氧气纯度逐渐下降，此时关闭出氧

阀门，打开排氮阀门，逐渐降低吸附容器内的压力，分子筛所吸附的氮分子逸出；分子筛被解吸后，吸附特性再生，为下一次的充气、吸附、出氧作准备。气体供应装置通常包括氧压机、真空泵、自动切换充供氧台、氧气瓶、接口箱、供气管道等，其中真空设备可为方舱医院系统的中心负压吸引设备提供气体保障。保障设备通常包括电气系统、制冷制热、通风换气装置等。

**用途** 战时展开，可为方舱医院系统生产、供应医用氧气、负压吸引设备的动力气体，平时展开，可用于重大灾难医学救援，替代或加强受灾地区医院的医用气体制备保障力量。

（谭树林）

shāngyuán xǐxiāo fāngcāng

**伤员洗消方舱**（casualties decontamination shelter） 利用制式大板结构基型方舱改装的用于核生化战剂沾染伤病员清洗消毒的装卸式"三防"保障平台。简称洗消方舱。方舱式野战医院系统技术支撑单元的功能方舱之一，设置有冲洗间、淋浴间及药液器材间。适合吊装、叉装以及自装卸，可由越野卡车、船舶和货运飞机等运载，实施快速机动部署或投送。

**发展历史** 伤员洗消方舱是借鉴伤员洗消车发展而成的。第二次世界大战期间，主要参战国开始使用洗消车。20世纪50～70年代，美国使用了M3A3和M9型洗消车，同期德国使用了迪科肯特（Decocontain）1500/3000洗消系统、机动NBC洗消半拖挂车、MPD-100全功能移动核生化洗消系统和INDECON方舱洗消系统，用于人员、车辆和装备洗消，并具有NBC防护功能。80年代，美

军开始装备 XM-16、XM-14 及 ABC-M12A1 型洗消车，可对人员及装备进行洗消。21 世纪初，德国研制的洗消系统，采用方舱与四顶帐篷相结合的技术型式，每小时能对 60~120 人或 15 名伤员进行洗消。21 世纪，中国人民解放军研制的伤员洗消方舱（图）采用自装卸式 6m 固定方舱型式，运输过程中，其亦可兼作储物集装箱使用。洗消方舱展开时，在方舱进出口两侧各架设一顶联接帐篷；工作时，分别设为伤员预处理准备间（帐篷）、喷淋洗消间（方舱）、后处理包扎与设备间（帐篷）等 3 个区域，为核生化战剂沾染伤员洗消提供了可靠的装备保障。

**原理与结构** 以医院传染病防治设施建设国家技术规范为指导，以实施军队核生化战剂沾染伤病员喷淋消毒处理为中心，以基型方舱为平台，综合运用物理的、化学的设备、器材及工具等工程技术方法，构建方舱式野战医院系统的核生化战剂沾染伤员洗消保障中心。伤员洗消方舱由舱体和帐篷组成，其中，准备帐篷设为伤员去污区；方舱设为

NBC 沾染伤员洗消区；后处理帐篷设为包扎区和更衣区。伤员洗消方舱主要功能模块包括：洗消模块、供水供药模块、污水处理模块、供电模块、供气模块和暖风模块等，其中，洗消模块一般由洗消装置、均混装置、洗眼器等构成，洗消用水先经均混装置将净化水和药液以一定比例均混，再经水温、水压、水流调节后，即可用于伤病员洗消作业。供水供药模块一般由水箱、水囊、水源供给接口、水泵、管路及药液箱等构成。污水处理模块一般由污水收集泵、污水收集池（囊）、污水过滤净化器、连接管路等构成；洗消污水经污水收集泵抽吸，沿污水管路进入污水收集池（囊），再通过污水过滤净化器进行净化处理，实现无害化安全排放。供电模块一般由发电机组、市电接口以及配电箱等构成。供气模块一般由空气压缩机、供气管路等构成。暖风模块一般由暖风机和管道构成，可为寒冷条件下的洗消环境提供适体温度。

**用途** 战时用于核生化战剂沾染伤病员的洗消。

(谭树林)

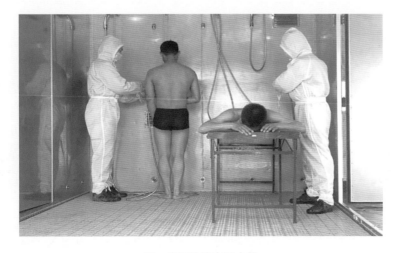

图 伤员洗消方舱内景

chēliàngshì yězhàn wàikē shǒushù xìtǒng

## 车辆式野战外科手术系统

（self-propelled wheeled field surgical system） 以军用汽车底盘和制式车厢为基型平台构建的具有战伤手术治疗、X 线诊断以及消毒灭菌等功能的模块化轮式机动医疗装备。野战机动医疗装备的一类。通常由手术、影像、检验及消毒灭菌等不同功能的卫生技术车辆组合而成。

**发展历史** 世界主要国家军队对以战时手术为核心功能的车辆式野战外科手术系统研究较早，最初以手术车研制为主。1912 年，德国最先研制出世界上第一台流动手术车。在此后的十几年里，英国、荷兰、瑞士等国家也先后研制出流动手术车。第一次世界大战期间手术车就投入了使用。英国和德国研制的流动手术车应用于 1936~1939 年的西班牙战争。随后，英国又先后研制出了与外科手术车配套的 X 线车、卫生化验车、细菌检验车；法国雷诺公司研制出了细菌检验车、卫生试验车、外科医院车等；美国雪佛兰公司也研制出了 X 线车。苏联于 1939 年开发出的野战手术车经多次改进完善，1941 年正式装备部队；1943 年，德国相继推出了"轻型""重型"流动手术车，这是卫生技术车辆系列化设计思想的萌芽。第二次世界大战结束后，卫生技术车辆研究向着以野战手术车为核心，形成组合式的轮式野战外科手术系统方向发展。20 世纪 80 年代以后，世界主要国家军队开始注重手术车辆的全方位发展，采用多种组合方式，不同功能车辆既可独立使用，也可多种不同功能车辆按救治需求组成模块化救治单元，如流动诊室、

流动医疗所、流动医院等，既可陆海空立体运输，又可自行机动，保障能力显著增强；通过对不同功能的卫生技术车辆进行有目标的重组和编配，可形成快速部署、展收迅速、系统整体保障功能跃升的模块化功能集成单元。日本的野外手术车系统由手术车、手术准备车、灭菌车和卫材补给车组成；其中，手术车采用 3.5 吨汽车底盘，车厢为抽拉扩展式，扩展后手术室面积增加 2 倍；车内配置有手术台、三盏七孔手术无影灯、器械柜、监护仪、人工心肺装置等，可做胸、腹部、开颅等手术。20 世纪 60 年代，中国人民解放军开始研制野战手术车和 X 线诊断车等。80 年代后，研制出客车厢型的野战手术车、临床检验车、野战制液车等系列卫生技术车辆。进入 21 世纪，研制了以制式基型厢型为车厢的野战手术车、野战 X 线诊断车和野战消毒灭菌挂车等，由它们组成的新一代车辆式野战外科手术系统已经装备部队（图）。

**原理与结构**  综合运用卫生勤务学、野战外科学、人机环境工程学、材料学以及汽车改装工程等相关知识，围绕与术前术中术后相关的临床诊断、检验、麻醉、消毒灭菌等医疗作业流程，研究野战外科手术所需的设备设施保障方案，通过工程设计、制造及试验，构建以轮式手术室为核心的模块化野战外科手术系统。通常由野战手术车、野战 X 线诊断车、野战消毒灭菌（挂）车、野战临床检验车等卫生技术车辆组成。其中，手术舱室配置有空气过滤净化装置，满足相应手术所必须的微环境洁净度要求；舱室温度控制在 22~28℃ 之间；设置了合理的人流、物流、伤员流通道；手术医疗信息管理系统、医学影像的存储和传输系统（PACS）、临床检验信息系统（LIS）等，可接入医院信息管理系统（HIS），具有远程医疗信息共享功能。X 线诊断舱室壁板在成型制造过程中，增加了铅板敷设工艺，是对舱室内、外环境及人员提供 X 射线防护保障的重要措施。车辆式野战外科手术系统中，各种卫生技术车辆医学作业舱室均采用统型大板基型车厢为平台，不同卫生技术车辆可依据展开作业面积的需要，选用双侧扩展车厢、单侧扩展车厢或固定车厢等不同扩展结构的车厢，扩展方式也可采用手动扩展方式或自动扩展方式（如机械、液压、电动等）或混合扩展方式等；整车外形尺寸设计满足国家公路、桥梁、隧道、涵洞通过性标准要求，以及列车、飞机、轮船等运载要求。

**用途**  战时对危重伤病员实施紧急救命手术和早期外科处置，X 线诊断、临床检验、消毒灭菌等手术作业配套功能齐备。

（谭树林）

yězhàn shǒushùchē

## 野战手术车（field surgical vehicle）

以军用汽车底盘和制式车厢为基型的具有战伤外科临床作业功能的轮式自行式卫生技术车辆。简称手术车。车辆式野战外科手术系统的手术功能单元，配置有战伤外科临床作业所需医疗仪器设备、器械及麻醉设备设施，舱室微环境可达到一般洁净手术室（Ⅲ级手术室）标准，满足普通外科手术要求。

**发展历史**  1912 年，第一台简易流动手术车应用于德军卫生机构。其后英、法、荷兰、瑞士、西班牙等国家也先后研制成功流动手术车。第二次世界大战期间，苏联和德国研制出多种型号的野战手术车。20 世纪 60 年代，苏军装备的乌阿斯-452 型手术车配置有心脏起搏器、脚踏吸引器、AH-8 型轻便麻醉器、呼吸器、血压计、气管切开、静脉切开器械及简易的手术设备等。80 年代，法军在卫生连和机动手术组装备了手术车，该车配置有 2 张手术台、2 套野战手术照明设备以及器械台、麻醉箱、立式柱状电热水器、

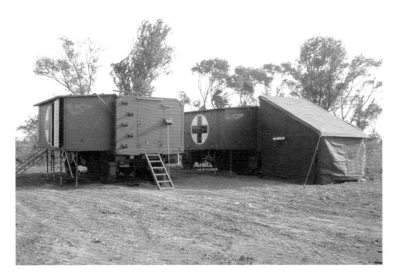

图  车辆式野战外科手术系统——手术车与 X 线车并联展开

紫外线消毒器等。德国的手术车上配有1张手术台、1台无影手术灯以及麻醉机、心脏监护仪、除颤器、消毒器、冷藏箱、整套外科手术器械等。20世纪60年代以来，中国人民解放军先后研制出多种型号手术车。21世纪，研制的制式车厢双侧扩展式野战手术车（图1），底盘采用东风 EQ2102 越野底盘，扩展顶板和扩展底板采用了机械压簧辅助展开装置。

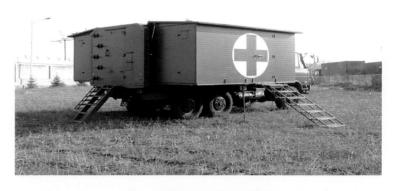

图1　野战手术车展开外景图

**原理与结构**　综合运用卫生勤务学、野战外科学、人机环境工程学、材料学以及汽车改装工程等相关知识，围绕战时条件下规定的手术作业科目、流程及相关技术操作，研究所需的医疗设施设备及医技保障方案，通过工程设计、制造及试验，构建车载式手术舱室及其辅助保障措施。由越野汽车或挂车底盘、手术车厢（舱室）、手术设备、手术配套设备及附属设备构成。其中，由越野汽车底盘改装的手术车，手术车厢为独立的制式厢型结构，底盘主要用于承载、安装车厢和车内设备设施。手术车厢除用于承载、安装手术设备与设施外，手术作业区域的空间分布、环境以及人流、物流通道等设计亦应

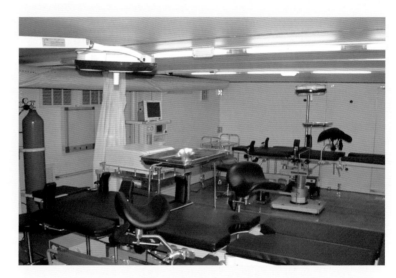

图2　野战手术车内景

符合相关专业标准；手术车厢为大板结构车厢，分固定式和扩展式厢型，其中，扩展式车厢按需要可采用两侧扩展或单侧扩展，以扩大手术室作业空间；手术车厢内部通常分隔成手术准备区和手术操作区，可展开1张或2张手术台；有的手术车配备术前准备帐篷，内设术前准备区、男女更衣区，并配置术前准备床等设备。手术设备（图2）主要有万能手术台、无影手术灯、麻醉机、吸引器、急救呼吸机、监护仪、普外手术器械和必要的专科手术

器械等。手术配套设备有器械台、器械托盘、洗手装置、输血输液器具、氧气瓶、药品及敷料等。附属设备配有空气净化、紫外线消毒、供氧、供水、供电及通风、采暖、降温等设备设施。

**用途**　战时可用于实施大血管损伤修补、吻合或结扎术；呼吸梗阻紧急气管切开术；开放性气胸封闭缝合术，张力性气胸闭式引流术；胸、腹腔探查止血，脏器和组织损伤缝合、切除、修补、吻合或造口等手术；对颅内压增高伤员施行开颅减压术，清

除血肿；进行清创手术等。

（谭树林）

yězhàn X-xiàn zhěnduànchē

**野战 X 线诊断车**（X-ray diagnosis vehicle）　以军用汽车底盘和制式车厢为基型的具有战伤医学影像摄片作业功能的轮式自行式卫生技术车辆。简称 X 线车。车辆式野战外科手术系统的医学影像诊断功能单元，配置有战伤 X 线诊断检查所需的医疗仪器、设备和设施，X 射线防护满足作业标准。

**发展历史**　第一次世界大战

以后，英国、法国、美国和日本开始研制 X 线车。这一时期研制的 X 线车均采用普通运输卡车底盘改装，利用汽车发动机驱动直流发电机，在驾驶室的后部设有发电室和配电盘；车辆中部为显像室；摄影器材和 X 线机室布置于车厢一侧。第二次世界大战期间，随着 X 线诊断技术、设备的发展以及卫生技术车辆系列化设计思想的萌发，野战 X 线诊断车设计、制造技术得到快速发展。日本研制了四轮、六轮野战 X 线车，车上设有暗室和移动式 X 线机，将汽车发动机的动力传送给车内的发电机，做为 X 线机工作的动力电源。20 世纪 50 年代，野战 X 线车的设计思想从战时应用转向平战结合应用，使用范围也扩展到灾难医学和预防医学领域。苏联的移动式 X 线车采用吉尔131 型汽车和 K4-131 型拖车为运载平台，配备有 A-2Y1 型移动 X 线机、PYM-24 型 X 线机、移动式 X 线机和 opra-M 型静电 X 线机和 2 台 4kW 发电机组，可满足平战时不同情况下对伤员实施 X 线诊断检查。20 世纪 80 年代，野战

X 线诊断车开始普遍采用高频车载 X 线机。德国的机动 X 线车由奔驰底盘和单轴挂车改装而成，车上配有 X 线机、洗片机等设备，用于脑部、胸部、腹部等部位的 X 线诊断。车内分为 X 线室、暗房和操作室，挂车拖载 38kW、220V 发电机。20 世纪 70 年代，中国人民解放军先后研制了客车型和制式车厢型野战 X 线车。21世纪，研制的单侧扩展式野战 X 线车（图）选用东风 EQ2102 越野底盘改装，采用电动卷绳扩展机构，配置单立柱∪形臂高频车载 X 线机，可进行伤病员胸、腹、四肢、颅脑及腰椎等部位的 X 线透视和摄片检查。

**原理与结构** 综合运用卫生勤务学、医学影像学、人机环境工程学、材料学以及汽车改装工程等相关知识，围绕战伤 X 线诊断检查作业科目、流程及相关技术操作，研究所需的医疗设备设施及技术保障方案，通过工程设计、制造及试验，构建车载式 X 线检查舱室及其辅助设施。野战 X 线诊断车由汽车底盘、制式车厢、车载 X 线机、影像处理与配

套设备及附属设备构成。汽车底盘通常选用二类越野汽车底盘或挂车底盘。制式车厢采用固定式或扩展式结构，其中，扩展型式有双侧扩展和单侧扩展，以增大作业空间；除顶板、地板外，车厢厢体大板内均嵌衬满足 X 射线防护标准要求的铅防护材料；通常将车厢工作区分隔为伤员诊断间和医生操作间。车载 X 线机设置在诊断间内。影像处理与配套设备包括诊断间内的摄影床、影像增强器和操作间内的控制台、图像采集设备、显示设备、存储设备等。附属设备有紫外线消毒、供电及通风、采暖、降温等车内环境保障设备。

**用途** 可用于战时伤员伤情诊断和平时健康体检。具有卧、立位伤病员脑、胸、腹、四肢等部位的 X 线透视、摄影和异物定位检查功能；战时与其他医疗单元组合使用，执行伤员救治任务。

（谭树林）

yězhàn xiāodú mièjūn guàchē

### 野战消毒灭菌挂车（field disinfection & sterilization trailer）

以军用挂车底盘和制式车厢为基型的具有临床器材微生物沾染消除杀灭作业功能的轮式拖挂式卫生技术车辆。简称消毒灭菌车。车辆式野战外科手术系统的消毒灭菌功能单元，配置有消除、杀灭手术器械以及医用物品、材料微生物沾染的设备和设施。

**发展历史** 消毒灭菌机动装备是随着野战医院外科手术保障需求，以及消毒设备、汽车装备技术的发展而逐步形成的，从野战医院到卫生连都配备有消毒灭菌卫生技术车辆。车辆型式按照功能和保障需求可分为大、中、小三种。①大型消毒灭菌车。通常用全挂车底盘改装，具有洗涤、

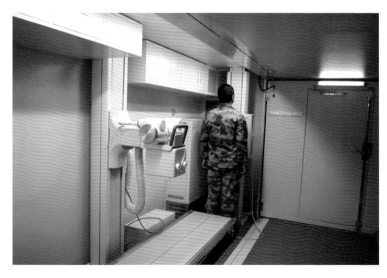

图　野战 X 线诊断车内景

干燥、灭菌、物品贮存、纯化水、饮用水制备等功能。德国的双轴消毒灭菌挂车，配备灭菌器、清洗机、真空泵、软水器、反渗透装置、热水器、5kW柴油发电机、空调等。②中型消毒灭菌车。用全挂或半挂车改装，通常具有对敷料、器械进行灭菌、干燥、贮存的功能。美国的单轴挂车式灭菌车，车厢采用厢式结构，车内配备卧式矩形灭菌器、卧式矩形锅炉、加热器等，能够完成敷料、器械的灭菌。③小型消毒灭菌车。用半挂车改装，只具有灭菌功能。20世纪80年代以来，中国人民解放军研制了多种型号的消毒灭菌挂车。21世纪，研制的消毒灭菌挂车采用QG3.1型通用单轴挂车底盘和开启式大板车厢；人员沿布置在车厢周边的设备实施作业操作；展开/撤收时间10分钟/2人车上配备80L灭菌器2台、超声波清洗机、洗衣机、干衣机、打包台、储物柜、无菌柜等。研制的改进型消毒灭菌挂车（图）选用QG3.5型通用单轴挂车底盘改装；采用了全开启式大板车厢与篷布结合的围护式结构及踏板

式工作平台的设计；各种洗消设备工作面朝外、靠近车厢地板外沿设置、固定；人员可以站在踏板上实施设备的作业操作。

**原理与结构**　综合运用卫生勤务学、消毒学、人机环境工程学以及汽车改装工程等相关知识，围绕消毒灭菌作业科目、流程及相关技术操作，研究所需的设备设施及技术保障方案，通过工程设计、制造及试验，构建车载式的消毒灭菌室及其辅助设施。野战消毒灭菌挂车主要由挂车底盘、车厢、消毒灭菌设备、手术器械清洗设备、衣巾洗涤与干燥设备、水路系统、电路系统和附属设备等构成。其中，挂车底盘一般选用单轴或双轴通用越野挂车底盘，主要用于承载车厢及其内部设备。车厢用于装载消毒灭菌设备设施、水路系统、电路系统等；车厢采用三面全开启式大板结构，两侧面及后部的厢板的上半部均可向上翻转90°水平展开，沿展开厢板的上沿周边可架设围护篷布；三面厢板的下半部均可向下翻转90°水平展开，构建为踏板式工作平台，不仅有效增大了工作人员消

毒灭菌作业空间，作业可操作性和作业环境也得到了较大的改善。消毒灭菌设备通常选用高压蒸汽灭菌器、煮沸消毒器、环氧乙烷灭菌器等。手术器械清洗设备有超声波清洗机、洗刷池等。衣巾洗涤与干燥设备有洗衣机、干衣机等。水路系统主要包括储水罐与软体水囊、水箱、输水管路、水泵和阀门等，用于保障灭菌车用水设备的正常、足量、安全供水与排水。电路系统由电源转接板、配电箱、输入/输出电缆、照明装置等组成，主要为消毒灭菌设备及车内照明等提供电源保障。附属设备主要有器械打包台、无菌柜、储物柜等，用于消毒灭菌辅助工作和贮存无菌物品等。

**用途**　战时用于手术器械和衣巾单、敷料等的洗涤、消毒、灭菌和贮存。

（谭树林）

yězhàn línchuáng jiǎnyànchē

**野战临床检验车**（field clinical laboratory vehicle）　以军用汽车底盘和制式车厢为基型的具有战伤常规检验作业功能的轮式自行式卫生技术车辆。车辆式野战外科手术系统的临床血尿便常规检验功能单元，配置有实施战伤血、尿、便等常规化验检验作业的医用仪器、设备和设施。

**发展历史**　20世纪80年代，英国研制出用运输卡车改装的化验车。德国克里努（Clinomobil）公司研制出的机动化验车，配置有较完备的临床检验仪器。同期，中国人民解放军选用民用客车，改装、研制了临床检验车。21世纪，选用东风EQ2012汽车底盘，采用制式大板车厢技术型式研制的临床检验车，配置有血细胞分析仪、半自动生化分析仪、便携式血气分析仪、电解质分析仪、

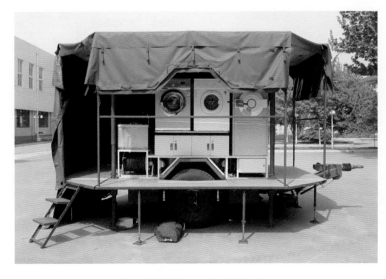

图　野战消毒灭菌挂车展开状态

血凝仪、尿液分析仪、显微镜等多种检验仪器，还配置离心机等多种辅助设备设施，是为野战机动医院实施手术、急救治疗提供常规化验诊断依据的专用配套卫生技术车辆装备（图）。

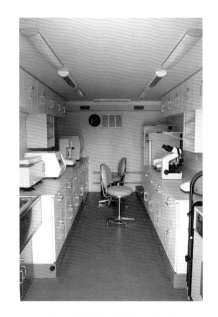

图　野战临床检验车内景

**原理与结构**　综合运用卫生勤务学、临床检验学、人机环境工程学以及汽车改装工程等相关知识，围绕伤员血、尿、便等常规检查化验作业科目、流程及相关技术操作，研究所需的仪器、设备、设施及制定技术保障方案，通过工程设计、制造及试验，构建车载式临床检验舱室及其辅助设施。野战临床检验车由汽车底盘、车厢、检验设备、附属设备和保障设备组成。汽车底盘通常选用二类越野汽车底盘。车厢选用制式固定大板结构车厢型式。检验设备一般包括血细胞分析仪、生化分析仪、血气分析仪、电解质分析仪、血凝仪、尿液分析仪、显微镜等。附属设备一般包括水

浴箱、培养箱、冰箱、洗手装置、移液器、试管、工作台、转椅、污物筒、照明灯、紫外线消毒灯等。车辆行驶时，检验仪器装箱并固定于储物柜和抽屉内，水浴箱固定在台面上。保障设备一般包括室内温控设备、电气系统、洗手装置及污水收集箱等，其中，室内温控设备一般包括空调机、暖风机，温度可控制在 $22 \sim 28 ℃$；电气系统一般包括配电箱、电路系统和电源转接板等，使用市电或电站供电；洗手装置设置有水箱，通过车厢外部的潜水泵将水注入水箱，用于洗手或试管冲洗等；污水收集箱主要收集检验废液，通过污水过滤净化器进行净化处理后，无害化安全排放。

**用途**　主要用于伤病员手术或急救治疗前的医学临床检验和配血，通常包括体液、分泌物和排泄物、临床血液学、临床生物化学、临床免疫学、临床微生物学等检验；临床检验项目主要包括：血细胞分析、血液生化分析、血气分析、电解质分析、凝血分析、尿液分析、粪便显微镜细菌学检验等。

（谭树林）

zhàngpéngshì yězhàn yīyuàn xìtǒng

**帐篷式野战医院系统**（field tent hospital system）　利用由金属网架及围护面料组成的制式密闭掩体改装的可快速部署式模块化成套医疗设备设施及运载工具。简称帐篷医院。野战机动医疗装备的一类。配置有完善的医疗救治、医技保障仪器、设备及设施；通常由卫勤指挥、检伤分类、手术、影像、检验等医疗作业帐篷和药械、消毒灭菌、供电供水供氧以及伤员留治等供应保障帐篷组成；可由越野汽车、列车、船舶和飞机运载，实施快速机动

部署。

**发展历史**　帐篷式野战医院系统的发展过程有以下几个阶段。

**第二次世界大战以前**　出现了独立使用的医疗帐篷，而且仅仅是采用普通宿营帐篷作为医疗救治的临时掩体；医疗帐篷既没有功能性医用帐篷划分的概念，也没有与其配套的医技保障措施。

**第二次世界大战至20世纪90年代**　随着战场伤员医疗救治需求不断增长和科学技术的快速发展，野战医疗装备的模块化与系统化发展方向日趋显著，并逐步形成了以各种模块化医疗单元为主体的野战医疗机构，帐篷医疗单元是其中的典型代表。此时期，在原有宿营帐篷的基础上研制出专用卫生帐篷，通过不断改进帐篷篷布材料和支撑结构，进一步提高了医疗帐篷平台的密闭性、可洗消性、洁净性及环境适应性。同时，帐篷医疗单元的模块化使用模式也受到重视，通过手术、急救、病房等帐篷医疗单元的模块化，带动了其他医疗功能帐篷、卫生装备及药材等的模块化发展进程，以致引发了野战卫生机构管理、卫生装备研发和卫生勤务训练等的模块化组织运作模式，从而大大提高了野战医疗机构执行战救任务的效率和灵活性。

**20世纪90年代至今**　从帐篷医疗单元逐步发展成为现在的帐篷式野战医院系统，医用帐篷的战场应用研究得到了全面发展。①按照卫勤保障任务要求，帐篷式野战医院系统从顶层设计上，将医疗救治功能进一步完善，不仅包含以往的急救、手术和收治等功能，还增加了医学影像诊断和生化检验等功能，相应的配置了新型的野战 CR、野战 DR 及系

列便携式生化检验设备等。②医用帐篷的支架结构、支架材料及篷布材料等得到进一步改进,在传统的"篷+杆"式医用帐篷基础上,出现了框架式帐篷、网架折叠式帐篷以及充气帐篷等;帐篷支架材料由传统的铸铁支撑杆件向玻璃钢、铝合金及碳素钢支撑杆件等轻质材料转变;篷布材料由传统的帆布、棉布向各种PE布料、PVC布料和多层复合功能布面材料转变,进一步满足了帐篷式野战医院系统轻型化和快速展收等方面的需求。③开发了多种野战帐篷医院系统信息化的硬件设备与应用操作系统,从而满足了医疗救护信息网络化以及远程医学应用的需求。④针对野战帐篷医院系统的自持性和配套性需求,通过模块化集成技术手段,配置水、电、氧气等帐篷保障单元,包括野战供配电设备、医用水制供设备、医用氧制供设备及冷暖保障设备等。美国的可部署快速组装外科医院(DRASH)、挪威"移动医院及灾害救治单元"、瑞典充气式帐篷野战医院、意大利"EV充气帐篷医院"、法

国的"ACA86帐篷医院"等均是较为典型的野战帐篷医疗系统。进入21世纪,中国人民解放军研制的新型帐篷式野战医院系统(图),满足多种环境条件下使用要求,满足多种运输方式,具有长时间连续运行能力和自持保障能力。

**原理与结构** 综合运用卫生勤务学、急救医学、人机环境系统工程学、帐篷设计制造工程等学科知识,依据模块化与集成化原理,以帐篷式医疗单元为核心,研究论证医疗设备设施总体需求,制定医技支撑与资源支撑保障方案,通过工程设计、制造和科学实验,构建运载型帐篷式野战医院系统。该系统主要包括帐篷式医疗作业单元、医技支撑单元和资源支撑单元。其中,帐篷式医疗作业单元主要包括手术帐篷单元、急救帐篷单元、检伤分类帐篷单元、传染病隔离帐篷单元和病房帐篷单元等;帐篷式医技支撑单元主要包括卫勤作业帐篷单元、生化检验帐篷单元、医学影像诊断帐篷单元和药械供应帐篷单元等;帐篷式资源保障单元主

要包括配电照明模块、医用水制供模块、医用氧制供模块及冷暖保障模块等;根据指挥、医疗流程及仪器、设备、工具等布局安排,对帐篷内的电源、网络、通信、照明及冷暖设备控制所需线槽、风道等进行统一设计,利用总线技术、模块化技术集成布置。通常情况下,将电路和通讯线路通道敷设在帐篷设有窗口的两侧围布下方,将冷暖通风换气口设置在无窗的两端(进口/出口)围布处。为了增强帐篷式野战医院整体可运输性和展收性,帐篷内相关设备设施应便于包装、搬运、展收。根据卫勤保障需求,帐篷式野战医院系统各单元可进行灵活组配,执行快速前伸卫勤支援保障任务时,可抽组必要的医疗单元、医技支撑单元和资源保障模块,在战术区开设具有25张床位伤员收治能力的帐篷式前沿救护所,在第一时间内为伤员提供紧急治疗保障;执行战役前沿伤员早期治疗或部分专科治疗任务时,可组成具有100张床位伤病员收治能力的帐篷式野战医院系统。

**用途** 战时展开,可实施伤员检伤分类、急救处置、紧急手术、早期外科处置、医学影像诊断和部分专科治疗;开展临床生化、血液学、细菌学检验;手术器械、衣巾单、敷料等洗涤和灭菌等作业;提供药材供应、处方调剂;供血、水、电、医用气体、采暖通风、微环境调控等资源保障;提供收容留治伤病员及工作人员的基本生活条件保障等;一般部署在战场的战术区域或战役前沿。平时展开,可用于重大灾难医学救援,加强灾区医疗救治力量。

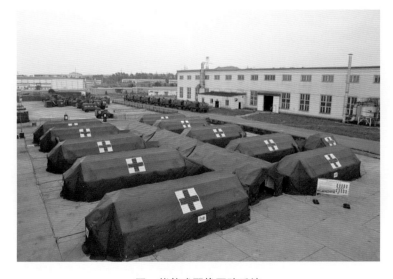

**图 帐篷式野战医院系统**

(郭立军)

wèiqín zhǐhuī zhàngpéng

## 卫勤指挥帐篷（medical command tent）

利用由金属网架及围护面料组成的制式密闭掩体改装的可快速部署式战时应急卫生与医学管理平台。简称卫勤帐篷。帐篷式野战医院系统医技支撑单元中的管理功能帐篷，配置有模块化的卫生勤务作业设备、器材及工具，可由越野汽车、列车、船舶和飞机运载，实施快速机动部署。

**发展历史** 卫勤指挥帐篷是随着帐篷式野战医疗系统的发展而产生的。21世纪，中国人民解放军研制的帐篷式野战医疗系统设置了独立的卫勤指挥帐篷（图），强化了卫勤指挥作业功能，具有卫勤态势分析和文档处理、现场指挥、应急无线通讯、内部电话和广播通讯以及内部局域网等功能。

**原理与结构** 综合运用卫生勤务学、急救医学、人机环境系统工程学、帐篷设计制造工程等学科知识，依据模块化与集成化原理，以实施卫生勤务组织、指挥管理任务为目标，研究仪器、设备、设施详细需求，制定资源支撑保障方案，通过工程设计、制造和科学实验，构建用于战时应急医学管理的卫勤指挥帐篷。主要由帐篷、电台、卫勤作业箱组及配套设备组成。帐篷利用制式医用帐篷改装，根据展开地域地形环境、救治收治任务及人力配置等情况，可选用适宜的帐篷结构型式，如网架折叠式帐篷、框架式帐篷以及充气帐篷等。电台为军队配发的制式通信装备。卫勤作业箱组由指挥作业箱、作业通讯箱和作业终端箱组成，是实施卫勤侦察、卫勤态势分析、卫勤方案制定、数据存储与传输、通讯联络等卫勤指挥的核心装备；其中，指挥作业箱内装加固型笔记本电脑、对讲机、投影仪及卫勤绘图作业、文档处理工具等；作业通讯箱内部集成网络交换设备、电话程控设备、加固型服务器及通讯接口等；作业终端箱内装集成了网络、电话、广播通讯线路的作业终端及数字电话等。配套设备包括野战折叠桌、野战折叠椅、投影幕布、配电照明箱、移动式空调、移动式暖风机等。

**用途** 战时用于卫勤指挥机关实施卫勤态势分析、预案制定和指挥管理，以及远程医疗、内部广播、电话通讯、局域网运行管理等。

（郭立军）

jiǎnshāng fēnlèi zhàngpéng

## 检伤分类帐篷（triage tent）

利用由金属网架及围护面料组成的制式密闭掩体改装的可快速部署式战伤检定与医学处置平台。简称分类帐篷。帐篷式野战医院系统医疗作业单元的检伤分类功能帐篷，配置有战伤诊断设备、医用背囊及担架等；具有伤情检定、伤员分类及救治分流统筹功能；可由越野汽车、列车、船舶和飞机运载，实施快速机动部署。

**发展历史** 早期检伤分类工作主要在室外的伤员接收场地进行，通常不设专用的检伤分类帐篷，必要时搭设遮阳篷或防雨篷。高技术战争条件下，伤员伤情伤类更加复杂，检伤分类的时效性和准确性要求更高，亟需专用的检伤分类平台装备予以支持保障。21世纪，中国人民解放军研制的帐篷式野战医院系统中独立配置了检伤分类帐篷（图）。

**原理结构** 综合运用卫生勤务学、急救医学、人机环境系统工程学、帐篷设计制造工程等学科知识，依据模块化与集成化原理，以实施伤员检伤分类及应急救治任务为目标，研究仪器、设备、设施详细需求，制定技术及保障支持方案，通过工程设计、制造和科学实验，构建战时帐篷式伤员检伤分类单元。主要由帐篷、检伤分类模块、通用制式卫生装备及配套设备组成。帐篷利用制式医用帐篷改装，根据展开

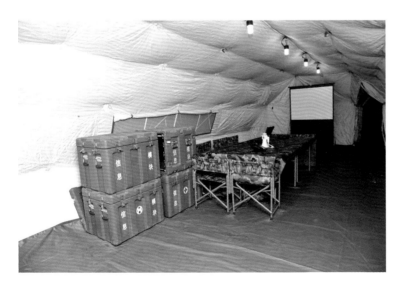

图　卫勤指挥帐篷内景

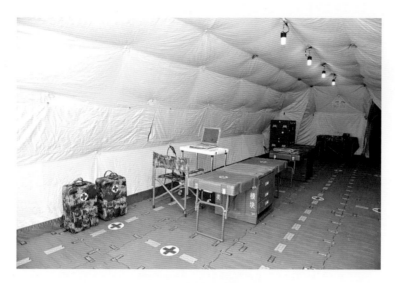

图　检伤分类帐篷内景

地域环境、人力配置情况，可选用适宜的帐篷结构型式，如网架折叠式帐篷、框架式帐篷以及充气帐篷等；检伤分类作业流程及设备设施布局，应有利于伤病员搬运和伤情快速分类作业要求，野战诊疗床沿帐篷进出口主通道两侧设置，并围绕野战诊疗床布放检伤分类仪器设备；野战诊疗床采用组合箱体结构，由箱盖、箱体和抽屉组成，收拢时为标准箱体，展开后由箱盖、箱体组装成野战诊疗床。检伤分类模块将心电图机、便携式彩色多普勒超声诊断仪集成于一体。通用制式卫生装备包括军医背囊、卫生员背囊、换药箱、治疗箱、通用担架和担架支架等。配套设备包括野战折叠桌、野战折叠椅、配电照明箱、移动式空调、移动式暖风机等。

**用途**　检伤分类帐篷为实施伤病员快速分类提供必要的设备和工作环境，便于医护人员进行收容分类和部分救治分类，可视伤员伤情伤类和数量等情况，合理确定伤病员在本级的救治流程和收治科室，视收治情况进一步安排好伤员后送及救治工作。

（郭立军）

shǒushù zhàngpéng

**手术帐篷**（surgical tent）　利用由金属网架及围护面料组成的制式密闭掩体改装的可快速部署式战伤外科临床作业平台。帐篷式野战医院系统医疗作业单元的外科功能帐篷，配置有战伤外科紧急救治和早期治疗的基本设备、器材、器械；手术帐篷微环境符合手术室作业环境要求；可由越野汽车、列车、船舶和飞机运载，实施快速机动部署。

**发展历史**　手术帐篷主要提供战时实施伤病员手术的必要工作条件和环境条件，包括必要的手术设备、手术药械和保障设施等，是帐篷式野战医院系统的核心功能单元。20世纪80年代，法国 ACA86 手术帐篷分为 ACP80、Am80 和 Am84 三种不同规格，可实施普通外科、专科手术和术后复苏。同期，意大利 EV 手术帐篷为充气式结构，帐篷支撑气柱接口采用高频电子焊接密封技术。90年代，瑞典研制的充气式手术帐篷可实施一般外科手术及耳鼻喉科、妇科、血管等急救手术。20世纪80年代以前，中国人民解放军卫生机构利用普通帐篷开展手术。80年代，研制出制式卫生帐篷，实现了部分医疗功能分区和内部环境控制。21世纪，研制出帐篷式野战医院系统，配置有基于折叠式网架帐篷的手术帐篷（图），单个手术帐篷可同时开展2台手术。

**原理与结构**　综合运用卫生勤务学、野战外科学、人机环境

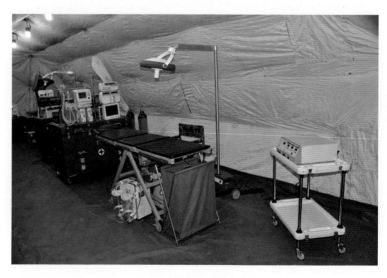

图　手术帐篷内景

系统工程学、帐篷设计制造工程等学科知识，依据模块化与集成化原理，以实施伤员外科手术治疗任务为目标，研究仪器、设备、设施详细需求，制定技术和保障支持方案，通过工程设计、制造和科学实验，构建野战条件下的战伤外科作业帐篷式手术单元。主要由帐篷、手术集成模块和配套设备组成。帐篷利用制式医用帐篷改装，根据展开地域环境、人力配置情况，可选用适宜的帐篷结构型式，如折叠式网架帐篷、框架帐篷以及充气帐篷等；应按照有利于手术作业、预防交叉感染和伤病员搬运等要求，进行手术室合理布局；手术帐篷通常由手术作业帐篷和手术准备帐篷组成，帐篷之间用密闭通道联接；手术准备帐篷用于术前准备，内部配置有简易手术床、紫外线消毒灯、野战洗手池以及手术器材与药械供应箱；手术作业帐篷一般内设两张手术台，以手术台为中心展开各种仪器设备，两张手术台之间通常采用软体隔帘分区。手术集成模块由A箱和B箱组成，其中，A箱集成了野战手术灯、高频电刀/氩气刀、多功能麻醉机、麻醉监护仪等装备；箱体为标准箱型，采用组合式箱体结构，由箱底、箱体和设备架组成，展开后箱体翻转安装脚轮，箱底与设备架一并安装于箱体上，形成移动式手术设备台；B箱内装野战手术床、手术冲洗机、电动吸引器、氧气瓶等。配套设备包括野战折叠桌、野战折叠椅、配电照明箱、移动式空调、移动式暖风机等。

**用途** 战时可实施大血管损伤的修补、吻合或结扎术，呼吸道阻塞的紧急气管切开术，开放性气胸的封闭缝合，张力性气胸

的闭式引流，胸、腹腔探查止血，脏器和组织损伤的缝合、切除、修补、吻合或造口等手术，对颅内压增高的伤员施行开颅减压术，清除血肿，进行较完善的清创手术等。

（郭立军）

## X线诊断帐篷（X-ray tent）

利用由金属网架及围护面料组成的制式密闭掩体改装的可快速部署式医学影像诊断作业平台。帐篷式野战医院系统医技支撑单元的放射诊断功能帐篷，简称X线帐篷。配置有战伤X线放射影像检查与防护设备，可实施卧位、立位伤员胸、腹、四肢等躯体部位影像检查；可由越野汽车、列车、船舶和飞机运载，实施快速机动部署。

**发展历史** X线诊断帐篷用于战时开展X线诊断作业，是帐篷式野战医院功能全面配套发展的重要标志。早期的帐篷式野战医院，其主要功能以伤病员手术、急救和收容为主。20世纪中后期，世界主要国家军队在发展模

块化机动医院的过程中，开始逐步加强X线诊断等医技保障装备研究。21世纪初，美军数字化野战医院和德军轻型空降急救中心都配置了X线诊断帐篷。同期，中国人民解放军研制的帐篷式野战医院系统中，设置了独立的X线诊断帐篷（图），X线诊断设备以便携式为主，为便于运输与使用，大多采用集成化设计，并配置了符合X线辐射防护标准的防护器材。

**原理与结构** 综合运用卫生勤务学、放射医学、人机环境系统工程学、帐篷设计制造工程等学科知识，依据模块化与集成化原理，以实施伤员X线影像诊断任务为目标，研究仪器、设备、设施详细需求，制定技术和保障支持方案，通过工程设计、制造和科学实验，构建战时放射医学影像检查的帐篷式X线诊断单元。主要由帐篷、X线机集成模块和配套设备组成。帐篷利用制式医用帐篷改装，根据展开地域环境、人力配置情况，可选用适宜的帐篷结构型式，如折叠式网架帐篷、

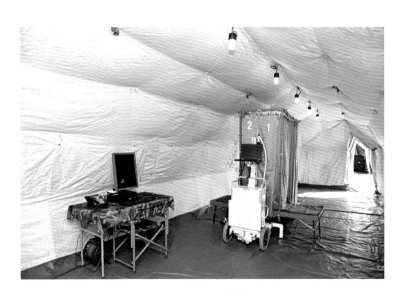

图 X线诊断帐篷内景

框架帐篷以及充气帐篷等；应按照有利于 X 线诊断作业、操作防护和伤病员搬运等要求，对 X 线诊断帐篷内部工作区域进行合理分区、重点防护；以 X 线诊断床为中心，展开便携式 X 线诊断设备，并利用床旁屏蔽器材对便携式 X 线诊断设备进行有效的 X 射线屏蔽与局部防护。X 线机集成模块由 A 箱和 B 箱组成，其中，A 箱内装组合式野战数字化摄影系统（DR），B 箱内装 DR 阅片终端、X 线防护支架、X 线防护铅帘、X 线立位拍片架和卧位拍片床。配套设备包括野战折叠桌、野战折叠椅、配电照明箱、移动式空调、移动式暖风机等。

**用途** 战时可进行卧位、立位伤员胸、腹、四肢等躯体部位的 X 线摄影和异物定位检查。

（郭立军）

línchuáng jiǎnyàn zhàngpéng

**临床检验帐篷**（clinical laboratory tent） 利用由金属网架及围护面料组成的制式密闭掩体改装的可快速部署式医疗检查化验平台。简称检验帐篷。帐篷式野战医院系统医技支撑单元的检验功能帐篷，配置有临床血象与生化检查设备及辅助设施，可对伤病员实施临床血尿便常规检查；可由越野汽车、列车、船舶和飞机运载，实施快速机动部署。

**发展历史** 临床检验帐篷用于战时开展临床医学检验，包括临床生化检验设备、配套耗材及医用化验分析辅助设备等。初期的临床检验帐篷参照医院检验室作业模式进行配置。随着战时卫勤保障要求提高和卫生装备发展，对临床检验帐篷提出便于运输、快速展开、快速检验、耗材包装等新要求，从而促使临床检验帐篷内部的设备逐步向自动化、小型化、集成化等方向发展。世界各国的帐篷式野战医院均配置有临床检验帐篷，如德军轻型空降急救中心配置的空投型检验帐篷。21 世纪，中国人民解放军研制的临床检验帐篷（图），通过生化检验设备的小型化、数字化及干化学检验方法的应用和改进，提高了野战临床检验作业能力。

**原理与结构** 综合运用卫生勤务学、检验医学、人机环境系统工程学、帐篷设计制造工程等学科知识，依据模块化与集成化原理，以实施伤员临床血象与生化检验任务为目标，研究仪器、设备、设施详细需求，制定技术和保障支持方案，通过工程设计、制造和科学实验，构建战时伤员术前检查、诊断的帐篷式临床检验单元。主要由帐篷、生化检验设备器材、配套设备组成。帐篷利用制式医用帐篷改装，根据展开地域环境、人力配置情况，可选用适宜的帐篷结构型式，如折叠式网架帐篷、框架帐篷以及充气帐篷等；内部展开时，主要围绕生化检验工作台将生化检验设备和耗材展开。生化检验设备器材包括：师（团）快速检验箱组、检水检毒箱、野战医用冰箱、野战实验室信息系统（LIS 工作站）等。配套设备包括野战折叠桌、野战折叠椅、配电照明箱、移动式空调、移动式暖风机等。

**用途** 战时实施手术或诊断处置所必需的检验项目，主要包括血细胞计数、血液生化分析、血气分析、电解质分析、凝血分析、尿液分析、粪便显微镜细菌学检验等。

（郭立军）

yàoxiè gōngyìng zhàngpéng

**药械供应帐篷**（tent for medicine & instrument supply） 利用由金属网架及围护面料组成的制式密闭掩体改装的可快速部署式药材器械收发设备平台。简称药械帐篷，帐篷式野战医院系统医技支撑单元的主要功能帐篷之一，按标准配置药品、器材、器械，具有药品器材存储、供应、灭菌及管理功能，可由越野汽车、列车、船舶和飞机运载，实施快速机动部署。

**发展历史** 在帐篷式野战医院出现后，为了满足救治机构的

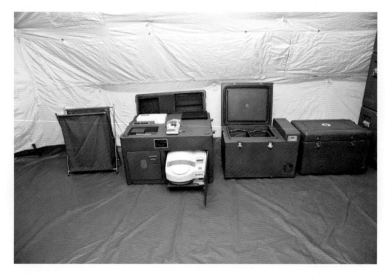

图 临床检验帐篷内景

药材存储、补给、发放和器械消毒灭菌的需求，逐步配备了具有药械供应和消毒灭菌功能的专用帐篷单元。如北大西洋公约组织的帐篷式野战医院的药械供应单元。21世纪，中国人民解放军野战救治机构，改变了过往采用宿营帐篷存储和管理药械的方法，在帐篷式野战医院系统中，专门设置了药械供应帐篷，具有药械存储、供应和灭菌等功能（图）。

**原理与结构** 综合运用卫生勤务学、药学与医学工程学、人机环境系统工程学、帐篷设计制造工程等学科知识，依据模块化与集成化原理，以实施野战医院战时药械消毒供应保障任务为目标，研究药品、器材、设备及相关设施等详细需求，制定技术和保障支持方案，通过工程设计、制造和科学实验，构建帐篷式药械供应保障单元。主要由帐篷、药材箱组及配套设备组成。帐篷利用制式医用帐篷改装，根据展开地域环境、人力配置情况，可选用适宜的帐篷结构型式，如折叠式网架帐篷、框架帐篷以及充气帐篷等。药材箱组平时用于药

械存储，工作展开时可堆码形成立体药柜；箱体采用前侧开门结构，内设抽屉、分区隔板等，可为各类药械提供存放空间，打开后可作为临时摆药台。配套设备包括高压灭菌器、野战折叠桌、配电照明箱、移动式空调、移动式暖风机等。

**用途** 主要实施药械存储、供应和消毒灭菌等。

（郭立军）

shāngbìngyuán liúzhì zhàngpéng

**伤病员留治帐篷**（patients holding tent） 利用由金属网架及围护面料组成的制式密闭掩体改装的可快速部署式伤病员收容治疗平台。又称病房帐篷。帐篷式野战医院系统医疗作业单元的住院留治功能帐篷，配备有伤病员收容、治疗和护理设备，供短期住院治疗与康复的伤病员使用，可由越野汽车、列车、船舶和飞机运载，实施快速机动部署。

**发展历史** 伤病员留治帐篷是帐篷式野战医院的雏形。伤病员留治帐篷包含普通伤病员帐篷、伤病员重症监护帐篷和传染性伤病员（包括传染病病员与核化生

伤员）隔离防护帐篷。其中，普通伤病员帐篷收治可短期伤愈归队的伤病员；重症监护帐篷通常与急救单元合并使用，主要用于留观、治疗病情危重伤病员，待其生命体征稳定后再行后送治疗；隔离防护帐篷主要用于收治受核生化战剂沾染伤病员或者是传染病伤病员。根据卫勤救治机构不同，伤病员留治的范围也不尽相同。为了留治符合收容救治条件的伤病员，通常需要开设多顶伤病员留治帐篷。20世纪80年代，美军的DRASH帐篷式医疗系统，配置有可布放200张病床的普通伤病员帐篷和可收治6位危重伤病员的重症监护帐篷。90年代，法军的ACA86帐篷式医疗系统中，每顶伤病员帐篷内设12张病床。21世纪初，中国人民解放军研制的帐篷式野战医院系统中，也配置了伤病员留治帐篷（图）。

**原理与结构** 综合运用卫生勤务学、临床与护理学、人机环境系统工程学、帐篷设计制造工程等学科知识，依据模块化与集成化原理，以实施野战医院战时伤病员收容、治疗、留观任务为目标，研究药品、器材、设备及相关设施等详细需求，制定技术和保障支持方案，通过工程设计、制造和科学实验，构建战时伤病员短期住院治疗、康复的帐篷式病房保障单元。主要由帐篷、折叠式野战病床、护理设备和配套设备组成。帐篷利用制式医用帐篷改装，根据展开地域环境、人力配置情况，可选用适宜的帐篷结构型式，如折叠式网架帐篷、框架帐篷以及充气帐篷等；展开作业时，在帐篷一端设置护理工作站，并利用软质帘子与伤病员区隔开来；病床沿帐篷有窗一侧依次排布展开，展开数量由救治

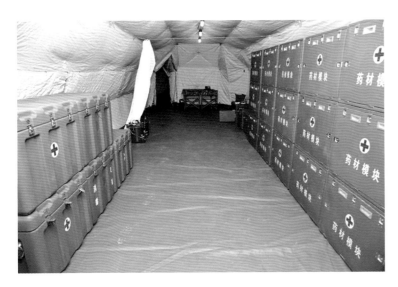

图 药械供应帐篷内景

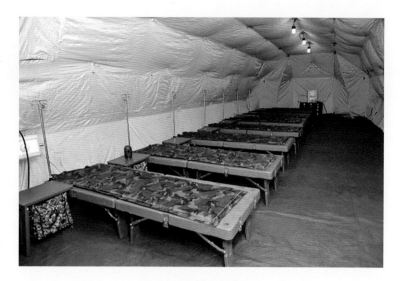

图　伤员留治帐篷内景

需求和帐篷内部空间决定，通常每顶帐篷配置 10 张病床；病床对面设置为人流通道或布置医疗仪器设备；为增强伤员留治帐篷模块化运输性和展收性，帐篷内相关设备设施应便于包装、搬运、展收。折叠式野战病床将病床、床旁呼叫器、床头柜、输液架和床垫等集成为箱式病床模块，该模块采用对开折叠结构，箱体展开后利用折叠支腿和箱面形成病床，床头柜架设于床体侧面，输液架安装于靠近篷布的床端一侧；收拢时床头柜、输液架和床垫放置于床体对折合拢的箱内。护理设备包括便携式治疗车、护理器材箱、换药箱、治疗箱、病历箱、被服包等设备设施。配套设备包括野战折叠桌、野战折叠椅、配电照明箱、移动式空调、移动式暖风机等。对于重症监护病房帐篷和传染病病房帐篷还应增加呼吸机、除颤器、心电监护仪和高效空气净化系统等。

**用途**　普通伤病员帐篷战时用于收治短期内可治愈归队的伤病员；重症监护帐篷留观、收治伤情危重伤病员；隔离防护帐篷收治核生化战剂沾染或传染病伤病员。

（郭立军）

yězhàn jíjiù zhuāngbèi

**野战急救装备**（field first-aid equipment）　对战场伤病员实施紧急救治使用的包扎、止血、固定、通气及复苏等器材与设备。军队卫生装备的组成部分。包括单兵自救互救卫生装备和卫生员、军医使用的战位、包扎、止血、固定、通气及复苏等制式通用卫生装备。

**发展历史**　野战急救装备与器材，历来是世界主要国家军队实施火线救治的重要卫生装备，主要包括包扎、止血、固定、通气和复苏等仪器、设备、器材及工具。20 世纪 30 年代，中国工农红军配备有中草药和简易急救器材；抗日战争和解放战争时期，中国共产党领导的八路军、新四军、解放军使用简易的驮运式木质急救医疗箱实施战伤急救；中华人民共和国建立以后，1951 年，中国人民解放军完成急救包扎器材标准化研究，制定了生产与配发标准；1953 年，颁发战救医疗

箱装备标准，并研制了功能性与建制性相结合的 20 余种医疗箱；1957 年，制定了《中国人民解放军药品器械医疗箱标准》，研制出战伤救护功能配套的医疗箱；1971 年，研制出适合寒区部队使用的急救包、卫生员剪刀、止血带等新型包扎器材、止血器材、固定器材和通气器材。20 世纪 90 年代以来，制式野战急救装备更加适应战场伤病员的自救互救、卫生员抢救、救护所紧急救治，以及批量伤员集中发生时的及时救治与分级救治需求。止血带、三角巾急救包、炸伤急救包、烧伤敷料包、绷带卷、卷式夹板、口咽通气管、抗休克裤、单兵急救盒、战位急救箱盒等卫生器材、装备已经形成较完善的战伤急救装备体系，成为提高战时卫勤保障能力的重要技术与物质保障。

**研究范围**　主要包括野战急救装备体系构建与原理方法；野战急救装备的关键技术与装备；野战急救装备的维护、管理和保障制度建设等。

**研究内容**　主要有：①野战急救装备理论研究。包括世界主要国家军队野战急救装备发展历史及发展趋势研究；野战急救装备中外发展比较研究；野战急救装备战（现）场急救、紧急救治技术对野战急救装备功能、特性及效能影响的研究。②野战急救装备应用技术研究。包括医用材料改进技术研究、智能控制技术研究和工程设计仿真技术研究等。如应用傅立叶红外光谱（FTIR）、差示扫描量热（DSC）、扫描电镜（SEM）、X 射线衍射（XRD）、热重（TG）等分析方法，开展野战急救装备新材料、微观形貌、热力学等性能研究；展开应用材料物理、化学特性，共混、重组改

性等技术研究，以提高野战急救装备材料理化性能、力学性能和生物相容性。③野战急救装备论证评价研究。包括野战急救装备发展方向、发展规划、体系品类构成、型号立项等论证研究，以及系统建模、工程方案设计、系统功能实现与功效评估研究等。④野战急救装备研制。如包扎器材、止血器材、固定器材、通气器材、复苏器材，以及集成式单兵卫生装备、战位卫生装备等。

**研究方法**　①调研论证法。以中国人民解放军《战伤救治规则》为依据，采集相关文献、信息与装备资料，运用问卷调查、会议咨询等方法，评估部队野战急救装备的性能、功效及适用性；按照战时战（现）场抢救、紧急救治的特点，研究、提出野战急救装备的需求分析报告，提出重大研究方向、重点研究领域和关键技术研究规划的意见建议。②工程设计法。应用 ProE、Solidworks、Autocad、Ansys、Fluent 等计算机辅助设计、力学分析、流体模拟分析等专业软件，创新野战急救装备设计原理，优化野战急救装备结构、参数，以满足人体工程学要求和确保使用的安全性、可靠性。③模拟仿真法。应用虚拟现实技术构建人体、装备及环境的模拟场景，开展野战急救方法、装备及救治功效模拟实验，研究、建立野战急救装备的人体适用性评估模型，开发战伤急救技术训练仿真模拟系统，为急救装备研发提供通用技术平台。

**成果应用**　野战急救装备研究丰富了军队卫生装备学科的研究内容，促进了野战急救装备制式化、体系化发展；包扎、止血、通气、复苏等关键技术研究为野战急救装备研制提供了技术支撑；

实验评估研究提升了野战急救装备的设计与制造质量；野战急救装备为军队执行战场应急卫勤保障任务，以及非战争军事行动医学救援任务，提供了重要的技术支撑和物质基础，对提高伤员治愈率，减少伤死率、伤残率和康复促进具有重要作用。野战急救装备已经实现了以三角巾急救包、炸伤急救包、烧伤敷料包、止血带、压缩绷带卷、卷式夹板、口咽通气管、抗休克裤，以及单兵急救盒、战位急救箱、卫生员包、军医背囊、野战医疗箱组等为骨干装备的通用化、制式化和系列化发展。

**发展趋势**　在野战外科学、急救医学、军队卫生装备学及工程技术科学等学科发展与高技术战争卫勤保障需求的共同推动下，野战急救装备呈现出以下发展趋势。①功能综合集成，便于携带使用。主要解决野战急救装备类别品种多、功能单一及使用携行便捷性等问题。②快速施救与后续救治协同。新型救治技术与器材既要着眼于复合伤、多发伤的时效救治需求，也要为后续阶梯治疗创造条件，为康复治疗打好基础。③自救互救器材智能化技术。自救互救器材智能化与使用便捷性将会有更大发展。

（高万玉）

dānbīng wèishēng zhuāngbèi

**单兵卫生装备**（individual medical equipment）　战时参战人员随身携带并用于自身或战友负伤时的止血包扎处置的火线自救互救卫生器材。野战急救装备的一类。主要包括三角巾急救包、绷带卷、止血带和单兵急救盒等。

**发展历史**　早在古罗马时代，军队中就配备了士兵裹伤包。第一次世界大战后，通过战斗减员

数据分析、发现，受伤后仍存活一段时间的伤病员占很大比例，而部分伤员由于没能实施有效的自救互救，造成机体的非逆转衰竭，从而导致伤员残疾或死亡。自此，对战场伤员自救互救的重要性有了进一步认识，世界主要国家军队相继研制了士兵个人急救包和止血带。第二次世界大战后，相继出现了针对战场伤员个人救治的卫勤理论，如"铂金救治时间""黄金救治时间"等，出现了单兵急救盒（包）和多种止血带。20世纪60年代，世界主要国家军队开始重视核生化（NBC）武器损伤单兵防护装备的研究，如美军研制出 ABC-MB 个人消毒盒，盒内装有小型皮肤消毒包。70年代，美军研制了一种新型多用途单兵微型化学毒剂报警器，小巧轻便，重量仅215g，可佩戴在胸前，遇到毒剂时可立即发出声光信号，提醒使用者迅速采取有效的防护措施。法军研制出了个人急救防护盒，盒体为半透明塑料材质，盒内有1天剂量的防治药物，供沾染者或其同伴在发生事故时紧急处理污染伤口使用。90年代，美军配备的 CAT 止血带、CG 止血绷带，在海湾战争中得到应用。20世纪30年代，中国工农红军主要采用自制的红十字包供作战人员个人自救互救使用。50年代，朝鲜战争期间，中国人民志愿军相继配备了三角巾急救包、绷带卷和止血带等单兵卫生装备。60年代，中国人民解放军研制并配备63型三角巾急救包、绷带卷和橡胶止血带。70年代，配备了70型敷料包、烧伤敷料、炸伤急救包和单兵防护盒等，其中单兵防护盒内装有皮肤消毒剂、解磷鼻粉剂、纱布、防磷片、自动注射针等，供受化

学污染部队个人自救互救使用。80年代，中国人民解放军对三角巾急救包、绷带卷的材料、工艺及包装等进行了深入研究，研制出新型单兵卫生盒，内装新型消炎、镇痛、饮水消毒、腹泻及蚊虫叮咬防治药品。90年代，研制了功能型三角巾急救包和绷带卷、急救烧伤敷料、卡式止血带、卷式夹板等自救互救器材。21世纪，相继研制出单兵急救盒、单兵三防急救盒、急救止血绷带、自粘弹性绷带、单兵清洁包、旋压止血带等一批新型单兵卫生装备，为战（现）场伤病员自救互救提供了物质保障。

**研究范围** 以单兵卫生装备的研究、发展、管理和应用的实践活动为主要研究对象。包括：①单兵战（现）场自救互救勤务需求，单兵卫生装备的现状及发展趋势。②单兵卫生装备配备品种、数量及其相关规范与标准的编制、颁布和实施。③单兵自救互救的新理论、新技术与新方法。④单兵卫生装备在材料特性、结构设计、系统建模与优化、功效评估、模拟训练、试验试用等方面关键技术。⑤单兵卫生装备制作工艺、包装灭菌和长期储存等技术方法。⑥单兵卫生装备的维护、保养、管理与保障制度等。

**研究内容** 主要包括：①依据单兵自救互救勤务需求，调研论证单兵卫生装备与技术的发展趋势。包括世界主要国家军队相关自救互救器材与个人急救装备研制情况，相关技术领域研究热点及发展趋势，针对中国人民解放军单兵卫生装备存在的问题，提出改进意见、建议。②单兵卫生装备配备标准体系研究。围绕单兵卫生装备配发体制、个人配备的品种、数量、容积、重量，

生产订购及产品规范、通用技术条件、验收技术条件等制定法规或标准，开展单兵卫生装备体制、规划计划、型号配备、经济技术评估及功效评估等研究。③单兵卫生装备关键技术研究。包括单兵卫生装备的结构设计优化、模拟仿真设计、功能化材料、智能化数字化、装备可靠性设计、保障效能评估、人体舒适性评价等技术研究。④单兵卫生装备管理与保障研究。包括完善单兵卫生装备使用、维护、存贮、训练和管理的制度方法研究；装备费效比、全寿命费用等军事经济效益评估研究；装备筹措、供应、使用、淘汰、轮换等管理标准规范研究。

**研究方法** 主要包括：①调查论证法。首先需要掌握部队现状、勤务需求，梳理单兵卫生装备配备标准、使用训练、贮存管理等各方面的问题，密切关注世界主要国家军队单兵卫勤保障理论和保障模式的变革，了解掌握单兵卫生装备发展的新趋势，提出研发与改进论证报告，为单兵卫生装备、器材及关键技术研究提供指导性建议。单兵卫生装备配备品量标准体系研究，要特别注重单兵自救互救处于战场伤病员救治全链条的起点，要综合考虑各级卫勤保障机构的卫生装备和急救器材编配结构的协同性、使用训练、贮存管理等多种影响因素。②工程设计法。运用人体功效学原理，研究、优化单兵卫生装备的型式、规格、体积、重量等参数设计，操作流程、界面与标识设计，与战位卫生装备的功能匹配性、环境适应性等技术参数或性能指标设计。③模拟仿真法。运用计算机模拟仿真方法，进行单兵卫生装备结构设计、试

验模拟和系统仿真研究；通过建立各种实验模型，应用计算机进行装备战术技术功能评估研究，开展复杂环境背景下单兵卫生装备的急救效能、可靠性和安全性研究。④科学实验法。包括实验室材料理化性能实验、力学性能测试和战术技术参数的现场验证试验，以及单兵自救互救实际操作演练等。在实验与试验中，主要围绕装备的结构合理性、性能可靠性、指标实现程度、卫生勤务保障水平等方面开展研究。

**成果应用** 主要包括：①单兵战（现）场自救互救卫勤理论、急救新技术和新方法的研究成果，丰富了军队卫生装备学科建设和发展；完善了野战急救装备类别和体系。②单兵卫生装备体系化建设，推动了包扎、止血、固定、通气等常规武器伤及核化生武器伤个人急救器材的系列化研发工作，各类急救器材系列化程度显著提高，如包扎敷料有三角巾急救包、烧伤急救包、炸伤急救包、四头带急救包、急救止血绷带、绷带卷、弹性绷带、防水敷料、三防敷料等众多品种，完善了战场伤员个人自救互救卫生装备体系及组成。③功能性急救材料、创伤急救训练模拟人、远程个人生理参数采集与传输等关键技术，直接为单兵卫生装备研制提供技术支撑，提升了单兵卫生装备质量水平。④单兵卫生装备在战时对自救互救、保障伤员生命安全具有重要作用；平时可在非战争军事行动中为官兵提供自救互救物质保障。

**发展趋势** 单兵卫生装备在战时以及平时军队执行多样化军事任务的卫勤保障能力建设具有重要作用，在关键技术研发和训练使用管理等方面必将有更大发

展。主要发展趋势：①未来信息化条件下高技术战争中，战场环境将更加残酷，单兵自救互救技术为满足新的勤务需求将有创新发展。新型单兵卫生装备将把急救与伤员搜寻等功能融为一体，功能更加强大的智能化、小型化、远程化单兵卫生装备，将为满足战（现）场伤员在黄金时间内得到有效的救治提供强大的技术和物质保障。②随着境外和长（远）航多样化军事任务个人卫勤保障需求不断增长，为适应不同地域环境、作业任务、独立执勤等单兵卫生保障需求，多样化单兵卫生装备将得到较大发展。

（田　丰）

sānjiǎojīn jíjiùbāo

## 三角巾急救包（cravat first-aid kit）

用于战伤止血包扎的等腰三角形织物材质的卫生器材。单兵卫生装备的一种。三角巾急救包内衬医用纱布灭菌衬垫，经折叠包装、压缩成型、消毒灭菌后储存，战时配发作战人员，供火线伤员自救互救使用，对伤口、创面具有压迫止血、减少疼痛、预防感染等保护功能。

**发展历史**　早期战争中，人们多采用就地取材的方法，使用简易器材对伤员实施包扎。古罗马军队曾配发士兵裹伤包。20世纪30年代以来，随着高分子材料技术的发展，世界主要国家的包扎材料及其制备工艺有了较大进步。急救包材料由单一的天然棉质材料，逐步由具有生物活性、吸液保湿、抑菌及阻隔污染、防止伤口粘连等特性的新型合成纤维与织物取代；包扎急救器材增加了止血、消炎等辅助医疗功能。40年代，美军装备了小型急救包（small firstaid dressing），内装吗啡针、止血带；此外，美军还配

发了灭菌敷料（dyed sterilized dressing）、纱布绷带（gaoze bandage）和纱布块（gaoze PAD）。90年代后，随着材料功能化研究和纺织工艺的不断提高，功能型的三角巾急救包相继面世，其止血、镇痛、消炎等效果显著提升。20世纪60年代，中国人民解放军研制的63型三角巾急救包，使用棉纤维材料制作，内衬烧伤灭菌纱布垫。80年代，研制了由非织造布代替全棉织物的三角巾急救包，实现了包扎与固定相结合、一物多用的功能。90年代，将急救包（图）的薄型非织造布接触层改为陶瓷复合水刺法无纺布接触层，可有效改善创面微循环，具有良好的消肿、镇痛作用，成为新型功能性三角巾急救包。

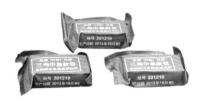

图　三角巾急救包

**原理与结构**　运用急救医学、药物学、材料学、人体工程学等学科知识，研究战伤包扎材料与创面救治效果的关系，裹伤型式与器材结构及使用便捷性关系等，进一步改进三角巾急救包材质、结构和使用方法；三角巾加压包扎除对伤部起到止血止痛效果外，还可以辅助起到保暖、矫形作用；敷料垫可吸收伤口渗出液，维持创面适宜的干湿度，抑制伤口细菌繁殖，减少感染概率。三角巾急救包一般由三角巾、大敷料垫和小敷料垫组成，并在三角巾的顶角和底角处各设置一根用于包

扎系结的白纱布带。中国人民解放军研制的三角巾急救包，两直角边均为860mm，大敷料垫180mm×180mm，小敷料垫100mm×100mm，顶角和底角处的白纱带的长度分别为500mm和400mm。三角巾急救包外包装材料为布塑复合材料，防水、防污染、耐磨、密封性好、容易撕开，经真空压缩包装和高压灭菌处理后可贮存8年。

**用途**　可用于开放性损伤保护、创面急救包扎止血、防止创伤继发感染及辅助骨折伤的外固定。适用于头、四肢等部位的伤口包扎，也可用于肩部、胸部、腹股沟部和臀部等不易包扎部位伤口、创面的包扎、固定，还可对伤肢进行托起包扎固定。

（田　丰）

dānbīng jíjiù bāo/hé

## 单兵急救包/盒（individual first-aid kit）

由战伤止血包扎药品、器材和软/硬质小型直方包装体组成的个人便携式卫生器材。单兵卫生装备的一种。供作战人员自救互救使用。

**发展历史**　在人类战争史上，人们很早就深刻认识到，战时单兵自救互救可有效提高伤病员的存活率。罗马帝国时代，个人裹伤包已用于伤员的简易包扎。第一次世界大战，士兵已配有棉质材料为主的急救包或绷带，用于伤部的包扎止血。第二次世界大战，美军专为空降部队和飞行员配备了单兵急救包。20世纪50年代，世界主要国家军队单兵自救互救技术有了较快发展，研制出不同规格的单兵急救包，内装包扎、止血、镇痛、固定等自救互救器材。20世纪70年代，美军在多用途轻型单兵携行装具中配备了制式单兵急救包。法军、苏军

均研制了供单兵自救互救使用的急救包/盒，体积较小，可以放置在军服上衣口袋内，方便携带和使用。随着核生化武器威胁的增加，美军、苏军研制了个人"三防"急救包/盒，用于核生化战剂沾染人员的预防救治。21世纪初，美军配备的改进型单兵急救包，包扎、止血与通气的救治效果显著提高。20世纪60年代，中国人民解放军将制式三角巾急救包、绷带卷和橡胶管止血带等器材集成为单兵急救包。70年代，研制了单兵卫生盒和单兵防护盒。21世纪，相继研制了新型单兵急救包、单兵"三防"急救盒和单兵急救包（图）。其中，新型单兵急救包对药品器材按功能模块分类放置、固定，易于携带和使用。

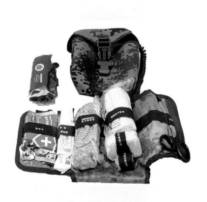

图 单兵急救包

**原理与结构** 运用急救医学、机械工程学、包装工程学等学科知识，围绕单兵急救包/盒的材料、结构和使用方法，以及药品、器材的用途、品种、数量等开展研究，提出解决方案，通过工程设计、制造和科学实验，研制样品、样机及装备。①单兵急救包由软质包体和急救药品器材组成。包体采用高分子织物材料制作，耐磨损，使用寿命长；整包由外囊和内包两部分组成，外囊与内包通过弹性伸缩绳连接，能快速开启和收拢；外囊结构根据配备的止血绷带、止血带、鼻咽通气管等器材设计，内包结构根据配备的药品设计，均便于物品的固定、识别与取用。②单兵急救盒由硬质盒体和急救药品器材组成。盒体一般采用聚丙烯高分子材料制作，盒盖与盒底柔性连接，一体式加工成型，耐折叠，能快速启闭。盒内结构根据配备的药品器材设计，便于固定、识别与取用。

**用途** 供单兵实施镇痛、止血、包扎和辅助固定等自救互救时使用。

（田 丰）

**héshēnghuà wǔqì sǔnshāng jíjiùbāo/hé**

## 核生化武器损伤急救包/盒

（first-aid for NBC weapon injury） 由核生化武器损伤防治药品、器具和软/硬质小型直方包装体组成的个人便携式卫生器材。单兵卫生装备的一种。供作战人员核生化战剂损伤预防或现场自救互救使用。

**发展历史** 自第二次世界大战以来，核生化武器威胁增加。美、苏、英、法等国都非常重视核生化伤员急救装备的研制，建立了专业研究机构，重点研究用于作战人员的防护、救治、洗消等药品器材。如美军的MARKI型神经性毒剂解毒包、M5A4型化学毒剂治疗盒；苏军的PKHS-53型防化盒和三防个人急救盒。海湾战争中，美军参战人员携带有2种MARKI型神经性毒剂解毒包，每种包内均有2支大小不同的自动注射针、1片地西泮和解毒药膏；自动注射针内装神经毒解毒剂，解毒药膏用于缓解芥子气皮肤烧伤所致的疼痛。20世纪80年代以来，中国人民解放军相继研制出单兵三防急救包、三防急救盒、消毒手套、神经毒剂急救自动注射针和芥子气急救敷料等一大批核生化武器损伤个人自救互救系列防治器材。

**原理与结构** 运用三防医学、机械工程学、包装工程学等学科知识，围绕核生化武器损伤急救包/盒的材料、结构、使用方法，以及药品、器具的用途、品种、数量等开展研究，提出解决方案；通过工程设计、制造和科学实验，研制样品、样机及装备。①核生化武器损伤急救包（图）由包体和三防药品器材组成。其中，包体选用高强织物加工制作，外形尺寸（长×宽×高）为290 mm×170 mm×430 mm，具有防水阻燃功能、易携行使用；包体正面设有三个分隔袋，背面有两条背带、一条腰带和两条衬垫；背带、腰带依据人体工效学数据进行结构优化设计。包体内部结构按照防核、防生、防化、包扎止血四个功能模块设计；为了便于区分不同的功能模块，核生化模块分别以蓝色、黄色和黑色为标识色；内装物暴露充分、布放合理、标识清晰明确、使用便捷；不同种类药材用隔板分隔，三防药品器材包括三防急救盒、消毒手套、神经毒剂急救自动注射针和芥子气急救敷料等。②核生化武器损

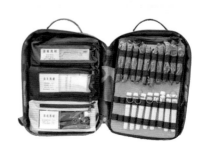

图 核化武器损伤急救包

伤单兵急救盒由盒体和急救药品器材组成。盒体采用聚丙烯材料制作，分为盒盖、盒底两部分，上下一体式加工成型，耐折叠，可快速启闭。盒内配备碘化钾片、抗氰片、神经毒预防药等。

**用途**　战时用于辐射损伤防治，阻止辐射物的胃肠吸收；神经性毒剂和氰类毒剂的预防和急救；核化污染物的擦拭洗消；生物战剂暴露后的防治以及伤口现场处置。

（田　丰）

zhànwèi wèishēng zhuāngbèi

## 战位卫生装备 （medical equipment for combat post）　由紧急救治药品、器材及包装箱盒组成的挂装在机动武器装备或作战工事战斗部位供集体使用的自救互救卫生器材。野战急救装备的一类。主要包括坦克急救盒、战位急救箱、舰艇急救箱等，包装材料以金属、塑料或织物为主。战位卫生装备装配的药材主要有包扎、止血、镇痛、固定、通气等急救器材和急救药品；根据需要可增配核生化武器损伤预防和急救药品。供作战人员自救互救使用。

**发展历史**　战位卫生装备主要配备在军队人员执行军事任务的战斗部位，如岛屿、边防、场站等特殊环境中的固定哨所；汽车、坦克、装甲车、自行火炮、舰艇、飞机、直升机等大型机动武器装备的战斗部位，以及敌方战斗火力覆盖的一线阵地等。第一次世界大战和第二次世界大战期间，美、德、苏等国军队就配备了制式战位卫生装备。20世纪70年代，苏军研制配发的战位急救盒，由高强金属材料加工而成，主要配发给卫生员、卫生兵和各种战斗车辆乘员组，内装药材包

括包扎敷料、止血带、绷带、消毒粉（液）等，用于伤员包扎、止血及消毒，携带量可供4~5人使用。同期，德军配发卫生器材包，内装通气器材、急救敷料、急救药品及伤票，供卫生员对战位伤员实施现场急救。90年代，美军野战救生兵配备了一种TC3V2卫生员包，内装包扎、止血、固定、通气等急救药材，其中大量为止血敷料。美军现役的战位急救包（WALK）内装多功能急救包扎包、自粘弹性绷带、止血带、止血敷料、纱布、腹部敷料、胸腔穿刺针、鼻咽通气管、胸腔密封贴等包扎、止血、通气器材以及折叠担架，可用于战位伤员包扎、止血、通气、穿刺排气及搬运。随着军事医学、野战外科学和新材料技术的发展，战位急救装备得到了极大改进与发展。中国人民解放军早在建军初期，就已经配备了初级卫生包，限于当时急救药品、材料等物资十分匮乏，有些急救药品往往需要就地取材、现场制作，故现场战位伤员救治能力有限，需要及时后送，才能使伤员得到有效的抢救治疗；抗日战争期间，建立了药品器材生产、供应机构，逐步有了简易药材箱、急救包等可用于战位急救的卫生装备；朝鲜战争期间，对战（现）场自救互救器材进行了标准化及组合化包装研究，形成了基本的制式化卫生装备；20世纪60年代，研制并配发了制式铁质坦克急救盒；90年代，研制并配发了铝合金材质的战位急救盒，如坦克战位急救盒、舰艇战位急救盒等，内装伤员包扎、止血、镇痛、固定、通气等急救药品器材；21世纪以来，战位急救盒内装急救止血绷带、旋压止血带等，急救可操作

性、可靠性等均有较大提高。

**研究范围**　主要围绕战位卫生装备发展、应用和管理等实践活动开展研究。包括：①战位伤病员救治卫生勤务需求、现状及发展趋势，战位卫生装备配备品种、数量及其相关规范与标准。②战位伤病员自救互救的新材料、新技术、新方法。包括战位卫生装备材料功能改性、结构设计、人体功效与人机环系统工程设计、系统建模与仿真优化研究等。③战位卫生装备加工、制造工艺、使用功效评估、试验试用标准、规范等。④战位卫生装备的维护与保障管理研究等。

**研究内容**　主要有：①战位伤员救治卫勤需求与装备配备标准体系研究。包括战位卫生装备勤务定位、品种类别、配发体制、生产订购及相关产品规范、通用技术条件、标准制定等研究。②战位卫生装备及关键技术研究。包括适用于不同军种和地域环境的固定与机动战斗部位战位卫生装备研制；包括综合集成、智能化、工程材料、可靠性设计、战伤训练模拟、卫勤功效评估等关键技术研究。③管理使用与保障制度研究。包括战位卫生装备筹措、存贮、供应、使用、轮换、训练和管理等政策制度与方法研究。

**研究方法**　主要包括：①调查论证法。了解军队各种战位环境条件下卫勤保障的特点与需求，根据战位卫勤保障要求和保障模式，对战位卫生装备及关键技术研究提出意见、建议。②工程设计法。坦克、装甲车、舰艇等战斗部位空间相对狭小，箱（盒）工程设计时应予以重视，如需要对箱（盒）材料、型式、尺寸、重量、挂装与固定方式等多种因

素进行统筹研究，箱（盒）内装器材的布放需要方便取用，界面与标识需要易于识别，自救互救操作需要适应战位环境要求，这些约束条件是工程设计满足使用要求的前提。③模拟仿真法。通过建立各种物理、数学模型，运用计算机模拟仿真方法，模拟、优化战位卫生装备的战术指标与技术参数，分析评估坦克、装甲车、舰艇等复杂战位环境背景下战位急救装备的勤务效能、可靠性和安全性；开展战位卫生装备结构优化设计、环境适应性能等研究。④科学实验法。包括材料理化性能、生物相容性、机械力学性能等实验室的测试、分析实验；以及在战位环境条件下通过自救互救实际操作演练，对装备的结构合理性、安全可靠性、是否满足战位伤病员自救互救勤务需求等进行的现场试用试验和评估。

**成果应用**　主要包括：①战位急救装备研究丰富了军队卫生装备学学科建设，对野战急救装备体系化、系列化发展具有促进作用。②完善了战位卫生装备体系建设，通过梳理、建立战位卫生装备通用技术条件、标准规范，理顺了研制、配发、训练、贮存等管理关系，推动形成了适合不同军种、不同战位环境，如坦克、装甲战车、雷达场站、舰艇舱室等的系列战位卫生装备，完善了战时战位卫生装备保障链条，为战（现）场伤病员实施自救互救提供了物质基础。③功能性急救材料、创伤急救训练模拟人、人机环境系统工程设计等关键技术，成为战位卫生装备研制创新的有力技术支撑，提升了战位卫生装备研发水平和装备质量。④高技术战争中，大型机动武器装备是敌方重点打击目标，救治时效及

质量决定了战位伤病员的救治成效，战位卫生装备卫勤保障的重要作用愈发凸显。平时，战位卫生装备也可作为军事演习、国际维和、维稳处突、灾难医学救援等非战争军事行动卫勤保障的重要卫生装备。

**发展趋势**　随着各类大型机动武器装备在未来高技术战争中的广泛应用，战位伤员的伤情伤类也将更趋复杂，战位伤病员救治的关键技术及装备型式、保障模式研究必将得到快速发展。①智能化、高效化的战位卫生装备将成为研究重点，战位伤病员在黄金救治时间内实施自救互救的质量及时效性将大大提高。②随着境外、长（远）航等多样化军事任务卫勤保障需求的不断增长，适用于不同地域环境、任务内容、战斗部位的通用化、系列化、模块化战位卫生装备研究将成为重点。

（田　丰）

zhànwèi jíjiùxiāng

**战位急救箱**（first-aid kit for combat post）　由紧急救治药品、器材和硬质直方盒体组成的挂装于机动武器装备和作战工事战斗部位供乘员集体使用的战伤救治器材。战位卫生装备的一种。供战斗部位作业人员自救互救使用。

**发展历史**　第二次世界大战期间，美军、德军坦克、步兵战车等战位上均配备了一种长方体形状的金属盒，内部装有薄纱布、绷带、烧伤急救膏、镇痛片、酒精消毒贴、安全别针及急救指导手册等，供作战乘员负伤后自救互救使用。20世纪70年代，苏军的战位急救盒，由高强度金属材料加工而成，外形尺寸（长×宽×高）为200mm×200mm×70mm，主要配备于各种战斗车辆，盒内

药材包括敷料、止血带、绷带、消毒粉（液）等，用于伤员包扎、止血及消毒，携带量可供4~5人使用。20世纪60年代，中国人民解放军战位急救盒内装物以敷料和绷带为主。80年代，研制了金属/塑料材质的坦克战位急救箱（图1，图2）、舰艇战位急救箱；舰艇战位急救箱为白色聚酯玻璃纤维增强塑料整体模压成型箱体，前开门结构，箱内设有3层插入式隔板，将箱内横向分隔成4个空间，配有三角巾急救包、绷带、护创药膏、止血带、伤员吊（背）带等包扎材料和简易救护器械。

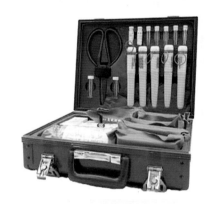

图1　战位急救箱展开

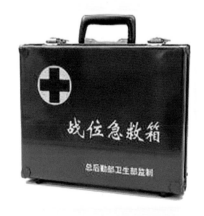

图2　战位急救箱外观

**原理与结构**　运用急救医学、机械工程学、包装工程学等学科

知识，围绕战位急救盒的材料、结构、安装和使用方法，以及药品、器材、救护工具等的用途、品种、数量等开展研究，提出解决方案，通过工程设计、制造和科学实验，研制样品、样机及装备。战位急救箱由箱体和急救药品器材组成。箱体采用金属薄板冲压或工程塑料模具热压成型工艺制作，外形尺寸（长×宽×高）为 240mm×220mm×80mm，实装后重约 2.5kg；箱盖与箱身采用对口闭合形式、上翻盖结构，箱盖放置药品，箱身放置敷料和急救器材，均可用海绵、弹簧卡缓冲固定；箱体外设有提环和背插，挂装于战斗部位的指定位置，方便灵活取用。急救药品器材包括包扎、止血、固定、通气等药品器材和简易器械等；包扎器材有三角巾急救包、炸伤急救包、绷带卷、烧伤敷料等；止血器材有止血带、镇痛药等；固定器材有卷式夹板、充气夹板、伤员吊（背）带等；通气器材有口咽通气管、鼻咽通气管等；简易器械有敷料剪刀、敷料镊子和胶带等。战位急救药品使用统一规格的聚乙烯塑料药瓶盛装，用不同颜色的药品标签加以区分，可供 3～5 名伤员使用。

**用途**　战时供坦克、装甲车、各种火炮和舰艇等战位伤员的包扎、止血、固定、通气、镇痛、感染防治等自救互救使用。根据需求，可增配卫生防疫用品和核生化武器损伤急救药材。

（田　丰）

*bāozā qìcái*

**包扎器材**（dressing apparatus）　用于战伤创面止血镇痛处置的敷盖裹缚与绑扎固定的卫生急救器材。野战急救装备的一类。包扎器材以纤维材料为基材，具

有止血、吸渗、抑菌、镇痛和降低二次损伤功能，主要包括各种急救包、功能纱布、敷料和绷带等。

**发展历史**　包扎器材主要用于火线伤员创面紧急处置、局部加压止血和包扎固定，以防止开放性伤口和创面的污染及二次损伤。包扎器材通常选择具有弹性柔软特性的棉纺织材料制作，因其具有良好的吸水性和保温性、一定的耐热性、较强的耐碱性和机械强度，一直都是包扎器材制作的主要原材料。公元前五世纪，古希腊双耳浅口大酒杯上，留下了阿喀琉斯用柔软条带给帕特罗克洛斯包扎伤口的图案记载。第一次世界大战，战伤包扎材料使用棉纤维等天然高分子材料，以传统的纺织方法成纱成布，制作纱布和绷带；德国、法国军队均配有纱布块和绷带卷。第二次世界大战，随着工业纺织技术和高分子材料的出现，包扎材料快速发展。粘胶纤维、锦纶（尼龙）纤维、丙纶纤维、涤纶纤维、维纶纤维等合成纤维以及高弹性医用硅胶逐渐应用于包扎器材。美军装备了小型急救包（small firstaid dressing）；还配发有灭菌敷料（dyed sterilized dressing）、纱布绷带（gauze bandage）和纱布块（gauze pad）。中国马王堆出土的古老的医方著作《马王堆帛书五十二病方》记载"伤者，……，以陈缊（傅之）"和"令金伤毋痛，……，裹以缯臧"，即利用麻絮和丝织品包扎伤口、纾解疼痛。中国人民抗日战争和解放战争期间，中国军队的包扎材料主要是棉制的纱布和绷带。20世纪50年代，中国人民解放军包扎器材主要有三角巾急救包、四头带急救包、压缩绷带卷、压缩

灭菌纱布块等。80年代，采用非织造布替代天然原棉，制备烧伤敷料、炸伤急救包等。90年代，随着生物材料改性技术、纳米材料制备技术的发展，几丁质/壳聚糖类纤维、海藻酸盐类纤维、胶原、明胶、纳米银、远红外陶瓷粉末等功能性材料相继成为制备包扎器材的新型材料，进一步提高了包扎器材的止血、抑菌、促进伤口愈合以及改善微循环等功能。使用壳聚糖和海藻酸盐复合纤维研制出新型烧伤急救包，既可防止与创面粘连，也可促进伤口愈合。

**研究范围**　作为野战急救装备的重要分支，研究对象主要围绕包扎器材的发展、应用和管理等实践活动展开。主要包括：①包扎器材卫生勤务需求、现状及发展趋势，包扎器材配备的品种、数量及其相关规范与标准的现状及问题。②包扎器材的新材料、新技术、新方法。包括包扎器材材料功能改性、结构设计、人体功效与人机环境系统工程设计、系统建模与仿真优化等。③包扎器材加工、制造工艺、使用功效评估、试验试用标准、规范等。④包扎器材的维护、管理与保障等。

**研究内容**　主要有：①伤员救治卫勤需求与装备配备标准体系研究。包括包扎器材勤务定位、品种类别、编配体制、生产订购及相关产品规范、通用技术条件、标准制定等研究。②包扎器材关键技术研究。包括功能化包扎材料技术研究、包扎技术型式研究，以及包扎训练模拟技术、人体功效与卫勤效能评估技术等关键技术研究；包扎材料对血液、伤口渗出液的吸附效果，透气透湿性能以及止血、抑菌、抗粘连功能

等研究，利于伤口创面裹敷、施压止血、吸湿保护的各种新型功能性包扎材料研究；在传统的绷带、三角巾、四头带、丁字带、多头带和尼龙网套等包扎技术型式基础上，依据现代战伤的新特点和人体工效学原理，开展包扎器材抗拉强度、包扎压力及适体性研究，以及敷料、夹板固定和扶托伤肢的新型包扎技术型式等研究。③新型包扎器材研制。设计、研制体积小、重量轻、易携带、使用方便的压力型、温敏型、计时型等新型包扎器材。④管理使用与保障制度研究。包括包扎器材筹措、存贮、供应、使用、轮换、训练和管理等政策制度与方法研究。

**研究方法** ①材料合成改性法。以有机化学、高分子化学为基础，结合材料物理特性，通过共混、合成、复合等多种工艺途径，有针对性地对包扎材料进行止血、抗感染、防粘连、促愈合等性能改良研究。②理化性能评价法。参照国家、军队相关标准，对新型合成或改性材料进行实验研究和检测评价。③生物学评价法。生物相容性是创面接触材料的重要评价指标，也是对包扎器材使用生物安全性的基本要求；只有在满足生物相容性要求的基础上，方可开展包扎材料止血、抗感染、防粘连、促创面愈合等性能评价研究。④科学实验法。主要包括研制人员实验室实验研究和卫生人员、卫生机构现场试验研究；现场试验要以作战环境、尤其是自然环境为背景，在总结、梳理单兵、卫生员、军医的操作评价意见基础上，对试验器材进行必要的有针对性的改进，最终形成适用于战伤救治的包扎器材。

**成果应用** 包扎器材的材料学、性能表征以及品类结构和标准化研究，丰富了军队卫生装备学学科的研究内容，促进了野战急救装备制式化、体系化发展；材料功能改性技术、加工工艺技术、性能实验和评价技术等关键技术创新，推动了包扎器材的设计制造、装备质量和包装水平的提高。采用远红外线陶瓷复合非织造布制造的功能型绷带卷，具有消肿、镇痛的辅助疗效；采用真空镀铝聚酯膜制成的炸伤急救包，可有效防止炸伤创面粘连、防止感染、避免二次损伤；壳聚糖纤维、海藻酸盐纤维综合应用制备的烧伤敷料，具有抑菌、止血等功效。

**发展趋势** 未来发展，包扎器材在增强透气、防水、止血、杀菌等传统医学功能基础上，智能技术应用将是包扎器材功能拓展的重要趋势，如压力型、温敏型、计时型包扎器材等，将进一步提高伤口、创面的包扎质量，更有利于后续治疗和痊愈。

(杨健)

zhàshāng jíjiùbāo

## 炸伤急救包 (first-aid kit for blast injury)

用于爆炸伤、多发伤及肢体断离等大面积战伤创面止血镇痛处置的敷盖裹缚与绑扎固定的卫生急救器材。是包扎器材的一种。

**发展历史** 20世纪70年代，英军、美军、德军针对炸伤包扎，配备了大面积包扎急救包。其吸收层是吸水性无纺布，隔离层分别为聚氨酯薄膜、聚乙烯微孔膜和镀铝无纺布。同期，中国人民解放军在63型绷带式急救包基础上，研制了炸伤急救包（图），其敷料垫接触层为真空镀铝无纺布，敷料垫吸收层采用脱脂棉为吸湿材料，敷料垫隔离层以阻水性厚无纺布为隔离材料，以具有锯齿边的52棉布、压敏胶带为绷带和固定材料。

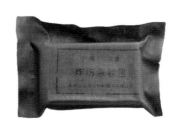

图　炸伤急救包

**原理与结构** 综合运用创伤医学、材料学及包装工程等学科知识，以防粘连材料研究为核心，设计、制造适宜大面积创伤裹缚固定的包扎急救器材。炸伤急救包一般由敷料垫、固定带和绷带组成。中国人民解放军研制的炸伤急救包尺寸规格为：敷料垫（长×宽）30cm×25cm、绷带（长×宽）40cm×10cm和固定胶布（长×宽）8cm×6cm。其中，敷料垫设计有接触层、吸收层、隔离层和覆盖层等四种不同功能层，由内到外依次叠加组成；接触层为真空镀铝薄型无纺布层，主要利用铝的高真空状态升华凝结原理，在薄型无纺布上实施真空镀铝工艺而成，在透气透湿性能不降低的同时，显著提高了接触层抗粘连性能，并赋予接触层收敛、清洁创面、抑菌及促进上皮细胞生长的辅助功能；吸收层选用脱脂棉，可透过接触层吸收炸伤创面的渗出液和血液；隔离层选用厚无纺布制作；覆盖层选用薄无纺布制作。固定带可以是胶带，也可以是布带。绷带通常由数米长锯齿边棉制材料制成；一端与敷料垫连接，另一端与固定带连接。使用时只需将绷带围绕敷料垫缠绕数圈，并将压敏胶布粘贴在适当位置，在完成牢固包扎的同时也起到一定的压迫止血作用。

**用途** 可用于头、胸、腹、背、四肢大面积创伤的急救包扎，预防创面污染和二次损伤，在伤口局部实施加压止血，吸收伤口渗出液，不粘连创面。

（杨 健）

shāoshāng fūliàobāo

## 烧伤敷料包（dressing kit for burn wound）

用于大面积火焰灼伤创面止血镇痛处置的敷盖裹缚与绑扎固定的卫生急救器材。是包扎器材的一种。

**发展历史** 20 世纪中期，德军使用的 Metalline 烧伤敷料包含有双固定带和无纺织物敷料垫。双固定带采用粘胶纤维，敷料垫创面接触层采用真空镀铝医用无纺布，能够防止伤口粘连，不影响水、血液和伤口分泌物渗透；中间层为吸收层，能有效吸收伤口分泌物；最外层为防水层，能够防止细菌污染。20 世纪 80 年代，中国人民解放军研制的 79 型烧伤敷料由创面接触层和吸收层组成，其中创面接触层采用真空镀铝聚酯打孔薄膜，吸收层为医用纸。该敷料不粘连伤口，更换方便，不会造成二次损伤；99 型烧伤敷料的敷料垫以具有止血、抑菌和促进创面愈合作用的壳聚糖纤维为创面接触材料，吸收层材料为吸湿性粘胶纤维，外层隔离材料为疏水抗菌丙纶纤维（图）。敷料垫通过针刺等工艺复合而成，具有止血效果好、抗菌作用强、柔软舒适、不粘连伤口等特点。

**原理与结构** 综合运用创伤医学、材料学及包装工程等学科知识，以接触层功能材料研究为核心，设计、制造适宜大面积烧

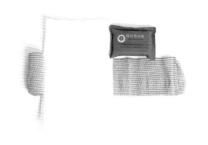

图 烧伤敷料包

伤裹缚固定的织物型包扎器材。烧伤敷料包由三角巾或绷带、烧伤敷料垫组成。三角巾或绷带主要由棉布或弹性氨纶材料制作，三角巾两直角边为 85cm，绷带宽度有 7.5cm 和 10cm 两种规格，长度有 90cm 和 180cm 两种规格。烧伤敷料垫由接触层、吸附层和阻水外层等三层干垫复合而成；接触层既可选用具有止血、抑菌和促进烧伤创面愈合作用的棉纤维、壳聚糖纤维、海藻酸盐纤维或其他合成纤维等非织造布材料，也可以选用具有抗粘连、抑菌作用的真空镀铝、银等无纺布材料；吸附层材料选用具有良好吸收创面渗出液作用的脱脂棉或其他非织造布材料；阻水外层采用具有阻隔外界环境水分和细菌作用的聚氨酯透气薄膜或高密度薄型非织造布材料。

**用途** 用于烧伤创面包扎，具有不粘连伤口、渗出液吸收能力强、止血、抑菌、透气等特点。

（杨 健）

bēngdàijuǎn

## 绷带卷（gauze bandage）

由织物材料制作的用于裹缚、绑扎、固定敷料垫或夹板的卷状卫生器材。是包扎器材的一种。

**发展历史** 早期的绷带卷由棉制布带制成，在战场急救中被广泛使用。绷带卷面料织法有平纹、褶皱、弹性等多种型式（包

括自粘弹性绷带）；材质可分为全棉、无纺布、氨纶、聚对苯二甲酸丁二醇酯（PBT）、棉与合成纤维混纺等众多品种；为方便使用，也有可直接撑开套于伤部的网管状弹性绷带卷。绷带卷虽然结构简单，但绑扎、包裹技术需要经过一定的训练，方能达到有效的包扎或固定的要求。20 世纪 60 年代，中国人民解放军使用的绷带卷采用棉布材质，展开尺寸（长×宽）500cm×7cm。90 年代，功能型绷带卷采用由天年素涤纶纤维或天年素粘胶纤维水刺非织造布制成。21 世纪，自粘弹性绷带卷采用天然乳胶颗粒复合弹性氨纶织物制成（图）。

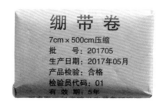

图 绷带卷

**原理与结构** 综合运用创伤医学、材料学及包装工程等学科知识，以功能性裹缚、固定材料及包扎结构型式研究为重点，利用高分子纤维、乳胶等材料延展性、回复性好等特性，设计、制造适宜各种部位裹缚、固定的卫生绷带器材。绷带卷包括普通绷带和高弹性绷带。普通绷带通常采用平纹、褶皱和无纺布的组织结构，具有良好的吸湿性能，回弹性不高，静压力小，对血管压迫小，多用于扭伤、创面敷料的固定、骨折夹板的固定以及淋巴水肿或静脉溃疡的包裹治疗，可长时间使用；其不足是包裹初期

不能活动，一段时间后容易松脱。高弹性绷带卷通常以强捻棉股线为经纱，特粗单纱为纬纱，以机织平纹或针织经编而成，经纱中可组合乳胶线和弹性氨纶丝等，进一步提高回弹性；乳胶线延展性优异、耐用、耐热且染色牢度高；弹性氨纶丝线密度小、模量高、强度大、弹性回复性好，具有良好的伸缩能力，能包裹关节，不显著影响伤员包裹部位组织的活动；同时高弹性和高静压力能够为止血提供一定的压力，多用于短时间的紧急固定及止血包扎；其不足是固定夹板的效果不如低弹性绷带，同时影响血液循环。绷带卷有多种幅宽规格并适用于不同部位包裹固定，如 25mm 的适合手指，50mm 的适合手足，65mm 的适合上肢，75～85mm 的适合下肢，100～150mm 的适合胸腹等部位的包扎。应根据受伤部位选择不同宽度的绷带卷，并注意包扎方式。环形包扎法用于肢体较小或圆柱形部位，如手、足、腕部及额头等部位，亦用于各种包扎起始时。螺旋形包扎法用于周径近似均等的部位，如上臂、手指等。螺旋反折包扎法用于周径不等部位，如前臂、小腿、大腿等，开始先做二周环形包扎，再做螺旋包扎。"8"字形包扎法用于肩、肘、腕、踝等关节部位的包扎和锁骨骨折固定。反回包扎法用于头顶、指端等。

**用途**　主要用于缠裹伤部，固定敷料和夹板，不与破损创面直接接触，以减少伤部出血和伤口肿胀。

（杨　健）

zhǐxuè qìcái

**止血器材**（hemostatic instrument）　通过压迫创面近心端血管或致血液凝固等物理、生物化学方法，实施战伤创面出血处置的卫生急救器械及材料。野战急救装备的一类。主要包括止血带、止血剂等。

**发展历史**　早期的止血器材是一种强韧的织带，使用时绑扎于出血部位。中国元末明初《仙传外科集验方》中记载："治金疮重者，筋断脉绝，血尽人亡。如要断血，需用绳及绢带缚住人手臂，……"。1718 年，法国外科医生佩蒂特（Louis Petit）给单纯织带设计了旋拧结构，并将其命名为 tourniquet（止血带）；佩蒂特止血带的旋拧结构部件最初使用木材制作，后发展为黄铜。1871 年，德国著名外科军医埃斯马赫（Esmarch）把织带与天然橡胶管结合，发明了埃斯马赫绷带，用于截肢手术止血。由于橡胶材料性能不断提升并具有加工成型简便、制造成本低廉等优势，橡胶止血带一直沿用至今；为了提高橡胶止血带绑扎、固定的快捷性、有效性，人们又在橡胶管上增加了卡套，在两端增加了木球。1904 年，美国医生哈维·库辛（Harvey Cushing）发明了充气式止血带，降低了神经麻痹的发生率。20 世纪 80 年代，美国出现了卡式止血带，用橡胶丝尼龙织带替代了橡胶管，通过锁卡方式束紧，缩短了绑扎时间。温哥华综合医院（Vancouver General Hospital）詹姆士·迈克尤恩（James McEwen）发明了由微处理器控制的自动气压止血带系统，该系统能够实时监测手术过程中止血带的充气时间并调控止血带压力。以色列发明的旋压式止血带，在科索沃战争中被美军采购使用。迄今为止，无论是非充气式止血带还是充气式止血带，局部压迫控制出血的有效性和安全性问题，仍是止血器材的研究重点。手动施压止血带的典型代表有：卡式止血带、CAT 止血带（Combat Application Tourniquet）、LBT 止血带（London Bridge Tourniquet）、MAT 止血带（Mechanical Advantage Tourniquet）和 EMT 止血带（Emergency & Military Tourniquet）等。有些医用无机或有机高分子材料覆盖于出血处，能够与血液发生生物化学反应，增大出血部位血液黏稠度、激活凝血系统甚至引发蛋白质变性，例如美军应用过的 WoundStat（WS）的主要成分是蒙托石，接触水/血液后形成高塑性和强组织黏附力的黏性物质；Celox（CX）是具有高组织黏附性能的壳聚糖粉末；QuikClot 是多孔织物袋包裹的沸石小珠，通过分子筛吸水作用在出血创面聚集血小板和凝血因子从而促进凝血。20 世纪 60 年代，中国人民解放军研制出橡胶管止血带和止血粉；80 年代，研制出充气止血带；90 年代，研制出卡式止血带；21 世纪，研制出旋压式止血带。

**研究范围**　加压式止血器材的研究对象是施压机构、压力的调控和反馈技术；止血粉剂的研究对象是促凝血材料的促凝机制以及生物相容性，以及人体痛感和止血可靠性等。

**研究内容**　①加压式止血带的带体和施力机构研究。主要包括施力机械元件如旋棒、杠杆、棘轮和齿轮组等核心部件研究；带体经适度强力拉伸（即对出血血管加压）而不发生解脱的自锁紧结构设计研究；止血带带体材料的拉伸强度、弹性模量、抗老化性等机械、理化性能研究。②止血带使用安全性研究。压强过大或使用时间过长，会造成远端肢体肌肉坏死、筋膜间隔综合征、缺血性挛缩、厌氧感染甚至危及生命。从整体上研究止血带施力机构的施力均匀性与止血带宽度、局部组织生物性等关系问题，是事关止血带安全性的重要研究课题。③止血剂材料学研究。主要有材料配方、剂型、凝血机制、凝血时间、生物相容性、使用方法、包装、储存等研究。

**研究方法** ①科学实验法。基于旋棒绞紧、杠杆压紧、棘轮锁紧、齿轮组旋紧等方式的施力机械实验，测试不同结构型式机构的单向收紧及锁止抗拉强度，及其锁止机构结构设计的可靠性；在一定温湿度环境以及材料老化模拟环境条件下，采用国标、国军标或行业标准，测试止血带带体的拉伸强度、弹性模量、老化性能等指标，评价止血带的机械性能、理化性能。②工程计算法。止血带对肢体产生的压力大小及其分布可通过力学传感器获得相对数据，也可基于有限元法，结合肢体肌肉组织的生物性参数以及收缩压，计算分析止血带压力、宽度等因素对血管壁形变的影响。③医学实验法。通过动、静态止血实验、动物实验和人体临床实验等方法，评价止血剂、止血带的止血效果。

**用途** 新型止血材料、止血方法、机械结构及其器材等研究，丰富了军队卫生装备学学科研究内容，促进了野战急救装备的制式化和体系化发展；材料功能改性技术、精细结构设计技术、性能实验和评价技术，推动了止血器材的设计制造与质量水平的提高。精准施力旋棒、杠杆、棘轮、齿轮组及气囊等技术型式的止血器材，可实现牢固、均匀压迫式止血；高性能橡胶止血带具有良好的强度、弹性以及战场环境适

应性；分子筛、高岭土等无机硅酸盐以及壳聚糖、胶原等有机生物材料制备的止血剂，可激活凝血因子、促进战创伤创面血液凝固。

**发展趋势** 压力式止血带在材料选取、结构设计、安全评估以及使用方法等方面需要进一步突破，如压力显示、调控、计时及失压报警等智能控制技术的运用与创新；如进一步提高止血剂材料的生物相容性，缩短凝血时间，减小初期压迫研究等。

(杨 健)

kǎshì zhǐxuèdài

**卡式止血带**（clip type tourniquet）用于绑扎、压迫出血部位近心端血管的由扁平弹性织带与插拔卡扣组合而成的单手束紧型止血器材。简称止血带。止血器材的一种，通过束紧织带并锁紧卡扣，压迫出血部位近心端血管，从而实现止血目的。

**发展历史** 20 世纪 80 年代初，美军、德军开始使用卡式止血带替代橡胶止血带，其束紧过程简单快捷，舒适感明显优于橡胶止血带。21 世纪，中国人民解放军研制出卡式止血带（图）。这种由弹性织带与塑料卡扣组成的止血带，当卡扣锁紧时会同时带动内设的杠杆机构将弹性织带一端紧紧压住，用手拉动弹性织带另一端，即可方便地束紧止血带，故非常适合伤员用单手自行对伤口进行止血处理；弹性织带可以适度控制止血压力，但在拉紧加压时，带体宽度方向应无明显"颈缩"现象，以降低由于局部压强显著增强而导致的止血带并发症风险。当卡式止血带用于下肢止血时，如果未将卡扣锁止到位，就拉动弹性织带另一端，可能会发生卡扣崩脱现象。对于单触点

的卡式止血带，应注意保护好解锁触点，以避免不慎触碰而导致的止血带崩脱。

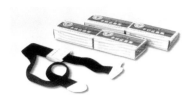

图 卡式止血带

**原理与结构** 应用压力止血原理和带卡联动锁紧结构技术，开发适宜火线伤员自救互救使用的快速止血器材。卡式止血带由锁卡机构和弹性织带构成。锁卡一般采用丙烯腈-丁二烯-苯乙烯三元共聚塑料（ABS）制作，由压紧板、按扣、插入式锁卡和基座组成，锁止后拉动止血带活动端，借助肢体的反作用力，在紧压板的肢体接触端产生向下压力，而其另一端产生向上压力，与开关内三角形突触共同锁止弹性织带。弹性织带为尼龙经纬纱与乳胶丝编织，带体长度一般为550mm，宽度 27～30mm。无皮肤刺激，具有拉伸强度高、耐老化等特点。

**用途** 用于火线伤员四肢动脉破裂、静脉大出血的止血急救，平时可作为采血止血带使用。

(杨 健)

xiàngjiāoguǎn zhǐxuèdài

**橡胶管止血带**（rubber tourniquet）用于出血部位近心端血管绑扎、压迫止血的圆形弹性橡胶空心胶管止血器材。简称橡胶止血带。止血器材的一种，由橡胶材料制作的止血器材。

**发展历史** 1871 年，德国军医埃斯马赫（Esmarch）发明了一种在绷带末端连接有天然橡胶管

的复合式绷带，即埃斯马赫绷带（Esmarch bandage）。其中，绷带用于缠裹伤肢，橡胶管用于扎紧近心端血管，二者共同实现血液断流作用，以满足截肢手术的无血视野需要。第一次世界大战和第二次世界大战中，橡胶止血带在多国军队中广泛使用。特殊情况下，也可用于外科手术中的四肢止血。20 世纪 70 年代，中国人民解放军研制的合成橡胶止血带强度和弹性良好，设计有锁止卡扣或金属锁止搭扣固定结构。

**原理与结构** 应用压力止血原理和橡胶材料的弹性伸缩特性，开发适宜火线伤员自救互救使用的简易止血器材。橡胶止血带由天然橡胶和顺丁胶混合制成，有管状和扁平状两种结构。管状橡胶止血带配有聚甲醛塑料卡子，用于束紧止血带；此外，有的管状橡胶止血带两头带有胶木珠封堵，既可防止止血带结扎自然松开，也可利用胶木珠上的孔洞释放止血带管中的空气。扁平止血带配有束紧用金属搭扣。

**用途** 用于四肢动脉破裂、静脉大出血火线伤员的止血急救，平时也可作为采血止血带使用。

（杨 健）

xuányāshì zhǐxuèdài

# 旋压式止血带（windlass torniquet）

通过旋拧绞棒收紧绑扎织带而致创面血管停止出血的棒带结构型式止血器材。简称旋压止血带。止血器材的一种，用于绑扎、压迫出血部位近心端血管，致血管停止出血。

**发展历史** 17 世纪，欧洲出现的通过棒状物旋拧施压实施战伤止血的莫雷尔止血带，由绳带、布条或绷带加一个木棒组成。20 世纪 90 年代，北约部队在科索沃战争中曾使用现代旋压止血带，

其中，美军配发有两种旋压式止血带，一种止血带的旋棒、旋棒锁止扣为塑料材质，止血带穿过日字型带扣，形成套圈绑扎伤肢；另一种止血带的旋棒材质为铝合金，旋棒锁止扣为三角金属环扣。21 世纪，中国人民解放军研制的具有电子计时/报警功能的旋压式止血带结构简单，止血和锁紧牢固可靠。

**原理与结构** 应用压力止血原理和棒带结构省力、快捷的特性，研究基于短棒旋拧与织带收紧的结构及使用方法。开发快速绑扎止血的简易止血器材。旋压式止血带由旋棒、旋拧带、绑扎带、旋棒固定夹及日字形带扣等部件组成，均使用尼龙材料制作。通常情况旋棒长度 130mm，直径 10mm。旋拧带与绑扎带相互嵌套在一起，形成一个整体，绑扎带一般长 890mm、宽 38mm。通过旋拧旋棒收紧旋拧带进而带动绑扎带收紧。固定夹和带扣分别起到固定旋棒和绑扎带的作用。

**用途** 战场或院前急救时，用于伤员四肢血管大出血的止血。

（杨 健）

chōngqìshì zhǐxuèdài

# 充气式止血带（pneumatic tourniquet）

环套、裹缚于伤肢出血部位上端，以进气加压方式实施创面出血血管止血的囊套式止血器材。简称充气止血带。是止血器材的一种。

**发展历史** 1904 年，美国神经外科之父哈维库辛（Harvey Cushing）发明了充气式止血带。与其他止血带相比，充气式止血带体积较大，充气囊套长度显著增加，可随时充放气，不需要重新绑扎，满足外科术中松开/再施压的需求，在一定程度上降低了神经麻痹的发生概率。早期充气

止血带的充气过程简单，但它的产生，深化了人们对适宜止血压力的认识。止血带的压强应根据伤员的年龄、肢体周径大小、局部组织厚度及局部动脉收缩压等进行调整。随着电动控制技术的发展，充气止血带具有了电动充放气、压力稳定可调节、操作简便灵活等技术优势，能根据压力或时间设定及时报警，能梯度放气减压，具有漏气补偿功能，噪音干扰更小。电动充气止血带还可以与监护仪结合使用，通过血氧信号自动调节止血带压力。伊拉克战争中，美军在战地医院使用的智能充气止血带是较先进的气压式止血带。该止血带由止血气囊、气泵、传感器和处理器组成，充气压力通过压力反馈系统实现自动调节。

**原理与结构** 应用塑胶材质袋体充气加压刚度增强原理，研究、设计可气体加压止血的囊套型止血器材。充气囊套经进气并具有一定刚度时，可对包裹的伤肢部位均施压并阻断动、静脉血流，从而达到止血目的。充气止血带有手动和电动两种充气方式。手动充气止血带主要由充气球、充气囊套、导管组成，少数止血带具有充气压力的提醒显示功能。充气球是带单向阀的橡胶气囊；充气囊套长度在 100mm 以上，导管通常为外径 15mm 的橡胶管，气压表量程通常可达到 100kPa。电动充气止血带由主机、充气囊套组成，主机主要由数控压力检测器、压力调节器、空气灌注泵、定时/报时钟等组成，主机面板上设有电子压力和时间显示标识，以及充气、放气以及气压和时间调节按键等。充气囊套与手动止血带相同。

**用途** 用于伤员四肢血管大

出血的止血，以及战地和普通医院的四肢外科手术。

（杨　健）

zhǐxuè bēngdài

## 止血绷带（emergency bandage）

由敷料垫、旋拧棒钩和弹性织物带组合而成的具有包裹、绑扎与加压束紧功能的止血器材。止血器材的一种。

**发展历史**　20世纪末，以色列军医伯纳德·巴尔纳坦（Bernard Bar-Natan）发明了旋拧式加压包扎急救止血绷带，又称以色列绷带。该绷带具有防粘连、弹性适宜、可旋拧收紧加压等多种功能；绷带可通过半月型回转环实现反向缠绕，末端旋拧棒钩可固定在绷带上。美、英、德、澳等国军队配备有以色列绷带，在科索沃战争中首次使用。同期，美国研制了H型、口字型回转环等结构形式的急救止血绷带。21世纪，中国人民解放军在弹性绷带急救包的基础上，采用自粘弹性绷带与旋拧棒钩复合加压束紧技术，研制了急救止血绷带（图）。

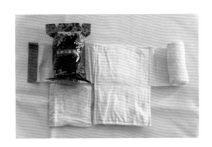

**图　止血绷带**

**原理与结构**　综合运用力学加压止血原理和战伤包扎技术，研究、设计旋拧绷带施压与敷料裹伤于一体的结构型式及其使用方法，开发新型止血器材。止血绷带由敷料垫、自粘弹性绷带与旋拧棒钩组成。敷料垫有两块，

其中，一块固定在绷带上，另一块可在绷带上移动，增强了裹伤部位的适应性；固定敷料垫由接触层、吸附层和阻水外层等三种不同功能材料层复合而成，接触层覆盖创面，采用生物材料壳聚糖和海藻酸盐，通过针刺无纺布技术制成，生物相容性好，具有止血、抑菌功能；吸附层取材医用脱脂棉，具有较强的吸湿能力，可快速吸收创面渗出液，同时又具有一定的保湿能力，可维持创面生理性愈合所需的一定湿度环境；阻水外层选用热塑性聚氨酯膜材料，防水透湿，可以有效防止创面被外界环境污染。移动敷料垫由两块创面接触层叠加而成。自粘弹性绷带是带有乳胶颗粒的氨纶弹性绷带，具有按需粘接固定敷料垫的功能。旋拧棒钩为塑料材质、注塑成型，既有助于增强绷带束紧施压能力，也可固定绷带，进一步提升固定牢固度的可靠性。

**用途**　用于头、胸、腹、四肢创面包扎和辅助骨折包扎固定，可单手操作，具有止血、抑菌、促进伤口愈合功能。

（杨　健）

zhǐxuè shābù

## 止血纱布（hemostatic gauze）

可包敷或填充出血创面，用以控制弥漫性渗血和小静脉出血的织物型止血卫生器材。止血器材的一种。

**发展历史**　传统止血纱布是棉纤维医用纱布。20世纪40年代，明胶止血海绵、胶原海绵、氧化再生纤维素止血纱布、羧基或羧甲基离子型纤维素、羟乙基非离子型纤维素等新型材料的止血纱布产品相继问世，止血效果和抗粘连性得到提升。止血纱布柔软易于包裹、敷盖，可以附着

在不规则出血组织创面，有些还可以在体内降解，被广泛用作手术填充材料。90年代，基于壳聚糖止血机制，美军研制的Hemcon Chitogauze止血纱布，具有止血和抑菌功能，该类止血纱布遇血后能快速转变为凝胶封堵血管，可对浅表创面实施快速止血，对于大出血经短时间按压后，可实现止血。该止血纱布生物相容性好，可在体内降解。

**原理与结构**　利用亲水材料特性，制备医用功能型止血纱布。此种止血纱布遇到血液时能快速吸收，减慢血流，增大局部血液黏度，逐渐形成胶体堵塞创面毛细血管末端，进而达到止血目的。羟乙基或羧基纤维素、胶原、壳聚糖等材料，具有良好的亲水性，以及止血、保护创面和预防粘连等功能，是制备组织损伤止血纱布的适宜材料；有些生物相容性好的止血纱布还可以在体内降解。止血纱布用于出（渗）血创面，可有效覆盖、阻塞损伤的血管，为血液中的纤维蛋白原转化为纤维蛋白封堵出血点、提升止血速度，创造了良好条件。

**用途**　用于弥漫性渗血和小静脉出血创面的覆盖、裹缚和保护，可作为创伤充填材料使用，还可与其他止血器材联合使用。

（杨　健）

gùdìng qìcái

## 固定器材（fracture fixation apparatus）

采用硬质型材包夹及绷带绑扎方法，实施骨折部位稳固定位和支撑保护的卫生急救器械与材料。野战急救装备的一类。通常分为骨折外固定器材和骨折内固定器材。野战急救装备通常指骨折外固定器材，主要包括木制夹板、卷式夹板、热塑性夹板、充气夹板、真空塑型固定夹板、

化学塑型固定夹板等。

**发展历史** 公元 4 世纪，中国晋代《肘后救卒方》首次记载用竹片夹板固定骨折，"疗腕折、四肢骨破碎及筋伤蹉跌方：烂捣生地黄熬之，以裹折伤处，以竹片夹裹之。令遍病上，急缚，勿令转动"。公元 9 世纪，中国唐代《理伤续断方》采用杉树皮板进行骨折固定，"凡用杉皮，浸约如指大片，疏排令周匝，用小绳三度紧缚"。19 世纪 50 年代，俄国军医皮罗果夫发明石膏绷带，可以根据伤部塑形，不易松脱。第一次世界大战，石膏绷带开始普遍使用。第二次世界大战，使用了铁丝网夹板，可依受伤部位形状进行包扎固定。20 世纪中后期，以高分子材料为代表的骨折外固定器材相继问世，如聚甲基丙烯酸酯类、丙烯腈-丁二烯-苯乙烯三元共聚物（ABS）、聚碳酸酯等制成的刚性夹板，替代竹木类夹板，可工业化批量规模生产制造；甲基丙烯酸甲酯-丁二烯-苯乙烯三元共聚物、杜仲橡胶以及聚氯乙烯-醋酸乙烯酯共聚物等材料制成的热塑性夹板，使用前，在热水中软化，根据骨折部位塑形固定；聚氯乙烯薄膜、聚氨酯薄膜以及刮胶涤纶绸包裹发泡聚乙烯、聚丙烯、聚苯乙烯颗粒制成的真空骨折外固定器材，可对多部位骨折伤进行固定；多元醇/多异氰酸酯二元反应型固定器材，将反应性高分子混合注入包裹骨折部位的袋中，发生聚合硬化后，固定骨折部位。中国人民解放军在建军初期使用竹木等就便器材，实施骨折外固定；20 世纪 50 年代，木质夹板、钢丝夹板和石膏绷带并用；70 年代，研制了高分子热塑性夹板；80 年代，研制了卷式夹板、真空固定夹板；90 年代，研制了折叠夹板；21 世纪，研制了二元反应型骨折固定器材。

**研究范围** 基于战场的骨折伤特点，结合野战外科骨伤救治理论，对勤务需求、夹板材质、结构、力学特性，骨折固定效果及后期愈合作用开展研究。①战伤骨折的勤务需求研究。②骨折固定器材的关键技术研究。③骨折固定器材的系列化研究。

**研究内容** ①勤务需求研究。主要包括武器致伤机制引发的不同部位骨折伤特点，研究伤部发生概率、比例，以及救治方法对固定器材的使用要求。②关键技术研究。主要包括材料力学特性、结构优化设计以及固定效果评估等内容。材料方面，研究竹木、金属和高分子硬质材料的强度、刚度、弹性等；研究化学反应型材料的组分、反应条件、生物相容性等。结构优化设计方面，基于人体解剖部位形状尺寸的大数据及其数据库应用，研究固定器材的尺寸、形状、重量、固定方式、折叠塑形技术、计算机模拟与快速成型技术等。针对脊柱、骨盆等重要部位，通过生物力学信号采集、辨识、处理和反馈技术，研究精准智能施力的骨折固定及减少二次损伤的方法。效果评估方面，主要开展临床和部队试验试用验证研究。③骨折固定器材的系列化研究。如骨折固定器材的标准与规范制定；固定器材的类别、品种系列化研究等。

**研究方法** ①科学实验法。材料的机械力学实验，研究材料的弹性模量、剪切模量、载荷应力等。正交设计实验，研究化学塑形夹板材料的最佳组分、配比和固化条件。生物相容性实验，研究材料的皮肤刺激和致敏等。动物实验，研究骨折伤模型的建立及骨折固定的技术方法。临床实验和部队试验试用，研究骨折固定器材性能和治疗效果的关联关系，进而优化骨折器材或材料组分设计。②模拟仿真法。通过 CT 断层影像建立骨结构有限元模型，利用计算机仿真技术，模拟固定器材载荷工况，考核夹板结构设计的合理性。③循证医学法。开展主要骨折伤固定器材与骨组织生长力学特性主观与客观评价比较研究，通过临床病例主观描述和摄片检查，以及生物力学传感器信号采集、辨识等客观数据分析和大数据运用，梳理不同固定器材的适用性以及存在问题，研究对不同伤部实施有效固定和检查的技术与器材。

**成果应用** 骨折固定器材的材料学、结构设计以及试验评价等研究，丰富了军队卫生装备学学科的研究内容，促进了野战急救装备的制式化、系列化发展。材料力学性能测试、计算机模拟与快速成型技术等，推动了骨折固定器材的设计制造、使用效果以及产品质量的提升。如采用铝板与发泡聚乙烯复合工艺制造的卷式夹板，具有体积小、重量轻、可裁剪、透 X 线、可重复使用、环境适应性好等特性；采用二元反应原理研制的骨折固定器材，更加注重个性化固定治疗效果，适体性好、使用安全可靠。

**发展趋势** 骨折外固定器材将向着体积更加小巧、重量更轻，以及个性化塑形、可 X 线检查和骨组织动力学康复等多功能融合型方向发展。

（杨 健）

mùzhì jiābǎn

**木质夹板**（wooden splint） 选用树木、竹子等天然材料制成的骨折固定急救器材。骨折外固定器材的一种。简称木夹板。木夹板取材广泛、制作简单、使用简便，其强度、刚度、形状、尺寸易于控制，适用于多种部位骨折的外固定。根据使用部位可分为肩颈夹板、肱骨干夹板、肱骨踝上夹板、桡骨下端夹板、股骨干夹板、胫腓骨下端夹板等。

**发展历史**　木夹板取材多样，最早的以竹片为主。公元 2 世纪，中国汉代《中藏经》"大段折伤者，上更以竹片夹之"；公元 4 世纪，晋代《肘后救卒方》"以竹片夹裹之，令遍病上，急缚，勿令转动"；公元 9 世纪后，唐代《仙授理伤续断秘方》、宋代《太平圣惠方》和《圣济总录》对夹板的取材、命名、夹缚及应用均有文字记录传世；13 世纪后，元代《世医得效方》《普济方》及明代的《证治准绳》中，扩大了夹板的取材范围，柳木皮、大块桑白皮均可作为外固定夹板使用；18 世纪，清代《正骨心法要旨》对木夹板在人体不同部位的应用作了阐述。19 世纪，世界主要国家军队开始广泛应用以木夹板为主要代表的骨折外固定器材。20 世纪 50 年代，中国人民解放军研制了系列制式木夹板。随着材料学与科学技术的进步，骨折外固定夹板制作材料的来源更加广泛。

**原理与结构**　利用木质板材所适宜的刚度和强度，依据人体肢体运动学原理，通过适当的牵引力及其反作用力，对复位、恢复肢体解剖结构的骨折伤部包扎固定，进而解除肌肉痉挛、防止骨折端因移动而引发的二次损伤；夹板固定后不会妨碍肌肉的纵向收缩运动，当肌肉收缩时，可以使骨折端互相挤压，有利于骨折愈合，并且可以避免因肢体运动受限而导致的失用性肌肉萎缩及

骨质疏松的产生。木夹板需与衬垫、绷带卷一起使用；夹板本体结构简单，多为圆角长条片状，产品有不同的系列型号和规格尺寸；使用时应根据骨折部位，选用型号、规格适宜的夹板，以避免造成皮肤压疮或影响固定效果；木夹板一般不用于骨关节损伤固定。衬垫为柔软织物，通常置于骨折断位或凸起部位，起保护肢体作用。绷带卷通过缠绕、绑扎可将夹板紧紧固定在肢体上，应根据伤肢肿胀程度及时调整绑扎松紧程度。

**用途**　用于骨折外固定，限制骨折端移动，预防损伤加重和减少疼痛。

（杨　健）

juǎnshì lǚsù jiābǎn

**卷式铝塑夹板**（roll splint）　由表面黏接有高分子发泡层的软质矩形铝板制成的卷状骨折固定急救器材。骨折外固定器材的一种。简称卷式夹板，卷式夹板理化性能稳定，可按伤部由人工捏合塑造成型，具有较好的抗扭曲强度，通过绷带绑扎可与伤肢或关节紧密固定，X 线透过性好。

**发展历史**　美国 SAM（Structural Aluminum Malleable）夹板是最早期的卷式夹板。早期卷式夹板多用乙烯–醋酸乙烯酯共聚物（EVA）发泡层与铝板粘合制作，EVA 往往有挥发性刺激气味。20 世纪末，中国人民解放军研制的卷式夹板采用纯聚乙烯发泡辐照交联材料作为软质铝板表面发泡层，其环境适应性强，生物相容性优于 EVA 材料（图）。

**原理与结构**　运用材料学、化学工程及骨伤外固定等相关知识，利用聚乙烯发泡材料较好的生物相容性和薄型铝材易弯曲成型特性，开发适于携带、使用简

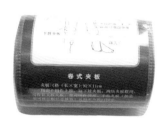

图　卷式夹板

便、易于塑形的复合型铝塑夹板，解决战时骨折伤员快速外固定包扎的需求。卷式夹板具有适宜的刚度和强度，用于对已复位的骨折伤部包扎固定；夹板固定后不妨碍肌肉的纵向收缩运动，当肌肉收缩时，可以使骨折端互相挤压，有利于骨折愈合，并且可以避免因肢体运动受限而导致的失用性肌肉萎缩及骨质疏松的产生；亦不影响 X 线摄片检查。卷式夹板由 0.5mm 厚度的软质纯铝板双面粘合聚乙烯发泡材料制作，常用规格为 920mm×110mm。夹板初始状态柔软，可用手改变形状，使用时可按骨折部位的需要进行裁剪，弯曲夹板短边，使夹板平面变成刚性更强的"U"形弧状曲面，以满足骨折固定的刚性要求；短边也可以弯曲成"T"形，使其具有更好的刚度、强度性能，以适合下肢骨折固定。

**用途**　用于四肢、颈椎、指趾等部位骨折外固定，因其具有包装体积小、携带方便、X 线易穿透性，以及可按需剪裁使用等优势，十分符合火线伤员骨折外固定救治的需要。

（杨　健）

rèsùxìng jiābǎn

**热塑性夹板**（thermoplastic splint）　可在一定温度范围内软化、按伤部形状剪裁塑形的高聚物片状骨折固定急救器材。简称

热塑夹板。骨折外固定器材的一种，具有软化硬化迅速，可塑性、透气性及 X 线透过性好，以及保管、携带、使用方便等特点。

**发展历史** 20 世纪 50 年代，具有热软化特性的材料被用来制作成骨折外固定器材。其中，热塑夹板在摄氏 80℃ 以上的热水/热风中即可发生软化，如日本的聚酯塑料夹板、加拿大的反式聚异戊二烯夹板等。随着材料化学的发展，尤其是形状记忆高分子性能的不断提高，热塑夹板材质范围扩大，目前使用最多的材料有聚降冰片烯、聚己内酯和乙烯-醋酸乙烯聚合物等制备的网状热敏树脂夹板，在 60℃ 以上即可软化塑形。20 世纪 70 年代，中国人民解放军研制了以氯乙烯-醋酸乙烯聚合物、甲基丙烯酸甲酯-丁二烯-苯乙烯三元共聚物为主要成分的热塑夹板（图）。

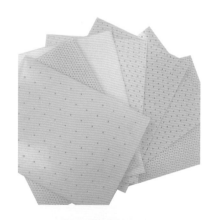

图 热塑性夹板

**原理与结构** 利用具有低温形状记忆特性的聚合物材料制备成片材、板材，经热水或热风软化、裁剪、包裹于伤肢骨折部位或矫形部位，冷却后定型、起固定作用；拆卸时直接剪口取下。热塑夹板一般多为网眼结构的复合板材或片材。常用的聚己内酯

和乙烯-醋酸乙烯共聚物网状热敏树脂夹板由三层复合而成，中间层为乙烯-醋酸乙烯共聚物织物，上下表层为高强度聚己内酯。有的热塑夹板还包覆有棉织物面层。热塑夹板通常厚度为 2mm ～ 3mm，可视固定部位面积的大小进行裁剪、使用。

**用途** 主要用于颈部、四肢、手足骨折伤及矫形手术的外固定以及骨科的康复治疗。

（杨 健）

chōngqìshì jiābǎn
## 充气式夹板 （inflatable splint）

一种包套裹在四肢骨折部位上，以加注进气压力维持固定刚度的袋式骨折固定急救器材。又称充气夹板。骨折外固定器材的一种。

**发展历史** 1944 年，在气压式止血带基础上，出现了加长版的充气夹板，用于四肢骨折伤包扎固定，可包裹整个骨折伤肢。之后，为解决充气夹板在使用中出现的压迫血管、影响血供问题，对充气夹板结构进行了改进，如减小套筒长度，使肢体末端充分暴露等；使用时，若能充入低温气体，还可起到降温、消肿、镇痛等作用。充气夹板（图）便于

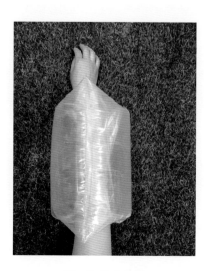

图 充气式夹板

携带。使用时应注意防止套筒漏气，以免影响骨折固定效果。

**原理与结构** 应用塑胶袋体充气加压后刚度增强的原理，开发利用气体加压实施骨折伤部保护的袋式骨折固定器材。充气袋经进气并具有一定刚度时，可对伤肢骨折部位实施有效的加压保护；充气夹板有手动和电动两种充气方式。充气夹板通常由袋筒、单向气嘴和充气装置组成。袋筒通常由外表复合有化纤织物的橡胶、塑料膜等材料制作；上肢充气夹板长度通常为 400 ～ 500mm，下肢充气夹板长度通常为 800 ～ 1000mm。单向气嘴安装在袋筒一端，是联接袋筒与充气装置的进气部件，只可进气，不可出气；制造材料有橡胶、塑料或金属等。充气装置可以是气筒、皮囊或气罐。

**用途** 用于四肢骨折部位固定，也可用于休克伤员的复苏。

（杨 健）

zhēnkōng sùxíng gùdìng jiābǎn
## 真空塑形固定夹板 （vacuum splint）

有序充填发泡颗粒的被袋经抽吸内部空气，致发泡颗粒依骨折部位收缩成型并形成较强整体保护刚度的被袋式骨折固定急救器材。简称真空夹板。骨折外固定器材的一种。适用于四肢及躯干骨折损伤的固定。

**发展历史** 真空塑形固定夹板属于真空压力夹板（pneumatic splint），为内部填充有高分子发泡颗粒的密闭型被袋结构，可分为真空上肢夹板、真空下肢夹板和真空躯干夹板；通过抽吸出被袋内气体形成的真空压力，使夹板附着于骨折部位成型并固定；特别适合头颈部、脊柱和多部位骨折伤的固定，能有效保护骨折端刺复位和防止骨折二次损伤。

真空夹板战场环境适应性强，裹缚固定可靠，可透 X 线，操作简单。躯干型真空夹板能将脊柱损伤伤员的躯体整体固定。不使用时夹板柔软可折叠。20 世纪 70 年代以来，欧美各国真空夹板内填充材料为高密度发泡聚苯乙烯圆形颗粒。21 世纪，中国人民解放军研制的真空固定夹板，使用了较聚苯乙烯颗粒强韧性和耐候性显著增强的新型发泡颗粒。

**原理与结构**　利用装有发泡颗粒物密闭性塑胶被袋，经抽排内部空气可致自身真空裹缚刚度增强的特性，开发适于颈椎、脊椎骨折损伤使用的真空塑型多功能骨折固定器材。真空固定夹板由被袋和抽气筒组成。被袋采用高强度耐磨复合布材料做底布，高密度合成纤维布料做内囊；内囊通过采用多气道互通导流的多室结构，控制抽吸空气时袋内发泡颗粒的有序流动，确保真空塑型后，被袋裹缚曲面完整和裹缚刚度均匀；被袋上设计有单向抽气阀，可调节夹板使用过程中真空刚度的稳定性。躯干型真空塑形固定夹板使用时，首先包裹骨折部位，随着抽出内囊空气至真空状态，柔软的被袋会依伤部轮廓逐渐弯曲收紧、裹缚成型，同时内囊中的高分子发泡颗粒之间形成相互挤压、再无法流动，从而使夹板整体刚度迅速增强，如外壳般将伤部紧密固定。躯干式真空塑型固定夹板沿高强耐磨底布四周设计有若干个把手，供搬运脊柱伤伤员时使用；其展开尺寸通常不小于（长×宽×高）2 100mm×1 000mm×50mm；上肢真空塑型固定夹板平展尺寸通常不小于（长×宽×高）600mm×300mm×50mm，下肢真空塑型固定夹板平展尺寸通常不小于（长×宽×高）1000mm×500mm×50mm。

**用途**　主要用于四肢、颈椎及脊柱等多部位骨折伤的固定、搬运。

（杨　健）

huàxué sùxíng gùdìng jiābǎn

## 化学塑形固定夹板　（chemically molding splint）　可现场混合制备、快速反应及固化成型的二元型骨折固定急救器材。简称化学夹板。骨折外固定器材的一种。主要利用两种以上高分子材料的物理、化学特性及其反应规律，预制成独立包装，再经现场混合制备后即时使用。

**发展历史**　1851 年，俄国军医皮罗果夫发明的石膏绷带是最早的化学塑形固定夹板，可以根据伤部塑型，固定可靠不易松脱、造价低廉。石膏绷带是填充有熟石膏粉的脱脂纱布绷带，使用时绷带中的熟石膏吸水，发生向生石膏转变的硬化反应，石膏内的绷带一方面起包裹骨折部位的作用，另一方面可提高石膏的强度；在使用中，熟石膏绷带尚存在一些需要改进的问题，如固化过程中施放热能时，伤员皮肤会有灼烫感；石膏绷带完全硬化的等待时间较长；固定后影响骨折复位 X 射线检查等。20 世纪 60 年代，出现了粘胶石膏绷带，直接将生石膏粉与粘合剂（如聚乙烯醇、聚醋酸乙烯乳液）混合成浆，涂敷于脱脂纱布上，生石膏经脱水干燥后制得粘胶石膏绷带，石膏强度增强，临床存在的问题得到了一定的改善。21 世纪，随着高分子材料的发展，中国研制的聚氨酯预聚体夹板逐步替代了石膏绷带夹板。聚氨酯预聚体类夹板原材料一般由异氰酸酯单体、多元醇组成，使用时，将两种单体按比例混合可反应生成聚氨酯预聚体，涂布于干燥绷带并在水中浸渍后，缠绕在骨折部位实施固定；聚氨酯预聚体与水反应进行扩链交联，短时间即可固化成型；固化强度高，重量轻，对 X 线的通透性好，伤员舒适性亦有较大改善。

**原理与结构**　利用不同高分子材料的组分、结构、性质及其组合伍用规律，研究符合野战骨折伤救治需求的现场制备技术及固定器材。化学塑形固定夹板通常由固化剂和织物绷带构成。石膏绷带的固化剂是熟石膏，聚氨酯预聚体类夹板的固化剂是异氰酸酯单体、多元醇二元组分。石膏绷带的制作、使用过程是石膏的化学反应过程，即熟石膏 $(CaSO_4)_2 \cdot H_2O$ 经加水后，产生转化为生石膏 $CaSO_4 \cdot 2H_2O$ 的反应，绷带中熟石膏经水调制成的浆状物会随着熟石膏向生石膏的转变，逐渐凝固成多孔硬块。聚氨酯预聚体类塑型夹板制备的化学反应原理，包括了异氰酸酯与多元醇等含活性羟基化合物的反应，以及异氰酸酯与水的扩链交联反应，水为扩链剂，一个水分子可与两个异氰酸酯基（—NCO）反应，使预聚体进一步聚合，形成聚氨酯，使夹板硬化。

**用途**　主要用于骨折外固定、肢体矫正。

（杨　健）

tōngqì qìcái

## 通气器材　（ventilation instrument）　打开呼吸功能障碍或呼吸骤停伤病员呼吸道的简易急救器械与材料。野战急救装备的一类。通气器材分为无创型和损伤型两类。无创型通气器材包括咽部封闭型通气管、喉周封闭型通气管和食管封闭型通气管等；损伤型通气器材包括环甲膜穿刺

针/切开器、气管套管、胸腔穿刺针等。

**发展历史** 呼吸道造口通气，最早见于公元前 3 600 年的埃及雕刻；公元前 1 500 年的亚伯斯古医籍中也有关于通气管道的记载；以及印度教《梨俱吠陀》中关于通气切口自愈的记载。通气器材为刀和天然空心管状物，如芦苇。当伤员不存在即刻发生生命危险的情况下，应尽可能选择无创或仅轻微刺激处置方法，通过快速造口，提供人工通气管道，维持呼吸道的通畅。无创型通气管道有咽部封闭型通气管、喉周封闭型通气管和食管封闭型通气管三种。①咽部封闭型通气管。主要有鼻咽通气管、口咽通气管。其中，鼻咽通气管（pharygeal airway，NPA）结构简单，有单管和双管两种，单管为有一定弧度一端为斜面的软胶管；双鼻咽通气管由一根单管及一个相匹配的三叉衔接管组成。口咽通气管发明者是美国麻醉师盖代尔（Arthur Ernest Guedel），最简单的口咽通气管由翼缘、牙垫及咽弯曲部等组成，像一个问号，其长度大致相当于病人嘴角到耳后下颌角连线的距离。在问号型的基础上设计口外通气管，可直接进行口对口人工呼吸。在通气管上设计有可充气套囊（cuffed oropharyngeal airway，COPA），直接达到封闭咽部以起到防止气体从口腔溢出，保证吸入气和呼出气定向流动的作用。流线衬垫口咽通气管（streamlined liner of the pharynx airway，SLIPA）将气囊结构改为流线型衬垫结构，衬垫由软塑材料制成，可收集液体，置入后通常位于食管口和咽之间，起到封闭声门的作用。②喉周封闭型通气管。主要指各类喉罩（laryngeal

mask airway，LMA）。喉罩是 20 世纪 80 年代英国阿尔奇·布雷恩（Archie Brain）发明的一种无创型、刺激性小、操作简单快捷的呼吸道通气器材，在现场急救和临床麻醉中广泛使用。其基本结构是通气管和带栅栏的勺状囊罩。在喉罩基本结构基础上，发展的喉周封闭型通气管缩短了囊罩后管道长度，管道末端正对声门，三角形封闭片可防止气体进入食管；引流型喉罩，如 King 喉通气道由口咽套囊、食管套囊、通气管和胃引流管构成，置入后口咽套囊位于口咽部，食管套囊位于食管上段括约肌处，两套囊间的通气管有通气孔，位于声门口，可进行胃内容物引流。此外还有插管型喉罩。③食管封闭型通气管。以封闭食管为主，在口腔（面罩）和鼻咽部形成通气腔。结构上有食管堵塞式、增加胃管式、食管气管双腔管式、咽气管双腔管式等，在麻醉呼吸中应用较多。呼吸道切开器械为一类或二类医疗器械，属于有创损伤型通气器材，如环甲膜切开器主要利用穿刺针式、手术钳式和三棱刀式等手术刀具，完成环甲膜快速切开并撑开切口；除手术刀具外往往还需要用甲状腺拉钩、气管套管及辅助器械等组合完成。

**研究范围** ①呼吸道切开器械。主要包括金属材料表面处理工艺技术以及方便操作、副作用小的结构设计研究。②通气管。主要包括对呼吸道刺激性小、生物相容性高的材料研究和适宜通气并对气道无损伤的结构形式研究，特别是囊套结构及其适宜压力研究。

**研究内容** ①材料研究。医用级聚氯乙烯和硅橡胶是制造通气管的主要原材料，研究解决聚

氯乙烯单体、还原物质和醇溶出物超标、亲水性差、易吸附药物及黏附细菌等问题，以及通过共混或接枝共聚方法增塑的工艺与技术；研究解决医用硅橡胶在吸尘、高温变黄、强度低、表面发黏、储存期短等问题。②表面处理工艺研究。研究硝酸或柠檬酸浓度、氧化添加剂种类和含量、钝化时间和温度、淬火和回火工艺对不锈钢通气器械表面无光钝化防锈处理质量的影响等。③结构设计研究。研究通气管道的结构与人体呼吸道解剖结构的相互关系及其适应性，降低不适感，确保气道畅通，防止损伤气道粘膜；以及有创呼吸道切开器结构优化设计、科学使用方法等研究。

**研究方法** ①物化研究法。通气器材制造原材料的合成、改性以及物理、化学性能实验研究，以高分子化学、表面化学为基础，结合材料机械物理特性，综合运用多种方式，开展具有增塑性强、耐老化、溶出少、药物吸收少及抗细菌黏附等特性的新型制造材料研究。②模拟仿真法。通过CT、B 超等影像学方法建立气道结构数值模型，应用计算机对通气器材工况进行模拟，优化通气管道曲率、管径以及囊套结构设计。③实验验证法。参照国家、军队相关标准，开展通气器材制造材料的生物相容性以及通气器材动物临床实验、临床实验和部队试验试用等研究。

**成果应用** 呼吸道阻塞通气是战时火线急救的重要内容，以人体生理解剖结构为依据，结合材料学特性以及医疗器材评价为主要内容的通气器材研究，丰富了军队卫生装备学的学科建设；促进了野战急救装备的系列化、体系化发展。快速环甲膜切开器、

口咽通气管、囊套式气管插管已成为急救装备中的重要组成部分，鼻咽通气管以及喉罩类通气器材已推广应用。

**发展趋势**　通过通气器材结构优化设计，进一步提高通气器材使用的快捷性、安全性和舒适性，提高通气救治成功率。通过通气器材材料学研究，进一步提高制造材料的生物相容性、增塑性、耐老化性，以及降低溶出性、药物吸收性和细菌黏附性。

（杨　健）

**huánjiǎmó qiēkāiqì**

## 环甲膜切开器（cricothyrotomy device）

用于对呼吸窒息障碍伤病员实施切口并建立体外人工气道的刀钳组合型急救器材。损伤型通气器材的一种，切口部位位于呼吸窒息障碍伤病员颈部甲状软骨与环状软骨间正中凹陷薄膜处。

**发展历史**　早期的环甲膜切开器为简单的刀片。20世纪以后，环甲膜切开器结构有带塑料手柄的扁平型手术刀片，也有立体型三棱刀具等。美国的环甲膜切开器，有的将带手柄的手术刀与扩张钳直接组合在一起，切开后再将带手柄的手术刀撤出；也有的将手柄型手术刀与扩张钳设计为一个整体，通过触发锁止弹簧，依次将刀片与扩张板弹出，实施切开和扩张切口两个动作。20世纪90年代，中国人民解放军研制的快速环甲膜切开器为切扩结合结构，扩张钳既能起到固定切口位置作用，又能在切开切口后起到撑开切口、方便插管的作用（图）。

**原理与结构**　依据人体环甲膜解剖结构特点，设计切口、扩张及插管等工具、器材，用以建立人工体外呼吸通道，快速缓解

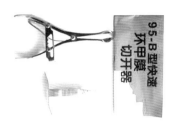

图　环甲膜切开器

呼吸道窒息、梗阻。快速环甲膜切开器通常由刀片和不锈钢扩张钳组成。刀片一般选择普通外科10号刀片。不锈钢扩张钳手柄上设有弹簧片和齿槽，便于切口、支撑、固定和复位。快速环甲膜切开器操作要点，伤员仰卧、头部后仰、颈部充分暴露；急救人员在伤员右侧，摸准环甲膜位置后，以0.1%～1%普鲁卡因局麻，紧急情况下可不麻醉，左手拇指和示指绷紧皮肤，固定住喉管，右手拇指和示指握紧切开器手柄，以无名指和小指作支撑点，刀刃向内，刀鞘垂直于皮肤横行切入环甲膜；当有落空感后，撑开不锈钢扩张钳钳柄取出刀片，钳体扩张前端并拢与皮肤呈45°向前推进；左手撑开钳柄齿槽，固定切开器钳柄，右手持通气管，弧度向外侧，沿钳体撑开的间隙将其插入气管内，通气管末端留于皮肤表面、用胶布固定；完成环甲膜通气处置。

**用途**　主要用于脑卒中、战创伤、麻醉引起的急性上呼吸道梗阻、头面部严重外伤以及气管插管困难时，快速开放气道。

（杨　健）

**huánjiǎmó chuāncìzhēn**

## 环甲膜穿刺针（cricothyroidotomy needle）

用于对呼吸窒息障碍伤病员实施穿孔并建立体外人工通气气道的针套组合型急救

器材。损伤型通气器材的一种。环甲膜穿刺针是对有呼吸道梗阻、严重呼吸困难伤员进行环甲膜穿刺的必要工具，具有简便、有效、出血少，通过简单操作培训即可掌握穿刺技能等优点，可为行气管切开术赢得时间。穿刺部位位于呼吸窒息障碍伤病员颈部甲状软骨与环状软骨之间正中凹陷薄膜处。

**发展历史**　最早出现的环甲膜穿刺针是前端锋利的不锈钢粗管。20世纪60年代，环甲膜穿刺针改进为由不锈钢针芯与塑料套管组合结构。70年代后，套管外增加了黏胶固定带。欧美等国环甲膜穿刺针产品结构精细，穿刺针芯上设计有限位结构或进针标示刻度，有助于急救人员控制进针深度，防止穿刺过深造成呼吸道后壁穿孔。中国研制的环甲膜穿刺针采用套管/针芯组合结构（图）。

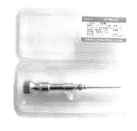

图　环甲膜穿刺针

**原理与结构**　依据人体环甲膜解剖结构特点，设计穿刺、扩张及插管等微创组合型急救器材，用以建立人工体外呼吸通道，快速缓解呼吸道窒息、梗阻。环甲膜位于甲状软骨和环状软骨之间，仅有柔软的甲状腺通过，无要害和坚硬遮挡组织，采用穿刺方法通气比较安全。环甲膜穿刺针通常由不锈钢穿刺针芯和通气套管

两部分组成。不锈钢穿刺针芯与注射针头结构类似，使用时在摸准环甲膜位置后，将锋利的穿刺针芯与伤员颈部呈 90° 刺入环甲膜，当有落空感后停止进针。通气套管采用生物相容性好的塑料材质，与针芯一并刺入后，沿针芯将套管推入气道，套管尾端留于皮肤表面，用黏胶带固定，完成环甲膜穿刺通气处置。

**用途** 主要用于脑卒中、战创伤、麻醉引起的急性上呼吸道梗阻、头面部严重外伤以及气管插管困难时，快速开放气道。

(杨 健)

qìxiōng chuāncìzhēn

## 气胸穿刺针 （pneumothorax needle）

实施创伤性支气管或肺组织破裂损伤的胸腔开孔、排气的针套型急救器材。损伤性通气器材的一种。

**发展历史** 20 世纪 60 年代后，鉴于美军越南战争阵亡者中约有 10% 因张力性气胸致死，世界主要国家军队开始将气胸穿刺针作为火线急救的重要器材，在火线或后送途中对张力性气胸伤员及时给予减压排气处置，以抢救伤员生命。战伤引起支气管、气管、食管或肺等器官破裂时，胸膜腔内压力会高于大气压，形成创伤性气胸，空气滞积于胸膜腔使胸腔压力升高，肺受压萎陷，回心血量减少，导致呼吸循环衰竭，直接危及伤员生命。气胸穿刺针套的核心组件为钢制针芯和塑料套管，可与配合使用，恢复胸腔负压（图）。

**原理与结构** 依据人体胸腔组织生理解剖结构特点，设计穿刺及插管等微创组合型急救器材，用以实施气胸减压、排气。气胸穿刺针套由钢制针芯和塑料套管及附件组成。钢制针芯规格一般

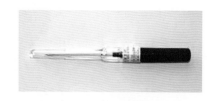

图 气胸穿刺针

为 1.4~2.0mm，塑料套管长度应大于 100mm。附件主要有胸腔封闭贴、单向吸引球、引流导管和引流瓶或引流袋等。实施气胸穿刺术的基本程序，当伤员胸膜腔内压力显著高于大气压力时，使用气胸穿刺针穿刺胸膜腔，然后退出钢制针芯，胸膜腔通过塑料套管与大气相通，内部气体排出体外，直到与大气压力相等为止。气胸穿刺针套还可以与胸腔封闭贴、单向吸引球、引流导管、引流瓶或引流袋连接使用。

**用途** 主要用于火线或后送气胸伤员减压、排气。

(杨 健)

fùsū qìcái

## 复苏器材 （resuscitation instrument）

用于呼吸、心跳、血压等临床体征危重伤病员紧急处置、生命支持和监测监护的现场促进恢复苏醒急救装备。野战急救装备的一类。通常包括心肺复苏板、急救呼吸机、气动心肺复苏机、快速输血输液器等，用以维持和尽快恢复伤病员呼吸和循环功能，保护心、脑等重要器官的生理功能。

**发展历史** 复苏器材是战伤医学救治技术与工程技术相结合的物化产物。随着复苏技术、临床医学以及自动化控制和先进制造技术的发展，新型复苏器材对伤员后续治疗、减少复苏后遗症和降低伤死率具有重要意义。20世纪 60 年代，出现了心肺复苏的

概念，人们开始认识到心肺复苏是抢救呼吸、心跳骤停病人最重要的现场抢救措施，亦即以人工呼吸代替患者的自主呼吸，以心脏按压形成暂时的人工循环并诱发心脏自主搏动。这期间出现了供氧器、人工呼吸器等心肺复苏器材。70 年代，人们对心肺复苏理论有了进一步的认识。复苏的成功与否，不仅体现在心跳和呼吸功能是否恢复，很大程度上还体现在中枢神经系统的功能是否恢复，进而提出了心肺脑复苏的概念，并出现了冰帽、加压输液器等改善脑循环的复苏器材。80 年代，随着技术进步，复苏器材由原来的手动操作变为自动操作，由单一功能向多功能集成演变，在设备小型化、便携化等方面也取得了长足进展，出现了自动加压输血输液器、自动射流式人工呼吸器、抗休克裤、便携式心电除颤起搏仪、便携式自动除颤仪、便携式急救呼吸机、便携式气动心肺复苏机等。世界主要国家军队针对战场火线复苏急救需求，将初期复苏和持续性生命支持装备集成于制式医疗箱中，形成复苏专用医疗箱，如丹麦 AMBU 医疗箱，内装有呼吸面罩、小型氧气瓶、脚踏吸引器、通气插管器材等。90 年代以来，中国人民解放军研制了自动/手动、定容/定压呼吸器，以及多种氧气吸入器、输液器、血液回输器、抗休克裤、心肺复苏板、电动吸引器等器材装备。同时，复苏器材的集成化研究也不断深入，进一步提高了一线伤员的紧急救治能力。

**研究范围** 复苏可分为初期复苏（基础生命支持）、进一步生命支持和后期复苏（高级生命支持）等阶段。各阶段复苏处置所需器材设备都属于复苏器材的研

究对象。①初期复苏器材。主要包括心肺复苏板、人工呼吸球囊等器材，达到保持呼吸道通畅和增强人工胸外心脏按压效果的目的。②生命支持器材。包括心肺复苏机、便携式呼吸器等器材，达到维持一定量的呼吸、循环功能，提高心脏和脑灌注血流量的目的。③后期复苏器材。主要包括呼吸机、起搏仪、供氧器、输液器、输血器等，同时采取药物治疗、除颤、心率转复、输血输液等措施，促进恢复自主循环和呼吸功能。

**研究内容** ①复苏器材小型化技术研究。包括心肺复苏机、急救呼吸机、除颤仪等设备的小型化设计技术及加工制造技术，简化器材设备结构和操作方法，以便于配备战场火线使用，提高危重伤员紧急救治时效。②复苏器材环境适应性技术研究。采用各种技术手段，解决复苏器材在野战条件下的能源支持，以及高温、低温、湿热环境适应性和作业可靠性等问题。③复苏器材体系与集成技术研究。各种辅助复苏器材与心肺复苏机、急救呼吸机的功能融合与集成化研究，如心肺复苏技术与心电监护技术，除颤技术与心电监护技术的一体化多功能技术研究等。

**研究方法** ①科学实验法。通过原理样机动物实验、临床试验和部队试验试用，进行人体胸廓弹性模量、滞回曲线等生物力学研究，建立复苏模型、研究复苏技术，开展复苏器材性能和效果评估。②模拟仿真法。建立人体胸廓力学特性模型，基于传感器技术，运用动态按压力与胸骨位移信息的采集、处理、反馈等数据，优化复苏器材设计，实现按压频率与按压深度的精准控制。

③循证医学法。总结借鉴医护人员临床经验，运用人工智能控制技术，不断修正优化心肺复苏器材救治的流程与动作规范。

**成果应用** 基于医学生理学和工程自动化控制技术的战场复苏技术与器材研究，丰富了军队卫生装备学的学科研究内容；促进了野战急救装备体系化、制式化建设；满足了战场伤员休克复苏紧急救治的基本需求。中国人民解放军研制的简易呼吸器、气动心肺复苏机、加压输液器、抗休克裤、心肺复苏板、电动吸引器等器材，以及集成式复苏急救箱、复苏急救背囊等装备，便于携行、作业可靠，被广泛推广应用。

**发展趋势** 在国际心肺复苏指南和火线急救需求引导下，复苏器材将向更加小巧智能、简便易用的方向发展。

(杨 健)

*jíjiù hūxījī*

## 急救呼吸机（emergency ventilator）

通过机械方式增加危重病员肺通气量，维持或促进肺功能恢复的呼吸衰竭伤病员紧急救治器材。复苏器材的一种。

**发展历史** 19世纪，欧洲科学家开始借助风箱技术的原理，研究通过体外施加机械动力，持续助力伤病员胸廓呼吸运动以维持伤病员呼吸功能和生命体征的技术。20世纪初，美国工程师菲利普·德林克（Philip Drinker）发明了可实用的"铁肺"（drinker respirator），铁肺是一种无创式的负压差呼吸设备。1928年，波士顿儿科医院用于脊髓灰质炎患者的抢救并获得了成功，自此，"铁肺"挽救了众多脊髓灰质炎患者的生命。40年代，正压呼吸机在美国和瑞典相继研制成功。50年

代，瑞典生产出第一台定容呼吸机，欧美达医疗（Engstrom Medical）生产出电控呼吸机，呼吸时间能按需调节，呼吸机进入电控时代。70年代，美国利用射流技术原理研制出高频喷射呼吸机。80年代，气动气控、气动电控、电动电控等呼吸机技术日臻成熟，同时兼备了监测、报警、记录等功能。美军开始装备Impact 700系列便携式呼吸机，其中Impact 750 Uni-vent多功能便携式呼吸机，重4.5kg，由微机控制，交直流两用且能自动转换。进入21世纪，呼吸机向智能化方向发展，微型急救呼吸机在现场急救中得到广泛使用。加拿大O-Two急救呼吸机，体积小，重量轻，与呼吸面罩集成于一体，约有成人手掌大小，可单手手持使用；可以为患者提供有效、安全的人工呼吸，可连接到氧气瓶和管道气源终端使用。美国Impact 706 Uni-vent自动电控型急救呼吸机仅重1.3kg，操作简便，允许自主呼吸，配有故障保险系统和声光报警装置。20世纪50年代，中国研制了正负压呼吸机。70年代，研制了电动定容呼吸机。21世纪，研制出微型气动电控、氧浓度可调的急救呼吸机，其操作简单并可实时显示各种呼吸参数（图）。

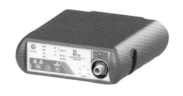

图 急救呼吸机

**原理与结构** 在呼吸道开口

（口腔、鼻腔或气管插管及气管切开插管导管）以气体直接施加正压力，超过肺泡压产生压力差，气体进入肺组织，完成吸气过程；释去压力，胸廓及肺弹性回缩，肺泡压高于大气压，肺泡内气体排出体外，完成呼气过程。循环往复推动吸气呼气机械动作，以维持伤病员的生理通气需要。呼吸机按照驱动方式可分为气动呼吸机和电动呼吸机；按吸气向呼气转化的方式分为定压、定容、定时、流速控制和混合型多功能呼吸机；按通气频率分类，分为常频、高频喷射、高频振荡呼吸机。

**用途** 主要用于呼吸衰竭、心肌梗死、呼吸停止或缺氧伤员的现场紧急抢救。

（杨　健）

xīnfèi fùsūbǎn

## 心肺复苏板（CPR board）

用于增强人工胸外心脏按压效果、促进呼吸骤停心搏恢复及保持伤病员仰卧正确体位的头颈背部定位支撑器材。复苏器材的一种，心肺复苏板固定于仰卧位呼吸骤停伤病员的颈背部位，起到打开伤病员呼吸气道和支撑颈背部以利实施有质量的胸廓按压力度。

**发展历史** 直接在地面上对伤病员实施胸外心脏按压时，伤病员头部不容易保持呼吸道开放的后仰姿态，不平的地面也会对伤病员造成二次损伤。心肺复苏板可以为野战条件下实施人工心肺复苏按压提供背板支撑，提高按压急救效果。心肺复苏板通常为不可折叠的吹塑空心板。世界各国的心肺复苏板产品结构形式相似。21世纪，中国人民解放军研制的心肺复苏板，基于中国人体尺寸分布统计数据设计，满足对不同身高、背宽伤病员背部支

撑的需求；研制的高端心肺复苏板，增加了压力检测和声光提示等功能，可实时提示按压的频率和力度（图）。

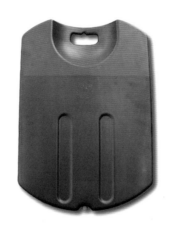

图　心肺复苏板

**原理与结构** 心肺复苏板是医护人员实施胸外心脏按压的工作平台。心肺复苏板由聚烯烃材料制作，中空结构，底部有加强筋，呈前端厚尾端薄颈肩处凸起的楔状形，前端中部设计有强制头部后仰的凹槽，板面尺寸（长×宽×高）600mm×400mm×50mm。使用时，将心肺复苏板前端放置于仰卧伤病员的颈肩背部，复苏板前端抬高伤病员颈肩部，伤病员头枕于凹槽内自然后仰，下颌、耳垂连线与水平方向夹角接近90°，呼吸道充分打开，尾端置于伤员腰部，有助于持续有效按压。

**用途** 用于支撑呼吸骤停伤病员头颈背部，使其处于呼吸道开放体位，以利胸外心脏按压施救。

（杨　健）

qìdòngshì xīnfèi fùsūjī

## 气动式心肺复苏机（pneumatic CPR device）

实施心搏呼吸骤停伤病员胸外心脏按压，促进

心搏呼吸恢复的气压驱动式急救器材。简称气动复苏机。复苏器材的一种。

**发展历史** 国际心肺复苏指南要求心肺复苏按压深度大于5cm，按压频率大于100次/分钟，按压通气比率为30∶2，人工按压难以长时间维持这种高强度按压动作。20世纪三四十年代，出现了模拟徒手胸外按压的第一代气动心肺复苏机，可实现连续不间断的按压。以美国萨勃Thumper心肺复苏机为代表，解决了人力按压容易疲劳和不易连续按压的问题。20世纪末，瑞士LUCAS心脏辅助系统采用了吸盘式按压头，能在按压动作结束时再向上拉升胸廓，使得胸腔内产生一个较大的负压，压提过程使胸廓充分回弹，促进了血液回流。21世纪，第二代心肺复苏机突破了单点按压的方式，采用全胸腔覆盖，压力均匀分布在胸腔部位。第三代气动心肺复苏机为全胸腔包裹按压方式，在做重点点压的同时挤压胸腔。中国人民解放军研制的心肺复苏机（图）具有较大功率，能够稳固作用于伤员胸部，可不间断实施符合要求的按压力度和频率，展开迅速、操作简便。

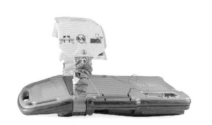

图　气动式心肺复苏机

**原理与结构** 气动式心肺复苏机由按压机头、固定装置和气源组成。按压机头由控制系统、压力气路以及按压机构三部分构

成，其中，控制系统控制按压深度、频率、通气比；压力气路由控制系统控制，当气路阀门打开时，一定压力的气体通过气路进入按压机构，按压机构驱动按压机头对人体胸部进行按压；气路阀门关闭时，气体压力撤除，按压机头内部的弹簧将机头提起，胸部回弹；继而气路阀门再次开启，继续下一次的按压；如此周而复始，维持持续性按压动作。固定装置紧密包裹伤病员胸廓，并将按压机头紧紧地固定在胸廓处，以使每次高强度按压压力都能垂直施加到伤病员胸廓上，保证胸廓能够下陷足够的深度，提高按压效果。使用气动复苏机时，伤病员应仰卧在心肺复苏板、硬质床面或担架上，头部后仰以确保气道打开，将心肺复苏机的按压机头垂直向下，置于伤病员两乳头连线正中央的胸骨部位。连接压力气源，调整气体压力，设置按压深度、频率、通气比，即可开始按压施救。

**用途** 用于实施呼吸或心跳骤停伤病员自动胸外心脏按压和复苏急救。

（杨 健）

yězhàn xiéyùnxíng yīliáo xiāngnáng zhuāngbèi

## 野战携运行医疗箱囊装备

（field medical chest & backpack） 用于盛装紧急救治或早期治疗仪器设备、药品器材的可携行/运行的制式医用箱组、背囊、背包类卫生装备。军队卫生装备的组成部分。主要包括师救护所医疗箱组、旅救护所医疗箱组、团救护所医疗箱组、营救护所医疗箱组和军医背囊、卫生员背囊、卫生员包等。

**发展历史** ①医疗箱组。20世纪20年代，苏军开始建立医疗箱体制，按照不同功能用途将院前急救、绷带交换、手术、诊疗、药房、检验及专科治疗的药品器材，配以不同形式的箱式包装，构建成医疗箱组，并列入卫生装备供给标准。40年代，法国军队利用帐篷和医疗箱组，组成了帐篷野战医院。50年代，世界主要国家军队野战医疗箱组形成系列化。如苏军列入卫生装备标准的医疗箱有80余种；法军有90余种；南斯拉夫军队有40余种；德军有86种。90年代以来，美军装备的野战医疗箱组采用条形码、射频标签等识别技术和物联网技术，实现了库存可视化和使用实时跟踪。20世纪20年代，中国人民解放军建军初期使用简易的竹木箱盛放药材；30年代，白求恩大夫为八路军医疗所设计了"卢沟桥"式（"马驮型"）医疗箱。50年代，中国人民解放军总后勤部卫生部颁布《全军战救药材标准》，研制了内科、外科药材供应箱，并在朝鲜战争中使用；随之制定、颁布了《中国人民解放军药品器械医疗箱标准》。60年代，中国人民解放军采用木质材料，研制了高原野战医疗箱组、热区野战医疗箱组、空降兵野战医疗箱组、潜艇医疗箱组、海岛防潮药材箱、饮水和食品检毒箱、生化检验箱等。70年代，采用人造革、玻璃钢、铝合金等材料，研制出携运行医疗箱组。80年代，研制了中密度纤维板携运行医疗箱组。21世纪，开展了新一代野战医疗箱组旋转模塑中空成型制造技术研究，改进了箱体材料和成型工艺技术，实现了箱组功能化、制式化和系列化，并具有防振、抗冲击、防水、耐洗消和可配伞空投等功能，通用型新型野战医疗箱组已列入军队卫生装备体制，配发各级卫生机构，也成为中国参加联合国维和行动部队标准卫生装备（图）。②医疗背囊。背囊式卫生装备携带方便，展收迅速，十分适合军医、卫生员火线抢救伤员使用。世界主要国家军队的军医、卫生员背囊规格不尽相同。美军营军医背囊重4.23kg，配有63种紧急救治药品器材；卫生兵急救背囊以包扎急救敷料和器材为主。以色列军医急救背囊，设计了轻质铝合金背架，提高了携行适体性。苏军卫生员背囊，外形尺寸（长×宽×

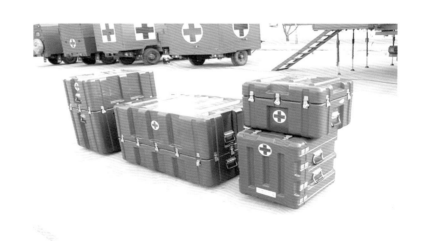

图 不同箱型的医疗箱组

高）为 340 mm×140 mm×260 mm，重量约 4.5kg。内置急救敷料与器材，可供 20～25 名伤病员使用。21 世纪，中国人民解放军研制的军医背囊、卫生员背囊，内装急救药品器材数十种，可供 20 名伤病员使用。

**原理与结构** 基于卫勤救治原则及药品器材供给标准，综合运用材料技术、信息技术及包装工程技术，开展箱囊与卫生器材一体化、内装药材标准化、箱体囊体组合功能化等技术研究，以满足战时使用需求。①医疗箱组。野战医疗箱组包括功能性医疗箱和补给性医疗箱。功能性医疗箱是依据师救护所、旅救护所、团救护所、营救护所等建制卫生机构的救治任务、卫勤编组、战备药材基本标准、卫生装备配备标准等法规文件组装而成的具有专门救治功能的医疗箱；补给性医疗箱是依据建制卫生机构战时药品器材消耗预案准备的，作为接续药品器材补充供给的医疗箱。野战医疗箱组由通用箱、专用箱、立式箱、卧式箱和台面板组成。通用箱分为单屉箱和空腔箱，其中，单屉箱主要配装为药材供应箱、卫勤作业箱等，空腔箱主要配装为护理器材箱、手术器械箱等。专用箱分为盒盘箱、病历箱和空腔箱，其中，盒盘箱主要配装为换药箱、治疗箱等，病历箱主要用于存放病历和医疗文书等，空腔箱主要配装小型医疗仪器、三防药材等。立式箱和卧式箱主要配装为供电设备箱、电动喷雾器箱、手术床箱等。台面板与通用医疗箱及专用医疗箱组合使用，搭建成供医护人员使用的操作台或工作台。野战医疗箱设计基本要求是，结构型式应便于内装物品取放、携运和机动承载；外形尺寸应符合国家军用标准《硬质直方体运输包装尺寸系列》；应具有良好的环境适应性；箱体及内装物品包装应符合军品包装要求。②医疗背囊。背囊由囊体和携行背负部件组成。沿囊体厚度中线部位设计有两道 C 型拉链，其中外层为普通高强拉链，内层为防水拉链，打开拉链，囊体分左右两部分展开；携行背负部件与囊体背面连接为一体，可提高人员背负的舒适性。背囊内装物品按功能分类放置、分布均匀、便于识别和取用。

**用途** ①医疗箱组。可搭建为卫生机构实施战（现）场急救、早期治疗和部分专科治疗的简易医疗平台。师救护所一般编配有通讯指挥、分类后送、手术、收容处置、重伤救治、洗消、检验、放射、供电、药材供应等医疗箱组；旅救护所一般编配有通讯指挥、分类处置、重伤急救、洗消、检验、放射、供电、药材供应等医疗箱组；团救护所一般编配有通讯指挥、分类处置、重伤急救、检验、放射、供电、药材供应等医疗箱组；营救护所一般编配有药材调剂、药材供应等医疗箱组。②医疗背囊。军医背囊存放包扎、止血、固定、通气、抗感染、抗休克、心肺复苏和紧急救命手术等急救药品器材，供军医实施紧急救治使用；卫生员背囊存放包扎、止血、骨折固定、通气、抗感染和心肺复苏等急救药品器材，供卫生员实施火线抢救使用。

（高万玉）

**师救护所医疗箱组**（supply chest sets for surgical material） 由盛装战伤早期治疗用仪器设备及药品器材的各种制式包装箱组成的师医院救护所卫生装备。野战携运行医疗箱囊装备的一类。适宜人力短途搬运或由汽车、船舶、飞机承载运送，通常与卫生帐篷配套使用。

**发展历史** 20 世纪 20 年代，苏军建立了医疗箱体制。苏军师救护所装备有抗休克箱、检验器材箱、麻醉药品器材箱、抗生素药品箱、绷带箱、普通药品箱、内科药品箱、外科药品器材箱、神经科药品箱、护理药品箱、野战理疗箱等。90 年代，美军装备的野战医疗箱组已经实现存储可视化和使用定位跟踪，内装药品器材可通过条形码、射频标签、电子记忆卡等进行识别。20 世纪 50 年代，中国人民解放军总后勤部卫生部颁布《中国人民解放军药品器械医疗箱标准》。60 年代，颁布《医疗箱品量标准》。70 年代，研制了玻璃钢铝包边急运行式医疗箱组。80 年代，研制了中密度纤维板铝包边急需运行医疗箱组。21 世纪，研制出以改性聚乙烯材料为材质，采用旋转模塑整体成型工艺制造的多功能制式医疗箱组，具有防水阻燃、组合运用和配伞空投等功能。

**原理与结构** 基于卫勤救治原则及药品器材供给标准，综合运用材料技术、信息技术及包装工程技术，研究师救护所箱仪一体化、箱型制式化、运用组合化等设计技术及整体制造工艺，研制满足卫勤需求，组配灵活的多功能师救护所医疗箱组。医疗箱箱体制造融合了改性聚乙烯高分子材料、旋转模塑工艺及整体中空成型等多项技术。师救护所医疗箱组箱型有单屉箱、通用空腔箱、专用空腔箱、专用盒盘箱、专用病历箱、立式箱、卧式箱及台面板等多种箱型。其中，①通用单屉箱。为前开门型式，内置抽屉，一般用于装载战救药材、战时常备药材、麻醉药品、术前准备器材、护理器材、三防药材、手术器械、检诊医疗文书器材等。②通用空腔箱。为前开门型式，一般用于装载卫勤作业器材、手术器材、手术衣巾、消毒器材等。③专用空腔箱。为上翻盖型式，内衬泡沫材料，一般用于装载吸引器、离心机、心电监护仪、除颤仪、呼吸机、高频电刀、心电图机、B超仪、输液泵、吸引器、血细胞计数仪等小型仪器设备。④专用盒盘箱。为上翻盖型式，箱内盒盘可通过铰链支架展开和撤收，一般用于装载急救器材、换药器材、手术器材、检验器材等。⑤专用病历箱。为上翻盖型式，内置病历架，用于装载野战病历和医护办公用品等。⑥立式箱。为上、下组合型式箱体，通过搭扣连接，内衬泡沫材料，一般用于装载手术冲洗机、麻醉机、高压消毒器、洗片机、电动喷雾器等中型仪器设备。⑦卧式箱。为上、下组合型式箱体，通过搭扣连接，内衬泡沫材料，一般用于装载手术床、心肺复苏担架、牙科综合治疗装备等较大型仪器设备。⑧台面板。为中空发泡型板，尺寸规格（长×宽×高）为1 200mm×600mm×50mm，可与医疗箱组合使用，搭建为医疗工作台。⑨师救护所医疗箱组构成。主要包括通讯指挥箱组、分类后送箱组、手术箱组、收容处置箱组、重伤急救箱组（图1）、洗消箱组、检验箱组、药供箱组（图2）等。其中，通讯指挥箱组由医用标志箱、卫勤作业箱组成；分类后送箱组由检诊医文箱、换药箱、治疗箱等组成；手术箱组由手术器械箱、麻醉药品箱、手术衣巾箱、术前准备箱、手术器材补给箱、手术冲洗机箱、高频电刀箱、麻醉机箱、野战手术床箱、吸引器箱、洗手装置箱等组成；收容处置箱组由病历箱、护理器材箱、换药箱、治疗箱等组成；重伤急救箱组由心电监护仪箱、心肺复苏担架箱、B超箱、除颤仪箱等组成；洗消箱组由三防药材箱、电动喷雾器箱等组成；检验箱组由尿分析仪箱、生化分析仪箱、血球计数仪箱、检验器材补给箱等组成；药材供应箱组由师战材箱、师战常材箱、调剂箱等组成。

**用途**　用于装载师救护所实施战伤早期救治所需的基本医疗仪器设备和药品器材。

（高万玉）

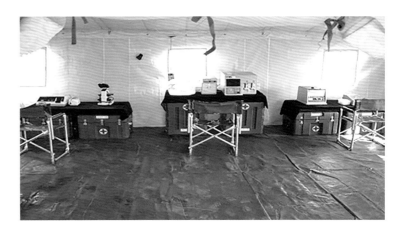

图1　师救护所急救箱组

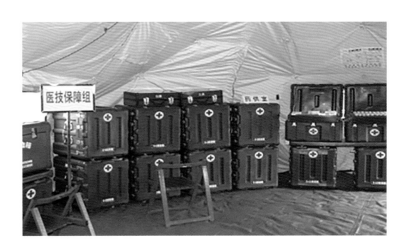

图2　师救护所药供箱组

lǚ（tuán）jiùhùsuǒ yīliáo xiāngzǔ

旅（团）救护所医疗箱组
(supply chest sets for laboratory material)　由盛装战伤紧急救治用仪器设备及药品器材的各种制式包装箱组成的旅（团）医院救护所卫生装备。野战携运行医疗箱囊装备的一类。适宜人力短途搬运或由汽车、船舶、飞机承载运送，通常与卫生帐篷配套使用。

**发展历史**　20世纪20年代，苏军建立了医疗箱体制，80年代，苏军旅（团）救护所医疗箱组已形成系列化，如消毒辅料箱、未消毒辅料箱、夹板箱、烧伤辅料箱、换药箱、收容分类箱、急救箱、调剂箱、消毒箱、牙医箱、野战照明箱、辐射损伤治疗药械箱、神经毒剂损伤治疗药械箱、芥子气损伤治疗药械箱等。20世纪60年代，中国人民解放军研制了木质旅（团）医疗箱组；80年代，研制了铝合金型材包角包边中密度板材旅（团）医疗箱组；21世纪，研制出以改性聚乙烯材料为材质，采用旋转模塑整体成型工艺制造的多功能制式医疗箱组，具有防水阻燃、组合运用和配伞空投等功能。

**原理结构** 基于卫勤救治原则及药品器材供给标准，综合运用材料技术、信息技术及包装工程技术，研究旅（团）救护所箱仪一体化、箱型制式化、运用组合化等设计技术及整体制造工艺，研制满足卫勤需求，组配灵活的多功能师救护所医疗箱组。医疗箱箱体制造融合了改性聚乙烯高分子材料、旋转模塑及整体中空成型工艺等多项技术。旅（团）救护所医疗箱组箱型有单屉箱、通用空腔箱、专用空腔箱、专用盒盘箱、专用病历箱、立式箱、卧式箱及台面板等多种结构。①通用单屉箱。为前开门型式，内置抽屉，一般用于装载麻醉药品、术前准备器材、护理器材、三防药材、手术器械、检诊医文器材等。②通用空腔箱。为前开门型式，一般用于装载卫勤作业器材、手术衣巾、消毒器材等。③专用空腔箱。为上翻盖型式，内衬泡沫材料，一般用于装载吸引器、离心机、心电监护仪、除颤仪、呼吸机、高频电刀、心电图机、B超仪、输液泵、吸引器、血细胞计数仪等小型仪器设备。④专用盒盘箱。为上翻盖型式，箱内盒盘可通过铰链支架展收，一般用于装载急救器材、换药器材、手术器材、检验器材等。

⑤专用病历箱。为上翻盖型式，内置病历架，一般用于装载野战病历和医护办公用品等。⑥立式箱。为上下箱体组合型式，通过搭扣连接，内衬泡沫材料，一般用于装载手术冲洗机、麻醉机、高压消毒器、洗片机、电动喷雾器等中型仪器设备。⑦卧式箱。为上、下箱体组合型式，通过搭扣连接，内衬泡沫材料，一般用于装载手术床、心肺复苏担架等较大型仪器设备。⑧台面板。为中空发泡型板，规格尺寸（长×宽×高）为 1200mm×600mm×50mm，可与医疗箱组合使用，搭建为医疗工作台。⑨旅（团）救护所医疗箱组构成。主要包括通讯指挥箱组、分类处置箱组、重伤急救

箱组和医疗保障箱组等。其中，通讯指挥箱组由医用标志箱、卫勤作业箱组成；分类处置箱组由五官检查器械箱、检诊医文箱、病历箱、护理器材箱等组成；重伤急救箱组由换药箱、治疗箱、手术器械箱、麻醉药品箱、手术衣巾箱、术前准备箱、手术器材补给箱、手术冲洗机箱、高频电刀箱、麻醉机箱、野战手术床箱、吸引器箱、洗手装置箱、B超箱、心电图机箱、呼吸机箱等组成；医疗保障箱组由血细胞分析仪箱、生化分析仪箱、旅（团）战救药材箱（图1）、旅（团）常备药材箱、救护所病房箱组（图2）等组成。

**用途** 用于装载旅（团）救

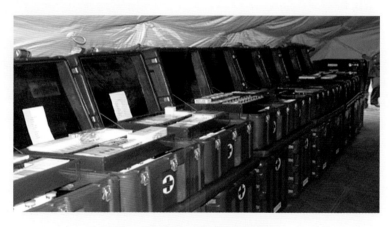

图1 旅（团）救护所药供箱组

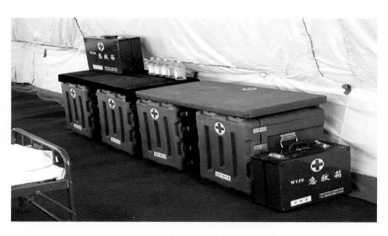

图2 旅（团）救护所病房箱组

护所实施战伤紧急救治所需的基本医疗仪器设备和药品器材。

(高万玉)

*yíngjiùhùsuǒ yīliáo xiāngzǔ*

## 营救护所医疗箱组 （medical chest sets for battalion aid station）

由盛装战伤急救药品器材的制式包装箱组成的营级救护所卫生装备。野战携运行医疗箱囊装备的一类。适宜人力短途搬运或由汽车、船舶、飞机承载运送，通常与卫生帐篷配套使用。

**发展历史** 20世纪20年代，苏军建立了医疗箱体制，80年代，苏军营救护所医疗箱组已形成系列化，如野战医助医疗箱、消毒辅料箱、夹板箱、防化器材箱等。德军营级医疗箱组有外科器材箱、小手术器材箱、抗休克和输液装置箱、脚踏吸引器箱、人工呼吸器箱、集体接种器材箱等。美军营级医疗箱组有呼吸器箱、急救呼吸器及吸氧装置箱、净水装置箱、水质理化检验箱、细菌学水质检验箱等。20世纪90年代，中国人民解放军研制了营救护所医疗箱组，配备有战材箱和医疗箱等。

**原理与结构** 基于卫勤救治原则及药品器材供给标准，综合运用材料技术、信息技术及包装工程技术，研究营级卫生机构箱仪一体化、箱型制式化、运用组合化等设计技术，以及医疗箱加工制造工艺，研制适宜携运行使用的营级救护机构医疗箱组。营卫生所医疗箱组主要由通用单屉箱、通用空腔箱、专用盒盘箱等箱型构成（图）。其中，①通用单屉箱。为前开门型式，内置抽屉，通常用于盛放战常材使用，内装三角巾急救包、绷带卷、炸伤急救包、烧伤敷料、止血带、夹板、口咽通气管及镇痛、抗感染药品

等。②通用空腔箱。为前开门型式，通常用于装载设备器械使用，如手提式高压消毒器等。③专用盒盘箱。为上翻盖型式，箱内盒盘可通过铰链支架展收，通常作为盛放医疗器材使用，装载伤票、分诊器材、简易手术器械等。

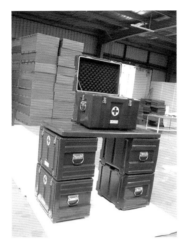

**图 营救护所医疗箱组**

**用途** 供营救护所装载包扎、止血、固定、通气等急救器材使用。

(高万玉)

*shǒushù qìcái bǔjǐ xiāngzǔ*

## 手术器材补给箱组 （medical chest sets for surgical instrument supply）

用于储备战伤外科临床器械材料及易耗物品的组合型补充供给保障箱式装备。野战携运行医疗箱囊装备的一类。

**发展历史** 世界主要国家军队都十分重视手术器材的战时供应保障。20世纪20年代，苏军制定了野战医疗箱体制，其中就包含有外科药品器材箱。中国人民解放军亦使用医疗箱盛装手术器材。医疗箱的制作材料先后采用过编织物、木材、皮革及中密度纤维板等，包装形式有布袋、革囊、竹筐、木箱等，运行方式为人背、马驮、车载。进入21世纪，

利用旋转模塑整体成型工艺制造的以改性聚乙烯材料为材质的新型医疗箱作为手术器材补给箱。

**原理与结构** 基于卫勤救治原则及药品器材供给标准，综合运用材料技术、信息技术及包装工程技术，开展手术器材补充供给箱制式化、组合化设计技术和相关制造工艺以及新型手术器材补给装备研究。通过对制式野战医疗箱组中的专用盒盘医疗箱进行的相关改进，研制成手术器材补给箱组，该箱组由A箱、B箱和C箱三箱组成，箱体外型尺寸（长×宽×高）600mm×500mm×420mm。手术器材补给箱为上翻盖型式，由箱盖、箱体和盒盘等三部分构成；盒盘通过组合型铰链支架从箱内拉出，呈阶梯状分层展开，以便于手术器材的取放，撤收收拢后可放回箱内。手术器材放置在箱盖内部、箱体内部及盒盘内部等三个部位，通过内衬层进行分隔、固定。①A箱。主要装载手术换药器材，包括手术刀、缝合针、开瓶器、镊子罐、剪刀、弯盘、换药碗、换药镊、棉球缸、棉球、小纱布块、器械方盘、器械钳、镊子等。②B箱。主要装载麻醉器材，包括喉镜、舌钳、气管插管钳、开口器、消毒盒、穿刺针头盒、备皮刀、玻璃注射器、静脉切开包、呼吸囊、气压止血带、麻醉包、导尿包、带盖器械方盘、橡胶输液管、硬膜外导管、气管插管、胸腔闭式引流袋等。③C箱。主要装载手术衣巾、单等辅助器材。

**用途** 战时用于装载手术器材、清创缝合器材、检查器材、麻醉器材、手术衣巾等，以保证卫勤机构手术消耗器材的正常补充供给。

(高万玉)

## 检验器材补给箱

*jiǎnyàn qìcái bǔjǐxiāng*

**检验器材补给箱**（medical chest sets for laboratory instrument supply） 用于储备战伤临床血液、尿便检查化验等易耗器材物品的补充供给箱式装备。野战携运行医疗箱囊装备的一种。

**发展历史** 世界主要国家军队都非常重视检验器材的供应保障。20世纪20年代，苏军制定了野战医疗箱体制，其中就包括检验器材箱。中国人民解放军亦使用医疗箱盛装检验器材。检验器材补给箱的制作材料先后采用过织物、木材、皮革及中密度纤维板等；包装形式有布袋、革囊、竹筐、木箱等；运行的方式为人背、马驮、车载。进入21世纪，利用旋转模塑整体成型工艺制造的以改性聚乙烯材料为材质的新型医疗箱作为检验器材补给箱。

**原理与结构** 基于卫勤救治原则及药品器材供给标准，综合运用材料技术、信息技术及包装工程技术，开展检验器材补给箱制式化、功能化设计技术、相关制造工艺和新型检验器材补给箱研究。通过对野战医疗箱组中的专用盒盘医疗箱进行的相关改进，研制出检验器材补给箱；箱体外型尺寸（长×宽×高）600mm×500mm×420mm。检验器材补给箱为上翻盖型式，由箱盖、箱体及盒盘等3部分构成，盒盘通过组合型铰链支架可从箱内拉出，呈阶梯状分层展开，以便于检验器材的取放，撤收收拢后可放回箱内。检验器材放置在箱体、盒盘和箱盖三个部位，通过内衬层分隔、固定；其中，箱体内部主要放置血沉架、玻璃试管、塑料器材、采血盒，以及内装有吸球、镜头纸、小毛巾、竹签、记号笔、采血针、镊子等塑料包装盒等；盒盘内部主要放置棉球缸、移液器、计数器、定时器等常用器材和易碎玻璃器材等；箱盖内部固定刻度吸管和温度计等。为防止箱盖、盒盘、箱体内部装载的玻璃器材在箱体合拢时出现碰撞或破碎，在箱盖与盒盘以及和盒盘与箱体之间均配置有柔性材料衬垫层。

**用途** 战时用于装载采血盒、移液器、血沉台、血细胞计数器、便盒、试管等备份用检验器材，以保证卫勤机构检验消耗器材的正常补充供给。

（高万玉）

## 药材保障集装箱组

*yàocái bǎozhàng jízhuāngxiāngzǔ*

**药材保障集装箱组**（containers for medical supply） 由标准集装箱改装而成的具有收货、保管、发放及温控功能的移动型药品器材集成仓储装备。简称药材集装箱。野战携运行医疗箱囊装备的一类。可满足战时开设前方药材仓库的使用需求，适用于集装箱运输、固定及堆码等各种使用方式。

**发展历史** 20世纪50年代，集装箱技术在发达国家物资运输领域获得了广泛的应用。现代集装箱标准化程度高、配套性强、便于使用管理，已成为军用物资最常用的储运保障装备。海湾战争中，美军消耗药材1.1万吨。伊拉克战争中，美英联军日消耗物资达1000吨以上，大量物资是利用集装箱从本土运送到作战前线的。21世纪初，美军和俄军根据物资补给需要，在国际标准集装箱基础上，分别研制了两种小型专用集装箱，与标准集装箱配合使用。同期，中国人民解放军研制了药材保障集装箱组。

**原理与结构** 药材保障集装箱采用标准IC型结构型式，外型尺寸（长×宽×高）6 058mm×2 438mm×2 438mm；落地展开使用时，相邻两集装箱之间采用帐篷联接；集装箱顶部设计导水板和帐篷挂钩，铺设防晒隔热胶（聚脲弹性体SPUA）。药材保障集装箱组通常包括冷藏库集装箱、普通药材集装箱、氧气瓶/药材集装箱和连接帐篷等。①冷藏库集装箱。在标准集装箱基础上，通过内衬复合大板构成主、副两个温度区域；配有柴油发电机，为冷藏库集装箱提供电力需求保障；电气控制系统通过控制制冷机组，实现对主、副温区的温度控制。主温区设在集装箱中部为大板保温结构；主温区内采用静压风技术，并将上部空间区隔为静压风室，设有特殊导风结构，可将形成的稳定、均匀、低速的层流风通过静压风板密布的小孔，吹入下部空间的恒温区内。恒温区内部尺寸（长×宽×高）3 100mm×1 915mm×2 010mm，安装有货架，用于存放疫苗和生物制品等；带有低温加热补偿功能，温度控制范围0~10℃，设有疫苗档、血液档和自设档。冷藏库集装箱右侧前部为副温区，内部尺寸（长×宽×高）1 410mm×1 168mm×2 110mm；副温区内固定有一台整体式低温冰箱，冰箱上部为保温箱体，内设可调式货架，冰箱下部为制冷机组，温控范围最低-35℃，设有冷沉淀档、疫苗档、血液档和自设档。冷藏库集装箱设有两台制冷机组，一用一备；操作显示系统安装在集装箱右侧后部；显示器可在-41℃~46℃环境下工作，在-55~70℃环境下储存。冷藏库集装箱采用柴油发电机或市电220V电源供电，柴油发电机舱设在集装箱后部。②普通药材集装箱。集装箱骨架采用专用型材和3~5mm厚的钢板冲压件组焊而成，箱顶外蒙皮采用2mm厚钢板和横向加强筋结构连续焊接而成；集装箱侧板为中间立柱双开门结构，单门框尺寸（高×宽）2 006mm×2 864mm；内部采用可调货架和集束网固定方式，配有16张集束网，承装基数药材、单品种药材和器材设备等；每台集装箱安装两组货架，单组货架尺寸（长×宽×高）为2 800mm×2 100mm×1 950mm，由9根立柱和相应的横梁、拉梁、档梁、拉杆、层板组成，形成上下两层的整体框架结构，每层有8个托盘位；单个托盘尺寸（长×宽）1 300mm×2 100mm。每个托盘位按大于600kg承重量设计。根据需要，可以增加托盘位层数。集装箱顶部铺设防晒隔热胶（聚脲弹性体SPUA）。③氧气瓶/药材集装箱。由一个JY7型氧气瓶集装箱和两个JY7型药材集装箱组成，外型尺寸（长×宽×高）均为1 968mm×2 438mm×2 438mm；氧气瓶集装箱内部设计有氧气瓶固定架，可装载40个40L氧气瓶；配有氧气瓶推车，在集装箱底梁外侧设计有踏板，便于氧气瓶装卸；药材集装箱用于储运大型医疗器材，其结构、外形尺寸、照明系统安装方式与氧气瓶集装箱相同，箱内无货架，配置1张集束网，在侧壁近门处焊接有集束网挂钩。④连接帐篷。整套装备配有5顶连接帐篷及附件，展开时可视情使用。帐篷展开尺寸（长×宽）6 000 mm×4 200mm，依托相邻集装箱顶部挂钩和帐篷支杆展开。

**用途**　平时按战备需要量预置药材，战时采用整装整卸快速机动方式在指定地域开设野战药材仓库，实施战救器材应急保障。

（高万玉）

*jūnyī bēináng*

**军医背囊**（backpack for military surgeon）　供军队医生使用的具有火线伤病员伤情紧急处置功能的双肩背负式囊包型卫生器材。野战携运行医疗箱囊装备的一种。军医背囊内装有用于战伤紧急救治的药品器材，如止血、抗感染、镇痛、抗过敏、输注液体等药品，以及急救包、止血带、夹板、创伤手术刀包等。

**发展历史**　背囊式卫生装备携带方便，展收迅速，依据救治需求配置药品器材，适合火线抢救伤员使用。世界主要国家军队均装备有军医背囊，美军配有营军医背囊和黑鹰（Blackhawk）系列医学急救背囊，其中营军医背囊重4.23kg，配有63种紧急救治药品器材及8种卫勤指挥器材，兼顾了一线卫勤组织指挥的需要。以色列军医急救背囊，囊体材料强度高、耐磨性好、可阻燃；设计有轻质铝合金背架，提高了军医背负时的适体性；内装药品、器材针对性强，布局合理，易于取用。苏军配备的军医背囊，内置药品器材分类集装，取用方便。21世纪，中国人民解放军研制的军医背囊，内装急救药品器材数十种，可满足20名伤病员救治的使用。

**原理与结构**　运用材料学、人体工程学、包装工程学等学科知识，优化军医背囊密封、装载与背负结构设计，以减轻背负疲劳感、提高背负适体性、提高环境适应性和野战救治作业效能。军医背囊由囊体、携行背负部件和急救药品器材组成（图）。其中，囊体采用高强化纤迷彩织物加工制作，外形呈长方体，尺寸（高×宽×厚）为520mm×350mm×170mm，整装质量约9kg。囊体正

面设计有红十字标志及"军医背囊"铭牌，以及三个用于放置剪刀、手电筒等器材的分隔口袋；囊体背面可与携行背负部件通过插拔式结构部件实现紧固型连接。以囊体厚度的中间线为背囊左右展开的分界线，并设计有内外两道双层拉链，外层为普通高强拉链，内层为防水拉链，打开拉链后，背囊分为左右两部分；囊体内部设有多个分隔袋，用于分类放置药品、敷料及器材。携行背负部件上设计有两条背带、一条腰带和两条衬垫；两条背带通过塑料插接件与囊体背面紧固型连结，使二者成为一个整体；腰带可以调节背囊与身体腰部的松紧度；衬垫为聚氨酯泡沫材质，可以使背囊对人体后背的压力均匀分布，改善背负适体性。急救药品主要包括止血药、抗感染药、镇痛药、抗过敏药、利尿药、心血管、呼吸系统、消化系统、皮肤、五官等用药及输注液体；急救器材主要包括三角巾急救包、炸伤急救包、绷带卷、烧伤敷料、卷式夹板、卡式止血带、环甲膜切开器、胸腔穿刺针、创伤手术刀包等。军医背囊材料与密封拉链均具有防水、耐磨及阻燃功能，内装物品按功能分类放置、使用取拿方便。

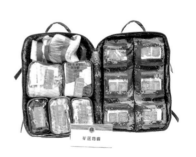

**图　军医背囊**

**用途**　存放和携带包扎、止

血、固定、通气、抗感染、抗休克、心肺复苏、紧急救命手术等药品器材，供军医实施火线救治使用。也可用于军事演习、国际维和、灾难救援等非战争军事行动的现场应急医学保障。

(田　丰)

wèishēngyuán bēináng

**卫生员背囊** (backpack for medical corpsman)　供军队卫生员使用的具有火线伤病员伤情紧急处置功能的双肩背负式囊包型卫生器材。野战携运行医疗箱囊装备的一种。卫生员背囊内装有用于战伤紧急救治的药品器材，如止血、抗感染、镇痛和卫生防疫等药品，以及急救包、止血带、夹板、简易呼吸器等。

**发展历史**　背囊式卫生装备携带方便，展收迅速，内装药材可根据标准配备，也可依据救治需求适当调整，十分适合火线抢救伤病员时使用。世界主要国家军队普遍装备有卫生员背囊。美军卫生兵急救背囊，内有急救止血包扎包、弹性绷带、止血带等急救药材，主要用于包扎、止血、固定、通气等急救，以包扎急救敷料为主。苏军卫生员背囊，外形尺寸（长×宽×厚）为 340 mm×260mm×140mm，重量约 4.5kg；内置的包扎敷料、器材与药品分开放置，敷料主要有绷带、单兵包扎包、三角巾等，器材主要有橡胶止血带、口咽通气管、夹板等，药品有镇痛药、止血药、消炎药等，可供救治 20～25 名伤病员使用。21 世纪，中国人民解放军研制的卫生员背囊，内装急救药品器材数十种，可供救治 20 名伤病员使用。

**原理与结构**　运用材料学、人体工程学、包装工程学等学科知识，优化卫生员背囊密封、装载与背负结构设计，以减轻背负疲劳感、提高背负适体性，提高环境适应性和野战救治作业效能。卫生员背囊（图）由囊体、携行背负部件和急救药品器材组成。其中，囊体采用高强化纤迷彩织物加工制作，外形呈长方体，尺寸（高×宽×厚）为 470mm×310mm×140mm，整装质量约 7kg。囊体正面设计有红十字标志及"卫生员背囊"铭牌以及三个用于放置剪刀、手电筒等器材的分隔口袋；囊体背面可与携行背负部件通过插拔式结构部件实现紧固型连接。以囊体厚度的中间线为背囊左右展开的分界线，并设计有内外两道双层拉链，外层为普通高强拉链，内层为防水拉链，打开拉链后，背囊分为左右两部分；囊体内部设有多个分隔袋，用于分类放置药品、敷料及器材；携行背负部件上设计有两条背带、一条腰带和两条衬垫；两条背带通过塑料插接件与囊体背面紧固型相连，使二者成为一个整体；腰带可以调节背囊与身体腰部的松紧度；衬垫为聚氨酯泡沫材质，可以使背囊对人体后背的压力均匀分布，改善背负适体性。急救药品主要包括抗感染药、镇痛药、止血药、心血管、呼吸系统、消化系统、卫生防疫等用药；急救器材主要包括三角巾急救包、炸

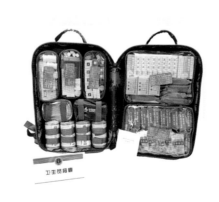

**图　卫生员背囊**

伤急救包、绷带卷、烧伤敷料、卷式夹板、卡式止血带、简易呼吸器、吸痰器等。卫生员背囊材料与密封拉链均具有防水、耐磨、阻燃功能，内装物品按用途分类放置、使用取拿方便。

**用途**　用于存放和携带包扎、止血、骨折固定、通气、抗感染、心肺复苏等急救药品器材，供卫生员火线抢救伤病员使用。也可用于军事演习、国际维和以及灾害救援等非战争军事行动的现场应急医学保障。

(田　丰)

wèishēngyuán bāo

**卫生员包** (kit for medical corpsman)　供军队卫生员使用的具有火线（现场）伤病员抢救功能的单肩/斜跨式书包型卫生器材。野战携运行医疗箱囊装备的一种。

**发展历史**　世界主要国家军队普遍装备有卫生员包。第二次世界大战期间，美、英、德等国家军队均配发有卫生员包，包内主要携带有包扎、止血急救器材。20 世纪 70 年代，德军配发的卫生员包，外形尺寸（长×宽×厚）为 275mm×260mm×145mm，总质量约 6kg，内装小型器材包、通气器材、急救敷料、急救药品及伤票，供卫生员对火线伤员实施现场急救使用。美军配发的 TC3V2 急救包为通用卫生员背包，重 3.15kg，内有包扎、止血、通气、固定等 26 种急救药品器材。20 世纪 60 年代，中国人民解放军研制了帆布材质的制式卫生员包，用于战（平）时伤员急救及巡诊使用；80 年代，又相继研制了以人造革、涤纶迷彩织布为材质的制式卫生员包，内装的止血、夹板等急救药品器材进行了升级换代。

**原理与结构**　运用材料学、人体工程学和包装工程学等学科

知识、优化卫生员包结构、携行适体性和环境适应性设计，以降低卫生员长时间背负的主观疲劳感，提高救治作业效能和环境适应性。卫生员包由包体和急救药品器材组成（图）。包体外形呈长方体，尺寸（长×高×厚）为330mm×280mm×130mm，总质量约2.8 kg；包体由包盖和包身组成，通过拉链展开和闭合；包盖正面带有置物袋，置物袋上缝有PVC材质的红十字标识，偏上部位设置了一个标签袋，用于放置装备标牌；在包身正面两侧部位设计有丙纶带缝制的肩带和提把，可单肩、斜肩或手提方式携行。急救药品器材有抗感染、镇痛、消炎、心血管、消化系统、驱暑、外用消毒等药品，以及诊断、包扎、止血、骨折固定、简易通气等器材。

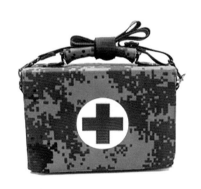

**图 卫生员包**

**用途** 供卫生员战场与现场救治使用，可实施简易包扎、止血、固定、通气处置，以及消炎镇痛、防暑驱虫、皮肤消毒和消化系统疾病等的给药治疗。

（田 丰）

yězhàn shāngbìngyuán hòusòng zhuāngbèi

## 野战伤病员后送装备（field patients evacuation equipment）

用于战场伤病员后方转运及途中施救的各种搬运承载、治疗器材与机动运输工具。军队卫生装备的组成部分。主要包括担架、伤病员后送装置，以及救护车、装甲救护车、卫生列车、卫生船舶、卫生飞机等。

**发展历史** 作为战时后送伤病员的载运工具，伤病员后送装备对于实现伤病员快速转运、及时救治，以及减少伤死率、伤残率等具有重要作用。伤病员后送装备是随着急救、监护等器材、设备以及新型载运工具的不断出现、技术的不断完善而逐步发展起来的。最早搬运重伤病员的方法是将伤病员放置在木板或门板上，搬运后送起来非常笨重、吃力，占用人员也较多。至中国汉代（公元前205年~公元220年），开始用马车运送伤病员。随着载运工具的发展，开始出现使用船只运输伤病员。俄土战争（17~19世纪）期间，俄国开始使用改装的军用卫生列车运送伤病员。随着轮式车辆的出现，在第一次世界大战中，各参战国均使用了救护车运送伤病员；法国装备了第一批救护飞机，美军随后也采用飞机运送伤病员。20世纪40年代，德军研制成功半履带式装甲救护车，道路适应性显著提高。80年代，沙特阿拉伯装备了第一架飞机医院—空中医院。随着现代战争卫勤保障需要以及载运技术与工具的进步，世界主要国家军队伤病员后送装备的救治功能更趋完善，并逐步形成陆、海、空立体后送装备体系。20世纪30年代，中国共产党领导的八路军使用了海外华侨捐赠的救护车。50年代，在朝鲜战争期间，使用了轨道列车运送伤病员。80年代，将"琼沙"号客轮改装为代医院船；同期研制出装甲救护

车，提升了地面救护后送车辆的遂行保障能力和自身防护能力；随后研制了伤员后送直升机、运输机。21世纪，研制了野战急救车和中型野战伤员运输车，可同时运送多名卧姿、坐姿伤病员；其后，又研制了全地形履带式卫生急救车和高机动越野型急救车，显著提高了战场伤员抢运的道路通过能力。野战伤病员后送装备按照运载工具分类，主要有以下几种。

**伤病员地面后送装备** 主要包括担架、伤病员后送汽车附加装置、救护车等。①担架一般包括制式通用担架、制式专用担架以及其他非制式担架等。②伤病员后送汽车附加装置。一般包括单层式、双层式和三层式伤病员后送附加装置，装置被固定在回程运输车辆上，作为伤病员担架的承载支架。③救护车。按道路通过性可分为轮式救护车、装甲救护车、全地形履带式救护车、卫生列车等。

**伤病员海上后送装备** 主要包括舰艇担架、海上伤病员后送附加装置、救护艇、卫生运输船、医院船等。

**伤病员空运后送装备** 主要包括伤病员空运后送附加装置、救护直升机、卫生运输飞机、卫生飞机等。上述伤病员后送装备，除担架、伤病员后送附加装置外，均配有较完善的对伤病员实施途中连续救治的急救、监护、输氧输液、远程医疗等设备设施和较好的医疗保障环境。

**研究范围** 以伤病员后送装备的发展、应用和管理的实践活动为主要研究对象。主要包括伤病员后送装备体系构建、发展战略、规划计划和科研方法等；伤病员后送装备设计原理和关键技

术等，如人-机-环境系统工程原理与应用技术、伤病员隔震减震与舒适性技术、小型化与集成化技术等；伤病员后送装备的使用维护等保障管理制度和方法、规范等。

**研究内容** 主要有：①伤病员后送装备体系构建、发展规划、勤务功能与技术指标论证研究。②伤员后送作业模式与操作流程研究。③伤病员搬运工具及相关设备系列化、通用化和模块化研究。④整体布局结构设计的计算机模拟优化研究。⑤伤病员乘卧舒适性、微环境控制等人机环境工程研究。⑥电、气保障设备设施设计、选型与综合集成研究。⑦运载工具系列化、集成化研究。

**研究方法** ①调研论证法。世界主要国家军队同类装备与技术的发展现状与发展趋势研究，梳理、归纳发展特点、发展条件及其技术特色、存在问题；总结中国军队伤员后送装备与外军的主要差距和问题，提出改进意见建议；依据顶层体系设计和科研规划计划，组织重大项目装备战术技术指标与技术方案的可行性研究论证。②模拟仿真法。通过计算机辅助设计（CAD）技术、计算机辅助工程（CAE）技术、计算机辅助制造（CAM）技术等，实现伤员后送装备的模拟仿真、优化设计与模型或概念样机制造。③工程技术法。综合运用材料科学、机械原理、人-机-环境系统工程学等知识、方法，开展装备作业空间布局、作业环境友好性、乘卧舒适性等的工程设计、结构优化和样机制造。④科学实验法。通过原理性技术结构实验、样品样机试验、产品出厂验收等性能测试研究，完成装备基本性能达

标试验检定工作；通过军队卫生机构试用试验，完成装备使用性能及效能评估研究。

**成果应用** 伤病员后送装备研究丰富了军队卫生装备学学科的研究内容，完善了军队卫生装备体系化建设。伤病员陆、海、空立体化后送装备体系满足了途中连续救治、监护和送治结合的迫切需要。伤病员后送装备运用，是军队执行多样化军事任务、参加非战争军事行动以及实施灾难医学救援等现场应急卫勤保障的重要内容，有利于提高军队卫生机构的战时快速反应能力和保障能力。

**发展趋势** 野战伤病员后送装备将向着高机动性、高可靠性和高舒适性技术方向发展。

（牛　福）

zhìshì tōngyòng dānjià

## 制式通用担架 （standardized universal stretcher）

适于短途转运卧位伤病员及承载必要救治器材的型式、规格标准化的人工地面搬运工具。野战伤病员后送装备的一类。简称通用担架。通常由依据军队官兵身高、体重标准数据设计的担架杆、担架面（柔性人体承载面）以及横支撑、支座和固定带等附件组成。

**发展历史** 在法国国立图书馆收藏的一份 1380 年的文献中，有一幅搬运受伤骑士的插图，图中搬运伤员的工具由两根木杆与植物藤条编织成的承载面组合而成，这是迄今发现的最早的担架原型。19 世纪中期，有椅式担架使用的记载。19 世纪末期，英国肯特郡约翰·弗利（John Furley）设计了弗利（Furley）担架，担架杆为木质，担架承载面为帆布，展开时，安装在两担架杆之间的横支撑杆将两根担架杆横向撑开

（大于人体肩宽）并固定，用以承载伤员；当担架展开平放在地面时，担架杆下方安装的支座的高度，能够使载人担架的承载面底部与地面保持一定的距离；担架杆与横支撑为活动联接结构，担架收拢时可以取下；弗利（Furley）担架上增加了伤员固定带。第一次世界大战时，出现了轮式担架（Ashford stretcher）、罗伯逊担架（Neil Robertson stretcher）和斯托克斯担架（Stokes stretcher）。20 世纪 20 年代后，英国人尤斯塔斯·托马斯（Eustace Thomas）发明的托马斯担架（Thomas stretcher）开始使用铝合金替代木材，担架框架底部设计了类似滑撬的结构，并相继开发出底部带单轮、双轮以及四轮的担架，可插拔组装的篮式担架，可纵向开合的铲式担架、可充气式担架等。担架框架材质由木制发展为钢、铝合金、钛合金型材等。上述担架奠定了现代担架的基本结构形式。20 世纪末，为减轻重量和便于携带，美国发明了无框架的聚烯烃软板材质的卷式担架（sked），担架承载面为高强度网布，上面配有一条伤员固定带。进入 21 世纪，中国人民解放军研制的制式通用担架，由圆形木质直杆制式担架发展为矩形铝合金直杆制式担架、两折直杆制式担架和四折直杆制式担架等。

**原理与结构** 综合运用材料学、人体功效学和工程机械学等学科知识，依据中国国家军用担架标准中的军人身高、体重等参数，开展担架总体结构、把手固定结构、尺寸规格、型式和零部件的标准化设计以及担架材料性能研究，重点解决卧位伤员搬运舒适性、安全性和人机通用性等技术问题。制式通用担架通常由

担架杆、担架面、伤病员固定带、横支撑及支座组成。担架杆可采用木质、铝合金、碳纤维等材质。担架面可采用帆布、聚乙烯涂层布等材料制作。伤病员固定带缝制在担架面上。两个横支撑杆件和四个支座均为金属材质，其中，两个横支撑杆件用于两根担架杆的支撑展开；四个支座分别固定在两根担架杆的前后端底部，用于担架的落地支撑。中国人民解放军通用制式担架有直杆式和折叠式两种型式。直杆式担架展开尺寸（长×宽×高）2200mm×550mm×150mm，收拢尺寸（长×宽×高）1 872mm×110mm×150mm，总质量7.2kg（图1）。折叠式担架有两折式和四折式，担架杆纵向可折叠，其展开尺寸与直杆制式担架相同，两折折叠式担架收拢尺寸（长×宽×高）945mm×115mm×250mm，总质量7.5kg（图2）；四折折叠式担架收拢尺寸（长×宽×高）490mm×180mm×200mm，总质量9.0kg（图3）。

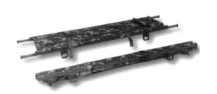

图1　直杆制式通用担架

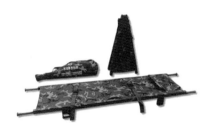

图2　两折制式通用担架

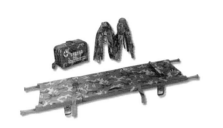

图3　四折制式通用担架

**用途**　用于人工对地面伤病员的短途搬运，可适用于多种运输工具承载，具有较好的通用性。直杆式制式通用担架主要适用于救护所及医院；折叠式制式通用担架主要适用于阵地和特种部队的伤病员的抢救。

（杜振杰）

zhìshì zhuānyòng dānjià

### 制式专用担架（standardized special stretcher）

适用于舰艇、飞机等特殊环境、特殊战位、特殊伤部的卧位伤病员转运要求的特殊型式、规格的人工搬运工具。野战伤病员后送装备的一类。简称专用担架，通常由担架框架、担架面、担架网及附件等构成。

**发展历史**　为提高抢救质量，满足不同特殊战位、特殊伤部、特殊环境伤病员搬运后送的需要，各种专用担架相继出现。①海军、空军专用担架。如英国海军的罗伯逊担架，采用帆布-竹条-棉布复合结构，无杆半硬式，可拖、拉、抬、吊伤病员，并具有一定的变形及保温能力；可将伤病员胸部及腿部紧紧包裹，实现担架-伤病员一体化，适于舰艇狭窄空间平行搬运或垂直吊运伤病员。美国海军的斯托克斯刚性担架，是一种金属篮式担架，由硬质框架和金属网构成，主要适于海战舰艇伤病员转移到卫生船舶上时使用，即通过将篮式担架吊挂、运行于架设在两船之间的高架索道上，实现转移运送伤病员。又如海上、空中营救使用的医疗后送担架，装有四个小脚轮、操作自如，适于在舰艇甲板上搬运伤病员；若加上浮力垫后，亦可适于舰船间高架索道换乘伤病员使用。日本海上自卫队的半硬式帆布担架，可将伤病员体位固定，适用于伤病员舰船换乘和舰艇内上下搬运伤病员。日本海上自卫队应急担架用毛毯制成，适用于舰船内狭窄弯曲通道的伤病员搬运。法国海军航空兵专用的漂浮担架，主要用于空运背部伤势较重的伤病员，以及营救低温情况下的落水遇险人员，该担架折叠后可以放在机舱内，适于多种机型使用。飞行员海上救生担架，其结构类似于海上漂浮担架，配有尼龙套筒软垫和固定带，可保证被弹射的飞行员的背部能够正确固定，以防止脊柱骨折损伤；捞救、吊运时，亦不会因缆绳断裂而导致飞行员再次溺水。②特殊伤部担架。如铲式担架，由两片铲形板铰接而成，只需将其呈人字形打开、插入到伤病员身体两侧，在伤病员无需移动的状态下，慢慢合拢两片铲形板，伤病员就会被轻轻托起，自然地以卧位姿态躺到担架面上；特别适用于头颈部伤、脊柱伤以及复合伤伤病员的搬运，可避免或减少由于搬动而对伤病员可能造成的二次损伤。充气式担架由气垫、管架和吊带组成，气垫采用耐磨、气密性好的复合织物材料制作；气垫与管架组合成适于半卧位或坐位伤病员搬运的软椅，吊带用于伤病员固定。真空固定担架采用耐磨、气密性好的双面压延热塑性聚氨酯复合织物材料作为主体面料，质量轻、环境适应性强；

独特的多腔结构可依据伤病员身体轮廓真空塑型；可用于头、颈、脊柱等严重骨折和复合伤伤病员的固定、搬运。③特殊环境专用担架。软式担架，担架两边各有2~3个提手，主体材料为聚酯或其他软质材料，贮存状态为卷式；适合山地和丛林中使用。滑撬式担架，由铝合金框架和耐磨聚氨酯板材构成，铝合金框架由两个完全相同的背架通过插接件铰接而成，用于滩涂、沙地、草地、丛林、雪地等战场环境下的伤病员短途后送；背架也可单独用于背负坐姿伤病员。进入21世纪，中国人民解放军专用担架主要有68-2型海军专用担架、全身固定式担架、真空骨折固定担架、软式担架、篮式担架、铲式担架以及半身式伤病员吊具等。

**原理与结构**　运用结构力学、材料学和人体工效学等学科知识，针对不同战位、不同伤情、不同环境特点，以功能可靠有效、结构易拆易装为原则，研究、设计适宜海军、空军和极端作战环境伤病员搬运后送的专用担架。担架通常由担架架、担架面及附件构成。担架架一般采用金属或树脂材料制作，担架面一般采用耐磨性、柔韧性好的织物材料或树脂板材制成，附件通常包括固定带、插拔件、漂浮件等。

**用途**　用于海军、空军等特殊战位、特殊伤部、特殊作战环境的伤病员搬运后送。

（杜振杰）

yězhàn jiùhùchē

**野战救护车**（field ambulance）

运载卧姿、坐姿伤病员并配置有紧急救治药品器材及设备设施的地面轮式卫生技术车辆。野战伤病员后送装备的一类。简称救护车。使用整车最大总质量小于5吨的二类军用越野汽车底盘改装，按救治功能分类可分为运送型救护车、急救型救护车、中型急救车、全地形履带式卫生急救车等；运送型救护车一次可运送2名担架伤病员，配备简易急救器材、药品及担架，途中可对伤病员进行简单的急救处置，主要用于伤病员的短途快速后送；急救型救护车一次可运送2名担架伤病员，配有手术器械、抗休克、除颤监护、急救呼吸、医用吸引等急救器材、设备，属于后送与紧急救治结合型救护车。中型急救车一次可运送4名担架伤病员，急救设备设施较齐全。全地形履带式卫生急救车，每次可装载2名担架伤病员和1~2名医护人员。

**发展历史**　救护车起源于法国，早期的救护车是一种四轮马车。1895年，美国利用汽车改装为简易救护车。第一次世界大战已有少量救护车在战场使用，但限于当时的工业及医学科技水平，救护设施简陋，未能形成专用救护车辆。第二次世界大战，救护车已大规模生产并投入战场使用，成为伤病员专用后送装备，并在军队卫勤保障中发挥了重要作用。20世纪50年代，美、德、英等国纷纷采用不同型号的汽车底盘改装救护车，且开始向系列化、专业化方向发展。80年代，美军装备了M996型轻型救护车，采用"悍马"高机动越野汽车底盘改装，车厢衬里采用凯夫拉纤维材料，具有一定的防弹能力；车厢可按需要升高或降低，降低时，可载运2名担架伤病员。德军装备了奔驰GS2000型轻型越野救护车，可运送2名卧姿伤病员。奥地利平兹高尔救护车，可运送2名卧姿伤病员，车内装有供氧、输液装置等急救设备。英国POD公司生产了可更换车厢的轻型救护车，4人操作可徒手装卸车厢。车内配置有伤病员急救所需的基本设备。20世纪70年代以前，中国人民解放军野战救护车主要以运送型救护车为主。80年代，研制出了LS821型越野救护车和WQZ5030运送型越野救护车，每次可装载运送2名担架伤病员和1~2名医护人员。90年代，研制了急救型救护车，为应对高技术战争伤病员战场与现场救治和途中连续救治需要做了必要准备。进入21世纪，研制了WCY2000-3型野战急救车，每次可装载2名担架伤病员和2名医护人员；研制了具有生物防护功能的生防型急救车，配备有正负压生成系统及滤毒通风装置，每次可装载2名担架伤病员和2名医护人员；研制了履带式全地形卫生急救车，每次可装载2名担架伤病员和1~2名医护人员。

**原理与结构**　综合运用急救医学、生物医学工程、车辆工程等知识、方法，开展车辆改装、急救设备选型、舱室布局及环境控制、伤病员搬运及乘卧舒适性等关键技术研究，解决伤病员战场与现场急救及后送途中连续救治等问题，研制战时急需的救护车辆。一般由汽车底盘、车厢、伤病员承载单元、医疗救护单元及辅助单元等构成。汽车底盘通常选用二类军用越野汽车底盘。车厢通常采用大板厢式结构，设有右侧单门和全开式对开后门，以方便担架伤病员的上下搬运及固定。伤病员承载单元由担架台、担架和伤病员座椅等构成，主要用于运送卧姿担架伤病员和坐姿伤病员；担架台布置在车厢两侧的地板上，为单层、前后推拉结构；打开后门，担架台即可拉出车外，呈斜坡状放置，可方便地将担架伤病员安放在担架台上，再将担架台推进车内、原位固定；为减轻行车振动及冲击对伤病员可能造成的二次损伤，在担架台与车厢地板之间设置了二级隔振装置，以提高伤病员的乘卧（坐）舒适性。坐姿伤病员座椅和靠背布置在担架台上方的车厢壁板上，通常为折叠结构，运送坐姿伤病员时展开，运送担架伤病员时收拢。医护人员座椅设置在车厢前壁板上。医疗救护单元由急救设备、供氧装置、输液架、急救箱和器械柜等构成，用于伤病员的紧急救治。辅助单元通常配有制冷装置、暖风装置、灭火器、照明灯、警灯和警报器等，主要为伤病员运送、紧急救治提供舒适的车厢微环境及安全保障。

**用途**　战时用于伤病员的快速后送或紧急救治与途中救治。每次最少可运送 2 名担架伤病员，或 1 名担架伤病员、3 名坐姿伤病员，或 6 名坐姿伤病员，随乘 1~2 名医护人员；最高可运送 4 名担架伤病员，或 2 名担架伤病员和 3 名坐姿伤病员；其中，急救车在后送途中还可以对伤病员实施止血、包扎、固定、通气、输液、供氧等紧急处置；对重症伤病员进行人工呼吸、心电监护及除颤、起搏等生命体征维护。

(高振海)

yùnsòngxíng jiùhùchē

**运送型救护车**（transportation ambulance）　运载卧姿、坐姿伤病员并配置有简易救治器材的地面轮式卫生技术车辆。又称轻型救护车。野战救护车的一种。使用整车最大总质量小于 5 吨的二类军用越野汽车底盘改装，一次可运送 2 名担架伤病员，或一名担架伤病员、三名坐姿伤病员，

配备有简易急救药品器材，主要用于伤病员的短途快速后送。

**发展历史**　运送型救护车是世界主要国家军队装备数量最多的伤病员后送装备。从第一次世界大战初步使用到第二次世界大战中大规模投入战场，在军队卫勤保障中发挥了重要作用。20 世纪 70 年代，苏军装备的卢卡斯-967M 伤员后送车，最高车速 75km/h、最大爬坡度 58%，可运送 2 名卧姿伤病员。80 年代，美军装备的 M1035 型救护车采用"悍马"高机动越野汽车改装，公路行驶最高车速 113km/h、最大爬坡度 60%，可装载 2 名担架伤病员。奥地利军队的平兹高尔救护车，最高车速 105km/h、最大爬坡度 60%，可运送 2 名卧姿伤病员，车内装有供氧、输液装置等急救设备。德军的奔驰 GS2000 型轻型越野救护车，最高车速 117km/h、最大爬坡度 60%，可运送 2 名卧姿伤病员。20 世纪 80 年代，中国人民解放军基于 BJ212 汽车底盘研制了运送型越野救护车，车内装有简易药品器械柜，每次可运载 2 名担架伤病员和 1~2 名医护人员。21 世纪，研制了基于 NJ2045 二类汽车底盘改装的越野救护车（图 1），公路行驶

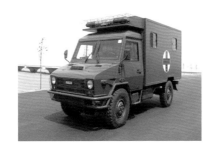

**图1　运送型救护车外观**

最高车速 95km/h，可同时运送 2 名担架伤病员。车内配置有供氧、输液装置。

**原理与结构**　综合运用急救医学、生物医学工程、车辆工程等知识、方法，开展车辆改装、舱室布局及环境控制、伤病员搬运及乘卧舒适性等关键技术研究，解决伤病员后送途中生命体征维持和减少因行车振动引发的二次损伤等问题，研制适于运送要求的伤员后送救护车辆。通常由汽车底盘、车厢、伤员承载装置、二次隔振装置、简易医疗救护及辅助设备设施等构成。汽车底盘通常采用二类越野汽车底盘。车厢采用大板车厢结构，车厢前壁板设有观察窗和医护人员折叠座椅，车身右侧设有单开门，后部设有全开式对开后门。伤员承载装置（图 2）一般由担架台、担架和伤病员座椅等构成，主要用于运送担架伤病员和坐姿伤病员；担架台设置在车厢两侧地板上，一般为单层、前后推拉式结构，打开对开式后车门，担架台可拉出车外，搬运人员站车外地面上即可完成担架伤病员的装卸载及担架原位固定；坐姿伤病员使用的折叠结构椅座和靠背，设置在车厢两侧担架台上方的壁板上，运送坐姿伤病员时展开，运送担架伤病员时收拢。二次隔振装置设置于车厢地板与担架台之间，以减轻行车振动和冲击可能对伤病员造成的二次损伤，提高伤病员乘卧（坐）的舒适性。医疗救护设备设施主要包括供氧装置、输液架、急救箱和器械柜等，用于伤病员的简单急救处置。辅助设备设施通常包括医护人员座椅、制冷装置、暖风装置、灭火器、照明灯、警灯和警报器等。

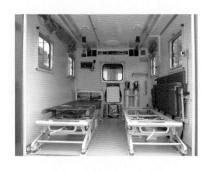

图2　运送型救护车内景

**用途**　战时用于伤病员的短途快速后送，每次可运送2名担架伤病员或1名担架伤病员和3名坐姿伤病员。平时也可用于重大灾难伤病员的紧急处置与后送。

(高振海)

jíjiùxíng jiùhùchē

# 急救型救护车 （emergency ambulance）

运载卧姿、坐姿伤病员并配置有现场紧急救治及后送途中连续救治医疗仪器、设备设施的地面轮式卫生技术车辆。野战救护车的一种。简称急救车。使用整车最大总质量小于5吨的二类军用越野汽车底盘改装，车内配置有心肺复苏、心电监护、供氧输液等急救仪器设备，一次可运送2名担架伤病员，或1名担架伤病员、3名坐姿伤病员，具有重伤病员现场快速急救以及后送途中连续施救的功能。

**发展历史**　急救型救护车是随着急救医学的发展而出现的一种新型轮式机动后送装备。20世纪中期以来，现代医学和科学技术发展迅猛，随着新的急救技术以及小型轻量、快捷方便的急救监护仪器及设备不断涌现，救护车的发展有了质的飞跃，急救型救护车得以快速发展。美、德、日等汽车工业发达国家，在急救车的品种、数量及性能上都走在了世界前列。目前，军用急救车大多是从民用急救车转化而来，并根据军队卫勤保障需要加以创新和改造。20世纪末，法国研制的厢式急救车，车内配有1张急救床、8个医疗箱以及医用真空泵、氧气、输液、保暖、通讯等器材设备；急救车与2顶帐篷连接后，即可形成机动救护所。进入21世纪，中国人民解放军为适应高技术战争战伤现场救治和途中紧急救治需要，先后研制了急救型救护车、生防急救车、全地形履带式卫生急救车等急救车系列装备；其中，生防急救车配备有正负压生成系统及滤毒通风装置，具有生物战剂沾染区或重大传染病疫区通过及伤病员收治转运能力；全地形履带式卫生急救车配备有除颤监护、呼吸机、吸引器等急救医疗设备以及供氧、输液装置、急救箱等，具有山地、滩涂、沙漠、河湖等特殊地域通过能力。

**原理与结构**　综合运用急救医学、生物医学工程、车辆工程等知识、方法，开展车辆改装、急救器材设备选型、舱室布局及环境控制、伤病员搬运及乘卧舒适性等关键技术研究，研制现场伤病员紧急救治、生命支持和后送途中连续救治的急救型救护车。通常由汽车底盘、车厢、伤病员承载装置、二次隔振装置、医疗救护及辅助设备设施等构成。汽车底盘采用军用二类越野汽车底盘改装。车厢为大板厢式结构，车厢前部厢板上设有观察通讯窗和医护人员座椅，右侧厢板设有工作人员使用的单开门，后部厢板上设有方便担架伤病员上下装卸的全开式对开后门，伤病员担架台布置在车厢地板两侧，车厢中部为人员通道。伤病员承载装置（图）由担架台、担架和轻伤员座椅等构成；其中，两张担架台分别紧靠车厢左右两侧厢板、与车厢地板锁紧结构联接固定，担架抬为单层推拉结构，装载担架伤员时可拉出车外，搬运人员无需上车即可完成担架伤病员的装载及担架固定；坐姿伤病员使用的折叠座椅和靠背，设置在担架台上方的车厢厢板上，运送坐姿伤病员时展开，运送担架伤病员时收拢。二次隔振装置设置于车厢地板与担架台之间，以减少行车产生的振动冲击可能对伤病员造成的二次损伤，提高伤病员乘卧的（坐）舒适性。医疗设备主要包括除颤监护仪、急救呼吸机、吸引器、供氧装置、输液装置、急救箱和器械柜等。辅助单元通常包括医护人员座椅、制冷装置、暖风装置、灭火器、照明灯、警灯和警报器等。

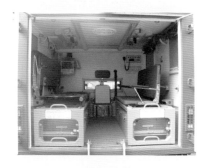

图　急救型救护车内景

**用途**　战时用于伤病员的现场紧急救治和快速后送途中的连续救治。每次可运送2名担架伤病员或1名担架伤病员和3名坐姿伤病员或6名坐姿伤病员。后送途中除可实施包扎、固定、外伤止血、通气、输液、供氧等救治外，还可以对重伤病员进行除颤、起搏、监护、吸引、心肺复苏、呼吸机供氧等紧急救治。平时也可用于重大灾难救援中的伤病员紧急救治和后送。

（高振海）

zhōngxíng jiùhùchē

## 中型救护车（medium ambulance）

可运载多名卧姿担架伤病员并配置有现场紧急救治及后送途中连续救治医疗仪器、设备设施的地面轮式卫生技术车辆。又称中型急救车。野战救护车的一种。使用整车最大总质量小于5吨的二类军用越野汽车底盘改装，车内配置有心肺复苏、心电监护、供氧输液等急救医疗器械设备和药材，一次可运送4名担架伤病员，具有重症伤病员现场快速急救以及后送途中连续施救的功能。

**发展历史**　世界主要国家军队为保证战时大批伤病员的及时后送，除大量装备救护车、急救车外，还研制了可大容量转运重症担架伤病员的中型救护车，以提高重症担架伤病员现场救治及途中连续救治能力。20世纪80年代以来，美军M997型中型救护车，采用"悍马"高机动越野汽车底盘改装，最高车速105km/h、最大爬坡度60%，可载运4名担架伤病员，车内配有便携式心电监护仪、吸引器、手术器材、氧气装置和温度调节装置等。德军U1700型越野救护车，可载运6名担架伤病员，车内设有药品器械柜、急救呼吸机、吸引器、急救箱等设备。法军VLRA TPK4.20型厢式救护车，装有2套双层担架支架，可载运4名担架伤病员，最高车速100km/h、最大爬坡度65%；法军B90型救护车，可载运6名担架伤病员。奥地利活动式车厢救护车，可载运4名担架伤病员。21世纪，中国人民解放军研制的中型救护车（图），每次可运载4名担架伤病员，或2名重症担架伤病员和3名坐姿伤病员，最高车速100km/h，最大爬坡度60%。

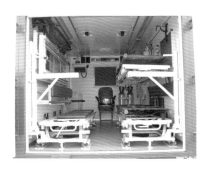

图　中型急救车内景

**原理与结构**　综合运用急救医学、生物医学工程、车辆工程等知识、方法，开展救护车改装、舱室布局及环境控制、伤病员搬运及乘卧舒适性等关键技术研究，提高有限空间内重症担架伤病员运载能力和连续救治能力，研制用于多名担架伤病员现场救治与途中救治的中型急救车。通常由汽车底盘、车厢、伤员承载装置（担架台、担架、折叠靠背）二次隔振装置、医疗设备和辅助设施等构成。中型急救车采用军用二类越野汽车底盘改装。车厢为大板厢式结构，外形尺寸（长×宽×高）3300mm×2000mm×1800mm。车厢前部厢板上设有观察通讯窗和医护人员座椅，右侧厢板设有工作人员使用的单开门，后部厢板上设有方便担架伤病员上下装卸的全开式对开后门，伤病员担架台布置在车厢地板两侧，车厢中部为人员通道。伤病员承载装置由担架台、担架和轻伤员座椅等构成；其中，两副担架台分别紧靠车厢左右两侧厢板、与车厢地板通过锁紧结构联接固定，每副担架台架设计为双层抽拉式结构，装载担架伤员时可拉出车外，担架员无需上车，站在地面上即可完成担架伤病员的装载及担架

固定；装载担架时按照先上层后下层的顺序进行，卸载担架时按照先下层后上层的顺序进行。当需要运送坐姿伤病员时，以下层担架台台面为座椅椅座，将上层担架支架向上翻转90°固定于车厢厢板上，打开折叠结构的座椅靠背；座椅靠背在运送坐姿伤病员时打开，在运送担架伤病员时收拢。二次隔振装置设置于车厢地板与担架台之间，以减少行车产生的振动冲击对伤病员造成的二次损伤，提高伤病员乘卧（坐）的舒适性。医疗设备设施主要包括药品器械柜、供氧装置、输液装置和急救箱等。辅助设施包括医护人员座椅、空调制冷装置、暖风装置、换气扇、通话器、照明灯、警灯和警报器等。

**用途**　战时用于抢救、转运重症担架伤病员，能在后送途中对伤病员实施供氧、输液、复苏、监护等连续性紧急救治和生命体征维护。平时也可用于重大灾害救援中的重症伤病员紧急处置与后送。

（高振海）

quándìxíng lǚdàishì wèishēng jíjiùchē

## 全地形履带式卫生急救车（all-terrain tracked emergency ambulance）

用于复杂地域环境伤病员现场抢救、紧急处置和途中连续救治的牵引型地面履带式装甲卫生技术车辆。简称全地形急救车。野战救护车的一种。由履带车乘员舱改装成伤病员救护舱，适于山地、沙漠、湖泊、沼泽、冰雪等多种地域地形战场环境的伤病员抢救、紧急处置及后送途中连续救治的使用。

**发展历史**　全地形车最早出现于瑞典、苏联等国家，以适应山地、湖泊、沼泽和冰雪地域使用的需求。全地形车分履带式全

地形车和轮式全地形车两大类，其中，履带式全地形车在湿土、积雪、沙地、沼泽等地域环境下拥有更强的越野通过能力、机动能力和防护能力。20 世纪 70 年代，瑞典的 BV206（BV206S、BVS10）履带式全地形车，主要在北约国家军队服役，最大速度为 55km/h，最大行程为 370km，水上航行时靠履带划水，最大航速可达 4.7km/h，最大爬坡度达 31°。用 BV206 改装的救护车，一次可运送 1 名担架伤病员和 3 名坐姿伤病员。90 年代，新加坡"野马"全地形车列装新加坡陆军；用"野马"全地形车改装的救护车，一次能运送 4 名卧姿伤病员或 9 名坐姿伤病员。20 世纪 90 年代，中国开发出 CTW12 型橡胶履带全地形车；21 世纪，开发了双车铰接的 JY813"全地虎"履带式全地形车，作为边防部队的运兵、巡逻用车。同期以该车为基型车改装成全地形履带式卫生急救车（图）。

**原理与结构** 综合运用急救医学、生物医学工程、车辆工程等知识、方法，开展车辆改装、急救器材设备选型、舱室布局及

环境控制、伤病员搬运及乘卧舒适性等关键技术研究和全地形急救车研制，解决山地、沙漠、湖泊、沼泽、冰雪地域作战伤病员现场急救与途中连续救治、生命支持以及人-机-环境问题。全地形急救车由驾驶动力舱、铰接转向装置和救护舱、急救设备设施、作业保障设备设施等组成。驾驶动力舱和铰接转向装置与基型车保持一致。救护舱由乘员舱改装而成，救护舱采用大板车厢结构，舱体两侧壁板上各设有三扇固定窗口，后部壁板上设有大开度单开门，顶部壁板上设有逃生口。急救设备设施包括上层担架支架、下层担架台、除颤监护仪、急救呼吸机、电动吸引器、智能输液泵、急救箱、供氧系统、紫外线杀菌灯以及担架、医护人员座椅等；其中，上层担架支架（以下简称支架）采用可旋转折叠收拢的结构型式，承载担架伤病员时，可通过支架锁止装置将支架锁定为水平展开状态，以确保伤病员运送安全；下层担架台采用一体化结构设计，融合了担架伤病员承载固定功能、坐姿伤病员座椅功能与医疗药品器材储放功能，

承载坐姿伤病员时，打开上层支架锁止装置，将支架向上旋转至垂直状态后再折叠收拢在舱体壁板上，并通过锁止装置锁紧固定，以便为坐姿伤病员腾出乘坐空间，同时打开壁板上的座椅靠背和设置在担架台两端的座椅扶手，确保坐姿伤病员的乘坐安全性与舒适性。作业保障设备设施包括电气控制系统、空气调节系统、照明系统和北斗卫星定位系统等。

**用途** 全地形履带式卫生急救车具有较强通过能力，适用于山地、沙漠、湖泊、沼泽、冰雪地域地形战场的伤病员紧急救治和后送途中救治，一次运送 4 名担架伤病员或 2 名担架伤病员和 4 名坐姿伤病员，能对伤病员实施除颤监护、呼吸吸引、包扎固定、输液供氧等途中紧急救治；能建立并维持伤病员紧急救治所需的舱室微环境，并能实现机动定位、指挥通信及故障自诊断等。

（徐新喜）

**zhuāngjiǎxíng jiùhùchē**

**装甲型救护车**（armored ambulance） 用于战时伤病员现场紧急处置与途中连续救治的具有防弹钢板车身保护能力和较强通过能力的履带式或轮式地面卫生技术车辆。简称装甲救护车。野战伤病员后送装备的一类。由装甲运输车乘员舱改装而成，主要包括履带式装甲救护车、轮式装甲救护车和两栖装甲救护车；伤病员救护舱配置有医疗仪器、设备、药品及搜索观察装置等，一次运送 4 名担架伤病员。

**发展历史** 20 世纪初期，装甲救护车的前身是能越野的非装甲卫生车，如法国半履带式卫生车和德国多轮卫生车。第二次世界大战，德军为满足集团军运动战中抢运伤员的需要，研制了第

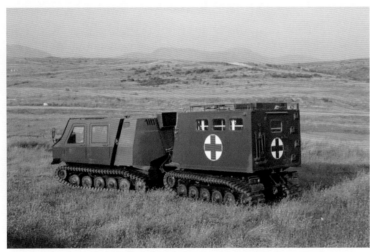

图 全地形履带式卫生急救车

一台 SDKFZ－251 半履带式装甲救护车，该车前部有 2 个车轮，后部是 6 轮履带；车后部可放置 2 副担架。其间，美军也装备了半履带式人员输送车，用作卫生车使用时可放置 2 副担架。第二次世界大战结束后，美、德、法等国积极开展装甲救护车的研制，分别在不同时期装备了经改装的或专门设计的轮式和履带式装甲救护车。21 世纪初，世界上正在研制和已经装备军队的装甲救护车有数十种，大多是由轮式和履带式装甲车辆变型发展而来，如美军的 M113 AMEV、M1133 MEV，英军的 FV104 Samaritan，德军的 Boxer-MRAV 和法军的 AMX-10。这些装甲救护车具有与基型车相同的机动性能和防护性能，多数可空运，个别的还可空投，部分具备两栖能力；可防普通枪弹和炮弹碎片，有的还装有集体"三防"装置及烟幕发射装置。救护舱通常设有医护人员座位 1~3 个，可运载担架伤病员 4 人或担架伤员 2 人、坐姿伤员 4 人。20 世纪 80 年代，中国人民解放军以 63 型履带式装甲运输车为基型车，采用 701 指挥车外形，经动力和传动系统升级改造，改装成 WZ750 型第一代履带式装甲救护车；以 85 式装甲输送车为基型车，研制了 WZ751 型履带式装甲救护车。90 年代，以 89 式履带装甲输送车为基型车，研制了 WZ752 型装甲救护车，可运送 4 名卧姿或 8 名坐姿伤病员，随乘 2 名医护人员，并能对伤病员实施途中急救。进入 21 世纪，研制了 ZHJ02 式两栖装甲救护车，可救治并后送 3 名卧姿伤员或 7 名坐姿伤员。

**原理与结构**　通常是以装甲输送车或装甲车为基型，将基型车的乘员舱改装为救护舱。救护舱内通常配有急救处置所需的呼吸机、监护仪、输液泵、担架支架等医疗设备、器械、药材和照明设备，装有搜索观察装置、通信联络设备、洗消设备、空调等。有些装甲救护车还携带有备用帐篷，需要时可将帐篷展开并与救护舱联通使用，使装甲救护车成为临时野战救护所。一些较先进的装甲救护车还安装有远程医疗系统，以增强战时远程医学保障能力。

**用途**　伴随机械化部队进行战场伤病员医疗救治与后送，可实施战场伤员搜寻、输液、输血、供氧、监护、抗休克、心肺复苏、通气和胸腔引流等。

（李曙光）

*lǚdàishì zhuāngjiǎ jiùhùchē*

**履带式装甲救护车**（tracked armored ambulance）　用于战时伤病员现场紧急处置与途中连续救治，由防弹钢板车身和由履带板、履带销及系列轴轮组成的履带链环行进系统组成的地面卫生技术车辆。简称履带装甲救护车。装甲救护车的一种。由履带式装甲输送车乘员舱改装成伤病员救护舱，伤病员救护舱配置有医疗仪器、设备、药品及搜索观察装置等，一次运送 4 名担架伤病员；履带式装甲救护车防护性能好，翻越壕沟、障碍物等越野性能强。

**发展历史**　第二次世界大战中，德国研制了首台半履带式 SDKFZ-251 装甲救护车，该车前部有 2 个车轮，后部是 6 轮履带，可放置 2 副担架。20 世纪 60 年代，美国研制的 M113 履带式装甲救护车，由 M113A1P1 装甲输送车改装，可运载 4 名担架伤病员或 6 名坐姿伤病员。七八十年代，世界主要国家军队以本国装甲车底盘为基础，大力发展履带式装甲救护车，如奥地利的 4K4FA-san 履带式装甲救护车，由 4K4FA 履带式装甲输送车改装，可运载 2 名担架伤病员和 4 名坐姿伤病员；苏联以 MT-LB 多用途装甲运输牵引车为基型底盘改装的装甲救护车一直沿用至今；英国基于"蝎"式履带装甲侦察车研制出 FV104"萨玛利亚人"救护车，按救治任务分为平时和战时两种。21 世纪以来，履带式装甲救护车得到了长足发展。美军以"布雷德利"步兵战车为基型，研制了 M2A0 装甲救护车，解决了 M113A2/A3 式装甲救护车在阿富汗、伊拉克战争中暴露的地雷防护能力不足问题，一次可运载 4 名担架伤病员和 4 名坐姿伤病员，增强了伤病员运送和救治能力。德国研制的"鼬鼠 2"履带式装甲救护车，总质量 4.1 吨，运载卧姿、坐姿伤病员各 1 名，特殊情况下可采用 CH-53G 直升机运输。20 世纪 80 年代，中国人民解放军以 63 型履带式装甲运输车为基型，应用 701 指挥车车体外形，经动力和传动系统升级，改装成 WZ750 型第一代履带式装甲救护车，可运载 4 名担架伤病员或 8 名坐姿伤病员，在车上可进行包扎、止血、输氧、骨折固定等简易处置；其后，又相继研制出 WZ751 式和 WZ752 式装甲救护车，舱内隔音降噪和制冷采暖设施得到显著改善，提高了救护舱室环境舒适性。21 世纪，中国人民解放军研制的新型履带式装甲救护车（图），可运载 4 名担架伤病员或 2 名担架伤病员和 8 名坐姿伤病员，增加了先进医疗仪器设备，具有生命体征监护、呼吸支持、加压输液、负压吸引、集体吸氧等功能。

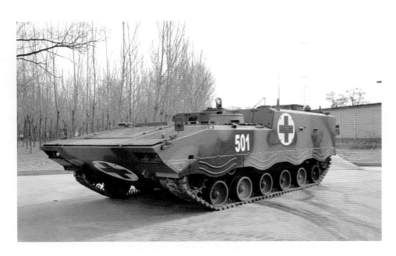

图　履带式装甲救护车

**原理与结构**　以履带式装甲输送车为基型，将乘员舱改装为救护舱。履带式装甲救护车由驾驶舱、动力舱以及救护舱、救护设备和作业保障设备等组成。驾驶舱、动力舱与基型车保持一致。救护舱位于车辆后部，设有 1~2 名医务人员座位；救护舱采取制冷、供暖、照明、通风和降噪等综合改造措施，显著改善了救护舱环境的舒适性。救护设备主要有担架承载固定装置、伤病员座椅、急救药品器材、设备等。作业保障设备主要有搜索观察设备、通信联络设备、洗消设备等。对救护设备和作业保障设备均采取了包装固定和减震措施，根据各种用电设备需求，配备了相应的电源接口。

**用途**　伴随机械化部队开展战场伤病员医疗救治与后送。可实施战场伤员搜寻、输液、输血、供氧、监护、抗休克、心肺复苏、通气和胸腔引流等。

（李曙光）

lúnshì zhuāngjiǎ jiùhùchē

**轮式装甲救护车**（wheeled armored ambulance）　用于战时伤病员现场紧急处置与途中连续救治，带有防弹钢板车身和多轴多轮驱动行进系统的地面卫生技术车辆。装甲救护车的一种。由轮式装甲输送车乘员舱改装成伤病员救护舱，伤病员救护舱配置有医疗仪器、设备、药品及搜索观察装置等，一次运送 4 名担架伤病员；轮式装甲救护车通常采用液压加螺旋弹簧悬挂方式，振动较小，舒适性较好。

**发展历史**　轮式装甲救护车的前身是具有越野性能的非装甲车辆。20 世纪 60 年代，开始出现轮式装甲车，法国潘哈德公司研制了 M3（4×4）、VAB（6×6）、VCR（6×6）三个型号的轮式装甲救护车，车内配备了氧气、输血设备等。80 年代至 90 年代，美国开发出"康曼多"、瑞士开发出"皮兰哈"系列轮式装甲救护车，"皮兰哈"系列已在多个国家使用；西班牙的 BMR 轮式、奥地利的"潘德"式、俄罗斯的 BTR-80 等分别以 6×6 和 8×8 轮式装甲输送车为底盘进行改装，配有一顶帐篷，展开时可与车体连接，建成临时救护所。21 世纪，世界主要国家军队开始建设轻型装甲部队，轮式装甲救护车也得到进一步发展，其中 8×8 轮式装甲车的装甲防护能力、机动能力、承载能力得到均衡发展，成为主流车型，如美国的"斯崔克"M1133 轮式装甲救护车，可乘坐 3 名医务人员，运载 4 名担架或 6 名坐姿伤病员，配备有医疗设备和照明系统；德国和荷兰联合研制的"拳击手"轮式装甲车，采用模块化组装设计，具有更好的越野性能，改装后的救护车可运载 3 名担架或 7 名坐姿伤病员，配置了制式担架、医疗设备、药品器械等。20 世纪 90 年代，中国研制了首台轮式装甲救护车，可运载 4 名担架伤病员；之后由 8×8 轮式步兵战车改装的轮式装甲救护车（图），可运载 4 名担架伤病员或

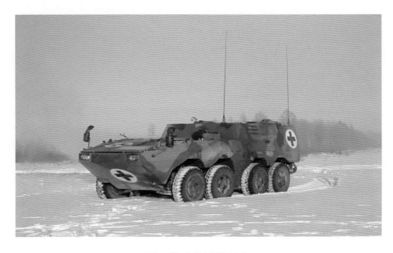

图　轮式装甲救护车

2 名担架伤病员和 8 名坐姿伤病员，利用配置的医疗仪器设备，在后送途中可以实施生命监护、呼吸支持、加压输液、负压吸引、集体吸氧等救治。

**原理与结构** 轮式装甲救护车利用轮式装甲车乘员舱改装而成。轮式装甲救护车由驾驶舱、动力舱以及救护舱、医疗设备、作业保障设备等组成。其中，驾驶舱、动力舱与基型车保持一致。救护舱由乘员舱改装而成，位于车辆后部；由于轮式装甲救护车底盘较高，后部尾门一般应设置联接跳板或蹬车梯，以方便伤病员进出搬运；救护舱采取了消音降噪措施，改善了救护舱室环境舒适性；根据各种用电设备需求，在舱室壁板上配备有相应的电源接口。舱内医疗设备主要有担架承载固定装置、伤病员座椅、急救药品器材、设备等，对医疗仪器设备采取了相应的包装、固定和减振措施。作业保障设备主要有搜索观察设备、通信联络设备、洗消设备以及医务人员座椅，以及制冷、供暖设备、照明设施和通风装置等。

**用途** 伴随摩托化部队开展战场伤病员医疗救治与后送，可实施战场伤员搜寻、输液、输血、供氧、监护、抗休克、心肺复苏、通气和胸腔引流等。适合维稳、反恐、空降等作业，能用中型运输机运载。

(李曙光)

liǎngqī zhuāngjiǎ jiùhùchē

# 两栖装甲救护车 （amphibious armored ambulance） 用于战时伤病员现场紧急处置与后送途中连续救治，具有防弹水密车身和喷水或滑水推进功能的水面陆地两用卫生技术车辆。装甲救护车的一种。由水陆两用装甲车乘员

舱改装成伤病员救护舱，伤病员救护舱配置有医疗仪器、设备、药品及搜索观察装置等，一次运送 3 名担架伤病员；两栖装甲救护车机动范围广，特别适于登岛、滩涂作战伤病员紧急救治与后送救治卫勤保障。

**发展历史** 两栖装甲救护车按水上推进方式，可分为轮胎或履带划水、螺旋桨划水和喷水推进器划水等驱动形式；按地面行走机构可分为轮式和履带式。美军的 M113 ACP 履带式装甲救护车，车体采用铝合金材料制造，驾驶舱位于左前方，车尾有向下打开的电动跳板，水上靠履带划水行进。法军的 AMX-10 履带式两栖装甲救护车，车体采用铝合金材料焊接而成，发动机前置，驾驶舱位于车体前部左侧，救护舱位于车体后部，车体后部两侧各有 1 个喷水推进器，水上行驶速度为 7km/h；M3/VTS 4×4 轮式两栖装甲救护车，车体为全焊接钢板结构，能防轻武器和弹片，驾驶舱在前部，水上行驶靠轮胎划水，水上最大速度 4km/h，车上设置有 4 副担架或两副担架与 3 个座位，车内有氧气、输血设备和 1 套医疗急救仪器；VAB Sanitaire 6×6 轮式装甲救护车，车体

由钢板焊接而成，底部安装有 2 个电动排水泵，能防距离 100m 内的 7.62mm 枪弹和弹片，水上行驶时竖起车前防浪板，靠车后两侧的喷水推进器行进，水上最大速度 7km/h，车内设置 4 副担架或两副担架与 5 个座位；VCR/IS 6×6 轮式装甲救护车，车体较高，配置 4 副担架或两副担架与 6 个座位，车内配有医疗仪器、氧气和输血设备等，水上行驶靠轮胎划水，速度 4km/h。奥地利的 Pandur AAMB 6×6 轮式装甲救护车，车体为钢板焊接结构，能有效防护 7.62mm 穿甲弹攻击；车体后部两侧装有喷水推进器，水上行进速度可达 9km/h。俄军的 GAZ-59039 两栖装甲救护车采用 BTR-80 输送车底盘，车上携带有医疗和急救设备，配有野战帐篷、电台和化学战剂探测器。21 世纪，中国人民解放军研制了 ZHJ02 型两栖装甲救护车（图），配备双层担架支架及医疗设备、药品和器械，可运载 3 名担架伤病员或 7 名坐姿伤员。研制的新型两栖装甲救护车，车体为铝合金材料焊接结构，采用滑行车体设计，后部安装有两台喷水推进器，水上最大速度可达到 25km/h。车上配备有战伤急救专家系统、医疗设

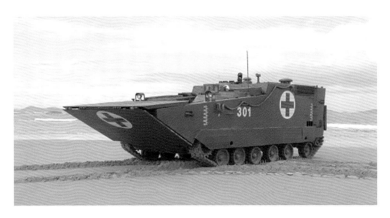

图　两栖装甲救护车

备、急救药品和器械，可运载 3 名担架伤病员或 8 名坐姿伤员。

**原理与结构** 两栖装甲救护车由两栖装甲车乘员舱改装而成；利用水密车体在水中排水体积产生的浮力浮于水面，利用履带或轮胎滑水前进，如改用螺旋桨或喷水推进装置，能够大大提高车辆在水中的行进速度和机动能力。两栖装甲救护车通常由驾驶舱、动力舱以及救护舱、急救设备和作业保障设备等组成；其中，驾驶舱、动力舱与基型车保持一致。救护舱由乘员舱改装而成；救护舱结构与普通装甲救护车相近，需要对舱室进行隔音降噪改造。急救设备配置有输血输液及供氧器材、气管切开、抗休克、心肺复苏、生命体征监护等紧急救治医疗仪器设备和药品器材等。作业保障设备主要有搜索观察、通信联络、空调、照明等设备。两栖装甲救护车前部安装有防浪板，舱内配置有救生衣、水下呼吸器、手动或电动排水泵等救生保障装备。

**用途** 遂行渡海登陆部队实施战场伤病员搜寻、输液、输血、给氧、监护、气管切开、抗休克、心肺复苏、通气等急救处置和后送等。

(李曙光)

dānjià shāngbìngyuán hòusòng qìchē fùjiā zhuāngzhì

## 担架伤病员后送汽车附加装置（appended equipment of vehicle for patients evacuation）

战时应急加装在运输卡车回程空车上，用于承载和固定制式通用担架的可快速拆装式车载卧位伤病员转运装备。简称伤员后送汽车附加装置。野战伤病员后送装备的一类。

**发展历史** 第二次世界大战以来，许多国家的军队开始论证研究，如何通过对战场回程空车（运输卡车）临时加装附属装置，解决担架伤病员后送装备的紧缺问题。如美军研制的伤员后送附加装置采用双层结构，担架承载支架固定在车厢栏板及座椅上。苏军的附加装置采用双横梁结构，两根横梁分别固定在车厢两侧栏板的前方和后方，横梁与栏板接触面上设有减振橡胶垫；上层担架纵向置于前、后横梁上，并排可放置三副担架；利用横梁上设置的垂臂结构，也可并排悬吊放置三副下层担架。奥地利研制的伤员后送附加装置设计为上、中、下三层支架及铝合金整体框架式结构，总质量80kg，与车厢固定结构简单，操作方便，但无减振装置；转运伤员时，使用尼龙带将担架支脚与支架绑紧固定。瑞典的伤员后送附加装置采用独立式插杆结构框架，通过插杆相互连接，形成框架中间层支架和上层支架；使用时，底层担架伤员直接放置在车厢地板上并通过担架支脚与车厢地板限位器联接固定；然后组装中层支架并安放中间层担架伤员；最后组装上层支架，安放上层担架伤员。担架伤员下车时，支架拆卸操作顺序自上而下进行。20 世纪 60 年代以来，中国人民解放军先后研制出多种型号地面运输车辆伤病员后送附加装置。进入 21 世纪，为解决简便快捷的安装、拆卸、包装和运输等问题，新研制的伤员后送汽车附件装置，将立柱-卡固装置、担架支臂总成等均设计为组合式部件结构；两副立柱-卡固装置、六副担架支臂构成一个包装单元，展开后，可承载、固定 3 名担架伤病员（图1）。

**原理与结构** 综合运用材料

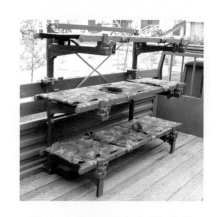

图 1 伤病员后送汽车附加装置一侧展开状态

学、机械设计、人-机-环境系统工程学等学科知识、方法，开展回程卡车担架伤员承载、固定装置的原理结构及其乘卧舒适性等关键技术研究，研制战时回程空车批量后送担架伤病员的汽车附加装备。中国人民解放军研制的伤病员后送汽车附加装置由立柱-卡固装置、担架支臂总成、联接横梁及底座等组成。其中，立柱-卡固装置中的立柱为金属材质的空心方管构件，在方管立柱的上、中、下三个部位设置有与担架支臂总成配装的铰链结构；卡固件为金属构件，可将方管立柱垂直刚性固定在卡车栏板上。担架支臂总成由导向筒、转臂横梁、担架底座和减振器组成；其中，导向筒为穿通式内六角螺栓结构，以实现转臂横梁与方管立柱的嵌套式联接；转臂横梁用于承载、固定担架，转臂横梁两端设计有带橡胶弹簧减振器的担架把手定位与紧固旋拧装置；通过导向筒，转臂横梁水平旋转90°后，可以靠拢并固定到车厢栏板上。担架底座为方管立柱与车厢地板的固定联接件。担架伤病员后送汽车附加装置使用安装步骤依次为，首先将两根立柱按担架把手中心距长度分别垂直布放在车厢一侧栏板的前、后端，并用卡固件固定；再将三副担架支臂总成安装于每根立柱上并与栏板呈90°水平展开，即完成安装，处于接收担架伤员状态。之后，再按照上述步骤完成车厢另一侧栏板上的附加装置的安装。一辆回程空车一次可后送转运6名担架伤员（图2）。

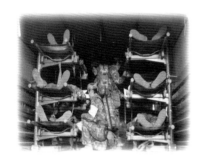

**图2　伤病员后送汽车附加装置工作状态**

**用途**　战时可视担架伤病员后送需要，临时加装于战场回程高栏板运输卡车上，以增加担架伤病员后送数量，提高批量后送担架伤病员的能力。

(牛福)

dānjià shāngbìngyuán hòusòng chuánbó fùjiā zhuāngzhì

# 担架伤病员后送船舶附加装置（appended equipment of ship for patients evacuation）

战时应急加装在舰船舱内地板系留穴上，用于承载和固定制式通用担架的可快速拆装式船载卧位伤病员转运装备。简称伤员后送船舶附加装置。野战伤病员后送装备的一类。

**发展历史**　第二次世界大战期间，美、英等国海军在实施大规模登陆作战中，大量伤病员需要由海上后送救治。为解决海战伤病员后送能力不足问题，利用回程登陆舰艇后送伤病员成为有

效措施。为此，研制了多种用于回程舰船上的担架支架装置，以提高海上大批量担架伤病员的后送能力。20世纪90年代，中国海军研制出伤病员后送船舶附加装置。该附加装置平时可撤收、折叠、包装和存放；战时，可应急加装在回程登陆舰船的舱室内解决批量海战伤病员的后送问题。

**原理与结构**　综合运用材料学、机械设计、人-机-环境系统工程学等学科知识，开展适于回程舰船担架伤病员承载、固定装置的原理结构及工程设计等关键技术研究，解决战时利用回程舰船批量后送担架伤病员的迫切需求。中国人民解放军海军研制的伤病员后送船舶附加装置，当在有系留穴的船舱内安装使用时，利用设计的与系留穴"十字孔"相匹配的"十字锁"，可以将附加装置与舱内地板紧密联接固定；当在没有系留穴的船舱内安装使用时，舱内地板上需加焊系留穴。船舶附加装置由立柱、固定装置和安全梯构成。其中，每根立柱分为上、中、下3节，以锥形截面插接式连接，上、中、下立柱带有担架承载横臂，立柱与横梁均为刚性联接，下立柱底部还焊接有不锈钢底板。通过固定装置十字锁，可将下立柱不锈钢底板固定于船舱地板的系留穴中。安全梯挂设在横臂上，除供伤员自主上下使用外，还可起到对上、中横臂的辅助支撑作用。伤员后送附加船舶装置安装方法：上、中、下立柱均为两两背靠背组合使用；首先安装、固定好一侧的两节下立柱，再依次安装两节中立柱、两节上立柱；然后，按照前述方法对偶安装另一侧立柱。四根立柱为一个担架伤员基本承载单元，一个承载单元全部安装

完成展开后可承载6名担架伤病员。

**用途**　战时可视海战担架伤病员后送需要，临时应急加装于回程舰船空置舱内，以增加担架伤病员后送数量，提高海上批量后送担架伤病员的能力。

(沈俊良　刘勇)

dānjià shāngbìngyuán hòusòng fēijī fùjiā zhuāngzhì

# 担架伤病员后送飞机附加装置（appended equipment of plane for patients air evacuation）

战时应急加装在运输机和直升机上，用于承载、固定制式通用担架的可快速拆装式机载卧位伤病员转运装备。简称伤病员后送飞机附加装置。野战伤病员后送装备的一类。

**发展历史**　20世纪中期，美国、德国和苏联等国开始在部分运输机上配备担架支架系统，如伊尔-76飞机出厂时就配备有简易担架支架。90年代，美、德、俄等国卫生飞机上大都配有担架支架系统。20世纪80年代，中国人民解放军研制了适用于米-8和直-5直升机，以及运-5和安-26运输机等四种机型的担架支架。进入21世纪，相继研制了适用于运-7和安-26、运-8C和伊尔-76等机型的担架伤病员后送飞机附加装置。

**原理与结构**　综合运用材料学、机械设计、人-机-环境系统工程学等学科知识，开展适用于运输机和直升机运载的担架伤病员承载、固定装置的原理结构及工程设计等关键技术研究，以满足战时大批量空运后送担架伤员的迫切需求。在不改动飞机机舱原有结构和有效利用机舱空间的前提下，应用轻型材料和便于拆装的机械结构，设计可快速加装与拆卸的通用型担架支架。中国

人民解放军空军研制的伤病员后送飞机附加装置，可视不同机型的舱室大小和待运伤员数量选择担架支架的组数。每组支架可承载 3 名担架伤员。伤病员后送飞机附加装置通常由两副地板支架、两副侧支架、两副中央支架，以及吊带和安全带等部件构成。其包装尺寸（长×宽×高）1 800mm×980mm×700mm，展开尺寸（长×宽×高）2 200mm×2 100mm×2 250mm，质量 115kg；支架采用16Mn 钢型材制作，吊挂带采用锦丝纶材料制作。

**用途** 用于临时应急加装在运输机或直升机上，以承载、固定制式通用担架，增加卧位伤员运送数量，提高大批量伤员空运后送能力。

（安瑞卿 陈立雄）

wèishēng lièchē

**卫生列车**（medical train） 由牵引机车及医疗车厢、病房车厢、生活车厢等组成的具有伤病员后送途中医疗救护功能的连挂成列式地面轨道伤病员转运装备。伤病员后送装备的一类。通常利用标准载客车厢改装，配装成套医疗、医技及生活保障设备、设施，可在运送途中对伤病员实施紧急救治和部分早期治疗。

**发展历史** 1856 年，英国在克里本战争（Crimean War）中首次使用了铁路列车运送伤病员。1861 年美国内战、1870 年普法战争和 1877 年俄土战争，通过铁路列车共运送了近 7 万名伤病员。第一次世界大战，出现了第一辆伤病员专用列车，即法国的"红十字列车"。第二次世界大战，参战的军事强国广泛采用列车后送伤病员，当时，被人们称为"Hospital trains"的列车医院，由10 节车厢组成，包括 2 节伤病员

包扎车厢、5 节伤病员留治车厢、1 节行李车厢、1 节餐车和 1 节工作人员车厢；其中，伤病员留治车厢设置 27 张床位；列车医院医疗设备设施较为完善，配有专用手术室。苏联是使用列车运送伤病员数量最多的国家，在卫国战争中，列车医院运送了约 200 万苏联士兵和平民伤病员。20 世纪90 年代，俄罗斯研制了"健康号""内科医生马特维·姆德罗夫号"和"外科医生尼古拉·彼德科夫号"等 3 列医疗设备设施齐全的卫生列车；卫生列车由 8 节旅客车厢改装而成，不仅执行运送和急救任务，还可作为流动医院使用。朝鲜战争期间，中国人民解放军共计使用了 156 列次闷罐车和普通硬座车进行伤病员后送，后送途中只能实施简单的包扎、固定处置。1976 年，中国唐山大地震使用 22 型铁路客车共计159 列次，转运伤病员达 72818 人。1979 年，西南边境作战期间，采用 22 型铁路客运车厢改装了包括诊疗车（含手术间、检验室、X 线室、消毒间等）和病房车（硬卧车）的卫生列车，共计使用16 列 121 列次，后送伤病员23882 人，占后送总人数的92.85%。2008 年，中国汶川"5·12"特大地震灾难救援期间，使用 25G 型铁路客车运送 21 列次，向 14 个大中城市转运伤病员5015 名，占转运伤病员总数的51.6%，平均每列次装载伤病员239 名。其后，中国人民解放军研制了新型卫生列车。

**原理与结构** 采用列车型式和野战医院标准，构建反应迅速、机动性强、救治量大和设备设施完善的轨道机动应急救援医院。卫生列车通常包括手术急救车厢、伤病员车厢、指挥车厢、发电车

厢、后勤保障车厢和宿营车厢等；编组时，手术急救车厢、指挥车厢居中，宿营车厢和后勤保障车厢居后，伤病员车厢应视伤病员伤情、伤部的重、中、轻程度予以编挂，重伤员集中安置在紧邻手术急救车厢的伤病员车厢内。手术急救车厢配备有手术急救、诊检、血液贮存、快速洗消和集中制氧、管道供氧等设备；其中，手术急救装备主要包括除颤仪、手术床、手术无影灯、麻醉机、高频电刀、多功能监护仪和电动吸引器等设备器材，以及复苏、抢救、麻醉、手术等必备的药品、耗材；诊检装备主要包括移动式直接数字平板 X 线成像系统、便携式 B 超仪、心电图机、半自动生化分析仪、血气电解质分析仪、血凝仪，以及血细胞计数仪、尿液分析仪等检验设备。伤病员车厢可利用普通硬卧车厢改装，应方便担架伤病员上下车搬运、安放和护理，车厢内设计伤病员呼叫装置；配置多功能监护仪、治疗车、电动吸引器、阅片灯、便携式呼吸机、集中供氧系统等设备器材以及一定基数的药品、耗材。指挥车厢用餐车改装，具有通讯、卫勤作业等基本功能。发电车厢在充分考虑到手术急救车厢的特殊需求和编挂需要的基础上，除配备自发电系统外，还可兼容 AC380V、DC600V 两种集中供电电源，并与现有各型牵引机车编挂通用。后勤保障车厢可利用硬卧车厢改装，装载存放部分医疗、军需等物品。宿营车厢利用硬卧车厢改装，供工作人员休息使用或兼做物资存储仓库。

**用途** 供战时及平时重大灾难救援大批量伤病员接收、救治、转运使用。

（王 政 孙汉军）

wèishēng chuánbó

**卫生船舶**（medical ship） 具有途中紧急救治和早期治疗功能的海战伤病员水面医疗转运装备。野战伤病员后送装备的一类。卫生船舶一般分为救护艇、医院船和卫生运输船；根据海上伤病员医疗后送体制及救治范围，分别承担紧急救治、早期治疗与部分专科治疗及后送任务。救护艇、医院船和卫生运输船可单独使用，也可协同使用，构成海上不同的医疗后送体系。

**发展历史** 公元前431~前401年，出现了卫生船舶，如古希腊和古罗马舰队曾指定一些船只用于救治伤病员。16世纪，西班牙"无敌"舰队中开始正式配备卫生船舶。1856年，英国舰队编配有"美女岛"号医院船。1862年，美国使用了第一艘医院船"红漂泊者"号（Red Rover）。1898年，美国在与西班牙交战期间，使用了"救护"号（Relief）和"安抚"号（Solace）医院船。第一次世界大战期间，海战规模扩大，海战伤病员增多，各海上强国都使用了卫生船舶进行伤病员医疗后送，如美国的"仁慈"号（Mercy）和"舒适"号（Comfort）医院船。第二次世界大战期间，出现了多种类型的卫生船舶，分别用于伤病员的救护、治疗与后送。如美军在登陆作战中，除配置救护艇、卫生运输船和医院船外，还大量使用坦克登陆舰等两栖舰船，在战前通过加装医疗设备设施作为伤员后送舰船使用，救治与后送了大量登陆作战伤病员。第二次世界大战后，随着新型两栖舰船的发展，在大型两栖攻击舰上配置了具有数百张床位收容量的医疗系统，当登陆人员、物资卸载后，即用于收治伤病员，美军称为"伤员收容治疗舰"，已成为美军的制式配置。美军为规范两栖攻击舰医疗系统的建设，更好地实施海上伤病员医疗后送，专门制定有"医疗和牙科舱室设计标准"，其中医疗舱室37种：包括病房、伤员接收区、分类区、战斗包扎站、手术室、手术用气和设备间、X线室、细菌学实验室、消毒灭菌室、药房、血库、听力测试室、航空检查和眼耳鼻喉室等；牙科舱室18种：包括牙科器械室、普通牙科手术室、口腔外科手术室、预防牙科学和口腔卫生手术室、牙科修复术手术室、牙修复术实验室、洁牙室、牙科消毒供应室、牙科X线室等，形成了平时实施医疗保健和非战争军事行动医学保障，战时实施伤病员医疗救治及后送的功能完备的医疗系统，显著增强了海上伤病员的医疗救护与后送能力。在朝鲜战争、越南战争、海湾战争及伊拉克战争中，美军使用大量卫生船舶用于战时卫勤保障。1955年，中国人民解放军在一江山岛登陆作战中，使用炮艇作为救护艇随输送大队负责救护和后送伤员；1974年，西沙海战中通过征用民船实施伤员后送；20世纪70年代，037型猎潜艇改装成救护艇；80年代，由民用客货轮改装成为"代医院船"；90年代，利用民用高速客轮加改装为救护艇、客滚船加改装为卫生运输船，并研制了集装箱式医疗模块系统，加装在集装箱运输船上成为集装箱式医院船；21世纪，研制了"岱山岛"号医院船（即《和平方舟号》医院船）。

**原理与结构** 卫生船舶以舰船为平台改装，由符合医用要求的各种医疗舱室、设备、保障设施、内部通道等构建而成，以满足海上医疗后送体制及不同救治范围的需要。卫生船舶设计应与舰艇编队航速、机动性能及适航性能相适应，为舰艇编队伤病员医疗后送提供伴随保障；卫生船舶的性能、结构设计应满足卫生勤务定位与伤病员救治需求，便于伤病员的接收、搬运，为开展相应医疗救治提供足够的作业空间；应设有舷梯、吊机、升降机、直升机起降平台等，以利于在海上选择更适宜的换乘工具接收或转送伤病员；内部走廊、通道、扶梯应便于担架伤员通过，舱室便于担架伤病员进出；舱室空气、温度、湿度、采光符合卫生学要求，医疗工作环境良好，伤病员生活环境整洁有序；应设有油、水、干货补给接收装置，淡水、食品等供应充足；应设置明显的医疗船舶特征标志，按《改善海上武装部队伤者病者及遇船难者境遇的日内瓦公约》中对卫生船舶的规定，船舶外表为白色，在船身两侧及其平面涂覆充分显露的、易于海上及空中识别的一个或多个大型深红十字，悬挂本国国旗，夜间设有蓝色闪光灯。根据卫生船舶的分类，医院船吨位最大，医疗与医技科室完善，医疗设备设施齐全，通常可开设数百张病床、多个手术室及监护病房，具有对伤病员实施早期治疗和部分专科治疗的能力；卫生运输船吨位次之，医疗设备配置有简易的抢救设备及后送护理用具，确保危重伤病员途中维持生命体征，一般伤病员得到良好护理，以满足伤病员安全后送的需要；救护艇吨位较小，干舷低、航速快，机动灵活，配置有伤病员抢救室、病房及必要的医疗设备，承担伤病员的前接、紧急救治与快速后送任务。卫生船舶（图）平战时需求数量差异很大，通常情况下，大多数卫生船舶是通过战前征用民船加改装而成；如果改装标准为制式医院船，则需将原船内部结构作重大改造，设置各类医疗舱室、设备及保障设施，形成功能基本完善的医院船；如果加改装标准为代医院船，可在原船的基本舱室结构基础上，按照医疗作业流程进行舱室功能定位并配置相应的医疗设备设施；如果加改装标准为模块化医院船，则应以国际标准集装箱规格及医院规模、救治能力等为主要设计指标，实施模块化医院船的总体布局、医疗设备选型和配套设施等的设计与加改装工作。

**用途** 战时，医院船承担海上早期治疗和部分专科治疗任务；卫生运输船承担海上各救治阶梯间的伤病员转接、后送和救治任务；救护艇在近海前接舰船伤病员和救护水际滩头伤病员。平时，卫生船舶可执行灾难医学救援应急任务。

（沈俊良）

wèishēng fēijī

**卫生飞机**（medical plane） 具有途中紧急救治和早期治疗功能的伤病员空运医疗转运装备。野战伤病员后送装备的一类。卫生飞机通常包括救护直升机、空中医院和卫生运输机。根据伤病员医疗后送体制及不同救治范围，分别承担伤病员紧急救治、早期治疗和部分专科治疗以及后送任务。通常由直升机、客机和运输机改装而成。

**发展历史** 1910年，荷兰首次使用飞机实施伤员空运后送。1918年，美国对柯蒂斯珍妮教练机（Curtiss JN-4D "Jenny"）进行改装，将病人放置于飞机后舱进行转运，被认为是世界第一架"空中救护车"。同期，法国利用轰炸机改装成第一架医用X线飞机和后送伤员飞机。随后，英国、德国、苏联相继改装了卫生飞机。1920年，美军又利用柯蒂斯鹰号（Curtiss Eagle）双翼客机改装成能够在后送途中进行救治护理的"空中救护车"，一次可运送4名担架伤病员和2名座位伤病员。

第二次世界大战期间，各参战国都将飞机用于伤病员的转运后送。美军主要使用通用型C-47和C-54运输飞机作为卫生飞机；为应对大批量伤病员转运救护的急需，在有些大型滑翔机、客机上也配备了医疗仪器设备，滑翔机一次可运送12名担架伤员或19名坐姿伤员。朝鲜战争中，美军首次使用救护直升机将战场伤病员快速后送，然后使用运输机将伤病员直接转运回美国本土；累计空运后送伤病员30万人次。越南战争中，美军主要使用C-130A和C-130E"大力神"飞机空运救护伤病员，累计空运后送伤病员40.6万人次。第三次中东战争，以色列军队使用卫生飞机将90%伤员从野战医院后送至后方医院。20世纪80年代以来，卫生飞机发展迅速，尤其是机上医疗仪器设备现代化程度明显提高，设立了手术室和加强护理单元，可以在机上接受手术治疗和各种医疗监护，医疗救护范围得到扩展，达到了空运与救护的统一。美军使用B767和MD-80改装而成两种

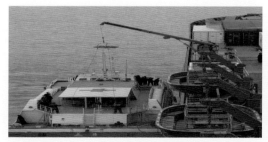

a 船用伤病员转运工具

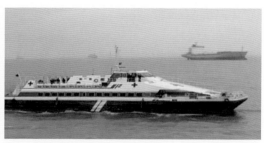

b 救护艇

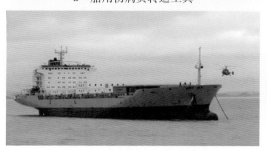

c 船用医疗模块系统

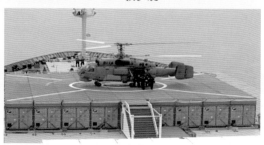

d 海上救护直升机

图 卫生船舶及其船用伤病员转运工具

卫生运输飞机，分别容纳 111 名担架伤病员和 45 名担架伤病员。德军利用 A310 改装的卫生运输飞机，设计有两种基本单元，即可监护、急救 3 名重症伤病员的空运医疗单元和可护理 1 名卧姿伤病员的担架后送单元；有两种组配方式，分别为 3 个空运医疗单元+47 个担架后送单元方式和 6 个空运医疗单元+38 个担架后送单元方式。1976 年，中国在唐山地震救援中使用飞机转运地震伤员累计 2 万余人次。1979 年，中国军队在西南边境作战卫勤保障中，使用飞机转运后送伤病员。20 世纪 80 年代，中国军队先后开展运-5、安-26 等机型伤病员后送装备配套研究，改进了担架固定装置，配备了医疗箱和救治药品器材等。21 世纪，相继研制出适于运-7、运-8C、伊尔-76 等多型运输机的伤员后送附加装置和空运医疗救护装备；适于运-8C 飞机使用的伤病员重症监护单元和担架支架系统；同时，采用大型飞机改装空中医院。

**原理与结构** 综合运用航空医学、人机环境工程学、材料科学和计算机工程等现代科学技术，以飞机、直升机为运载平台，设计、制造、集成、改装成为具有伤病员空中医疗救护及后送功能的卫生飞机。通常包括空中医院、卫生运输机和救护直升机。空中医院由大型客运飞机改装而成，一般设有外科手术室、急救室、血库、化验室、X 线室等，还编配有一定数量的医生、护士、医疗技师和后勤保障人员，可在空中提供优良的医疗和紧急救护服务。卫生运输机由货运或客运飞机改装而成，主要包括伤员后送附加装置、医疗救护设备和配套保障设施；其中，伤员后送附加

装置由担架支架、吊挂带和通用担架组成，对担架伤员运输起到承载、固定作用；医疗救护装备由空运医疗车、重症监护担架和自动呼吸机等组成；配套保障设施由供氧装置、电源等组成。救护直升机通常由基型机、医疗仪器设备、后送吊运装具和伤员搜寻装备等组成，分为专用救护直升机和加改装救护直升机。

**用途** 战时用于伤病员空运医疗后送。平时也可用于抢险救灾、人道主义救援等伤病员空运医疗后送和救治。

（安瑞卿 张晓丽）

yězhàn yīyī bǎozhàng zhuāngbèi
## 野战医技保障装备 （field medical technical support equipment） 战时卫生机构维持临床医疗作业正常运转所需的血液、氧气、液体以及供水供电、通风净化等各种支持设备设施。军队卫生装备的组成部分。主要包括血液采集、储运设备，医用氧气、医药用水制备设备，发电供电设备以及维修设备等。

**发展历史** ①野战血液保障装备。通常包括采血、储血、运血等仪器设备。1947 年，美国医学家吉布森（Gibson）等人采用在木箱、藤条箱、纸板箱中放置冰块的方法，维持血液运输所需要的必要的低温环境条件。随着旋转模塑整体中空成型技术、压缩机制冷技术、半导体制冷/热技术、发泡隔热材料技术等长足发展，世界各国相继开发出采血车、运血车、储运血箱、折叠冰箱等血液采储运系列冷链装备。②野战医用气体保障装备。通常包括野战医用氧气制取装备和医用吸引保障装备。第二次世界大战，军队医用氧气需求主要依靠氧气瓶供应与保障。随着现代战伤救

治理论和技术的发展，对医用氧气的需求用量越来越大，战时依靠后方氧气瓶供应保障维持用氧模式，已不能适应现代战争战场医疗救治用氧的需要。20 世纪 70 年代以来，中国人民解放军应用分子筛变压吸附原理，研制出野战医用制氧机、制氧车、制氧方舱等医用氧气制取装备。同期，研制出脚踏吸引器、手动吸引器、电动吸引器和微型急救吸引器等医用吸引装备。③野战制水制液保障装备。战时医药用水、输注液体供应方式有后方供应和前方现场制备两种。制水通常采用过滤、反渗透、电去离子、蒸馏等技术装备，将自来水、深井水等饮用水或河水、湖水等自然水源水进行处理，生产纯化水和注射用水等医药用水，纯化水可用于配制普通药物制剂，注射用水可用于配制注射剂。制液是以注射用水和药品为原料，通过配制、过滤、灌封、灭菌、质检、包装等工序、工艺生产而成的。1964 年，中国人民解放军将膜分离技术应用于制液装备，建立了第一个野战制液站。④野战医用供电保障装备。中国人民解放军野战医院发电供电设备，在历经小功率手摇发电机、脚踏发电机和内燃发电机供电等保障阶段后，目前已发展到利用大功率移动电站实施供发电保障阶段。⑤野战医技维修装备。20 世纪 90 年代，为了适应野战医疗装备高技术化所带来的故障诊断与维修保障需求，中国人民解放军相继研制出医疗器械修理箱、卫生装备维修车等维修保障装备。

**研究范围** 以野战医技保障装备的发展、应用和管理的实践活动为主要研究对象，主要包括野战医技保障装备建设的基本理

论、应用技术、发展战略和方法路径等；野战医技保障装备关键技术创新、装备研制与技术规范等；野战医技保障装备的维护管理及工作制度等。

**研究内容** 主要包括野战医技保障技术与装备的发展趋势和现状研究、关键技术研究、保障装备研制和保障管理研究。①野战血液保障装备研究。开展野战血液保障技术与装备的调查论证研究，了解最新工程技术理论研究进展、发展趋势和主要方向，找出自身差距问题，分析原因、提出改进意见、建议；开展血液采集、制冷制热、箱体成型、隔热保温、温度监控、智能物联等关键技术创新攻关；研制野战采血车、野战运血车、野战运血箱、野战冰箱等系列冷链装备；开展野战血液保障装备标准化、管理制度化、维修快捷化等研究。②野战医用气体保障装备研究。开展野战医用气体保障技术与装备的调查论证研究，了解最新工程技术理论研究进展、发展趋势和主要方向，找出自身差距问题，分析原因、提出改进意见、建议；开展医用氧气制取新原理、气体分离工程新技术等关键技术创新攻关；研制新型医用制氧机、气体分离与真空吸引等系列医用气体保障装备；开展野战气体保障装备标准化、管理制度化、维修快捷化等研究。③野战制水制液保障装备研究。开展野战制水制液保障技术与装备的调查论证研究，了解最新工程技术理论研究进展、发展趋势和主要方向，找出自身差距问题，分析原因、提出改进意见、建议；开展制水制液新工艺、新材料以及细菌、细菌内毒素去除等关键技术创新研究；研制饮水、制水、制液新材料、新装备；开展野战制水制液保障装备标准化、管理制度化、维修快捷化等研究。④野战医用供电保障装备研究。开展野战医用供电保障技术与装备的调查论证研究，了解最新工程技术理论研究进展、发展趋势和主要方向，找出自身差距问题，分析原因、提出改进意见、建议；开展自持供电、网络供电、智能供电等关键技术创新研究；研制新型供发电及配电装备与模块等；开展野战医用供电保障装备标准化、管理制度化、维修快捷化等研究。⑤野战医技维修装备研究。开展野战医技维修保障技术与装备的调查论证研究，了解最新工程技术理论研究进展、发展趋势和主要方向，找出自身差距问题，分析原因、提出改进意见、建议；开展野战卫生装备的机械电气故障远程诊断、远程维修指导等关键技术创新研究；研制信息化、智能化维修装备；开展野战医技维修保障装备标准化、管理制度化、维修快捷化等研究。

**研究方法** 主要包括：①调查研究法。开展野战医技保障技术与装备的调查研究，了解最新工程技术理论研究进展、发展趋势和主要方向；深入部队，调查野战医技保障装备的现状，分析血液采储运、制水制液、医用氧现场制供、电力保障等方面存在问题和需求，提出改进意见、建议或解决方案。②工程设计法。综合运用系统工程、分离工程、控制工程、材料工程等技术方法，拟制重大项目调查研究报告和研制任务书，开展项目的总体技术方案、工程设计方案的编制与论证。③模拟仿真法。建立研究对象数值、物理模型，运用计算机模拟仿真方法，开展结构优化、性能模拟和系统仿真等研究。④实验验证法。包括实验室实验和现场试验验证。通过实验室实验，对装备技术性能进行测试、调试和改进；现场试验包括使用机构的现场试用验证以及实兵作业演习验证等。在实验与试验中，研究保障装备的构效关系（结构与效率关系），考核设计指标实现程度，评价勤务功能和保障效能。

**成果应用** ①野战医技保障装备研究丰富了军队卫生装备学学科的研究内容，为医技保障装备体系建设提供了发展依据。②促进了野战医技保障装备系列化、制式化建设，保证了野战医院医疗仪器设备的正常运行，提高了维修时效性。③野战医技保障装备运用研究，为军队卫生机构执行多样化军事任务、参加非战争军事行动和实施灾难应急救援等，提供了应对策略措施及方案计划，增强了医技保障的快速反应能力。

**发展趋势** 野战医技保障装备未来发展趋势：①医技保障范围进一步拓展，将涵盖野战医院的各种技术装备。②医技保障技术进一步发展，医技保障新装备、新工具将集智能控制技术、计算机技术、网络技术于一体。③医技保障装备将向远程化、小型化、低功耗和多功能方向发展。

(石梅生)

yězhàn xuèyè bǎozhàng zhuāngbèi

**野战血液保障装备** ( field blood support equipment ) 战时用于血液采集、储存、运输的仪器、设备及器材。野战医技保障装备的一类。主要包括野战采血装备和野战储运血装备，如野战采血车、野战运血车、野战运血箱、野战医用冰箱等。

**发展历史** 1947 年，美国医

学家吉布森（Gibson）等人利用在木箱、藤条箱、纸板箱中放置冰块的方法运输血液。随着旋转模塑整体中空成型技术、压缩机制冷技术、半导体制冷、制热技术以及发泡保温材料技术的发展，相继开发出性能先进的采血、储运血以及野战折叠冰箱等系列血液制供冷链保障装备。血液在野战条件下的保存时间，已经从几个小时延长至数天，甚至更长，血液的保存质量也更好。当前，世界主要国家军队战时急救用血供给方式，主要依靠后方供给保障。野战储运血装备，是可将后方中心血库血液运送至前线野战医院或野战救护所的重要的冷链机动装备。血液储运分为全血储运和成分血储运，但储存环境温度条件不同（表）。为了保证战时运输血液的质量，应使用具有密封、防震、保温且温度可控等功能的冷藏运输设备。血液运输装备历来是军队卫生勤务保障研究的重点领域。

**表　血液储存条件**

| 血液成分 | 储存温度 | 其他要求 |
| --- | --- | --- |
| 全血 | 2~6℃ | |
| 血小板制剂 | 20~24℃ | 水平振荡储存 |
| 粒细胞制品 | 室温 | |
| 红细胞制剂 | 2~6℃ | |
| 新鲜冰冻血浆、冷沉淀 | −20℃以下 | |
| 冰冻红细胞 | −80℃左右 | 深冷保存 |

**研究范围**　以野战血液保障装备的发展、应用和管理的实践活动为主要研究对象，包括野战条件下血液的卫勤保障需求，血液成分及其储存条件、血液采集与分离技术、血液保温与储运技术等；野战血液保障装备研制、试验与技术规范等；野战血液保障装备的维护管理及工作制度等。

**研究内容**　①战时用血的卫勤保障需求研究。包括不同作战规模、伤员发生量及血液用量及成分需求；血液保障装备的类型、勤务定位、储运能力、采储运供周期等研究。②全血及成分血的储存运输条件研究。包括储存时间、温度、湿度等对全血、血小板制剂、粒细胞制品、红细胞制剂、新鲜冰冻血浆、冷沉淀、冰冻红细胞等各种血液成分的影响研究；以及运输过程中的温度、振动等的影响研究。③血液的采集与分离技术研究。包括全血抽吸采血法、重力采血法、真空采血法以及血液分离、膜过滤等技术研究。④血液保温与储运技术研究。包括吸附式压缩机制冷技术、半导体制冷/制热转换技术、无源保温技术、保温箱体整体成型工艺、血液储运的隔振减振、温度调控与远程监控技术等。⑤野战采血装备研制。野战条件下采血环境、采血容器要求、采血称量方法、采血后的降温技术、采血装置结构、设备固定与减振等技术研究，研制野战采血箱、电子定量采血仪、野战采血车等装备。⑥野战储运血装备研制。开展血液储运容积与制冷量、制热量关系研究；储运装置结构及布局、冷却循环系统、温控系统、设备固定与减振等工程设计研究；以及野战运血装备、野战储血装备研究等。

**研究方法**　①调查研究法。综合运用数据采集、信息挖掘与现场调研等方法，了解世界主要国家军队野战血液保障技术与装备的研究现状与发展趋势，针对部队卫勤保障任务、装备现状及存在问题，提出改进意见、建议和方案。②专家论证法。针对血液采集、储存、运输和供应环节对设施、温度、湿度及振动等环境适应性要求，组织专家进行血液保障装备勤务用途定位、功能设计及主要战术技术指标先进性、可行性的论证；开展科研任务书、总体技术方案和工程技术方案编制、评审、报批等工作。③工程设计法。在温控、保温、缓冲减振等关键技术攻关成果和专家论证成果基础上，依据科研任务书要求进一步优化工程设计，进行样机加工试制。④试验验证法。组织装备样机基本性能试验、环境适应性试验和可靠性试验，考核设计指标实现程度；组织实兵操作试用试验验证，评估装备保障效能。

**成果应用**　野战血液采储运供技术及装备研究，丰富了军队卫生装备学学科的研究内容；促进了野战医技保障装备的体系化和系列化发展。野战血液保障装备已成为军队卫生机构实施战时血液保障的重要技术手段和物质基础，电子定量采血仪、小型激光采血仪、野战储运血箱、野战运血车、野战医用冰箱等卫生装备在中国汶川特大地震、玉树大地震等自然灾难医学救援中，发挥了重要作用。

**发展趋势**　野战血液保障装备未来发展趋势：①新型无源保温材料与传感器技术研究，将成为野战血液保障装备重要发展方向。②低功耗制冷/制热技术将成为野战血液保障装备重要发展方向。③成分血的深冷储运技术与装备将成为发展热点。④智能化野战冷链装备网络控制技术研究将获得突破性发展，为战时血液采储运供全程可视可控化提供技术支撑。

（石梅生）

## 野战采血车

yězhàn cǎixuèchē

**野战采血车** (field blood collection vehicle) 用于平战时血液检验、抽取、存储等的轮式医技保障装备。简称采血车。野战血液保障装备的一种。

**发展历史** 世界主要国家军队非常重视机动采血装备的研究。第二次世界大战期间，美、苏等国军队开始配备采血车。此后，美军、苏军又陆续推出各种功能更齐全、储量更大、保温性能更好的采血车。采血车可以独立使用，也可作为机动采集、储存、供血系统使用。20世纪60年代，苏军的流动采血车由大客车底盘改装，可同时进行5人采血，运血量56L，可运输试剂及制取血浆。东德的BST-1机动供血装备是成套供血系统的典型代表，由2顶帐篷、1个折叠式集装箱、1辆W50L/A型运输汽车、1辆储血冷藏车、3辆小型血液储运车、1辆30kW发电机组挂车、1辆900L运水挂车等组成，配有血液化验、采集和包装器材，展开后分为血液化验室、采血区和技术保障区。80年代，美军华尔特里德陆军研究所（Walter Reed Army Institute of Research）研制了一种可用于血液的血型鉴别、采集、储存和运输的采血车，车上备有3张采血床、离心机、冰箱、制冷装置、耗材、沐浴设备和30kW发电机组等。同期，美国德卡其公司研制出TROJAN采运血车，内部设有准备室、采血室、冷藏室、计算机室、发电机室等，配备有2张采血床和可容纳150袋血的JEWETT血库冰箱。21世纪初，美军研制的采血车分为检验区、接受区、采血区、休息区四个部分，配4张采血床、1台血库冰箱、1台冷藏式离心机、2套细胞清洗系统、血液振荡器，此外还配有空调、加热系统、发电机组等附属保障设备设施。20世纪80年代，中国人民解放军研制了83A、84B型采储运血车，其中84B型采用NJ130汽车底盘改装，配有2张采血床，运血量57L。进入21世纪，采用大客车底盘改装的采血车（图1），设置检验区、采血区和休息区等，配备有检验、采血、储血、发电等设备设施。

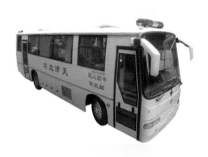

**图1 采血车外观图**

**原理与结构** 血液采集包括全血采集和成分血采集。根据血液抗凝固和保存温度的特性，科学设计采血流程和采集、存储专用设备设施。采血车通常由客车底盘、采血、储血及配套设备设施组成。客车通常选用中型或大型客车改装，根据采血作业流程，车内一般分为检验区、接受区、采血区、休息区等四个部分（图2）。采血设备主要有电子定量采

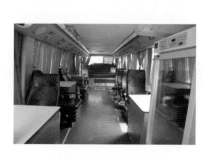

**图2 采血车内景**

血仪、采血床、检验等采血器具。储血设备主要有血库冰箱、低温冰箱、冷藏式离心机、细胞清洗器、血液振荡器等。配套设备设施主要有发电机组、冷暖空调等。

**用途** 可进行血型鉴别和血液检验、采集、包装、冷藏、运输等。主要供军队血站、医院、野战救护所等医疗救治机构使用。

（石梅生）

## 野战运血车

yězhàn yùnxuèchē

**野战运血车** (field blood transportation vehicle) 战时用于运输全血、冰冻血浆等的轮式医技保障装备。野战血液保障装备的一种。简称运血车。通常采用整车最大总质量小于5吨的二类军用越野汽车底盘改装，并配置有温控型血液储存设备设施。

**发展历史** 第二次世界大战期间，美、苏等国军队开始配备运血车、采血储血车和医用冷藏拖车。此后，世界主要国家军队相继研制了不同规格型号的野战运血车，有的是独立机动的运血车，如美军的RAM3500运血车，德军的BENZ L407运血车，英军的Aish移动血库，以及日本的住友采运血车等；有的采取挂车形式，如日本的"五十铃"运血车，苏联的PM-Л运血车等。上述运血车均具有温度监控、显示、报警和工作状态自动记录等功能，并且可在驾驶室内实现血液贮藏室温度的调整、设定，一般多为平战两用型。冷藏型、保温型、调温型运血车，在设计、制造、改装中重视节能环保，多采用无氟发泡剂、制冷剂，可避免氯氟烃污染，以利于环境保护。20世纪70年代以来，中国人民解放军相继研制了基于BJ212、NJ221、BJ2020、NJ2045、EQ2050等多种

型号越野汽车底盘的野战运血车，如 YX-72A 型野战运血车、2002-10 野战运血车等。

**原理与结构** 血液运输包括全血运输和成分血运输。根据血液的保存温度和振动特性，设计具有血液储存、缓冲减振和温度自动调控功能的血库系统。野战运血车（图1）通常由越野汽车底盘、车厢、制冷系统、控制系统及辅助设备设施等组成。越野汽车底盘通常为整车最大总质量小于5吨的二类军用越野汽车底盘。车厢主要采用保温隔热性能好的复合式大板结构车厢，与底盘之间采用适当的减振隔振措施，为实现一次同时运送多种不同成分血，分别设置4℃冷藏室、-20℃冷冻室和22℃储藏室等独立温控血库（图2），以满足悬浮红细胞和全血、新鲜冰冻血浆和血小板的保存需要，总储存量不超过150 000ml。血库内通常安装有血

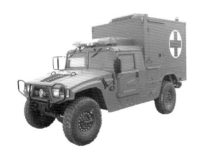

图1 野战运血车外观图

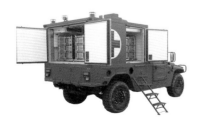

图2 野战运血车静态展开图

架、抽屉式网状血筐、冷气导流板等，血架通过减振装置与血库连接。制冷系统由蒸发器、冷凝器、压缩机组等组成，一般分为独立制冷式机组和非独立式制冷机组；其中，独立式机组由专门的辅助发动机驱动，压缩机工作不受车辆发动机运行状态的影响，可实现血库温度自动调节；非独立式机组压缩机的工作动力则来自汽车发动机。控制系统主要由自动恒温控制与报警装置、温度记录仪等组成。辅助设备设施主要包括发电机、电缆、灭火器及随车工具等。为提高血液在运输途中的动力安全性，运血车一般还配有备用电源系统，也可以直接外接市电，确保制冷机组连续运转。

**用途** 主要供军队血站、医院、野战救护所等医疗机构运送血液、血液制品或生物制品时使用，也可作机动血库使用。

（段德光　石梅生）

yězhàn yùnxuèxiāng

**野战运血箱**（field blood transportation chest） 战时用于储存和运送血液的具有温控功能的携运行箱式医技保障装备。简称运血箱。野战血液保障装备的一种。

**发展历史** 血液保障在战时卫勤保障中具有重要作用。20世纪60年代，美军在越南战争期间就开始采用柯林运血箱（Collin's Box）运送血液；该箱采用硬纸箱作为箱体外壳，内加PE泡沫保温衬套，在储运冷藏血液时加入冰块或专用的冷藏储冷剂，保存时间可持续72小时以上；在储运冰冻血时，放入干冰作为储冷剂，可保持箱内温度-20℃以下；可用普通车辆、冷藏方舱或直升机运输。其后，卢森堡（Electrolux）研制的血液储运装备，主要有2l、

251等系列化保温运输箱和RCB42P半导体恒温运血箱、RCB 50冰衬储血箱、血小板振荡箱等，并研制有血液监控温度记录、血液复温和血浆快速解冻等输注辅助装备。德国研制的RC40⁺专业血液运输箱，采用微型直流压缩机制冷，集成了温度监控记录、回放等信息化功能，可用车载直流电源供电。20世纪末以来，美军主要通过空运方式实施战场血液供应。在海湾战争、伊拉克战争期间，美军按每名伤病员4单位（200ml/单位）红细胞比容、0.08单位新鲜冰冻血浆、0.04单位血小板的标准供应血液，保障效果显著。20世纪80年代，中国人民解放军研制的运血箱采用人造冰/热水袋作为冷热源。21世纪，采用高分子材料和旋转模塑整体中空成型工艺研制的野战运血箱（图），具有制冷和加热自适应双重功能，控温温度2～6℃，电源为交流电 220V/50Hz 或直流电12V，可装50个单位血液。

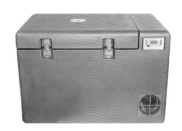

图 野战运血箱

**原理与结构** 依据血液保存原理，综合运用材料学、结构设计、制冷制热、温度自动控制及箱体整体成型工艺等技术，研制便于携运行的模块化血液保存、运输装备，解决野战条件下血液供应问题。野战运血箱通常由箱

体、制冷/热模块、温度控制模块等组成。箱体采用上翻盖结构，旋转模塑整体中空一次成型，空腔内填充发泡隔热材料，内部设有冷气导流槽、血筐及其卡位装置。空箱重量不超过30kg，储血量不少于10 000ml。制冷/热模块主要包括回路热管半导体模块、制冷片、散热器、侧板及恒流风扇等；当电流正向流动时半导体模块制冷，电流反向流动时半导体模块制热。温度控制模块采用模糊PID技术，控制半导体制冷/热模块电流流向，实现冷热能转换，箱内温度2~6℃。

**用途** 主要用于野战条件下的血液储存与运输。

（吴太虎）

yězhàn yīyòng bīngxiāng
**野战医用冰箱**（field medical refrigerator） 战时用于储存药品、生物制品和血液的携运行折叠箱式医技保障装备。简称医用冰箱。野战血液保障装备的一种。满足抗振动、冲击、跌落、淋雨等环境适应性要求，便于运输和使用。

**发展历史** 在制式野战医用冰箱未出现之前，通常采用冰块制冷或普通冰箱保存血液和生物制品。20世纪80年代，卢森堡研制出野战冰箱，其中，RF400野战冰箱，采用硬体外壳和蛇形管冷冻蒸发结构，制冷效率高，温度均匀性好，容积400L；R120野战冰箱容积120L，压缩及制冷系统置于箱体后部，体积小巧，结构紧凑，非常适合野外使用。21世纪初，英军的AFRS组合式野战冰箱，主要用于血液、药品等的野外储存，采用压缩机制冷，恒流冷风循环结构使箱内制冷量分布均匀，具有结构紧凑、坚固耐用的特点，适合普通货车运输。

同期，中国人民解放军研制出携运行折叠箱式野战医用冰箱，净重80kg，展开尺寸（长×宽×高）800mm×800mm×1 300mm，收拢尺寸（长×宽×高）800mm×800mm×650mm，有效容积500L。

**原理与结构** 依据生物制品、药品和血液温度保存要求，综合运用材料学、机械结构设计、制冷与温度自控等技术，研制适于野战条件下运载和使用的医用冷藏保障装备。野战医用冰箱通常采用整体式箱式结构，主要包括箱式底座、制冷系统、箱式冷藏室、温控系统等。①箱式底座。采用聚乙烯旋转模塑整体中空一次成型，箱式底座与箱式冷藏室联结部位的中空壳体内，采用聚氨酯现场发泡工艺进行整体充填，以提高箱式冷藏室的隔热保温性能；底座内部为直方体开放结构，用于安装制冷系统，底座内壁上设有弧面循环风道，用于提高制冷效率。②制冷系统。集成在底座内，主要由压缩机、制冷蒸发器、散热冷凝器三部分组成。③箱式冷藏室。由迷彩篷布、箱体折叠式框架、托盘、铰链、连接扣等组成；拉起箱体折叠式框架，撑起迷彩篷布，安装托盘，冷藏室即处于待用状态；当制冷蒸发器、冷风循环风机启动后，通过弧面循环风道，将冷气送入冷藏室，在冷藏室内形成一个闭环的强制冷风循环系统，冷藏室即处于工作状态；通过在迷彩篷布上设置的密封拉链替代冷藏室的开门结构。④温度控制系统。采用数字化技术，由操作面板和控制器组成，安装在底座前端面上。

**用途** 战时供野战医疗机构储存生物制品、药品和血液等使用。

（吴太虎）

yězhàn yīyòng qìtǐ bǎozhàng zhuāngbèi
**野战医用气体保障装备**（field medical gas generation equipment） 战时用于制备、供应医用氧气以及医用吸引器所需气体的设备设施。野战医技保障装备的一类。野战医用气体保障装备通常包括医用氧气制取与供应装备，以及制备医用吸引器所用真空气体的装备等。

**发展历史** 随着现代战争伤病员紧急救治需求的增加，野战医用气体保障装备应运而生。①野战医用制供氧装备。第二次世界大战后，世界主要国家军队战时氧气供给方式，与武器弹药保障方式相同，即均采用前送保障模式。氧气瓶容积规格范围0.5~40L，材质主要包括碳钢、铝合金、树脂等。随着高技术战争战伤救治氧气用量需求的不断增大，完全依靠后方供给已不能满足前线伤员救治的需要，军队开始研究野战条件下现场制取医用氧气的技术与装备，深冷空分法和分子筛变压吸附（PSA）法制取医用氧气技术应运而生。20世纪60年代，苏联研制的AK-120M型制氧车组，由三辆吉斯-150型汽车组成，配有发电拖车，采用深冷空分技术制氧，产氧量150m³/d，供战术后方、军团药材仓库和空军机场使用。80年代后，美国研制了CAIRE系列小型液氧储罐，其规格为0.63~44.2L，在标准气压、零摄氏度条件下，氧气量可达到0.5~35.3m³。90年代，美军在海湾战争中使用的GENOX CT-1方舱式液氧系统采用深冷空分法，日产液氧0.84m³，相当于670m³的气态氧。法国NOVAIR公司生产的移动式制氧挂车采用分子筛变压吸附技术，产氧能力为 5.6m³/小时，配属师以下野战医院。丹麦 Medana 公司生产的 MOX12 箱组式制氧系统，由三个箱体组成，箱体尺寸为 620mm×620mm×1 200mm，采用分子筛变压吸附技术，氧气产量为 12L/分钟。20 世纪 80 年代，中国人民解放军相继研制出深冷空分技术的液氧车，分子筛变压吸附技术的 ZY-2 型高原制氧设备、S90 野战制氧车等装备；进入 21 世纪，又相继研制出分子筛变压吸附技术的 S2000 型小型野战制氧装置、系列智能型医用制氧设备、S2001 野战制氧挂车、野战制氧方舱、箱组式制氧系统等系列制氧装备。②野战医用吸引保障装备。20 世纪 40 年代以来，挪威挪度公司研制出 M128174 型电动吸引器，后广泛应用于美军和欧洲一些国家的军队。德国万曼公司研制出 ACCU-VAC Rescue 型电动吸引器和 MANUVAC 型手动吸引器，广泛应用于北约军队。20 世纪 80 年代，中国人民解放军研制出脚踏吸引器，用于外科手术、穿刺时抽吸术中产生的废液，也可用于病人吸痰；进入 21 世纪，研制出微型急救吸引器、手动吸引器和集中控制吸引系统；微型急救吸引器最大抽吸真空压力为 0.08MPa，吸引流量＞15L/分钟，质量 4.8kg；手动吸引器最大抽吸真空压力为 0.027MPa，连续驱动 6 次、吸液量不小于 140ml，质量 180g；集中控制吸引系统应用于野战方舱医院中，基于该系统建立的真空吸引中心工作站设在医用气体方舱内，通过管道与手术、急救等医疗功能方舱连接，集中收集和处理手术和急救过程中伤病员的痰液、脓血、腹水、污水等液体废物。

**研究范围** 以野战医用气体保障装备的发展、应用和管理的实践活动为主要研究对象，包括野战条件下的医用气体保障装备卫勤需求、关键技术、装备研制、技术规范等。

**研究内容** ①野战医用气体保障装备卫勤需求研究。包括平战时医用气体保障任务、保障对象、勤务功能、保障模式、保障标准等。②野战医用气体保障装备关键技术研究。包括新型吸附材料、结构原理、氧气快速检测、无油润滑材料、液氧战地汽化等新技术、新方法研究。③野战医用气体保障装备研制。包括装备需求论证、技术方案和工程方案论证、系统建模与模拟仿真优化、样机试制、试验与功效评估等。④野战医用气体保障装备管理研究。包括装备设计、生产、使用及标准化等管理制度研究；装备筹措、供应补给、保养维护、更新淘汰等管理制度研究；保障装备标准化建设等。

**研究方法** ①调查研究法。综合运用数据采集、信息挖掘与现场调研等方法，了解世界主要国家军队野战气体保障技术与装备的发展与应用现状及发展趋势，针对中国军队卫勤保障任务、装备现状及存在问题，提出改进意见、建议和方案。②专家论证法。针对野战医用气体制备的物理、化学原理及环境适应性等要求，组织专家进行野战医用气体保障装备勤务定位、功能设计和主要战术技术指标先进性、可行性论证研究；开展科研任务书、总体技术方案及工程设计方案拟制、评审、报批等工作。③工程设计法。围绕医用气体快速制备、快速检测、快速汽化及无油压灌等新材料、新原理、新结构、新工

艺开展攻关研究，在取得关键技术攻关成果及专家论证成果基础上，依据项目科研任务书要求，进一步优化工程设计方案，进行样机加工试制。④试验验证法。组织装备样机基本性能试验、环境适应性试验和可靠性试验，考核设计指标实现程度；组织实兵操作试用试验验证，评估装备保障效能。

**成果应用** 野战医用气体保障技术及装备研究，丰富了军队卫生装备学学科的研究内容；促进了野战医技保障装备的体系化和系列化发展。野战医用气体保障装备已成为军队卫生机构战时实施医用气体保障的重要技术手段和物质基础。野战制氧挂车、医用气体方舱、多人供氧器等装备在中国汶川特大地震、玉树大地震等自然灾难医学救援中，发挥了重要作用。

**发展趋势** 野战医用气体保障装备未来发展趋势：①进一步提高野战医用气体保障装备模块化水平，以满足军队多样化卫勤保障快速机动和战略投送需求。②进一步提高野战医用气体保障装备智能化水平，通过大量采用数字化、光机电一体化、物联网等高新技术，实现医用气体保障装备运行自动控制、远程监测和故障诊断排除。③野战医用氧气保障装备小型化、单兵化，研究吸附新材料、新技术，创新原理、结构，开发高原部队新型集体与单兵制供氧装置。

（石梅生）

yězhàn yīyòng zhìyǎngjī

**野战医用制氧机**（field medical oxygen generator） 基于分子筛变压吸附技术和以空气为原料的临床医用氧气的快速制备与获取装备。简称制氧机。野战医

用气体保障装备的一种。通常采用机动装备运载。

**发展历史** 医用氧气对战伤救治非常重要。20 世纪 40 年代，世界主要国家军队广泛使用氧气瓶实施伤病员供氧保障。随着制氧技术的发展，出现了深冷法和分子筛变压吸附（pressure swing adsorption，简称 PSA）法等氧气制造获取技术与装备。80 年代后，应用深冷法制造获取液氧的装备逐渐成为新的医疗供氧设备，液氧罐体积小、质量轻、储氧量大，1m³ 液氧相当于 800m³ 气态氧。美军研制的深冷法制液氧系统（GENOX CT-1），由液氧制造单元、充氧单元、储氧补给单元、伤病员氧气分配单元四部分组成，日产液氧 0.84m³，相当于 670m³ 的气态氧，曾在海湾战争中使用。丹麦 Medana 公司用 PSA 技术生产的小型野战制氧系统（MOX 12）由空压机箱、制氧机箱、压氧机箱等三箱组成，产氧量 12L/min，氧浓度 93%～96%，最大充瓶压力 15MPa，总质量 450kg，功耗 5kW，主要供作战部队医疗机构应急制供医用氧气使用，能直接提供 3 名伤病员的急救用氧，也可为小氧气瓶灌充氧气。20 世纪 70 年代，中国人民解放军研制出两吸附塔 PSA 制氧机。80 年代，研制出四吸附塔 PSA 系列制氧机。进入 21 世纪，研制出智能六吸附塔 PSA 制氧设备（图1、图2），六吸附塔较两吸附塔制氧效率提高近一倍，最大产氧量达到 50m³/h，产氧浓度≥90%。

**原理与结构** 分子筛变压吸附制氧技术（PSA），利用沸石分子筛对环境空气中各组分所具有的不同的吸附特性，在常温、低压（小于 1MPa）条件下，通过加压吸附、减压解吸，将空气中的

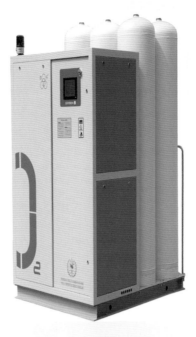

图 1 野战医用制氧机

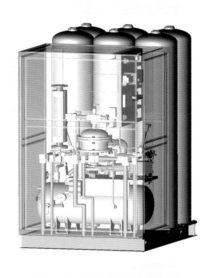

图 2 野战医用制氧机结构图

氧、氮气体分离而制取医用氧气，氧浓度一般为 93%±3%。深冷法制氧技术，利用环境空气就地制取氧气，先将空气压缩、冷却后液化，利用氧与氮沸点的不同（在大气压力下氧沸点为 -182.9℃，氮沸点为 -195.8℃），通过精馏法分离制取氧气，氧浓度可达到 99.5% 以上。PSA 制氧设备通常由制氧主机、空气压缩机、冷冻

干燥机、空气缓冲罐、过滤器、氧气增压机、氧气储罐等组成。其中制氧主机由吸附塔、气体分配阀组件、控制系统等组成；其中，吸附塔内装分子筛吸附剂；按制氧工艺流程可分为两吸附塔、四吸附塔、六吸附塔等，吸附塔数量越多制氧效率越高。气体分配阀组件主要包括转阀和定阀。控制系统采用可编程控制器和触摸屏控制技术，实现多吸附塔的制氧流程控制和整个制氧系统的全自动运行控制。

**用途** 主要用于野战环境条件下现场制造获取医用氧气，为救护所或野战医院提供医疗用氧。也可为高原部队提供健康用氧。

（石梅生 田 涛）

yězhàn yīyòng zhìyǎngchē

**野战医用制氧车**（field medical oxygen generation vehicle）

战时使用的集成配置有医用氧气现场快速制备与输送系统的轮式医技保障装备。简称制氧车。野战医用气体保障装备的一种。车载制氧设备以空气为原料，利用分子筛变压吸附技术制造获取医用氧气。

**发展历史** 氧气对战伤救治非常重要。20 世纪 40 年代，世界主要国家军队广泛使用氧气瓶实施伤病员供氧保障。随着制氧技术和汽车工业的发展，开始出现野战环境条件下的机动制氧装备。60 年代，苏联研制的 AK-120M 型制氧车组，由三辆吉斯-150 型车辆组成，自带发电拖车，采用深冷法制氧，气态产氧量不少于 150m³/天，氧浓度为 99.2%，供战术后方、军团药材仓库和空军机场使用。90 年代，法国 NOVAIR 公司生产的移动式制氧挂车，采用分子筛变压吸附法制氧，产氧量为 5.6m³/h，带有压氧充

瓶单元，压氧速率为 3.4m³/h。20 世纪 80 年代，中国人民解放军采用分子筛变压吸附技术研制出野战医用制氧车，产氧量为 5m³/小时，氧浓度≥90%。进入 21 世纪，相继研制出野战医用制氧挂车和高原医用制氧车，其中，野战医用制氧挂车产氧量 6m³/h，氧浓度≥90%；高原医用制氧车（图1、图2、图3）具有制氧、供氧、压氧充瓶等功能，氧气产量 6m³/h，氧浓度≥90%，压氧充瓶速率 6m³/h，适于海拔 5 000m 的高原地区使用，配有吸氧帐篷、多人供氧器和发电机组。

**原理与结构** 分子筛变压吸附制氧技术，利用沸石分子筛对环境空气中各组分所具有的不同的吸附特性，在常温、低压（小于1MPa）条件下，通过加压吸附、减压解吸，将空气中的氧、氮气体分离而制取医用氧气，氧浓度一般为 93%±3%。野战医用制氧车通常由汽车底盘、车厢、制氧装置、压氧装置、供氧装置及附属设备组成。其中，汽车底盘通常选用二类军用越野汽车底盘或挂车底盘。车厢通常采用大板厢式结构，分为制氧区和动力区。

制氧装置包括制氧主机、空气压缩机、冷冻干燥机、空气缓冲罐、过滤器、氧气储罐等。压氧装置包括氧气压缩机、充氧控制台等。供氧装置包括供氧控制台、供氧管路、吸氧终端等，输出压力为 0.4～0.6MPa。附属设备主要包括发电机组、吸氧帐篷及多人供氧器等；发电机组安装在车厢动力区，可实现电力自我保障，还可通过供电转换开关，直接外接市电；吸氧帐篷可在车外独立展开。

**用途** 主要用于野战环境条件下，遂行野战医院现场制造获取医用氧气，提供战伤救治医疗用氧。也可为高原部队提供健康生活用氧。

（石梅生　王济虎）

yězhàn yīyòng xīyǐn zhuāngbèi

**野战医用吸引装备** （ field medical suction equipment） 战时用于抽吸、收集战场伤病员产生的积血、积液、痰液等液体废弃物的真空型器材设备。简称医用吸引器。野战医用气体保障装备的一种，主要有有手动医用吸引器、电动医用吸引器等，其中，电动医用吸引器又分为普通型电动医用吸引器、人工流产型电动医用吸引器和洗胃型电动医用吸引器等。战时医疗救治主要使用普通型电动吸引器，用于抽吸临床救治伤病员产生的血、水、脓、痰等液体废弃物。

**发展历史** 美国、德国、挪威、日本等国对医用吸引器的研究较早，技术领先。美国戴维斯公司具有 100 多年的研究和生产吸引器的历史。德国万曼公司生产的脚踏吸引器，外形尺寸 205mm×175mm×105mm，质量 1.4kg；电动吸引器外形尺寸 385mm×140mm×280mm，质量 5.1kg，最大抽吸负压 0.08MPa，吸引流量>20L/分钟，收集器容积

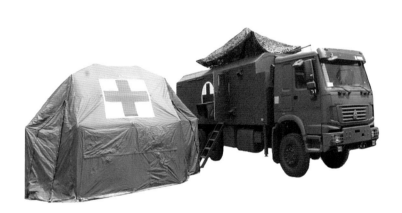

图1　野战医用制氧车及吸供氧帐篷联合展开

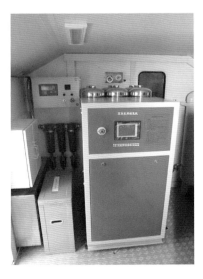

图2　制氧车制氧工作间

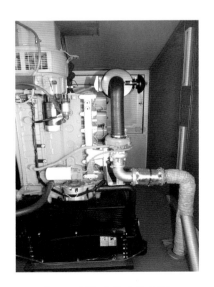

图3　制氧车发电机组间

≥9000ml，电机功率 50W。挪威挪度公司生产的电动吸引器外形尺寸 330mm×160mm×315mm，质量<4kg，最大抽吸负压 0.07MPa，吸引流量>25L/分钟，废液瓶容量≥1200ml，噪声≤55dB（A）。20世纪 60 年代，中国人民解放军研制出脚踏吸引器，供外科手术、穿刺时抽吸液体使用，也可用于吸痰。进入 21 世纪，研制出小型急救吸引器和手动吸痰器；小型电动医用吸引器（图 1）外形尺寸 335mm×110mm×160mm，内嵌蓄电池，质量 4.8kg，最大负压值 0.08MPa，吸引流量>15L/分钟，废液瓶容量>800ml，功耗 22W；手动吸痰器质量 180g，负压值>0.027MPa，连续驱动 6 次时吸液量不小于 140ml，废液罐容量 210ml。同期，野战方舱医院配备了中心控制型吸引站，最大负压值 0.07MPa，吸引流量不小于 30L/分钟，通过管道输送到手术、急救等医疗功能方舱，为医用吸引设备提供抽吸动力，集中收集和处理伤病员体内积血、积液、脓、痰和污水等液体废物。

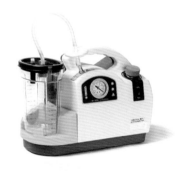

**图 1　小型电动医用吸引器**

**原理与结构**　利用真空技术在吸头部位形成的负压抽吸力（图 2），收集、处理伤病员在手术、急救过程中产生的积血、积液和污水等液体废物，以保持伤

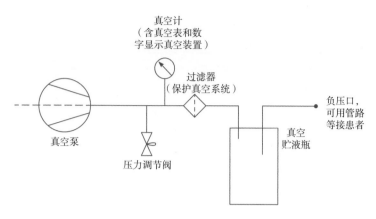

**图 2　医用吸引器工作原理图**

部组织及周边的清洁；吸引方式通常分为独立吸引和中心控制吸引两类。独立吸引器有电动吸引器和脚踏吸引器两种，电动吸引器主要由真空泵（或电动机、气泵）、安全阀（带过滤器）、真空表、开关、隔离瓶、胶管、机座等部件组成，配备有蓄电池，提供 2~4 小时的电力驱动。脚踏吸引器通常由脚踏气泵取代真空泵。中心控制吸引站主要由双机组真空泵、过滤器（汽水分离器、灭菌过滤器）、管路、阀门、真空罐、控制柜及管路系统构成，为手术室、急救室相关医疗设备提供 0.03~0.07MPa 的抽吸动力。

**用途**　用于伤病员手术、急救过程中产生的体内积血、积液、脓、痰、渗出物、污水等液体废物的抽吸，维护医疗作业部位的卫生清洁。

（石梅生）

yězhàn zhìyè bǎozhàng zhuāngbèi

**野战制液保障装备**（field medical fluid-preparation equipment）

战时用于现场制备药用水与输注液体的设备、设施及器材。野战医技保障装备的一类。野战制液通常指按照严格的注射剂制备工艺程序，把原料药物与注射用水混合制备成为注射液体。注射液体主要包括：①电解质液。用以补充体内水分、电解质，调整体内酸碱平衡，如氯化钠注射液、复方氯化钠注射液等。②营养液。用于不能口服吸收营养的患者，如葡萄糖注射液。③胶体液。用于调节体内渗透压。④含药液。指含有治疗药物的输注液体。

**发展历史**　1831 年，苏格兰人托马斯·拉塔（Thomas Latta）实验性地给一名奄奄一息的霍乱病人输注了盐水，挽救了病人生命。20 世纪以来，输液治疗广泛应用于临床。输注液体供应保障历来是世界主要国家军队卫勤保障的重要内容。在野战制液设备出现之前，输注液体均是通过蒸馏工艺制备，保障模式为后方生产、前送使用。20 世纪 60 年代，美军成立了专门的野战医药用水研究机构，研制野战条件下的医药用水生产装置，通过现场制备医药用水、配制药液，实现野战医院医药用水的自我保障。80 年代，美军研制了多种型号的小型医药用水生产装置，通过反渗透、离子交换等工艺集成，从天然淡水中制取注射用水；部分装备也可以对海水进行处理，生产医药用水及配制药液。20 世纪四五十年代，中国人民解放军在解放战争及朝鲜战争期间，使用自制的制药用水和氯化钠生理盐水，挽救了大量伤病员生命。60年代，采用蒸馏、电渗析、离子交换水处理工艺、材料等技术，研制了野战制液保障装备，建立了第一个野战制液站。70年代，采用离子交换脱盐技术，研制出70型纯水器，可直接从天然淡水中制取医药用水。80年代，采用超滤及反渗透膜分离技术，研制出注射用水设备。90年代，研制出野战制液车，可生产制备袋装和瓶装输注液体；利用创新研究的荷电微孔滤膜吸附分离热原技术和电去离子深度脱盐技术，分别研制出野战小型纯水器和反渗透—电去离子纯水装置，用于战时药液配制。制定了野战制水技术及设备的国家军用通用规范、标准，为战场与现场生产医药用水及输注液体提供了技术保障。

**研究范围**　以野战制液保障装备的发展、应用和管理的实践活动为主要研究对象，包括野战条件下制液保障技术与装备的发展方向、卫勤保障需求、保障模式、配备标准，以及设计制造关键技术、装备研发、标准规范、质量管理等。

**研究内容**　①野战制液保障装备卫勤需求研究。包括战时药液保障任务、保障对象、勤务功能、保障模式、保障标准等。②野战制液保障装备关键技术研究。包括战场与现场制药用水制备技术、水质分析检测技术、药液灌装配制技术、药液细菌（热原）控制技术、药液快速分析检测技术、药液高效灭菌技术、药液储存技术以及野战微环境洁净控制技术等。③野战制液保障装备研制。包括装备需求论证、技术方案和工程方案论证、系统建

模与模拟仿真优化、样机试制、试验与功效评估等。④野战制液保障装备管理研究。包括装备设计、生产、使用及标准化等管理制度研究；装备筹措、供应补给、保养维护、更新淘汰等管理制度研究；保障装备标准化建设等。

**研究方法**　①调查研究法。综合运用数据采集、信息挖掘与现场调研等方法，了解世界主要国家军队野战制液保障技术与装备发展现状与发展趋势，针对中国军队战时药液供应保障任务、生产装备现状及存在问题，提出改进意见、建议和方案。②专家论证法。针对野战制液生产流程及环境适应性等要求，组织专家进行制液保障装备勤务定位、功能设计和主要战术技术指标先进性、可行性论证；开展重大项目科研任务书、总体技术方案、工程设计方案拟制、评审、报批等工作。③工程设计法。围绕输注液体快速制备、快速检测、快速包装、快速灭菌的新材料、新原理、新结构、新工艺开展攻关研究，在关键技术攻关成果和专家论证成果基础上，依据项目批准的科研任务书，进一步优化工程设计方案，进行样机加工试制。④试验验证法。组织装备样机基本性能试验、环境适应性试验和可靠性试验，考核设计指标实现程度；组织实兵操作试用试验验证，评估装备保障效能。

**成果应用**　野战制液保障技术与装备研究，丰富了军队卫生装备学学科的研究内容，完善并促进了野战医技保障装备的体系化和系列化发展；野战药用水制备技术、药液灌装配制技术、药液细菌和热原控制技术、药液高效灭菌技术，以及野战制液微环境洁净控制技术等关键技术研究，

为野战制液保障装备制式化、标准化发展奠定了技术基础；野战药用纯水机、野战制液车、野战制液站等野战制液保障装备的运用研究，为遂行军队多样化军事任务和非战争军事行动，实施医药用液现场制备保障提供了物质基础。

**发展趋势**　野战制液保障装备未来发展趋势：①新技术、新材料的应用更加广泛。膜分离、吸附分离和荷电材料、碳量子点等新技术、新材料，将成为野战制液保障装备重点技术研究方向。②多功能制液装备将有更大的发展。药用水制备、药液配制、药液质量在线监测、装备运行智能控制等多功能融合型制液装备将更加符合野战环境使用要求。

（朱孟府）

yězhàn zhìyèchē

**野战制液车**（field medical fluid-preparation vehicle）　集成配置有医药用水及输注液体战场快速生产与制备系统的轮式医技保障装备。简称制液车。野战制液保障装备的一种。

**发展历史**　早期的野战制液设备多以小型移动式为主。20世纪80年代，德国研制了一种野战制剂室，生产瓶装或袋装输注液体；该制剂室由3个可装卸式折叠舱组成，使用3台卡车运输，电力、蒸汽和压缩空气等设备安装在拖车上，折叠舱地面展开，工作面积较收拢状态可扩大1倍。同期，中国人民解放军研制出车载式制液室，整车外形尺寸（长×宽×高）为8 000mm×2 250mm×3 080mm；车厢设有制备室、分装室、消毒室三个工作间；可制备袋装输液，生产能力150升/批。90年代，研制出野战制液车，可生产制备纯化水和注射用水，纯

化水采用超滤—离子交换—超滤工艺制备，注射用水采用多效蒸馏器制备；设置了洗瓶、制水、配液、灌装等工序；车内结构紧凑，车厢密闭性好，可控制温度与局部洁净度；野外作业时需与发电拖车、消毒灭菌拖车配套使用。

**原理与结构**　野战输注液体制备包括制水和制液两个部分。制水指采用一定的技术和装备，对饮用水（如自来水、深井水）或饮用水的水源水（如河水、湖水、泉水、井水等）进行净化和去离子等工艺处理，生产出纯化水；纯化水是制备注射用水的原料水，但可以用于配制口服制剂与外用制剂、敷料和器械清洗、分析检验以及术前准备等。制液包括两个步骤，第一步采用一定的技术方法和工艺设备，以纯化水为原料水，对其进行两次蒸馏或电去离子与蒸馏复合制备工艺后，生产出符合标准的注射用水；第二步将注射用水与药品经过配制、过滤、灌封、灭菌、质量检查、包装等过程，生产出不同品种、规格的体内输注液体。野战条件下制备的输液品种主要有葡萄糖注射液、氯化钠注射液、葡萄糖氯化钠注射液、复方氯化钠注射液和生理氯化钠溶液等。野战制液的工艺流程（图）为：天然水→深度处理→纯化水→蒸馏→注射用水→浓配→稀释→过滤→灌装→封口→灭菌→检验→输液成品。野战制液车通常由汽车底盘、车厢、制水装置、清洗装置、配灌装置及附属设备组成。汽车底盘通常选用二类军用越野汽车底盘。车厢通常为大板厢式结构，设有制水间、洗瓶间、配灌间等三个独立工作间，环境洁净度符合医药用水生产环境要求。制水装置安装在制水间，通常包括纯化水器、蒸馏水器、水池、潜水泵、粗滤器、水桶、处理架等。清洗装置安装在洗瓶间，主要有瓶槽、封口机、洗瓶机和磁性泵等。配灌装置安装在配灌间，主要有浓配桶、配液桶、药液泵、砂芯滤桶、洁净工作台、瓶车和紫外线灯等。附属设备主要有原料柜、贮水箱和管路系统等。制液能力为150升/批。

**用途**　战时用于生产葡萄糖注射液和氯化钠注射液等。也可提供纯化水、注射用水等制药用水，用于制剂、分析检测、伤口创面清洗及医疗器械清洗，也可用于细胞培养、生物制品纯化等。

(朱孟府)

yězhàn zhìyè fāngcāng

**野战制液方舱**（field medical fluid-preparation shelter）　具有战时注射液体生产制备功能的可装卸式厢式医技保障装备。野战制液装备的一种。装卸形式包括吊装、叉装和自装卸，能通过陆运、海运和空运等方式机动部署。

**发展历史**　早期的野战制液设备多以小型移动式为主。20世纪90年代，德军研制了FK-1型野战制剂车组，由3个车载方舱组成，单舱扩展面积为6 000 mm×4 000mm，车组设施齐全，功能配套，可同时完成洗瓶、制液、树脂再生等作业，输注液体可瓶

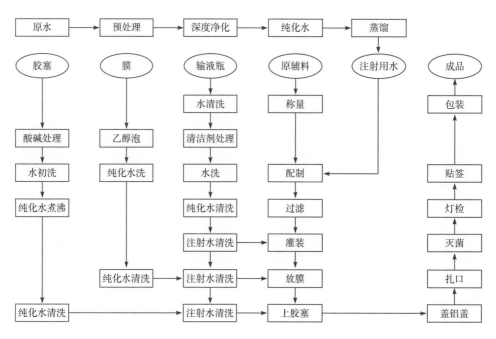

图　野战制液工艺流程图

装、袋装，输液生产能力为 150 升/批。21 世纪，中国人民解放军研制的反渗透—电去离子制水制液设备，可安装在方舱上使用。

**原理与结构** 制液指采用一定的技术方法和工艺设备，将注射用水与药品经过配制、过滤、灌封、灭菌、质量检查、包装等制备过程，生产不同品种、规格的输液成品。野战条件下制备的输液品种主要有葡萄糖注射液、氯化钠注射液、葡萄糖氯化钠注射液、复方氯化钠注射液和生理氯化钠溶液等。制液工艺流程为：天然水→深度处理→纯化水→蒸馏→注射用水→浓配→稀释→过滤→灌装→封口→灭菌→检验→成品。野战制液方舱主要由方舱、制水设备、清洗设备、配液设备、灌封设备、灭菌设备、检测设备以及配件等组成。方舱通常为制式大板厢式结构，设有制水、洗瓶、配灌三个独立单元。制水设备安装在制水单元，通常包括纯化水器、蒸馏水器、水池、潜水泵、粗滤器、水桶、处理架等。清洗设备安装在洗瓶单元，主要有瓶槽、洗瓶机和磁性泵等。配液设备、灌封设备、灭菌设备、检测设备等安装在配灌单元；其中，配液设备主要包括浓配桶、配液桶、药液泵、砂芯滤桶、不锈钢或搪瓷容器、搅拌器、过滤器等；灌封设备主要包括灌装机、封口机、洁净工作台、瓶车和紫外线灯等；灭菌设备主要包括高压蒸汽灭菌器等；检测设备除常规的化学及目视检测仪器外，还包括热原检测仪、微粒分析仪、pH 计、浊度仪等。配件主要包括原料药物、输液瓶、活性炭、称量器具、化学试剂以及其他耗材等。利用野外天然水作原水，生产注射用水 2000 升/批，葡萄糖

注射液和氯化钠注射液（750～1000）升/批。

**用途** 战时生产葡萄糖注射液和氯化钠注射液。也可提供纯化水、注射用水等制药用水，用于制剂、分析检测、伤口创面清洗及医疗器械消毒清洗，也可用于细胞培养、生物制品纯化等。

（朱孟府）

*yězhàn jìngshuǐ bǎozhàng zhuāngbèi*

**野战净水保障装备**（field water purifying equipment） 战时可将自然水源水经过滤、消毒处理为安全饮用水的制备装置与器材。简称净水装备。野战医技保障装备的一类。自然水源水主要指江水、河水、湖水和雨水等。

**发展历史** 中国春秋战国时代，齐国征伐孤竹国时，就通过观察、总结蚂蚁的活动规律寻找水源，以保证军队饮水需要。古埃及第 19 王朝法老明确规定，必须确定军队供水无虑后才能出征。古代战争军队饮用水净化主要采用砂滤、炭滤、布滤以及煮沸等简易手段，以去除水中颗粒物、色度及微生物。高技术战争战场环境复杂，军队流动性大，饮用水后勤供应保障难度加大，从而促进了野战饮水净化技术与装备的研究。饮水净化已从应用多层过滤、活性炭吸附、异味去除与消毒等简易材料与技术，发展到以应用微滤、超滤、纳滤和反渗透材料等为代表的膜分离净水技术。现代的单兵净水器、班排用净水器、便携式净水机、车载净水机以及饮水保障车等系列野战净水保障装备，可以对自然淡水水源水进行过滤净化处理，得到符合军队战时饮水卫生标准的安全饮用水。有些净水装备也可从苦咸水、海水中制取饮用水。这些野战净水保障装备，着眼服务

于军队最基本战斗单元的战场野炊、饮水保障需要，着眼服务于恶劣战场环境下对多样、复杂的自然水源的有效处理，采用了许多新材料、新原理和新结构，以及多功能集成化和携运行轻量化的新设计，想方设法确保军队战场饮用水卫生安全，以最大限度地防止因饮用水质量问题而导致的作战部队的非战斗减员。

**研究范围** 以野战净水保障装备的发展、应用和管理的实践活动为主要研究对象，包括野战环境条件下的净水保障技术与装备的卫勤需求、关键技术、装备研制、制备与检测，以及装备对象、保障标准、产品技术规范与质量监督管理等。

**研究内容** ①野战净水保障装备卫勤需求研究。包括战时净水装备保障任务、保障对象、勤务功能、保障模式、保障标准等研究。②野战净水保障装备关键技术研究。包括净水材料技术、装备设计技术、水质快速检测技术等。③野战净水保障装备研制。围绕单兵净水、班排净水、机动净水等净水装备项目研制，开展装备需求、技术指标、解决方案以及可行性研究等预先研究，拟制项目科研任务书、装备总体技术方案和工程设计方案，组织专家评审论证，系统建模仿真与优化设计，样机试制、性能试验与功效评估等工作。④野战净水保障装备管理研究。包括装备设计、生产、使用及标准化等科研管理制度研究；装备筹措、供应补给、保养维护、更新淘汰等管理制度研究等。

**研究方法** ①调查研究法。综合运用数据采集、信息挖掘与现场调查等方法，了解世界主要国家军队野战净水保障技术与装

备的发展现状与发展趋势，针对中国军队卫勤保障任务、装备现状及存在问题，提出改进意见、建议和方案。②专家论证法。针对野战净水装备发展需求，组织专家进行野战净水保障装备勤务定位、功能设计和主要战术技术指标先进性、可行性论证；开展科研任务书、装备总体设计方案、工程技术方案的拟定、评审、报批等工作。③工程设计法。围绕野战净水快速制取、快速检测、快速展收与携行等新材料、新原理、新结构、新工艺等进行攻关研究，在关键技术攻关成果与专家论证成果的基础上，依据项目科研任务书要求进一步优化工程设计方案，开展样机加工试制。④试验验证法。组织装备样机基本性能试验、环境适应性试验和可靠性试验，考核设计指标实现程度；组织实兵操作试用试验验证，评估装备保障效能。

**成果应用** 野战净水保障技术与装备研究，丰富了军队卫生装备学学科的研究内容，完善并促进了野战医技保障装备体系化和系列化发展；野战净水材料制备、水质快速检测、便携式装备设计等关键技术研究，促进了野战净水保障装备制式化发展；野战单兵净水器、班排净水机、净水车等野战净水保障装备，为遂行军队的多样化军事任务和非战争军事行动饮水净化保障，提供了物质基础。

**发展趋势** 野战净水保障装备未来发展趋势：①新材料、新技术的应用将更加广泛。膜分离、吸附分离等新技术、新材料仍将是野战净水保障技术的重点研究方向。②多功能饮水净化装备战场需求更加迫切。未来饮水净化装备对自然淡水、苦咸水以及海水水源净化能力将显著提升，多功能型饮水处理装备将成为热点研究方向。

（朱孟府）

dānbīng jìngshuǐqì
**单兵净水器**（individual water purifier） 战时用于快速过滤净化自然水源水的单人用手动汲水保障器材。野战净水保障装备的一种。

**发展历史** 水对军队士兵野外生存十分重要。高技术战争军队供水保障难度加大，催生了野战净水技术与装备的研究。20世纪60年代，在越南战争中，美军为了保障作战人员的饮水需要与安全，配备了单兵净水器，但由于过滤技术欠完善，尚难以完全去除水中的有害物质。90年代，美、英等国军队在海湾战争中使用了美军改进型的单兵净水器，该净水器由初级过滤器、二级过滤器、手动泵、橡胶管和军用水壶等组成，净水效果较好；使用时，把初级过滤器放在原水中、摇动水泵，原水通过初级过滤器、橡胶管、二级过滤器处理，进入军用水壶等容器内，经饮水消毒片消毒后即可饮用。美国研制的吸管式饮水净化器，管内设置了净化材料为离子交换树脂和活性炭的三级过滤层，可以有效去除水中的病菌和异味。俄军研制的单兵净水器采用膜分离技术，可去除水中的微生物、无机盐等有害物质，净水量 $0.1L/min$，总有效净水量为 25L。瑞士的菲洛帕尔（Filopar）单兵净水器，重300g，可除去水中细菌和农药、汞、锡等有害物质，以及吸附有机物和无机物中的异味，该净水器中装填的净水药剂如果失效，出水会自动停止，并能很容易地更换净水药剂。20世纪90年代以来，中国人民解放军研制了多种型号的单兵净水器，可以除去水中细菌、肉眼可见物，降低水中有机物及重金属的含量。

**原理与结构** 依据军队战时饮水卫生标准，综合运用分离工程、材料学、结构设计等技术，采用精滤、吸附、消毒及膜分离等原理与材料，去除自然水源水中的颗粒物、微生物及有机污染物；精滤层可以截留 $5 \sim 20\mu m$ 的大颗粒悬浮物；吸附层可以通过物理、化学交换等作用，去除水中的色、嗅、味及有机污染物；消毒层利用银和碘的氧化作用可杀灭水中的细菌；膜分离层利用微滤、超滤和反渗透等技术，截留水中的微生物、大分子有机物和无机盐。单兵净水器（图）由汲水装置、过滤装置、连接管件等组成。其中，汲水装置为手动泵方式，由汲水管、活塞、手柄和组成；汲水管底部设有原水进水口和出水口，进水口与汲水软管连接，出水口与；使用时，操作手柄往复推拉运动，在抽吸压力作用下，自然水源水通过汲水软管进入过滤装置。过滤装置由过滤管和滤芯组成；其中，过滤管上部设有净化水出水口，中部放置由陶瓷、活性炭、碘树脂、分离膜组成的复合层多功能净水滤芯，底部设有原水进水口。连接管件包括汲水软管和贯通导管。其中，汲水软管与汲水管底部进水口连接，汲水管底部出水口与过滤管底部进水口通过贯通导管刚性联接成为一个整体。自然水源水净化流程，首先汲水软管吸头在吸水过程中对自然水源水进行粗滤；进入过滤管后，再经精滤、吸附、消毒及膜分离等复合滤层净化处理，从过滤管出水口流出，成为可供饮用的洁净水。

汲水管、过滤管、贯通导管均为工程塑料管件。单兵净水器外形尺寸（长×宽×高）为 60mm×30mm×140mm，总质量 90g，净水能力 10L/h，总有效净水量 300L 左右。

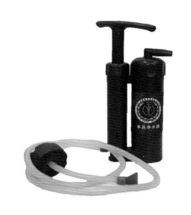

图 单兵净水器

**用途** 用于自然水源水过滤净化，配发单兵，与军用水壶配套使用。可有效去除水中的大肠杆菌、金黄色葡萄球菌等致病菌，以及藻类、虫类、尘埃等悬浮物；可将水中铅、镉及有机磷等重金属离子与有机污染物的浓度降低至符合军队战时饮用水卫生标准。

（朱孟府）

bānyòng jìngshuǐqì

**班用净水器**（water purifier for squad） 可供 10 名左右指战员集体用于战场环境自然水源水快速过滤净化的手动泵式汲水保障器材。野战净水保障装备的一种。

**发展历史** 世界主要国家军队研制有多种班用净水器，主要用于净化天然淡水，有的还能去除水中放射性物质和毒物。20 世纪 80 年代，美陆军研制的 RDC-600 净水器，使用二异丙基氟磷酸酶作为净水材料，可净化核生化污染水。美海军研制的 Survivor06、Survivor10、Survivor30 系列手动净水器，采用反渗透膜分离技术，在对海水或苦咸水脱盐的同时，还能够去除水中细菌、病毒，供海军救生艇或无法实施集中供水保障地区军事分队使用。同期，中国人民解放军研制的班用净水器，由原水袋、贮水袋、混凝剂、消毒剂组成，可净化被污染的自然水源水。21 世纪，采用过滤精度为 0.2μm 的复合多功能陶瓷微孔膜材料及技术，研制出野战班用净水器，可去除水中微生物，有效降低水中有机物及重金属离子含量。

**原理与结构** 依据军队战时饮水卫生标准，综合运用分离工程、材料学、机械结构设计等学科知识，应用精滤、吸附、消毒及膜组件等材料，去除水中的颗粒物、微生物及有机污染物。精滤层可以截留 5μm～20μm 的大颗粒悬浮物；吸附层可以通过物理、化学交换作用，去除水中的色、嗅、味及有机污染物；消毒层利用银和碘的氧化作用可杀灭水中细菌；膜分离层利用微滤、超滤和反渗透等技术，截留水中的微生物、大分子有机物和无机盐。班用净水器（图）通常由汲水装置、过滤装置、连接管件等组成。其中，汲水装置为手动泵方式，由汲水管、活塞、活塞杆、手柄、控制件、密封件组成；汲水管底部设有进水口和出水口，进水口处设置有单向控制阀并与汲水软管连接；使用时，操作手柄往复推拉运动，在抽吸压力作用下，自然水源水通过汲水软管的吸头进入汲水装置。过滤装置由过滤管和滤芯组成；其中，过滤管上部设有净化水出水口，中部放置多功能净水滤芯，底部设置有带单向控制阀的进水口；滤芯为管式复合陶瓷微孔膜滤器，内装载银活性炭、碘树脂、纳米降解材料等净水材料。连接管件包括汲水软管和导流管。其中，汲水软管的吸头由多孔不锈钢薄板制成，孔径 1mm，具有粗滤功能；与汲水管底部进水口连接；导流管一端连接汲水管底部出水口，另一端连接过滤管底部进水口，通过导流管将汲水装置与过滤装置刚性联接成为一个整体。汲水管、过滤管和导流管均使用不锈钢圆管制作。自然水源水净化工艺流程，首先自然水源水经汲水软管吸头粗滤后进入汲水管；再进入过滤管并经精滤、吸附、消毒及膜分离等复合滤层净化处理，从过滤管出水口流出，成为可供饮用的洁净水。野战班用净水器总质量 3.2kg，净水能力为 30L/h，总有效净水量 1000L。

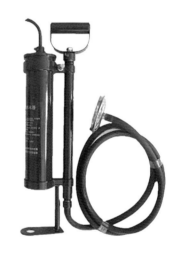

图 班用净水器

**用途** 用于自然水源水过滤净化，供班或小分队使用。可有效去除水中的大肠杆菌、金黄色葡萄球菌等致病菌，以及藻类、虫类、尘埃等悬浮物；可将水中铅、镉及有机磷等重金属离子与有机污染物的浓度降低至符合军队战时饮用水卫生标准。

（朱孟府）

## 排用净水机

pái yòng jìngshuǐjī

**排用净水机**（water purifier for platoon） 可供 40 余名指战员集体用于战场环境自然水源水快速过滤净化的手动/电动式汲水保障器材。野战净水保障装备的一种。

**发展历史** 世界主要国家军队都配有排用净水机，主要用于自然水源水净化，净水速度快，产水量较大，有的还能去除水中放射性物质。20 世纪 80 年代，美海军的 Survivors35、Survivors35CS 型等系列净水机，均采用手动泵技术，利用反渗透膜分离技术去除水中的无机盐、有机污染物以及微生物，净水能力分别为 5.4L/min 和 6.4L/min，供海军救生艇或无法实施集中供水保障地区驻军使用。英军的 JWP4 和 JWP8 型净水机，为手动电动两用型，电动泵交直流两用；通过精密过滤、活性炭吸附以及碘树脂消毒，用于处理河流、湖泊、小溪等地表水，净水能力均为 240L/h，总有效净水量分别为 4000L 和 8000L。IWP-P 手动泵型便携式净水机，重量为 13.5kg，设计为精密过滤、碘树脂消毒以及活性炭吸附等三级过滤结构，净水能力 210L/h，总有效净水量 12000L。法军排用净水机以手动泵为动力，设计为 10μm 滤芯预过滤、活性炭除味过滤以及 0.2μm 的微孔膜终端过滤的组合滤层结构，净水能力 200L/h，总有效净水量 1200L。进入 21 世纪，中国人民解放军研制出多种型号野战排用净水机，以手动泵和电动泵为动力，通常采用精密过滤、活性炭吸附、无机陶瓷膜分离等组合技术净化天然淡水，可有效去除水中微生物，如 SJ-180A 排用净水机净水能力为 180L/h。

**原理与结构** 依据军队战时饮水卫生标准，综合运用分离工程、材料学、机械结构设计等技术，采用精滤、吸附、消毒及膜分离等材料，去除水中的颗粒物、微生物及有机污染物。精滤层可以截留 5~20μm 的大颗粒悬浮物；吸附层可以通过物理、化学交换等作用，去除水中的色、嗅、味及有机物污染物；消毒层利用银和碘的氧化作用杀灭水中的细菌；膜分离层利用微滤、超滤和反渗透等膜技术，截留水中的微生物、大分子有机物和无机盐。排用净水机（图）通常由动力单元、净化过滤单元及金属框架组成。动力单元具有手动、电动两用功能，手动泵主要由进/出水水口、活塞、泵杆及外壳等组成；电动泵主要由进/出水水口、电机和泵头等组成，供电电源为交流 220V/50Hz。净化过滤单元由粗滤器、精密滤器、活性炭滤器、陶瓷膜滤器组成，粗滤器由孔径为 1mm 的多孔不锈钢薄板制成，精密滤器过滤精度为 5μm，陶瓷膜滤器过滤精度为 0.2μm。金属框架通常为立式直方体，外形尺寸（长×宽×高）为 460mm×380mm×630mm，内置动力单元和净化过滤单元，表面安装有操作面板。SJ-180A 排用净水机总质量为 43kg，净水能力 180L/h，最大有效净水量 5000L。

**用途** 排用净水机主要用于净化自然水源水，供建制排或分队使用。可有效去除水中的大肠杆菌、金黄色葡萄球菌等致病菌，以及藻类、虫类、尘埃等悬浮物；可将水中铅、镉及有机磷等重金属离子与有机污染物的浓度降低至符合军队战时饮用水卫生标准。

（朱孟府）

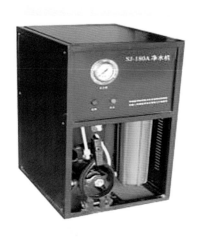

图 排用净水机

## 野战医用供电保障装备

yězhàn yīyòng gōngdiàn bǎozhàng zhuāngbèi

**野战医用供电保障装备**（field power supply equipment for medical use） 战时用于维持临床医疗及医技保障设备设施正常运行的发电供电配电设备设施及系统。野战医技保障装备的一类。主要包括野战移动电站、方舱式电站、供配电系统等。

**发展历史** 野战医用供电保障装备最初是供手术照明使用的手摇、脚踏式小功率发电机，额定输出功率为 0.6kW~2kW。随着野战急救、X 线诊断、检验、灭菌等医疗仪器、医技设备的增加，野战医用供电装备的保障范围进一步扩大，逐步采用中型发电机组供电，发电额定输出功率为 2kW~50kW。20 世纪 80 年代以来，军队野战医院、救护所普遍采用了暖通空调等设备，野战医疗环境条件得到较大改善，但同时也成为一类主要的用电设备。随着野战制液、制氧装备和卫勤指挥装备等用电装备不断增加，野战医用供电的需求用量不但随之大增，供电质量也要求更高，保障范围更广。野战供电保障装备已从最初的单机组供电，发展到多机组网络化供电；配电模式从单一的发电机组配电，延伸至配电网络。野战医用供电系统交流供电的主要设备是发电机和移动电站。便携式发电机额定输出功率在 5kW 以下的，以汽油发电机为主；5kW 以上的多为柴油发电机；8kW 以上的多安装在挂车或汽车底盘上，称为移动电站。也有的通过在汽车底盘上加装轴带发电机，利用汽车动力进行发电供电，称汽车自发电系统。野战医用供电装备可按机动类型、动力类型和控制方式进一步分类。野战医用供配电系统由多种配电设备组成，是直接向用电终端分配电能的电力网络系统。发电机组和移动电站本身带有配电盘，既可控制机组或电站的运行，又可完成配电输出。当用电设备数量比较少时，可直接采用发电机组或移动电站的配电盘供电。当用电设备数量较多时，可另外设置配电盘或配电箱。

**研究范围**　以野战医用供电保障装备的发展、应用和管理的实践活动为主要研究对象，包括供配电保障需求、供配电保障关键技术、供配电装备研制与试验、供配电装备维护、管理与技术规范等。

**研究内容**　①野战医用供配电保障需求研究。包括战时医用供配电保障任务、保障对象、供配电形式、供配电范围、保障标准等。②野战医用供配电保障关键技术研究。包括移动电源技术、新能源发电技术、发电机组节能降噪、余热回收利用及并网运行技术、智能化电网技术、低压电网配电技术等，发电机组高原高寒等特种地区作业能力、包装运输条件等。③野战医用供配电装备研制。主要包括便携式小型发电机组、移动电站挂车、野战医用发电方舱、自发电系统等保障

装备研制；以及帐篷医疗系统供配电箱组、方舱医院供配电箱组、小型医疗单元供配电箱组等保障装备研制。④野战医用供配电保障管理研究。包括保障装备设计、试制、试验、标准化等科研管理制度研究；以及装备使用筹措、供应补给、更新淘汰等物资管理制度研究等。

**研究方法**　①调查研究法。通过数据采集、信息挖掘与现场调研等方法，了解世界主要国家军队野战医用供配电技术与保障装备的发展现状与发展趋势，针对中国军队野战医院供配电保障需求及存在问题，提出改进建议和方案。②专家论证法。针对野战医院供配电保障装备发展需求，组织专家进行野战医用供电保障装备勤务定位、功能设计和主要战术技术指标论证；开展拟研装备的科研任务书、总体技术方案、工程设计方案的撰写、评审、报批等工作。③工程设计法。在野战医用供电智能组网、降耗减噪、在线监测、故障诊断、远程维修等新材料、新结构、新工艺等关键技术攻关成果与专家论证成果的基础上，依据项目科研任务书要求，进一步优化装备工程设计方案，开展样机加工试制。④试验验证法。组织装备样机基本性能试验、环境适应性试验和可靠性试验，考核装备设计指标实现程度；组织实兵操作试用试验验证，评估装备保障效能。

**成果应用**　野战医用供电保障技术与装备研究，丰富了军队卫生装备学学科的研究内容，完善并促进了野战医技保障装备体系化、系列化发展；野战医用供配电装备组网技术、减震降噪技术、运行在线监测技术等关键技术研究，促进了野战医用

供电保障装备制式化、标准化发展；野战移动电站、方舱式电站、野战供配电系统等运用研究，为保障装备转化为支撑军队野战医院正常运行的卫勤保障能力，提供了实践经验和物质保障基础。

**发展趋势**　野战医用供电保障装备未来发展趋势：①大力应用新能源技术，减少对燃油能源的依赖。②大力发展节能节电技术，提高供发电装备效率。③大力研究新型降噪及屏蔽技术，降低供发电设备噪声、磁场等对医疗环境的影响。④大力应用智能控制技术，提高供发电配电设备故障自诊断、自保护、自启动及无人值守能力。

（石梅生）

yězhàn yījì wéixiū bǎozhàng zhuāngbèi

**野战医技维修保障装备**（field maintenance device for medical equipment）　战时用于临床医疗与技术支持设备设施的维护保养与检测修理的仪器、设备及工具。野战医技保障装备的一类。主要包括检测设备、质控设备、维修设备及工具等。

**发展历史**　野战医技维修保障装备是为维护野战医院医疗、医技卫生装备正常运行服务的。随着高技术在野战卫生装备中的应用和新型卫生装备的出现，对维修技术及维修保障能力的要求也随之提高，各种新型维修装备应运而生。①电子线路检测设备。通常包括钳形电流表、示波数字表、集成电路测试仪等。②质量控制设备。通常包括便携式数字血压计检定仪、呼吸机检测仪、多功能 X 线参数测试仪等专业设备。③维修设备。通常包括便携式电焊机、高频点焊机、微型台

钻、多功能信号发生器等专业设备。④维修工具。通常包括螺丝刀、套筒扳手、六角扳手、压线钳、电烙铁、手电筒等。20世纪90年代，中国人民解放军研制了野战卫生装备修理箱组，包括检测仪器箱和工具箱；21世纪，研制了野战卫生装备修理车、专用装备检修箱等，可满足不同条件下，不同类型卫生装备的检测和维修需要。

**研究范围** 以野战医技维修保障装备的发展、应用和管理的实践活动为主要研究对象，包括野战医院卫生装备的维修保障需求、维修保障关键技术、维修保障装备研制，维修保障装备管理等。

**研究内容** ①野战医院卫生装备的维修保障需求研究。主要包括战时野战医院卫生装备维修保障任务、维修保障对象、维修保障体系、维修保障模式以及维修保障标准等。②野战医院卫生装备维修保障关键技术研究。主要包括卫生装备故障快速检测与抢修技术、医疗设备设施运行在线网络监测技术、医疗设备故障远程诊断与排除技术、维修检测设备工具智能化及多功能化技术等。③野战医技维修保障装备研制。主要包括智能化、网络化检测维修装备，故障诊断排除远程专家支持系统，便携式检测维修箱囊装备、移动式检测维修装备等。④野战医技维修保障装备管理研究。主要包括建立健全维修保障装备设计、生产、使用等管理制度，完善维修人员培养与技能培训制度，拟制维修机构建设及其维修装备编配方案，实施维修保障装备标准化管理等。

**研究方法** ①调查研究法。通过数据采集、信息挖掘与现场调研等方法，了解野战维修保障装备的发展现状与发展趋势，针对野战医院卫生装备维修保障需求及存在问题，提出改进意见建议和方案。②专家论证法。针对野战医技维修保障装备发展需求，组织专家进行野战医技维修保障装备勤务定位、功能设计和主要战术技术指标先进性、可行性论证，开展拟研装备科研任务书、总体技术方案、工程设计方案的撰写、评审和报批等工作。③工程设计法。围绕野战维修保障机构网络化服务技术、医疗仪器设备快检快修技术、分级维修保障装备系列化技术等的新方法、新原理、新材料开展攻关研究，在关键技术攻关成果和专家论证成果基础上，依据维修保障装备科研任务书要求，进一步优化工程设计方案，开展样机加工试制。④试验验证法。组织维修保障装备样机基本性能试验、环境适应性试验和可靠性试验，考核维修保障装备设计指标实现程度；组织实兵操作试用试验验证，评估维修保障装备作业效能。

**成果应用** 野战医技维修保障装备研究，丰富了军队卫生装备学学科的研究内容，完善了野战医技保障装备的体系化和系列化发展；野战医技维修保障装备为维护野战医院、救护所各种医疗、医技设备、设施正常运行，提供了技术支持与装备基础。野战卫生装备维修车适用于战时野战卫生装备的紧急抢修，平时亦可供军队卫生装备三级维修机构用于巡查维修保障；卫生装备检修箱易于携带、使用与保管，适用于军队医疗机构平战时卫生装备的检测、维修。

**发展趋势** 野战医技维修保障装备未来发展趋势：①智能物联网技术的广泛应用，将对野战医技维修保障模式产生重要影响，维修保障时效性会大大提高。②医疗仪器设备模块化设计技术，将改变医技维修保障传统故障检测和维修方法，使故障检测和修复变得更加便捷、迅速。

（王 政 李振彪）

yězhàn fángyì fánghù wèishēng zhuāngbèi

## 野战防疫防护卫生装备

（medical anti-epidemic & protective equipment） 用于烈性传染病病原体或核生化（NBC）战剂污染感知、预防、控制和消除的仪器器材、设备设施及工具。简称卫生防疫防护装备。军队卫生装备的组成部分，是综合运用系统工程学、材料学、机械科学、建筑科学、气流组织控制等原理、技术研制而成的物理型卫生防疫防护装备，主要包括生物战剂侦察检验卫生装备、环境与器材生物沾染洗消处置卫生装备、高危污染环境集体防护卫生装备和高危污染环境个体防护卫生装备等。

**发展历史** 1888年，德国科学家富伯林发明了用升汞、乙醇对手部进行消毒。当"细菌理论"被证实、消毒原则被广泛认可的同时，1889年，德国诞生了全世界第一家消毒剂专业生产商—舒美公司。1892年，德国汉堡发生霍乱疫情，舒美公司生产的来苏水被大量用于疫情的消毒与防治，有效抗击了霍乱疫情。第一次世界大战，德军使用化学毒剂，个人防护问题开始得到重视并研制出相关防护产品。第二次世界大战以后，随着核生化大规模杀伤性武器的出现，进一步促进了核生化防护（以下简称三防）卫生装备的研发与应用，形成了以核生化防护服、防护面具、侦察车、洗消车、防护帐篷等为代表的三防系列防护卫生装备。21世纪初，美军陆续装备了M50面具、MDF-200联合洗消系统、里弗斯EMS-2三防帐篷和狐式侦察车等。20世纪50年代，中国人民解放军研制了防毒面具、防毒衣、洗消车；60年代，研制了野战细菌检验车；70年代，研制了细菌检验车和昆虫疟原虫检验车；80年代，研制了微生物检验车和消毒杀虫车；21世纪，研制了卫生防疫车、生物检验车和生物侦察车等三防卫生装备。

**研究范围** 以野战防疫防护卫生装备的发展、应用和管理的实践活动为主要研究对象，主要开展野战防疫防护卫生装备的系统理论、综合论证、关键技术、装备研制以及保障管理等研究。

**研究内容** ①野战防疫防护技术与装备理论研究。综合运用预防医学、机械工程学、系统工程学、材料学、流体力学等学科知识和原理，开展与侦察、检测、消除、防护、治疗、控制等各种卫生防疫防护装备需求相关的物理防护理论、防护技术与转化应用研究，探索三防卫生装备系统工程设计理论与科研实践。②卫生防疫防护装备综合论证研究。围绕研究任务、目标，开展装备需求、装备用途、研制必要性、主要技术战术指标，以及项目方案设计的先进性、创新性、可行性、环境适应性、可靠性、可维修性、军事效益等方面的综合性论证研究。③卫生防疫防护关键技术研究。包括核生化战剂的监测与报警技术、物理隔离防护技术、沾染洗消技术、空气净化技术、超压/负压防护技术、环境消毒技术，以及材料技术与系统设

计技术等。④卫生防疫防护装备研制。研制程序及内容主要包括装备科研任务书、总体技术方案和工程设计方案的拟制、评审、完善和报批，工程方案模拟与优化、工程图样设计、样机试制调试、实验与试验、装备标准规范编制及设计定型等。⑤装备管理研究。主要包括装备编制体制、发展规划计划、定型鉴定、生产储备等科研管理制度研究；装备使用供给、推广转化、保养维护、退役报废等物资管理制度研究。

**研究方法** ①调查研究法。运用数据采集、信息挖掘与现场调研等方法，研究卫生防疫防护技术与装备的发展现状与发展趋势，针对不同防护对象的防护需求以及存在问题，提出改进的意见建议；同时，围绕中长期建设发展，制定发展规划计划，提出发展目标、重要方向、重点领域和重大项目研究建议方案。②专家论证法。针对防疫防护装备需求和战场适应性要求，组织专家开展卫生防疫防护装备预研、项目勤务定位、功能设计和主要战术技术指标先进性、可行性论证；开展科研任务书、总体技术方案及工程技术方案的编制、评审、报批等工作。③工程设计法。围绕侦察、检测、消除、防护、治疗、控制等的新技术、新材料、新结构、新工艺开展基础性共性技术研究，在关键技术攻关成果和专家论证成果的基础上，依据项目科研任务书和技术创新要求，进一步优化装备工程设计方案，集成、融合相关应用技术，开展工程图样设计与样机加工试制。④试验验证法。安全性、可靠性和有效性是对卫生防疫防护装备的基本要求。通过基本性能试验、环境适应性试验和可靠性试验，

考核装备设计指标实现程度；通过卫生防疫防护装备实操训练和演习演练验证等，评价其勤务功能、安全性能和保障效能。

**成果应用** 野战防疫防护技术与卫生装备研究，丰富了军队卫生装备学学科的研究内容，完善了军队卫生装备体系；促进了野战防疫防护卫生装备的体系化、系列化发展；为高危污染环境、高等级生物安全实验室等重要场所、重大活动的防疫防护保障提供了有力的物质保障。中国人民解放军研制的传染病员负压救护车、负压隔离担架、负压隔离病房和防护口罩、防护服、正压医用防护头罩、卫生防疫车等传染病防控装备，成功应用于2003年中国SARS疫情的防控；移动式生物安全三级实验室在塞拉利昂埃博拉疫情防控中发挥了重要作用。野战防疫防护技术与卫生装备的可持续发展，对保障国家和社会的生物安全，提升国家、军队应对核生化武器袭击、生物恐怖威胁和重大突发公共卫生事件的能力具有重大现实意义。

**发展趋势** 野战防疫防护卫生装备未来发展趋势：①加强生物传感器、无人化、智能化等高技术在卫生防疫防护装备研制中的集成与融合应用，以提高装备整体防护保障性能和环境适应性，降低使用作业人员的潜在风险程度。②高选择性滤除净化与耐洗消新材料，将成为卫生防疫防护装备材料技术的研究热点。③个体防护装备个性化智能制造技术前景广阔。个体防护装备个性化智能制造技术将融合人体工程学、材料学、3D打印，以及计算机设计与制造等多种高新技术，发展前景十分广阔。

(祁建城 王 政)

shēngwù zhànjì zhēnchá jiǎnyàn
wèishēng zhuāngbèi

# 生物战剂侦察检验卫生装备

（biological agent detection equipment） 用于细菌、病毒武器攻击地域沾染性媒介物质侦察、预警、采样和检测的卫生防护器材与设备。简称生物侦检装备。野战防疫防护卫生装备的一类。主要包括生物气溶胶监测预警、样本采集、样本保存、样本处理及检测等装备，媒介物质主要包括空气、土壤、水源、媒介生物等。

**发展历史** 生物战剂即为致死性烈性传染病细菌、病毒。传统的生物战剂侦检一直采用采样、培养、观察等技术方法进行，所用装备主要是显微镜等常规检验仪器。随着生物战剂制造与施放技术对人类潜在危害风险的增加，各种形式的生物战剂侦检装备应运而生。①生物气溶胶监测预警装备。指能够对目标地域大气的生物气溶胶浓度、分布、移动特性等信息进行监测并预警的装置和仪器设备。监测预警装备可分为定点监测和遥感检测。其中，生物气溶胶定点监测预警装备即可部署在重要地域或重要设施等适宜的固定部位；也可安装在车辆、舰艇、飞行器等机动平台上，对更大一些的敏感区域实施生物气溶胶定点机动探测。生物气溶胶遥感检测预警装备主要安装在飞行器上，用于对开放空间的疑似性生物气溶胶或环境大气质量进行探测，遥感飞行器的活动区域及监测控制范围可视需要而定。21 世纪初，英国军队装备的比拉尔（Biral）公司研制的韦尔泰克（VeroTect）生物气溶胶报警系统，基于单粒子荧光探测原理，通过对单粒子的形态学和光谱学信息的综合分析，实现粒子生物

性质的判别。美国生物防护联合计划局研制的短程生物战剂监测装置（SR-BSDS），由紫外激光器、接收机和带有信息处理器的探测器组成，可监测半径 5km 范围内的人造气溶胶云团，并确定其是否含有生物战剂；远程生物战剂监测装置（LR-BSDS）由红外激光器、接收机和带有信息处理器的探测器组成，监测半径可达 50km，具有远距离、大区域的生物气溶胶探测跟踪和绘图能力，可由直升机或其他机动平台携带。②样本采集装备。指能够对生物气溶胶沾染的空气、水体、土壤、媒介生物、传染病人等进行样本采集的装置、器材和工具。其中，气溶胶样本采集主要通过空气采样器将环境气溶胶收集到滤膜等固体介质或采样液中，经常使用的采样器主要有安德森（Anderson）采样器、波尔顿（Porton）采样器等。水源样本采集通常使用试管、采样瓶等对静止水面实施采样。土壤样本采集多使用采样铲进行取样。媒介生物样本采集多使用捕虫网、捕鼠夹、镊子等工具。传染病人血、便、分泌物等临床样本采集使用试管、棉拭子等工具。③样本保存装备。指能够对采集到的生物样本进行短期或长期保存的器材设备和工具等。生物样本应尽快送到具有检验、分析和保存能力的微生物实验室，以便实施定性定量检测分析、后续处置和长期保存；在运送过程中，所有采集到的样本在条件允许的情况下应尽量冷藏，样本保存容器应清洁、无菌、密封、拥有双层防震包装；同时，应便于清洗、消毒，外部必须有不易脱落的生物安全标记。④样本处理装备。指能够对生物样本进行分离、提取、纯化、扩增等

处置的装置与器材。生物样本种类与形态多种多样，必须经过处理才能用于检测。针对生物气溶胶采样液（滤纸）、水体、土壤等样本，主要进行去除样本杂质、浓集病原体处理；针对临床样本，主要进行洗脱、分离、切片、涂片等处理；针对媒介生物样本，主要进行清洗、研磨、分离、纯化、扩增等处理。⑤样本检测装备。指能够对生物样本进行定性或定量检测的装置和仪器，可分为现场检测装备和实验室检测装备。现场检测装备多基于免疫层析、快速 PCR 等技术，侧重于操作简便、便于携带。如美国的 M93A1 狐式侦察车，是以装甲车为载体的高机动核生化侦察系统，可以实施机动侦察，装载了全球卫星定位系统和数字通讯系统。英国史密斯（Smiths）公司的生物安保加（Bioseeq Plus）手持式生物战剂检测仪，基于实时荧光核酸扩增技术，将样本快速处理与核酸扩增检测集成于一体，配有专用的手动式样本核酸快速处理模块，可在 1 小时内完成 6 种样本的并行筛查检测。实验室检测装备主要采用形态学检测、免疫荧光、定量 PCR、质谱等分析技术，检测结果可靠。20 世纪末，美军装备的 M31E2 型生物综合检测系统（BIDS），是专用的一体化生物战剂侦检平台，集成生物气溶胶报警、采样、快速检测于一体，可实施多种形态生物攻击的侦检任务。进入 21 世纪，中国人民解放军研制了手持式生物战剂检测仪、生物战剂侦察车、生物检验车等生物侦检装备。

**研究范围** 以生物战剂和重大传染性疾病病原体侦检需求，以及生物气溶胶机动监测预警和现场快速检测技术与装备的发展、

应用及管理为研究对象，重点研究生物战剂侦检需求论证、关键技术创新、重大装备研制、生物防护侦检装备发展管理等问题。

**研究内容** ①生物战剂侦检装备应用基础研究。综合运用微生物学、空气动力学、光电技术、材料科学等学科知识，开展生物战剂侦检装备的材料技术、工作原理、结构效能、模拟验证等应用基础研究，创新设计、制造与实验验证方法，为生物战剂侦检装备科技发展奠定应用基础。②生物战剂侦检综合论证研究。主要内容包括重大装备需求及研制必要性、战技指标、先进性、可行性、环境适应性、可靠性、可维修性等综合性预研论证。③生物战剂侦检关键技术研究。主要包括单粒子多参数探测、生物气溶胶质谱分析等生物气溶胶监测预警技术；虚拟撞击分离、液相浓缩等快速采样技术；样本微型低温温控保存与转运技术；样本快速洗脱与分离、核酸快速提取与纯化技术；可控层析、全固态集成光路、多光谱信号提取与识别算法等现场快速检测技术。④生物战剂侦检装备研制。研究内容及程序主要包括装备科研任务书、总体技术方案及工程设计方案拟制、评审和报批，工程图样设计、实验模拟及优化，样机加工试制、性能功能试验，验收标准规范、装备定型等。⑤生防侦检装备发展管理研究。主要包括装备编制体制、发展规划计划、定型鉴定、生产储备等科研管理研究；装备使用供给、推广转化、保养维护、退役报废等生防侦检装备物资管理研究。

**研究方法** ①调查研究法。运用数据采集、信息挖掘与现场调研等方法，研究生物战剂侦察技术与装备的发展现状与发展趋势，针对不同侦检对象及需求，提出主要发展领域、重要发展方向及核心关键技术建议，以及中长期科技发展规划、计划方案。②专家论证法。针对生物战剂侦检需求和战场适应性要求，组织专家进行生物战剂侦检装备重大项目的勤务定位、功能设计及主要战术技术指标先进性、可行性论证，开展装备科研任务书、总体技术方案及工程技术方案的拟制、评审与报批等工作。③工程设计法。围绕监测预警、样本采集、样本保存、样本处理及快速检测等任务需求开展相关研究，在关键技术攻关成果和专家论证成果的基础上，依据项目科研任务书和战技指标调整要求，进一步优化项目的工程设计方案，集成、融合相关技术，进行工程图样设计与样机加工试制。④试验验证法。安全性、可靠性和有效性是对生物战剂侦检装备的基本要求。通过基本性能试验、环境适应性试验和可靠性试验，考核装备设计指标实现程度；通过生物战剂侦检装备实操训练和演习演练验证等，评价其勤务功能、安全性能和保障效能。

**成果应用** 生物战剂侦检技术与装备研究，丰富了军队卫生装备学学科的研究内容，完善了军队卫生装备体系；促进了野战卫生防疫防护装备的系列化、体系化发展；为高危污染环境、高等级生物安全实验室等重要场所和社会重大活动的生物安全防护与监测预警提供了技术与装备保障。中国人民解放军研制的手持式生物战剂检测仪、生物侦察车、生物检验车等装备，成功应用于2008年在北京举办的第29届奥运会等重大活动安保工作。移动式生物安全三级实验室在塞拉利昂埃博拉疫情现场防控中发挥了重要作用。生物战剂侦检技术与装备的发展，对保障国家和社会生物安全，提升应对核生化武器袭击、生物恐怖威胁和突发公卫事件能力具有重大意义。

**发展趋势** 生物战剂侦检装备未来发展趋势，一是侦检技术研究将向生物气溶胶现场采样/浓缩/液相制备一体化，以及生物气溶胶多光谱识别与微全处理分析功能融合化方向发展；二是装备将向小型化、智能化、网络化和无人化方向发展。

(杜耀华 陈锋)

shēngwù zhànjì zhēncháchē

## 生物战剂侦察车（biological agent reconnaissance vehicle）

用于致死性烈性传染病细菌、病毒沾染媒介物质的探测、采集、分析及危害评估的轮式微生物监测预警装备。简称生物侦察车。生物战剂侦察检验装备的一种。通常使用整装总质量不大于5吨的二类军用越野汽车底盘改装，车载仪器设备设施主要有采样器、生物气溶胶报警器、快速生物分析仪、基因扩增（PCR）仪、生物分析仪及危害评估系统等。

**发展历史** 生物战剂侦察车是实施生物战剂侦检作业的重要装备，受到世界主要国家军队的高度重视。20世纪70~80年代，欧美国家军队将高机动性装甲运输车改装而成生物战剂侦察车，车上配置的侦察设备能够满足核生化侦检、预警等多种任务需求，可适应各种复杂战场环境。21世纪初，德军装备的新型"狐"式核生化侦察车，采用轮式装甲输送车改装而成，8×8驱动方式水陆两用，车体具有良好的防弹及核生化污染防护能力；配备了采样机械手、质谱仪、辐射监测仪、化学战剂侦检仪、核生化污染标志器、车用定位仪和中央数据处理系统等设备，全部侦检作业可在车内完成。西班牙军队的VRAC型核生化侦察车，车内配置有生物气溶胶检测设备、高性能质谱仪、实时荧光PCR设备、便携式核辐射探测设备、个人剂量仪、化学战剂探测设备等，能够执行核生化战剂采样、检测、预警、污染区域标记、洗消等多种任务。同期，中国人民解放军研制的生物战剂侦察车（图1），车内配置有大流量空气采样器、气溶胶分析仪和生物报警器等设备，主要用于细菌、病毒战剂生物气溶胶侦察、预警、采样、快速筛查和危害评估等。

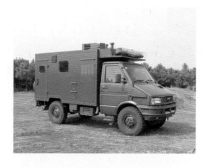

图1　生物战剂侦察车外观

**原理与结构**　生物战剂侦察车通过采集空气、水体、土壤、媒介生物等环境生物标本，利用物质所具有的物理学、微生物学、免疫学等特性，进行定性、定量和结构分析，初步检测识别环境中是否含有生物战剂，并根据监测和检测数据结果，评估危害风险等级，决定是否发出报警信息。生物战剂侦察车通常由汽车底盘、车厢、预警设备、采样侦检设备、危害评估系统以及保障设备设施等构成。汽车底盘通常选用整装总质量不大于5吨的二类军用越野汽车底盘。车厢通常采用制式大板厢式结构（图2），设有独立工作间和缓冲间，通过动力送风机、滤毒罐和控制模块，形成正压梯度防护系统。预警设备主要包括生物气溶胶报警器、快速生物分析仪等。采样检测设备主要有大流量空气采样器、基因扩增（PCR）仪、生物分析仪等。危害评估系统由生物本底地理信息系统、气象信息系统、综合评估软件系统等构成。保障设备设施主要有供个人使用的自主动力送风型全身式正压防护服、军用电台、电话、网络传输设备、供配电设备、水路设备、空调和照明设备等。

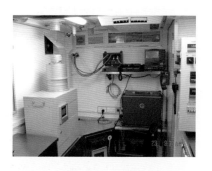

图2　生物战剂侦察车车厢及设备

**用途**　用于执行生物战剂侦察、预警任务，实时监测空气中的气溶胶有害生物粒子参数，采集空气和环境表面沾染媒介物样本，测定环境气象参数，对生物危害风险等级和扩散趋势作出预警和评估等。

（祁建城　赵　明）

biànxiéshì shēngwù qìróngjiāo cǎiyàngqì

## 便携式生物气溶胶采样器
（portable bio-aerosol sampler）

用于大气环境中致死性细菌、病毒气溶胶粒子现场捕获、富集浓缩及便于携带运行的有害生物样本采集侦察装备。简称便携式生物采样器。生物战剂侦察检验装备的一种。

**发展历史**　便携式生物气溶胶采样器是实施生物战剂侦检作业的重要装备，受到世界主要国家军队的高度重视。20世纪90年代，欧美国家军队开始采用虚拟撞击式、液体冲击式采样器进行生物气溶胶采集。21世纪初，美军使用了SASS2300等新式便携式生物气溶胶采样器，具有采样效率高、自持能力强等优势。同期，中国人民解放军采用滤膜式、虚拟撞击式、气旋式（图1）等采样原理，设计、研制出多型便携式生物气溶胶采样器，可由单兵携行，在任务地域快速展开作业，主要用于战场与现场大气环境中生物气溶胶粒子的高效采集。

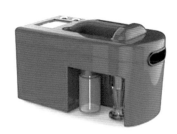

图1　气旋式（液相）生物气溶胶采样器

**原理与结构**　便携式生物气溶胶采样器通常采用滤膜式、虚拟撞击式、气旋式或冲击式等采样原理设计而成。通过采集空气中特定粒径区间的生物气溶胶粒子，经相应流程处理后，为后续的定性、定量检测分析提供生物样本。根据采集原理和采集介质的不同，生物气溶胶采样器可分为液相采样和固相采样两大类。液相采样器通常采用气旋式、冲击式原理设计；采集到的生物气溶胶粒子经富集浓缩至采样液中；

采样液通常采用 PBS 等具有较好生物相容性的液体；采集到的样本可直接用于后续的检测分析。固相采样器通常采用滤膜式（图2）、虚拟撞击式原理设计，采集到的生物气溶胶粒子直接富集浓缩至滤膜或平皿上；后续进行洗脱操作或直接培养分析。由于供人员现场采样使用的气溶胶采样器的设计原理、制造材料的不同，其结构、体积、重量以及携带方式亦存在一定差异，从携带方式上主要可分为便携式和手持式两种。便携式采样器是指可供人员短途携带或可通过工具运载的采样器；手持式采样器是指既能供人员随身携带，又可人工手持操作采样的采样器。便携式生物气溶胶采样器通常由收集结构、气体驱动模块、控制与交互模块、电源模块等构成，采样效率一般均高于 50%，同时为了保证采样介质内的样本浓度，采样流量一般大于 150LPM，一般均可电池自持作业，单次充电可使用 5 个采样循环以上。

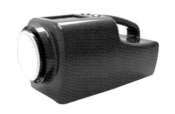

图2　滤膜式（固相）生物气溶胶采样器

**用途**　便携式生物气溶胶采样器可由专业人员携行至目标地域，执行大气环境中生物气溶胶粒子样本采集任务。生物气溶胶粒子经富集浓缩，保存到滤膜或采样液等介质中，作为后续定性、定量检测分析的样本。

（陈锋　程智）

shēngwù jiǎnyànchē

**生物检验车**（biological agent laboratory vehicle）　用于空气、水源、土壤等烈性传染性细菌病毒样本病原体的快速监测筛查、定性定量分析及危害评估的轮式微生物检测检验装备。简称检验车。生物战剂侦检装备的一种。通常选用整装总质量不大于 5 吨的二类军用越野汽车底盘改装，车厢采用制式大板厢式结构并具有正压防护功能，主要配置生物安全柜、离心机、酶联仪及核酸检验模块等仪器设备设施。

**发展历史**　20 世纪 60 年代，苏军研制的野战卫生检验车和卫生细菌学检验车均由一辆主车和一台挂车组成。野战卫生检验车可实施生物学检验、卫生学检验、辐射测定、毒剂侦检和卫生侦察；卫生细菌学检验车可实施卫生学和细菌学检验，还能用于传染病的流行病学调查。80 年代，美国研制的 X-BIDS 车载移动生物分析实验室，在海湾战争中部署使用；ATEL 型车载移动实验室，配备有气-质联用分析仪和细菌检验等设备，具备现场样本检测功能，专门用于环境与食品微生物检验。20 世纪 70 年代，中国人民解放军研制的细菌检验车，可进行霍乱、鼠疫、炭疽等烈性传染病病原体检测；80 年代，研制的微生物检验车，具备生物采样和现场检测功能；21 世纪，研制的生物检验车，可采集、预处理和保存空气、水体、土壤、动物等沾染性媒介样本，现场分离培养鉴定可疑标本，快速实施生物战剂、病原微生物、化学毒剂毒物等现场检验。

**原理与结构**　按照国家、军队生物实验室建设标准和分子生物学、生物化学原理，搭建车载式的移动型病原微生物检测实验平台；通过对空气、水源、土壤、动物等环境生物标本的检测验证分析，定性、定量判别样本及环境的生物安全性。生物检验车（图1）由汽车底盘、车厢、采样设备、检验设备、保障设备设施及辅助设备设施等构成。汽车底盘通常选用整装总质量不大于 5 吨的二类军用越野汽车底盘。车厢通常采用制式大板厢式结构，车厢内（图2）设置独立的工作间和缓冲间，通过动力送风机、滤毒罐和控制模块，形成正压梯度防护系统。采样设备主要包括微生物采样箱、空气采样箱、化学战剂侦毒箱等。检验设备主要包括酶联仪、荧光显微镜、核酸检验模块、生物安全柜、离心机、培养箱、冰柜、高温蒸汽灭菌器、恒温混匀器等。保障设备设施主要包括信息通讯系统、供配电系统、水路系统、空气调节系统、照明系统等。辅助设备设施主要包括小型急救箱、防护服、防毒面具、污物收集桶、工作台等。

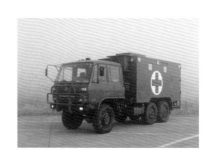

图1　生物检验车外观

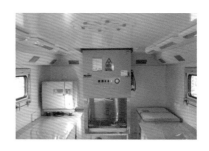

图2　生物检验车内景

**用途** 战时用于空气、水体、土壤、动物等烈性或未知病原体沾染样本的采集、保存、分离培养、快速鉴定。也可用于突发重大公共卫生事件中的现场检验。

（孙景工）

yídòngshì shēngwù 'ānquán sānjí shíyànshì

# 移动式生物安全三级实验室

（mobile biological safety laboratory of biasafty Ⅲ） 具有高等级生物安全防护功能和烈性传染病病原体筛查鉴定功能的运载型病原微生物检测实验装备。生物战剂侦察检验装备的一种。移动式生物安全三级实验室为两舱一组型式，大板车厢结构的舱室通常按照国际标准集装箱规格制造，是承载医学与生物科学专业仪器设备设施及相关科研人员的工作平台，适于集装箱卡车、船舶和飞机运输。

**发展历史** 通常情况下，对危害程度高或未知生物危害因子的实验、检验操作，需要在生物安全高等级实验室——生物安全三级实验室内进行。较之固定实验室，移动式生物安全三级实验室机动性强，可在高危污染环境现场开展工作，但是制造工艺复杂，技术难度大。20世纪90年代，美国制造的集装箱式生物安全实验室由更衣间、淋浴间、缓冲间、核心实验室和动物房组成；设置独立通风空调系统，实验室内洁净区、半污染区及污染区等各区域之间，除需设置密闭型物理分隔墙外，还需要设置相应压力梯度，以控制气流组织有序运动；可采用拖车、火车、轮船和飞机运输。同期，法国的移动式生物安全三级实验室采用两车组合形式；其中，主车实验室按照

40英尺国际标准集装箱规格制造，由实验室入口、缓冲间、淋浴间、核心实验间、技术保障间等组成；各工作功能区域设置相应的不同的压力梯度；配置有生物安全柜，高压灭菌器，培养箱，冰箱、工作台等设备设施；保障车按照20英尺集装箱标准规格制造，作为整个实验室的动力保障与污水处理单元。21世纪，中国人民解放军研制的移动式生物安全三级实验室，由同为9m规格的实验舱和保障舱组成，采用平板运输车运载；展开工作时两舱并列布置（图1），通过气密型软联接通道连接；其中，实验舱划分为生物安全三级实验间、缓冲间、更防护服间、更内衣间、更外衣间，配备有二级B型生物安全柜、隔离器、培养箱、超低温冰箱、冰箱、洗眼装置等仪器设备；保障舱设置有空调设备间、污水处理间和发电设备间等。

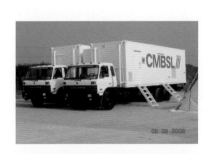

**图1 移动式生物安全三级实验室展开外景图**

**原理与结构** 移动式生物安全三级实验室分为防护区和辅助区。防护区为核心工作区，主要从事高危生物标本检测分析、实验及消毒灭菌等工作，生物安全风险度高；辅助工作区主要用于保障类仪器设备设施的安装及运行，生物安全风险度低；防护区与辅助区之间依据区域功能，设置相应负压梯度。移动式生物安

全三级实验室由实验方舱和保障方舱、负压系统及实验仪器设备组成。其中，实验方舱舱体由大板层、聚氨酯发泡层及彩钢板层复合粘结压制而成的舱板组成，气密性达到生物安全三级实验室要求；主要设置有实验间、缓冲间、更防护服间、更内衣间、更外衣间等功能区域。保障方舱为普通大板厢式结构，主要设置有污物处理及消毒灭菌系统、电力供应系统、水气供应系统、照明系统、监控系统、通讯系统以及防护器材等。负压系统包括送排风机，初效、中效、高效三级过滤器，生物密闭阀门、风量调节阀门以及全新风空调和风道等设备，主要对实验方舱内不同功能区域的负压梯度、温湿度以及通风换气量等环境指标实施控制。实验仪器设备（图2）主要包括PCR仪、洗板机、酶标仪、显微镜、离心机、生物安全柜、培养箱和冰箱等。

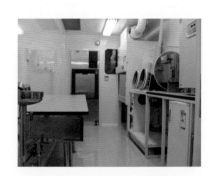

**图2 实验室核心工作区内景**

**用途** 主要用于烈性或未知病原微生物的检定和实验操作。适用于生物战、重大突发性公共卫生事件或生物恐怖袭击情况下，快速抵达目标地域，开展符合生物安全三级防护保障标准的烈性高危病原体检测鉴定与实验分析工作。

（祁建城 赵 明）

yídòngshì jiāqiángxíng
shēngwù 'ānquán 'èrjí shíyànshì

## 移动式加强型生物安全二级实验室（mobile enhanced biosafety level 2 laboratory system）

以通过增加负压系统方式提高舱室生物安全防护等级，并用于烈性传染病病原体培养分析与筛查鉴定的轮式病原微生物检测实验平台。又称移动 BSL2+实验室。生物战剂侦察检验装备的一种。通常采用军用高机动性汽车底盘加方舱改装而成。

**发展历史** 移动式加强型生物安全二级实验室是突发重大传染病疫情防控的重要装备，需要时可快速机动部署至固定式生物安全实验室力量不足的重点疫区展开作业，受到世界主要国家和军队的高度重视。移动式加强型生物安全二级实验室由移动式生物分析实验室发展而来。21世纪初，美国奥兰德（Orlando）公司与军队和卫生部门联合研制的移动式生物临床与分析实验室，是一个达到生物安全二级防护标准的模块化移动实验室，既可采用配备空气弹簧的四轮拖车运载，也可安装在奔驰斯宾特（Sprinter）汽车底盘之上；配备有移动式聚合酶链反应（PCR）检测仪、层流净化柜、微型化学毒剂分析仪、显微镜、微生物学/血液学/血清学检测设备等；能够开展SARS、霍乱、疟疾等烈性传染病的样本采集、监测、确认、诊断以及快速检测。之后，美国皮尔斯（Pierce）公司研制的移动式检测实验室，不仅包括达到生物安全二级水平的实验室区，还包括达到生物安全三级水平的实验室区；外形尺寸（长×宽×高）12m×2.4m×3.4m；配置发电机组，野外现场作业自我保障能力较强。

同期，中国人民解放军研制的移动式加强型生物安全二级实验室系统（图1），采用7米大板方舱为实验室工作平台，设置有准备间和实验间；实验间负压差不低于30Pa，配置A2型Ⅱ级生物安全柜、4℃实验室冷藏箱、-80℃超低温冰箱、二氧化碳培养箱、自净化传递窗，以及微生物实验室所需的其他仪器设备。

**原理与结构** 移动式加强型生物安全二级实验室，以高机动性轮式车辆底盘为承载平台，上装选用标准大板方舱改装；参照WS233-2017病原微生物实验室生物安全通用准则中：加强型生物安全二级实验室 enhanced biosafety level 2 laboratory 标准，对舱室进行了功能分区、通风净化、负压系统和微小气候调节等设计布局方案（图2）。实验室设置实验间和缓冲间两个分区；实验间内配置Ⅱ级生物安全柜或手套箱式隔离器作为一级防护屏蔽，其他微生物实验仪器设备还包括：冷藏箱、超低温冰箱、生化培养箱、PCR检测仪等；缓冲间可作为实验准备间使用，缓冲间出入口采用双门互锁设计，即两门不能同时打开；缓冲间与实验间之间设置传递窗用于传递样品等。为保证洁净度与换气次数要求，通风净化一般采用全新风系统，在送风作用下外环境新风经过高效过滤后送入缓冲间和实验间；在排风机作用下缓冲间和实验间的空气经过高效过滤后排放至外环境。通常采用定送风量、变排风量的方式实现实验室内的压力梯度控制；缓冲间与实验间均为负压状

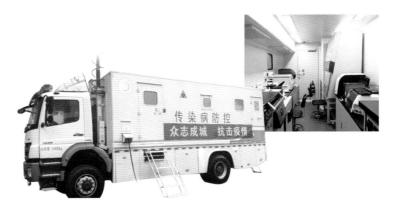

**图1　移动式加强型生物安全二级实验室整车及内部布局**

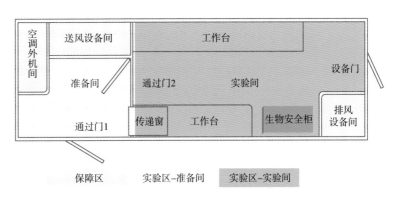

**图2　移动式加强型生物安全二级实验室平面布局**

态，实验间负压值≥30Pa，缓冲间负压值≥10Pa，形成清洁区空气→半污染区→污染区的定向流动调控；实验间的排风量由变频风机或变风量调节阀控制，根据实验间负压实时值与设定值的差值调节风机频率或调节阀开度，使实验间负压值稳定于设定值。新风通道上设置空调和加湿器，根据实验间内温湿度传感器的反馈控制，自动调节实验间内的温度和相对湿度达到设定值，以保证实验间内微环境的舒适性。其他保障设备还包括供配电、自动控制、网络传输及照明等。实验室方舱尺寸（L×W×H）：6800mm×2438mm×2500mm，整车尺寸（L×W×H）：9000mm×2500mm×3900mm，整车质量：12吨，展收时间：≤30分钟。

**用途** 可快速机动部署至固定式生物安全实验室力量不足的重点疫区展开作业，为烈性传染性病原微生物检测、实验提供符合生物安全二级以上标准的移动式工作平台，可确保实验室内致病病原微生物不向外部环境扩散。

（祁建城 衣 颖）

zhàngpéngshì shēngwù 'ānquán sānjí shíyànshì

# 帐篷式生物安全三级实验室

（tent biosafety level 3 laboratory） 基于充气围护篷布形成的拱形密闭掩体改装而成的，符合高危传染性或未知病原体实验操作高等级防护标准要求的运载型病原微生物检测实验平台。生物战剂侦察检验装备的一种。帐篷式生物安全三级实验室以充气帐篷作为实验平台围护结构，较之于制式大板结构的方舱型生物安全实验室，具有展开空间大、收拢体积小等优势，适宜公路、铁路、轮船和航空运输。

**发展概述** 20世纪90年代以来，欧美主要国家、军队相继研发了多种可快速部署的帐篷式生物安全三级实验室。如捷克国防大学军队卫生学院研发了配备有生命支持系统的帐篷式生物安全实验室；美国研发了可扩展式加强型生物安全实验室，两者均以帐篷作为实验室主体，并配有技术保障装备。2005年，由中国人民解放军原军事医学科学院研制的中国首台具有自主知识产权的移动式生物安全三级实验室，采用两台方舱并列展开结构形式，其中一台为实验舱，一台为技术保障舱。2016年，军事医学科学院卫生装备研究所研制了帐篷式移动生物安全三级实验室。2019年，该装备在发生的新冠肺炎疫情防控中投入使用。

**原理与结构** 帐篷式生物安全三级实验室，通常由一顶帐篷实验室与一台技术保障方舱组成（图）。整个系统总重约8吨，占地面积约200m²，内部有效利用空间约为50m²，展收时间4人不超过4小时。帐篷实验室主要用于开展病原样本检测以及病原微生物实验操作活动。技术保障方舱主要为帐篷实验室提供空气净化、暖通空调、自动控制、网络通信、音视频传输、电力供应等技术保障。帐篷实验室与技术保障方舱为密闭连接，各种联通管路接入接出孔口必须进行密封处理，以确保两者的密闭组合。技术保障方舱兼做装载运输方舱，可将收拢后的帐篷实验室、排风高效过滤装置、压力蒸汽灭菌器、负压柔性手套箱式生物隔离器等防护设施和设备全部盛放舱中。由于技术保障方舱体积小，可通过卡车、列车、货轮运输，能够快速投送到任何地域的重大突发传染病疫情现场并迅疾部署展开，实施对可疑病原体的分离、培养、检测及鉴定。帐篷式移动生物安全三级实验室具有展收时间短、作业空间大、防护等级高、建造成本低等优势，可大力提升国家、军队反生物战、反生物恐袭，以及重大突发新发传染病防控应急检测检验处置能力。

**用途** 用于突发新发重大传染病疫情现场，对可疑病原体进行快速分离、培养、检测及鉴定

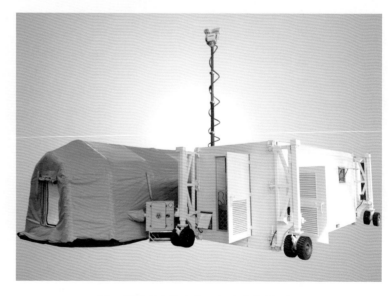

图 帐篷式生物安全三级实验室展开图

作业。

(祁建城　张宗兴)

shēngwù 'ānquánxíng shǒutào
xiāngshì gélíqì

## 生物安全型手套箱式隔离器

（biosafety glove box isolator）
一种既可将人员与高危病原体物理阻隔，又可让人员通过镶嵌在密闭箱体上的橡胶手套，对箱内高危病原体样本实施技术操作的细菌病毒检测实验平台。生物战剂侦察检验卫生装备的一种。手套箱是隔离人与高危生物样本的生物安全防护主体，橡胶手套则是在人与作业对象严密物理隔离的状态下，与高危生物样本接触并实施各种检测作业的媒介工具。

**发展历史**　20世纪50～60年代，世界发达国家就研制出手套箱式隔离器，70年代被广泛应用于医学、生命科学、核工业、化学工业等领域，如核工业操作手套箱、真空手套箱等。隔离器在不同的应用行业领域的结构特点亦有一定的差异，但都具有一个共同点，即隔离器通过密闭型箱体设计，从根本上解决了实验人员与被操作的高危污染物质实施有效物理隔离的技术难题。在保持隔离器气密性的基础上，再辅以负压等箱内环境控制，则可进一步有效避免隔离器内环境与外环境的交叉污染。生物安全型手套箱式隔离器为一种负压型隔离器，通常安装于高等级生物安全实验室；其中用于开展生物危害等级最高的病原微生物操作的安全柜型生物安全四级实验室，便以生物安全型手套箱式隔离器为其主要的生物安全操作设备。在生物安全型手套箱式隔离器内，在负压气流组织作用下，环境空气和感染物质完全受控，可使污染区域、空间最小化；其保护实

验者和环境安全的功能突出，可有效降低对实验设施和人员防护要求的依赖，改善操作人员工作的舒适度、灵活性，降低误操作，提高安全水平。2016年，国家生物防护装备工程技术研究中心研发了生物安全型手套箱式隔离器。

**原理与结构**　综合运用物理隔离结构设计、过滤净化材料器件研制，以及空气动力学等专业技术，研究制造适宜战场与现场使用的高等级生物安全型高危病原微生物检测实验隔离器。通过隔离器箱体、空气高效过滤系统、箱内负压气流组织控制系统、物品气密传递及气体消毒等的系统设计、单元结构设计和严格的制造工艺保证，将操作者与作业对象予以彻底物理隔离，有效防止隔离器内病原微生物扩散至外环境，达到保证操作人员的人身安全，有效避免对实验场所自身以及周边环境造成污染，以及满足开展烈性病原微生物实验操作要求等的必备工作条件。生物安全型手套箱式隔离器（图）主要由隔离操作箱、气密传递装置、高效空气过滤装置、动力通风系统及自控系统等组成。隔离操作箱为全密闭箱体，上面安装有操作手套，提供最安全的物理隔离，箱体总重约300kg，隔离器外形尺寸（长×宽×高）约：1200mm×600mm×1500mm；气密传递装置用于物品进出手套箱并可控制污染物外泄；高效空气过滤装置用于对进入和排出手套箱的空气中的有害气溶胶进行高效过滤；动力通风系统及自控系统用于建立手套箱内部负压环境和对手套箱内空气进行通风换气。

**用途**　生物安全型手套箱式隔离器主要用于从事高危病原微生物、高浓度病原微生物、小动物感染实验等操作。

(祁建城　张宗兴)

zǔzhuāngxíng shēngwù 'ānquán
shǒutàocāngshì gélíqì

## 组装型生物安全手套舱式隔离器（assembled biosafety glove box isolator）　一种既可将人员与高危病原体彻底阻隔，人员又可

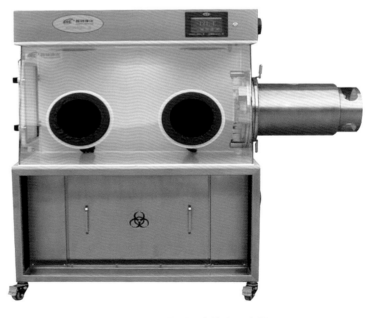

图　生物安全型手套箱式隔离器

通过橡胶手套对样本实施技术操作的可现场装配的密闭舱体式细菌病毒检测实验平台。生物战剂侦察检验卫生装备的一种。组装型生物安全手套舱式隔离器的隔离操作舱由可拆装的支撑外框架和内挂式透明薄膜材料舱体组成，可快速展开和收拢，适宜携行、运行。

**发展历史** 生物安全型手套箱式隔离器通常采用金属材料制作，因其质量较重、体积较大，展开、收拢及搬运费时费力，难以满足快速机动、快速开展病原微生物检测等工作的需要。因此，组装型生物安全手套舱式隔离器应运而生，因其具有轻便、易安装等很好的使用灵活性，欧美发达国家广泛应用在制药、医院等洁净环境；通常情况下隔离器内呈正压，常用于无菌洁净操作，并不适用于操作病原微生物。为此，人们又开发出适于病原微生物操作使用的负压式的组装型生物安全手套舱式隔离器。美国在塞拉利昂的帐篷式检测实验室，便采用负压式组装型生物安全手套舱式隔离器开展埃博拉病毒检测。

**原理与结构** 综合运用物理隔离结构设计、过滤净化材料器件研制，以及空气动力学等专业技术，研究制造适宜战场与现场使用的高等级生物安全型高危病原微生物检测实验隔离器。组装型生物安全手套舱式隔离器（图）通常由组装型负压隔离舱、气密性传递窗、送排风过滤系统以及检测实验仪器设备等组成，设备总重量约为 60kg。组装型负压隔离舱内有效空间（长×宽×高）为 1250mm×700mm×780mm；负压隔离舱由框架+内挂柔性材质舱体组成，框架采用硬质管材支撑杆件搭建而成，支撑杆件之间采用紧固件连接固定；舱体选用透明柔性薄膜材料制作，通过内挂联接件系固于框架内侧。舱体上预设有多个密封安装的预留孔口，供安装橡胶手套使用。气密性传递窗为独立组件，双门单开互锁结构，采用硬质材料制作，内部安装有紫外消毒灯。送排风过滤系统设计，进入隔离舱的空气需经过一级高效过滤器过滤；而从隔离舱内排出的空气则需要连续经过两级高效过滤器过滤后才能向外环境排放。检测实验仪器设备，可根据指定任务，配置与可疑病原体快速分离、培养、检测及鉴定作业相关的仪器设备。组装型手套舱式隔离器通过透明柔性薄膜材料制作的舱体，将操作者与作业对象完全隔离，操作人员通过橡胶手套进行检测实验操作，可以确保工作人员的人身安全，并有效避免对实验场所以及周边的环境造成污染；可满足开展烈性病原微生物实验操作的要求。

**用途** 组装型生物安全手套舱式隔离器主要用于生物防控现场的高危病原微生物的检验、分析、鉴定等各种隔离操作，可快速展开、拆卸收拢、便于储运。

（祁建城　张宗兴）

yězhàn jiǎnshuǐ jiǎndúxiāng

**野战检水检毒箱**（water & poison examination kit） 战时用于自然水源水、毒物毒剂采样以及现场快速检测的箱式饮食卫生保障装备。生物战剂侦察检验装备的一种。

**发展历史** 第二次世界大战期间，美军研制了检水检毒装置，如 AN-M2 型化学毒剂检验盒，可检测水中砷、芥子气、神经毒剂等；M4A1 型水中毒剂检验箱可进行定量分析。20 世纪 60 年代，美军研制的标准 B 型水质检验箱可检测微生物、有害化学物质、重金属等 8 个项目；E56 型检毒盒可测定空气、水体和物体表面的

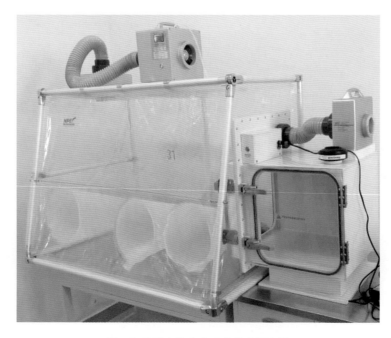

图　组装型生物安全手套舱式隔离器

有害化学毒剂。70 年代后，研制的手提式水质检验箱，可检测 20 多种有害物质；20 世纪 80 年代后，改进型 MIL-W-52875B 水质检验箱，成为美军标准水质检验装备；21 世纪初，研制出新型多用水质传感探测装置，可在 5 分钟内检测出水的酸碱度、浊度和多种化合物的含量。20 世纪 60 年代以来，中国人民解放军先后研制出试纸、膜、笔、包、盒、箱等水质检测检验器材。野战检水检毒箱有 64 型、85 型、WES-02 型等型号；其中，85 型检水检毒箱的卫生细菌学检验项目，由单一大肠菌群检验，扩大到细菌总数、肠道致病菌检验，提高了大肠菌的检出效果；采用滤膜营养垫法，可检验水中沙门氏菌与志贺氏菌。

**原理与结构** 使用特异性的试剂管和检测管与水反应后，发生颜色变化，通过目测比色法对水质进行定量、半定量或定性检测；检测管、试剂管和试剂为一次性耗材；不同检测项目的检测管，采用不同颜色色带标识加以区分。检水检毒箱通常由箱体、检水盒、检毒盒及检测器材组成。箱体为铝合金材质，上开盖结构、共三层，展开后，上两层为托盘、下层为底箱；箱盖内侧装有使用说明书、直尺、剪刀、镊子、温度计等；底箱内设计有不同大小的间格，用于放置不同的检测器材。检水盒、检毒盒均为 ABS 注塑成型，盒盖表面贴有标注内容物名称及盒号的标签，盒盖内侧贴有简单使用说明书和比色色阶板。检测器材分为检水器材和检毒器材，其中检水器材主要包括多功能水质速测仪、酒精灯、微孔滤膜、移液器、培养皿、培养基等；检毒器材主要包括常见毒物和军用毒剂检测试纸试剂等。

**用途** 战时供卫生防疫人员实施饮水卫生和军粮卫生监督。可检测水质理化和细菌学指标，以及常见毒物、军用毒剂指标。

（汤黎明 咸仕涛）

yězhàn wēishēngwù jiǎnyànxiāngzǔ
## 野战微生物检验箱组（field micro-organism examination chest sets）

战时用于饮水、食品及空气中致病微生物现场快速检测验证的组合型箱式饮食卫生保障装备。生物战剂侦察检验装备的一中。

**发展历史** 20 世纪 90 年代，美军研制的野战饮水微生物检验箱，使用滤膜法定量检验水中的大肠杆菌和微生物污染的其它指标菌、病原菌；野战水质检验盒适合个人携带，用电池供电，可连续工作 12 小时，能检验对人体有害的病原微生物，10 分钟内可完成标本收集、测试和结果显示，检出率为 90% 左右；Analyte 2000 小型便携式检验装置，在 20 分钟内可检出食物或水中的微生物。美国南佛罗里达大学研究的光纤结合核酸探针检测技术，不需要富集样品，用于快速检测、识别水源性和食源性病原微生物，如大肠杆菌、沙门氏菌、李斯特菌、弧菌等。21 世纪，美军装备的 JBAIDS 生物战剂检验系统，主要包括离心机、反应腔、毛细管、便携电脑等，可对多种生物战剂和病原体进行检测。芬兰的 PMEU 便携式微生物富集系统，可对水质取样并快速富集微生物，利用红外、紫外技术监测微生物水平。20 世纪 90 年代，中国人民解放军研制了水质微生物检验箱和食品微生物检验箱。水质微生物检验箱野外条件下可检测水中细菌总数、大肠菌群、志贺氏菌属与沙门氏菌属；食品细菌检验箱可检测食品中菌落总数、大肠菌群、肠道致病菌、金黄色葡萄球菌和嗜盐性弧菌等。

**原理与结构** 运用免疫学检测、细菌分离培养、微生物富集等技术，通过目测比色法，对水与食品中的微生物进行定量、半定量或定性检测。野战微生物检验箱组由检验箱和恒温培养箱组成，可手提或肩背。箱体为铝合金材质，检验箱外形尺寸（长×宽×高）为 290mm × 180mm × 140mm，重约 4.5kg；上开盖拆卸结构，设计成上、中、下三层，上盖内层为小型工具放置单元，中层为培养基和培养皿放置单元，底层为采样、过滤器皿放置单元；展开作业时，打开并取下上盖，将上盖与箱体固定，搭建为简易操作台。恒温培养箱有效培养空间（长×宽×高）130mm× 110mm× 120mm，重约 5kg，为手提式、交直流电源两用；温控方式采用高精度无触点式，加热丝用低电压供电，采用环绕方式使恒温室四壁同时加热，温度波动较小，受热均匀。

**用途** 战时供卫生防疫人员实施饮水、食品微生物检测和卫生监督作业使用。可检验水中的细菌总数、大肠杆菌及肠道致病菌；可检验食品和餐厨具中的菌落总数、大肠菌群、肠道致病菌、金黄色葡萄球菌和嗜盐性弧菌等。

（汤黎明 汪长岭）

huánjìng yǔ qìcái shēngwù zhānrǎn xǐxiāo chǔzhì zhuāngbèi
## 环境与器材生物沾染洗消处置装备（decontamination equipment for biological contamination）

用于生物战剂污染人员、仪器材料、医疗场所及医疗废弃物清洗、消毒、杀虫和无害化处理的卫生防疫设备与工具。野战防疫防护卫生装备的一类。主要包括沾染人员及设备清洗卫生装备、环境污染消杀灭卫生装备以及医疗废弃物无害化处理卫生装备等。

**发展历史** 第一次世界大战中，德军首次使用了化学武器。第二次世界大战，日本在侵华战争中，研制并使用了细菌武器和化学武器。美国在日本广岛和长崎投放了原子弹。朝鲜战争期间，美军使用了生物武器。为了保障作战人员能够在核生化污染环境下生存，及时恢复部队战斗力，污染处理装备应运而生。20世纪60年代，美军装备有M9型消毒车，主要用于对武器及地面消毒。美军洗消系统包括M295型个人武器消毒盒、手持式生物污染洗消器、高级催化酶系统等各种洗消系统以及洗消方舱等。苏军研制并装备了TMC-65型喷气涡轮消毒车，主要用于坦克、车辆等大型装备及地面、道路的快速清洗、消毒灭菌和消除放射性沾染。20世纪80年代，德军装备有BEKON-2000型洗消系统，由毒剂检验系统、热水淋浴系统、洗消系统和备件车等车辆组成，主要用于人员、装具、地面的洗消。20世纪90年代，德国OWR公司开发出先进的核生化洗消装备，包括雾化洗消剂、单兵洗消器材、皮肤消毒包和集成消毒系统等。进入21世纪，美军发展了模块化洗消系统、联合军种洗消系统、联合军种敏感设备洗消系统和吸附剂洗消系统等。美国英特龙（Intellicon）公司研制的"生物清道夫"（bio sweeper）手持式生物污染洗消器，可对静止或机动状态的污染物体进行全方位洗消，

并可喷洒在电子装置、墙面、地毯、桌面、纸张等物体表面，有害细菌在几秒钟内即可被杀灭。美军艾兹伍德生化中心研究了过氧化氢洗消剂和活性酶类洗消剂，过氧化氢洗消剂比漂白剂类产品洗消范围更广，酶类洗消剂是低毒无害型洗消剂，可用于人体皮肤洗消。高活性复合酶催化系统（ACES）包括可消除神经毒剂、芥子气，以及细菌和炭疽孢子等沾染的酶类，具有无腐蚀性、不可燃、对环境安全等特点。20世纪50年代，中国人民解放军研制了单一化学成分或复合配方的多种消毒剂，有粉剂、水剂、气体和泡沫等多种剂型，适用于不同洗消对象和环境。80年代以来，研制单兵消毒盒，喷雾器，轻型消毒装备和大规模污染消除装备。如手持压缩式喷雾器可用于室内等小面积消毒灭菌；烟雾机适用于仓库、林地等多种场合消毒灭菌；卫生防疫车主要用于室内、室外环境的细菌和蚊蝇等媒介昆虫的消杀灭处理。进入21世纪，研制了便携式气体二氧化氯消毒机、汽化过氧化氢消毒机，用于电子敏感设备和复杂空间的熏蒸消毒灭菌；研制的热解式医疗废弃物处理车，属于无害化、减量化和资源化型医废处理装备，满足即时、安全、彻底、环保等处理需求。

**研究范围** 以生物沾染洗消处置装备发展、应用和管理的实践活动为研究对象，研究快速高效实施个体、集体、装备以及环境的生物污染洗消技术及其药剂和装备；研究医疗固废无害化、减量化、资源化处理目的技术与装备；研究洗消药剂质量检测与效价评估的技术与方法。

**研究内容** ①生物污染洗消

处置装备论证研究。主要包括开展战场需求、发展方向、重点领域和重大项目论证、型号论证、效能评估方法及装备编配标准论证等研究。②生物污染洗消处置装备关键技术研究。主要包括清洗、消毒、杀虫及医疗固废处理的新原理、新方法、新材料等研究，以及洗消、处置质量与效果评价等研究。③生物污染洗消处置装备研制。包括清洗消毒剂的制备、便携式与机动式洗消装备、环境消杀灭装备以及医疗固废处理装备等的设计与制造等研究。④生物污染洗消处置装备管理研究。主要包括装备编制体制、发展规划计划、定型鉴定、生产储备等科研管理制度研究；装备使用供给、推广转化、保养维护、退役报废等物资保障管理制度研究。

**研究方法** ①调查研究法。运用数据采集、信息挖掘与现场调查等方法，研究生物污染洗消处置技术与装备的发展现状与发展趋势，针对不同污染物处理的特殊性要求，提出技术攻关与装备预研建议方案。②专家论证法。针对生物污染洗消处置需求和战场适应性要求，组织专家进行生物污染洗消处置装备的勤务定位、功能设计、主要战术技术指标及其先进性、可行性论证；开展项目科研任务书、总体技术方案和工程设计方案的编制、评审、报批等工作。③工程设计法。在洗消药剂制备与评价、洗消机械设计、医疗固废处理装备设计新原理、新材料、新结构、新工艺等关键技术攻关成果与专家论证成果的基础上，依据装备的科研任务书和技术创新要求，进一步优化装备工程设计方案，集成、融合相关技术，开展工程图样设计

与样机加工试制。④试验验证法。安全性、可靠性和有效性是对生物污染洗消处置装备使用操作的基本要求。通过基本性能试验、环境适应性试验和可靠性试验，考核装备设计指标实现程度；通过生物污染洗消处置装备实操训练和演习演练验证等，评价其勤务功能、安全性能和保障效能。

**成果应用** 环境与器材生物沾染洗消处置技术与装备研究，丰富了军队卫生装备学学科的研究内容，完善了军队卫生装备体系；促进了野战防疫防护卫生装备的体系化、系列化发展；为生物战剂沾染人员、设备、环境及医疗固废等的清洗、消毒和消除作业活动提供了装备保障。中国人民解放军研制的野战超低容量喷雾机、卫生防疫车、新型淋浴车、多功能"洗消走廊"等装备，在中国汶川地震、玉树地震等灾难救援中，发挥了重要作用；2014年，研制的卫生防疫车和汽化过氧化氢消毒机等装备，用于中国赴西非埃博拉医学救援队和检测队现场作业环境的安全保障装备；研制的热解式医用废弃物处理车，列为中国国家医学应急救援队装备。生物污染洗消处置技术与装备的发展，对保障国家和社会生物安全，提升应对核生化武器袭击、生物恐怖威胁和重大突发公卫事件能力具有重大意义。

**发展趋势** 生物污染洗消处置装备未来发展趋势：①探索基于非向量波、量子力学等新的消毒机制的多用途、低腐蚀、无污染的新型洗消技术及材料、方法。②研究高温、高压射流等洗消技术，开发新型洗消装备。

（王　政　汤黎明　汪长岭）

biànxiéshì huàxué línyù xǐxiāo xìtǒng

## 便携式化学淋浴洗消系统

（portable chemical shower decontamination system） 一种设置在污染区与清洁区连接部位，对撤出污染区人员及器材进行药液喷淋、清洗消毒且便于携行的箱组式卫生器材。生物沾染洗消处置卫生装备的一种。通常采用通用标准化箱组集成方式，将洗消所需部件系统集成，实现供液、喷淋、清洗、排污以及管道阀门切换等功能。

**发展历史** 化学淋浴洗消系统是执行生物防控任务的重要器材，是污染区与清洁区的连接通道，可以在野外或室内快速展开形成作业能力，故其发展受到世界主要国家、军队的高度重视。美军的莫林手推式（Merlin Handcart）移动泡沫洗消装备，使用标准防护箱改装并集成于移动小车上，内置小型压缩机，手持式喷枪喷出泡沫洗消剂，不仅可用于人员防护器材外表面洗消，也可用于装备表面洗消。美国罗森鲍尔（Rosenbauer）的 DEKON TROLLEY SL50、荷兰 ACD 防护技术公司（ACD Shelter Techniek）的便携式化学淋浴洗消系统（ACD112KII），采用压力储液罐连接均布雾化喷嘴的环形喷淋装置，从被洗消人员的头部至脚部运行一遍可实现全身洗消；该公司还研制了一种可折叠的化学淋浴洗消系统（ACD112），L 型喷淋管道可与底座折叠在一起，更易展收。美国安德科斯（ANDAX）公司的 De-Con U、芬兰马华达（MAVATECH）公司的 MAVA300、便携式危险品消毒淋浴系统，采用倒 U 型支架管道，两侧和顶部支架管道上分别设置雾化喷嘴，人员通过时进行全身淋

浴消毒。英国汉莎科学（PPS）公司的充气帐篷式淋浴系统（DPI CBRN），以充气帐篷为掩体，可有效避免雾化消毒剂向外环境扩散；内部配置雾化喷嘴和带喷液的刷子，自动和手动配合实现无死角的洗消。

**原理与结构** 通常采用压力雾化方法，在一定压力作用下将液基消毒剂通过雾化喷嘴形成锥形或扇形雾滴，覆盖被洗消人员或物体表面，达到表面消毒的目的。箱组型便携式化学淋浴洗消系统由控制箱和辅件箱构成。控制箱内集成了动力泵、管道切换阀门、控制器及人机交互界面等；辅件箱内收纳了管道（含喷嘴）、管道支架、污水槽、消毒液储存罐等。喷嘴通常固定安装于管道支架上；管道支架可为手持式，如环形，也可为倒 U 形或 L 形，通常采用插拔快接方式，撤收时可拆开收拢，展开时可快速连接。控制器调节控制阀门开关，动力泵将储存罐中的消毒液抽出并输送到喷淋管道中，在压力作用下消毒液经喷嘴喷出锥形或扇形雾滴；按雾滴粒径分布可分为常规容量雾化和超低容量喷雾；常规容量喷雾具有一定冲击力，适用于全身式防护服洗消；超低容量喷雾消耗消毒液较少，在个人防护器材表面形成较薄消毒液膜层，避免大量消毒液进入防护器材内部，适用于非全身式防护洗消。污水槽用于收集喷淋过程中产生的废液，根据现场条件选择直接排放至地表或使用动力泵抽排至污水收集罐。如果喷淋后需要清水冲洗，可选择配置清水储存罐，可通过阀门切换控制喷淋消毒液或清水。可在消毒液储存罐、清水储存罐上设置低液位开关，用于耗材补充报警提示；可在污水

收集罐上设置高液位开关，用于防止污水溢出报警提示。某些便携式化学淋浴洗消系统配置帐篷掩体，可防止消毒液射流或雾滴扩散。便携式化学淋浴洗消系统强调通过能力和快速部署能力，洗消 1 人用时≤3 分钟，展收时间≤30 分钟。

**用途** 用于在污染区与清洁区的连接处建立洗消廊道，对撤出污染区人员脱下个人穿戴的防护器材前进行全身淋浴洗消。

（祁建城 衣 颖）

qìhuà guòyǎnghuàqīng xūnzhēng xiāodúguì

## 汽化过氧化氢熏蒸消毒柜

（vaporization hydrogen peroxide fumigation disinfection cabinet）

一种联合运用高温加热药液及加压充灌死角技术，对中小型生物安全防护器材用后进行洗消灭菌的高危生物沾染去除装置。生物沾染洗消处置卫生装备的一种。通常采用密闭柜体与过氧化氢汽化系统组合结构型式。

**发展概述** 在与高危传染性疾病病人接触或对烈性病原微生物检测、实验及处置操作过程中，对于那些用于个人生物安全防护的正压医用防护头罩、眼罩、面罩等非一次性防护器材，需要进行用后的彻底的清洗消毒灭菌。因此，建立科学的洗消灭菌标准和操作方法，以及研制所需的处置后不影响、不降低防护器材原有使用性能的洗消灭菌设备，是确保防护器材重复使用的必要条件。通常情况下，采用化学液体消毒剂喷洒、擦拭或浸泡等方式对防护器材进行用后消毒处理。喷洒与擦拭消毒方式对于结构复杂的防护器材存在有死角处消毒不彻底的风险，而浸泡消毒方式亦可能对防护器材造成较大的腐蚀损害。众所周知，气体或蒸汽具有较强的穿透性，可以实现对用后防护器材的彻底的无死角消毒。常见的气体或蒸汽消毒剂主要有气体二氧化氯、甲醛、环氧乙烷、臭氧、过氧化氢蒸汽等。汽化过氧化氢是高效环保杀菌剂，同时具有材料兼容性好等特点。21 世纪以来，汽化过氧化氢消毒已在生物安全实验室、制药厂、医院等医药卫生领域得到广泛应用。美军研制的联合消毒系统（joint military disinfection system, JMDS）用于对战场与现场防毒面具等防护器材进行消毒灭菌。该系统以汽化过氧化氢为消毒剂；系统由 4 个基本模块构成，即通风模块、汽化模块、消毒模块和附件模块；采用箱组化包装形式；若洗消需求量较大时，可多个系统联合使用。2018 年，中国人民解放军研发的防护器材汽化过氧化氢熏蒸消毒柜，可同时对 10 套动力送风正压医用防护头罩进行整体消毒灭菌；也可用于面罩、眼罩等其他小型防护器材的消毒。

**原理与结构** 综合利用化学消毒、高温汽化、内部通风循环渗透等药物化学和流体物理学原理，设计开发适于战场与现场使用的中小型防护器材清洗消毒装置。汽化过氧化氢熏蒸消毒柜（图）主要由气密型舱、过氧化氢汽化系统、残余气体吸收分解系统及控制系统等组成。其中，气密型熏蒸舱由 304 不锈钢焊接而成，设置汽化过氧化氢主入口和排放口，舱门采用充气式气密门或机械压紧式气密门结构型式，在气密型舱内设置若干个分支循环管路，用于头罩等复杂器材内部消毒的循环。过氧化氢汽化系统采用 130℃ 加热盘先将过氧化氢（$H_2O_2$，一般采用 30%～60% 浓度水溶液）溶液汽化，然后通过管路输送进气密舱。残余气体吸收分解系统包括循环风机、二氧化锰（$MnO_2$）颗粒填充罐、高效空气过滤器等部分，当消毒结束后，装有二氧化锰颗粒的过氧化氢分解模块启动，将熏蒸柜内残余过氧化氢吸收并分解。自动化控制系统包括气密舱压差传感器、温湿度传感器、汽化过氧化氢浓度传感器、控制电路和操作界面构成，用于监控消毒时熏蒸舱内的温度、湿度及汽化过氧化氢浓度。汽化过氧化氢熏蒸消毒柜外形尺寸为 1800mm×1200mm×600mm（长×宽×高），整备质量约 200kg，气密舱尺寸为 1200mm×1000mm×500mm（长×宽×高），可一次性消毒 8 套常规正压生物防护头罩。

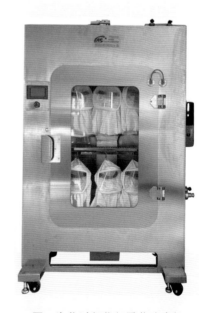

图 汽化过氧化氢熏蒸消毒柜

**用途** 用于中小型生物危害处置防护器材用后的消毒灭菌。

（吴金辉）

## 气体二氧化氯消毒系统

qìtǐ 'èryǎnghuàlǜ xiāodú xìtǒng

（gaseous chlorine dioxide biological disinfection system of biological pollution equipment） 一种联合运用药液气化和密闭熏蒸技术，大型或批量中小型生物安全防护器材用后进行整体洗消灭菌的高危生物沾染去除设备。生物沾染洗消处置卫生装备的一种。通常使用气态二氧化氯消毒剂，对密闭空间内放置的设备进行整体熏蒸消毒。

**发展历史** 被高度危险的生物病原体沾染的仪器、设备、器材及工具，必须经彻底消毒灭菌才能撤出现场。因此，污染设备设施的消毒技术与设备的研究，历来受到世界主要国家、军队的高度重视。21世纪初，美军研发了联合消毒系统（Joint military disinfection system，JMDS），以汽化过氧化氢作为消毒剂，采用箱组化设计，用于战场与现场的中小型设备器材消毒；也可与密闭帐篷结合，用于较大装备或小型装备的批量消毒灭菌。2005年，美军研发了车载式气体二氧化氯消毒系统，自带气密熏蒸消毒方舱和气体二氧化氯发生系统，可现场对生物污染设备进行熏蒸消毒，也可连接大型密闭空间，实现装备器材的批量消毒。由于在生物危害防控任务中，有越来越多的精密分析仪器、电子敏感设备等投入使用，故气体二氧化氯、汽化过氧化氢等材料兼容性好、环境友好型的熏蒸消毒方式，被欧美国家、军队广泛采用。中国人民解放军研制的气体二氧化氯消毒系统，以气体二氧化氯作为消毒剂，以充气式密闭帐篷作为熏蒸消毒平台，主要用于生物战剂防护、生物恐怖袭击防范，以

及重大突发新发烈性传染病防控现场设备设施用后的彻底消毒灭菌。

**原理与结构** 综合利用气体化学消毒剂现场发生、密封气体熏蒸消毒、残余气体物理去除原理，设计开发适于战场与现场使用的中小型防护器材生物沾染消毒装置。气体二氧化氯消毒系统主要由气密熏蒸消毒舱、气体二氧化氯发生系统、反应器、残余气体二氧化氯吸收器以及控制系统等部分组成（图）。其中，气密熏蒸消毒舱采用PVC复合面料通过高频热合加工而成，采用PVC充气式气柱骨架，可折叠存放，气密熏蒸消毒舱上设置气密拉链式柔性气密门和残余气体循环吸收接口；反应器用于盛放两种反应药剂溶液，可遥控操作进行反应，生成气体二氧化氯并释放至气密熏蒸消毒舱内；残余气体二氧化氯吸收器由循环风机和活性炭吸附填充罐组成，消毒结束后启动吸收器，将残余消毒气体吸收，达到安全排放要求。气体二氧化氯消毒系统整机质量约

50kg，系统整机包装尺寸为1000mm×400mm×1200mm（长×宽×高），气密熏蒸舱尺寸为1200mm×1200mm×1000mm（长×宽×高），内部有效消毒空间为1m³，反应器单次反应可使气密熏蒸舱内气体二氧化氯浓度达到1200ppm以上。

**用途** 用于受生物危害物质沾染的大型仪器设备设施，以及批量中小型设备器材的消毒灭菌。

（吴金辉）

## 便携式气体二氧化氯消毒机

biànxiéshì qìtǐ 'èryǎnghuàlǜ xiāodújī

（portable gaseous chlorine dioxide sterilizer） 一种由二元催化反应溶液和气体泡沫发生装置组成的，可对密闭空间和生物安全防护器材表面污染实施喷沫灭菌的箱式高危生物沾染去除设备。简称便携式二氧化氯消毒机。生物沾染洗消处置卫生装备的一种。

**发展历史** 战场与现场生物危害处置是物品、装备生物沾染有效去除的重要环节，历来受到

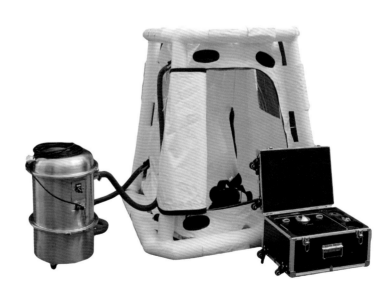

**图 气体二氧化氯消毒系统**

世界主要国家、军队的高度重视。二氧化氯在 20 世纪 60 年代即用于水体消毒。20 世纪 90 年代，溶液型二氧化氯消毒剂用于环境的喷洒消毒或器械的浸泡消毒。21 世纪初，美国环保署率先批准气体二氧化氯为高效气体消毒剂。2012 年，美军纳蒂克士兵中心研发了手提箱式气体二氧化氯消毒机，应用于野战医院、野战医疗所手术器械的消毒灭菌。2014 年，中国人民解放军研制的便携式气体二氧化氯消毒机，可广泛应用于作战掩体内空间以及生物安全柜、隔离器和装备器材等表面沾染物质的熏蒸消毒；在 2 小时内对 1m³ 密闭空间及空间内物品消毒达到 lg6 的无菌保证水平（SAL Sterility Assurance Level）；又称微生物存货概率，即一百万件产品中可能存在活微生物的概率为 1。

**原理与结构**　应用二元催化化学反应原理，研制适用于小型密闭场所及场内设备器材消毒使用的气体二氧化氯熏蒸消毒设备。便携式气体二氧化氯消毒机（图）为箱机一体式消毒装置，总质量不大于 10kg，体积小巧，可单人携行；主要由机壳、反应液、反应液储存腔、反应腔（气体二氧化氯发生装置）、排液系统、自动控制系统、电池、遥控器等部分构成。其中，壳机采用聚碳酸酯材料制成，可耐受二氧化氯腐蚀；反应液有 2 种，一种为饱和亚氯酸钠溶液，另一种为有机酸溶液；反应液储存腔有 2 个，容积分别为 200mL，采用聚碳酸酯材料制成，1 个储存亚氯酸钠溶液，1 个储存有机酸溶液；反应腔容积 500mL，采用聚碳酸酯制成，是供上述两种溶液进行混合反应的腔室，其下部设置排液口；排液系统包括排液阀和管路，通过自动控制系统控制排液阀开启和关闭；自动控制系统除用于控制排液阀的开启和关闭外，还具有电池电量监控、消毒时间设置、异常报警等功能；电池采用聚合物锂电池，内置于壳体内，设置充电接口；遥控器控制反应液体注入、启动反应等。使用要求：①使用亚氯酸钠溶液和有机酸两种溶液，利用二元反应原理现场制备气体二氧化氯，单次可发生气体二氧化氯量为 4g。②根据所需消毒空间的体积，计算所需消毒时间。一般情况下，对于结构简单、没有多孔结构的设备和材料进行消毒，累积二氧化氯浓度为 8g/m³·h。③通过遥控器开启反应腔进液系统，反应物质在反应腔内进行二元反应，并定量生成气体二氧化氯释放到消毒空间。④反应完毕，即消毒作业完成后，反应腔内残余液体经排液系统排出。便携式气体二氧化氯消毒机外形尺寸（长×宽×高）320mm×320mm×250mm。

**用途**　用于反生物战、烈性传染病防控等现场装备器材、设施的空间及表面生物危害物质沾染的去除，以及生物安全实验室、传染病医院相关设备设施及器材的消毒灭菌等。

（吴金辉）

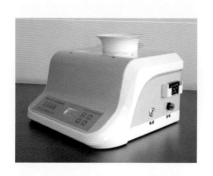

**图　便携式气体二氧化氯消毒机**

gāoxiào yǎnghuà diànwèi xiāodúshuǐ zhìbèi zhuāngzhì

## 高效氧化电位消毒水制备装置（efficient electrolyzed-oxidizing disinfection water device）

通过将低浓度氯化钠溶液经隔膜式电解槽电化学反应，获得具有高氧化还原电位特性的可消除繁殖体微生物的酸性水溶液制取设备。生物战剂洗消处置卫生装备的一种。

**发展历史**　高效氧化电位消毒水（又称酸性氧化电位水、酸化水）是由一定比例的氯化钠与软化自来水混合而成的溶液（溶液浓度小于 0.1%），经过离子隔膜式电解槽电解而得，是一种具有高氧化还原电位、低 pH 值和较低有效氯浓度的水溶液，由于它具有广谱高效、杀菌迅速、无残留药物、无蓄积毒性、无刺激性、环保无污染、使用方便、价格低廉，以及便于生产、供应及运输等特点，近年来在消毒领域已经逐渐被专业人员所接受。高效氧化电位消毒水的设想，最早于 1960 年由贝尔金（berking）提出，而后经过日本科学家通过不断改进电极材料与电解工艺，利用特殊的离子交换隔膜电解低浓度的氯化钠溶液，在阳极得到了一种富含氢离子的离子水。1980 年，当时日本国内研究发现它对有"超级病菌"之称的耐甲氧西林金黄色葡萄球菌（MRSA）有显著杀菌效果，而最先用于医药领域。自从发现氧化电位水对 MRSA 有显著杀菌效果后，日本于 1987 年开发出世界上第一款酸性氧化电位水制备装置。1995 年第一款酸性氧化电位水制备装置被引进中国，1999 年中国成功研制出国产的第一台酸性氧化电位水制备装置。2002 年中国卫生部将酸性氧化电位水的应用列入了《消毒技术规范》（2002 年版），用于餐饮具、瓜果蔬菜的消毒和物品表面的消毒，以及医院对内镜（如胃镜）的冲洗消毒。2003 年"非典"防控期间，酸性氧化电位水制备装置开始在中国医院推广使用。2009 年酸性氧化电位水制备装置被用于军队后勤的食品安全保障。2010 年该装置用于上海世博会场馆和食品安全消毒。2015 年酸性氧化电位水制备装置（图）被用作中国人民抗日战争暨世界反法西斯战争胜利 70 周年阅兵部队的消毒灭菌指定产品。目前，中国卫生部已将酸性氧化电位水制备装置纳入消毒品进行管理，该装置在获得卫生部颁发的消毒器械卫生许可证后可用于医疗行业相关消毒作业。

**原理与结构** 运用低浓度氯化钠溶液电化学反应特性，研制高效氧化电位消毒水制备装置。高效氧化电位消毒水制备装置的基本结构包括电解电源、隔膜式电解装置、氯化钠溶液输送装置和控制检测装置等几部分；装置的核心是隔膜式电解装置。在隔膜式电解装置中，氯化钠溶液在一定电流密度的作用下，在电解装置阴极发生析氢反应，产生碱性还原电位水，主要成分为氢气和稀氢氧化钠溶液，具有很强的清洗作用；在电解装置阳极发生析氯反应和析氧反应，产生酸性氧化电位水，主要成分为氯气、次氯酸、次氯酸根、盐酸、溶解氧等。该酸性氧化电位水 pH 为 2.0～3.0，氧化还原电位大于 1100mV，有效氯浓度为 50～70mg/L，因此表现出较强的氧化能力和快速消除或杀灭除芽胞以外的各种繁殖体微生物的能力。高效氧化电位消毒水制备装置基本参数：装置外形尺寸（长×宽×高）1200mm × 800mm × 1600mm，装置整备质量≤100kg，装置使用寿命≥5 年，材料水（软化自来水）总硬度≤25 mg/L，反应溶液（氯化钠溶液）浓度≤0.1%，产出水（氧化电位水）水量≥100 L/h（25℃），产出水（氧化电位

水）稳定性不大于 30 天（25℃，密封避光）。

**用途** 主要用于连续制备符合《消毒技术规范》的酸性氧化电位消毒水，适用于灭菌前手工清洗手术器械、内镜的消毒，手、皮肤和黏膜的消毒，餐具、食品加工器具及瓜果蔬菜的消毒，一般物体表面、卫生洁具和环境的消毒，织物类物品的消毒。

（马军 邓橙）

yězhàn chāodī róngliàng pēnwùjī

**野战超低容量喷雾机** （field ultra-low-volume sprayers）） 战时用于部队集结地、战地医院及其周边环境消毒、杀虫的气溶胶药液喷洒设备器材及工具。简称超低容量喷雾机。生物沾染洗消处置卫生装备的一类。

**发展历史** 超低容量喷雾机能够制造和喷洒气溶胶药液，主要用于消除生物战剂沾染，降低生物战剂效力，以减少生物战剂对人的感染损伤；也可用于杀灭室内外环境中的有害、致病微生物，预防、控制传染病的发生与流行。美军装备的手提式超低容量喷雾机主要有旋风-2730 型、旋风-2796 型等，均为电机驱动，药箱容积一般在 3.8L 左右，雾粒直径一般在 0.5～50μm 之间；车载式超低容量喷雾机有台风 TM1、TM2、MAXI PRO 2P 型等，其药箱容积一般在 40L 左右，雾粒直径一般小于 20μm，通过发电机驱动压缩机带动喷雾器工作，主要用于室外大面积环境的消毒与杀虫作业。中国人民解放军研制的野战超低容量喷雾装置有背负式、车辆承载式和飞机承载式。WS-1 手提型、东方红-18 背负型等超低容量喷雾机具有用药量少，效率高，雾化性能好等特点；221XCH 车载式超低容量喷雾机具有效率

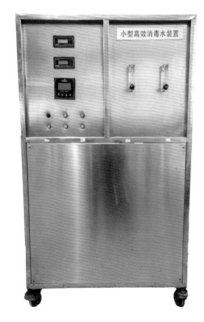
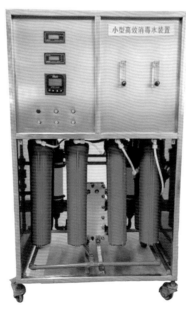

图 高效氧化电位消毒水制备装置

高、用途广等特点，适合大面积地域快速喷洒消毒作业。

**原理与结构** 在 8000r/min~10000r/min 高速旋转的雾化盘离心力的作用下，药液被粉碎为直径 15~75μm 的微细雾粒；并以气溶胶形态喷洒到遭受生物战剂污染的区域环境中，雾粒可较长时间悬浮于空气中，有利于对有害微生物、媒介昆虫等进行较为彻底的灭杀与消毒。超低容量喷雾机具有气溶胶雾滴制备和播洒施放双重功能，其使用方式有人员手提式、背负式，以及车辆承载式、飞机承载式等。车辆承载式或飞机承载式超低容量喷雾机药液携带量多，机动性强，作业面积大。超低容量喷雾机通常由动力装置、雾化装置、管路系统、药液容器及附件等组成。动力装置包括手动、电动和发动机等多种形式。雾化装置包括雾化器和喷头等，雾化器有平面单圆盘、带孔凹面单圆盘和凹面双层齿盘等三种类型，凹面双层齿盘应用较为广泛。管路系统包括调压阀、压力表、空气室、流量控制阀、滤网、液泵（三缸活塞泵）等。药液容器包括药液箱和混药器等。附件通常包括喷枪、喷刷等。

**用途** 主要用于战时部队集结地、野战医院、伤病员转运站、部队营区等环境的消毒杀虫作业，化学、生物战剂洗消以及灾区传染性致病微生物造成的次生灾害的预防和控制。

（汤黎明 咸仕涛）

wèishēng fángyìchē

## 卫生防疫车（anti-epidemic vehicle）

用于消除、控制和预防有害微生物与媒介昆虫环境污染的轮式消毒杀虫作业装备。又称消杀车。生物沾染洗消处置卫生装备的一种。通常选用整车总质量

小于 5 吨的二类军用越野汽车底盘改装。

**发展历史** 20 世纪 60 年代，美军装备的 M9 型消毒车，贮液罐容积 1500L，装有射流式搅拌器，喷射压力 1MPa，流量为 200L/分钟，主要用于武器和地面洗消。70 年代，苏军装备了 TMC-65 型喷气消毒车，贮液罐容积为 1500L，可喷洒热气、热水、消毒剂，动力系统是经改装的飞机涡轮喷气发动机，每小时可对 40 辆坦克或 60 辆汽车进行快速洗消。80 年代，美军研制的 XM-14 型、XM-16 型和 ABC-M12A1 型洗消装置，主要用于人员和装备洗消。同期，德军装备的 BEKON-2000 型洗消装备，由毒剂检验系统、水加热淋浴系统、洗消系统和备件车等车辆组成，主要用于人员、装具、地面的洗消杀毒。20 世纪 80 年代，中国人民解放军研制了消毒杀虫车。21 世纪，研制的新型卫生防疫车（图），列为联合国中国维和部队营区环境保障装备。

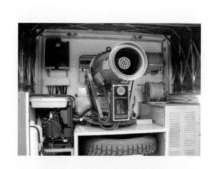

图 卫生防疫车后部外景

**原理与结构** 综合运用车辆工程、机电工程和预防医学等学科知识，研究机动运载工具与超低容量喷洒装置的组配型式、作业方法及关键技术，设计、制造用于快速灭杀环境致病微生物及媒介昆虫，以及环境消毒的机动卫生防疫装备。通常由汽车底盘、

车厢、喷洒装置与药物药液、供电系统和附属设备设施等组成。汽车底盘通常采用整车总质量小于 5 吨的二类军用越野汽车底盘，用于承载、安装车厢和车内设备设施。车厢为独立式敞开结构，用于安装消毒杀虫设备、设施，并方便车载超低容量喷雾机的喷洒作业；喷洒作业控制系统安装在汽车驾驶室内。喷洒装置主要有车载式超低容量喷雾机、大功率常量喷雾机，以及便携式超低容量喷雾机、烟雾机等；超低容量喷雾机和大功率常量喷雾机，各自设有独立的药液储存箱及管路输送系统，药液箱/罐容量大，适用于长时间、大面积消杀作业；超低容量喷雾机由多层高速转盘雾化器、鼓风输液系统及转向喷头等组成，适于污染环境的消毒杀虫使用；大功率常量喷雾机适用于喷枪喷刷洗消作业，通过药物杀灭和水流机械冲刷，达到对设备、设施的消毒、清洗目的。有机氯类、有机磷类、氨基甲酸酯类和拟除虫菊酯类等药物药液用于室外大面积杀虫作业；乙醇、碘氟等药物药液用于杀灭细菌繁殖体、真菌及病毒；新洁尔灭和洗必泰等药物药液用于杀灭繁殖体和部分真菌及病毒。供电系统包括发电机及控制装置，主要为车载消毒、杀虫装置提供动力保证。附属设施主要有空气调节系统、照明装置等，可为防疫人员提供适宜的工作环境。

**用途** 主要用于战时化学武器及生物武器污染环境的洗消，如部队集结地、野战医院、伤病员转运站、部队营区等环境的消毒杀虫作业。也可用于洪涝、地震灾区灾后环境的传染性病原微生物的预防与控制。

（高振海 韩俊淑）

rèjiěshì yīyòng fèiqìwù chǔlǐchē
## 热解式医用废弃物处理车

（pyrolytic treatment vehicle for medical waste） 利用有机物高温分解并产生可燃气体——即热不稳定性特性，采用高温蒸馏方法销除固体医疗废弃物的轮式现场处置装备。简称医疗垃圾热解车。生物沾染洗消处置卫生装备的一种，选用二类军用越野汽车底盘改装；利用固体医疗废弃物中有机物高温裂解并产生可燃气体的原理，设计、制造热解式医用废弃物处理车的核心部件—车载式小型热解炉系统，可以解决医疗垃圾减量化、无害化及资源化的现场即时处理难题。

**发展历史** 美国、德国、英国、法国、希腊等国家都建有医疗垃圾集中处理设施，主要采用直接焚烧法；焚烧后产生的炉渣、飞灰和尾气必须达到无菌、无毒标准才可排放；也有的采用微波、等离子法或化学法处理医疗垃圾。20 世纪 80 年代，德国有 554 台医院内部（On-site）自备焚烧炉，用于自行处理医院自身在医疗过程中产生的医疗废弃物；随着奥格斯堡、比勒费尔德等地区的医院将医疗废弃物送往院外（Off-site），由垃圾焚烧厂集中焚烧处理方式的出现，医院院内（On-site）的自备焚烧设备逐步减少。90 年代，美国有总计达 1500 多台不同技术类型的灭菌设备用于医疗废弃物的处理，其中，高压蒸汽灭菌设备 931 台，化学消毒灭菌设备 173 台，蒸汽热处理灭菌设备 92 台，电热辐射灭菌设备 5 台，微波灭菌设备 254 台，等离子体灭菌设备 61 台。同期，中国大中城市大多建有以焚烧技术为主的固定式医疗垃圾处理设施，也有少量采用热解与焚烧串联工艺技术处理医疗垃圾的设施；较为偏远地区的医疗机构，处理医疗垃圾的方式仍然是以就地直接焚烧为主。2010 年 8 月 9 日，中国参考消息报转载了"西班牙《世界报》8 月 7 日'战区焚烧垃圾致美军士兵患病'的报道""战区的垃圾处理问题是一个令所有人都头疼的问题，对世界上最强大的军队也不例外。驻伊拉克和阿富汗美军多年来一直通过填埋场焚烧垃圾，现在这两个战区的士兵正面临严重的健康问题，其中×××名士兵和文职人员已经将负责处理战区垃圾的公司告上了马里兰州联邦法庭。……这些人因长期吸入垃圾焚烧时冒出的黑烟而患上了各种癌症和呼吸道疾病。垃圾中包括食物残余、塑料包装、漆料、溶剂、药品、轮胎，甚至还有动物尸体……士兵们的行为已经引起了关注。3 月，美军关闭了大部分露天垃圾焚烧点。7 月，美国肺病协会指出垃圾焚烧威胁士兵健康"。2015 年，中国人民解放军研制的热解式医疗废弃物处理车（图 1）配发至国家应急医学救援队，可以满足战地或灾区医院医疗垃圾减量化、无害化和资源化销纳处理的需要。

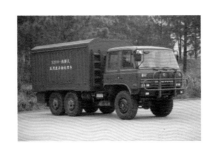

**图 1　医疗垃圾热解车外观**

**原理与结构** 固体医疗废弃物主要由聚丙烯（PP）、聚乙烯（PE）、聚氯乙烯（PVC）和生物质（biomass）等有机物质构成。利用有机物质在高温蒸馏条件下可以分解并产生可燃气体的热解性质，通过高温蒸馏—燃气回用循环工艺及炉室结构优化等工程研究，设计、制造车载型医疗垃圾热解处理系统，以满足战时野战医院现场处理医疗垃圾的需求。热解式医疗废弃物处理车由汽车底盘、车厢、热解炉、点火系统、上料系统、燃气回用系统、烟气净化系统、热解控制系统及供电系统等构成。汽车底盘通常选用二类军用越野汽车底盘。车厢为标准制式规格，由钢梁骨架和内外金属蒙皮结构复合制造而成；车厢左、右两侧壁板及后壁壁板均为大开度上翻门；车厢前部布置有热解控制系统和烟气净化系统；中部布置热解炉，配有燃烧观察口；后部布置有点火系统、燃气回用系统、上料系统和出渣系统等；车厢顶部设置有烟气排放口、上料口和炉体维修口。热解炉采用高温耐热不锈钢制成，由燃烧室和热解室、反应室、熔融室构成；其中，燃烧室为独立结构，另外三个功能室为 C 型贯通结构。点火系统由推进式燃油点火器和随车储油桶组成，可为医疗垃圾热解作业提供初始燃料能源。上料系统由料斗、升降机构、进料口、物料推进机构等组成；医疗垃圾经料斗和升降机构提升倒入进料口，再由推进机构推入热解室。燃气回用系统由引风机和给氧新风阀门等组成，医疗垃圾热解反应源源不断产生的大量可燃气体，经引风机引出并匹配新风后变为可用的燃气能源，用以维持医疗垃圾连续热解作业。烟气净化系统包括一级净化喷淋水箱和二级降温曝气水箱。热解控制系统具有运行自动控制和参数监测显示功能，设计有有手动和自动两种操作方式。供电系统配有汽车轴带发电机，也可采用380V外接电源。热解式医疗垃圾处理车总质量10460kg，整车尺寸（长×宽×高）7800mm×2600mm×3260mm，车厢尺寸（长×宽×高）4500mm×2500mm×2070mm，展开作业医疗垃圾日处理能力（图2）1.5吨/天，减重率95%，二噁英排放0.21ng/m³（低于国家标准0.5 ng/m³）。

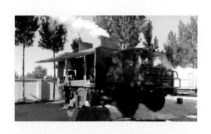

**图2 医疗垃圾热解车展开工作**

**用途** 主要用于野战医院感染性、病理性和药物性等固体医用废弃物的处理；以及损伤性废物的毁形消毒。也可用于边远地区医院，以及重大突发灾难（地震、公共卫生事件等）实施医疗救援的卫生机构的医疗垃圾处理。

（王 政 吴丽华）

gāowēi wūrǎn huánjìng jítǐ fánghù wèishēng zhuāngbèi

# 高危污染环境集体防护卫生装备（collective protective equipment for high risk contaminated environment）

用于核生化武器沾染损伤预防与保护的具有滤毒净化和气流组织控制功能的群体型密闭掩体。简称集防卫生装备。野战防疫防护卫生装备的一类。密闭掩体与公共环境物理隔离，并通过设置过滤、净化、通风设备设施以及相应的压力梯

度，实现掩体内部正压/负压气流组织的净化处理和有序控制，以确保掩体内部空气环境或外部公共大气环境的生物安全性。如核生化战剂沾染防护卫生帐篷、负压型传染病员运送救护车、便携式负压型传染病员隔离病房等。

**发展历史** 第一次世界大战，由于德军使用了化学毒剂，作战部队先是在战斗工事出入口处加装了防毒门帘，以保障多数人免受毒气伤害；故防毒门帘需求量大增，仅美国一家工厂就生产了19万多个。紧接着，军队开始在战场上构筑防毒工事，以保障工事中的指挥、作战人员的行动自由，以及保障粮食、饮水、军需和弹药的安全。第二次世界大战以后，核生化武器大规模杀伤性危害凸显，具有集体防护功能的装备应运而生。其主要任务是保障掩体工事和机动装备等内部免受放射性尘埃、毒剂和生物战剂的污染，使人员在不穿戴个人防护装备的情况下，能有效正常工作、进食和休息。随着集体防护技术的发展，集体防护装备体系日趋完善：①核监测装备。主要包括核监测报警仪、门式放射性监测仪、空气放射性监测仪、氡监测仪等。②化学报警和监测装备。主要包括口部毒剂报警器、化学毒剂监测仪、空气质量监测仪等。③生物报警和监测设备。主要包括生物传感器、生物遥感监测设备、生物战剂监测系统、生物战剂报警器等。④滤毒通风和防护装备。主要包括微粒过滤器、滤毒器、风量测控系统等。⑤连接部洗消装备。主要包括人员出入口风淋、化学洗消装置等。⑥内部空气循环和净化设备。主要包括空气净化装置、氧气再生装置等。20世纪50代年，中国人

民解放军研制了细颗粒浸渍碳过滤材料。60年代，在作战工事、主战坦克和步兵战车上陆续装备了滤毒通风装置。90年代，研制了三防（NBC防护）方舱、防化侦察车等装备。进入21世纪，相继研制出具有三防功能的方舱医院系统、帐篷医院系统、生物检验车和生物侦察车等三防卫生装备。

**研究范围** 以集体防护卫生装备发展、应用和管理等实践活动为研究对象。主要包括综合论证、关键技术、设计制造、效能评估及使用管理等。

**研究内容** 主要有：①集体防护卫生装备综合论证研究。包括卫生勤务保障需求论证研究和保障装备项目论证研究，需求论证重点内容是研究世界主要国家军队同类装备发展现状、发展趋势，中国军队发展现状、存在问题和迫切需求，提出对策建议方案等；项目论证重点内容是装备研制的必要性、功能定位、主要战术技术指标及总体技术方案的先进性、可行性及军事经济效益等。②集体防护卫生装备关键技术研究。主要包括，核武、生武、化武危害因子的监测、预警技术，染毒空气滤毒净化材料与技术，通风换气技术，氧气再生材料与技术，"三防"信息处理技术等。③集体防护卫生装备研制。包括编制总体技术方案，工程设计方案，原理样机优化设计，工程图样设计，模具卡具工装设计、加工制造工艺设计，装备样机试制、调试及实验、试用等。④集体防护卫生装备效能评估。包括环境对人体生理及作业能力的影响、舱室密闭性及微环境质量控制等评估。⑤装备管理保障研究。包括装备规划、设计、生

产、试验、定型、编配等科技管理制度研究；以及使用维护、供应储运、退役报废等物资保障制度研究等。

**研究方法**　①科学实验法。综合运用医学、光学、材料学及流体动力学等实验仪器设备和平台，开展核、生、化微粒的理化特性及动力学特性研究；灰尘、化学毒剂和生物战剂气溶胶过滤机制研究；光催化过程原理与反应动力学研究；气-固反应动力学研究；NBC/PSA 的吸附-脱附动力学研究等，为核生化战剂感知捕获、监测预警、过滤净化、氧气再生、变压吸附等技术创新奠定基础。②模拟仿真法。综合运用计算机模拟仿真、数值仿真、计算机与物理组合仿真等方法，开展拟研装备结构、性能优化研究，通过虚拟现场运行环境，验证装备系统设计科学性、战术技术指标可行性、过程控制合理性及运行可靠性，检查缺陷、完善设计。③工程设计法。依据装备总体技术方案、战技指标和技术创新要求，开展核武、生武、化武监测预警、染毒净化、滤毒通风、氧气再生等的新原理、新材料的关键技术预研、集成、融合相关应用技术，完善装备工程设计方案，开展工程图样设计与样机加工试制。④试验验证法。安全性、可靠性和有效性是对集体防护装备的基本要求。通过装备的基本性能试验、环境适应性试验和可靠性试验，考核装备设计指标实现程度；通过集体防护卫生装备实操训练和演习演练验证等，评价其勤务功能、安全性能和保障效能。

**成果应用**　核生化战剂的监测预警、空气净化、氧气再生、变压吸附等集体防护技术与装备研究，丰富了军队卫生装备学学科的研究内容，完善了军队卫生装备技术体系和装备体系；促进了野战防疫防护卫生装备的体系化、系列化发展。野战方舱医院、野战帐篷医院、生物侦察车、生物检验车、负压型传染病员运送救护车、负压型传染病员转运隔离担架/舱、帐篷式负压防护传染病员隔离病房等系列集体防护卫生装备，为高危污染环境救援医学分队等救援集体提供了装备支撑和物质保障。

**发展趋势**　集体防护卫生装备未来发展趋势：①再生性吸附过滤材料技术将是研究热点。包括可再生高效吸附技术、高分子膜分离技术、气体等离子体技术等。②智能嵌入式模块化防护装备将是发展重点，智能化、低能耗、嵌入式新型侦检、过滤、消毒单元/模块，将成为应急搭建集体防护场所、设施的重要技术支撑装备。

（祁建城　王　政）

héshēnghuà zhànjì zhānrǎn fánghù
wèishēng zhàngpéng

# 核生化战剂沾染防护卫生帐篷（medical tent for protection of nuclear, biological & chemical contamination）

具有核子生物化学战剂污染预防与保护功能的由支撑框架与化纤篷布组成的密闭式卫生掩体。又称三防卫生帐篷。高危污染环境集体防护卫生装备的一类。以三防卫生帐篷为平台，可搭建各种三防型医疗作业和医技保障功能帐篷；支撑框架有金属网架型、插杆支架型、气柱支架型等。

**发展历史**　三防卫生帐篷的发展始于第二次世界大战之后，主要是为应对核生化武器攻击，供沾染区卫生机构集体防护使用。

20 世纪 60 年代，随着核生化武器损伤防护需求的增加，世界主要国家军队均加强了三防卫生帐篷等集体防护装备的研制。美军的 M20 和 M20EI 型集体防护帐篷，可供 10 人使用，内部面积 18.5m²、高 3m，总重量 181.6kg，两人在 30 分钟内即可安装完成。英国的博佛（Beaufor）NBC 野战帐篷，篷顶为拱形不锈钢结构，篷体由支撑骨架和高强度化学战剂防护篷布组成。法国有 AMF80 模块式 NBC 帐篷、AP60 模块化帐篷和 TMB 集体防护帐篷等。意大利有莫尔迪普·依格罗（Mold-iplgloo）NBC 帐篷。三防卫生帐篷通常采用金属杆件或气柱等支架结构；篷布通常采用橡胶、聚氯乙烯、聚氨酯、氟聚合物等复合材料；空气滤毒方法通常采用"滤器+通风+超压生成系统"防护技术。

**原理与结构**　利用物理阻隔、气密结构、空气净化以及气流组织定向控制等原理和工程技术，在帐篷内部建立并有效维持超压环境，防止帐篷外部环境中的有毒有害空气直接进入。三防卫生帐篷通常由帐篷、超压生成与调控系统、附件等组成。帐篷由金属支撑网架和化纤篷布组成，在帐篷的出入口处设置缓冲间，配以必要的洗消装置。超压生成与调控系统主要包括过滤净化、通风换气、压力传感器、控制器及通风管道等装置。附件主要包括暖通空调、照明及配电等设备。

**用途**　战时供建制分队等用于核生化武器袭击污染防护时使用。亦可以此为平台搭建各种具有三防功能的医疗及医技作业卫生帐篷。

（伍瑞昌　郭立军）

fùyāxíng chuánrǎnbìngyuán yùnsòng jiùhùchē

## 负压型传染病员运送救护车

（negative-pressure isolated ambulance） 具有滤毒净化、低压空气生成和高危病原体沾染人员急救功能的轮式医疗后送装备。简称负压救护车。高危污染环境集体防护卫生装备的一种。也可用于核生化战剂沾染伤病员的急救与后送。随车医护人员应穿着个体正压防护卫生装具。

**发展历史** 20世纪70年代，德国奔驰负压隔离救护车，采用定向吸排附加装置技术，将传染病员在救护舱内产生的含有高危传染性病原体的污染空气引入发动机燃烧室，经高温燃烧消毒后排出车外；病员救护舱室内负压绝对值达到最高设定值时，舱室顶板处的单向阀门自动开启补风。90年代，美国研制的传染病员救护车，病员室通过采用顶送下排的定向气流调控方式，降低室内污染浓度。21世纪初，中国人民解放军军事医学科学院卫生装备研究所利用普通救护车，经过密闭性改装和加装滤毒净化模块系

统，研制了改装型传染病员负压隔离救护车，病员室负压值为-20～-50Pa。

**原理与结构** 利用物理阻隔、机械密封、过滤净化和气流组织定向控制等原理和工程技术，对病员室的车身围护结构和门窗进行密闭性改装处理、建立负压环境，以确保病员室与室外公共环境实现有效的物理隔离，室内污染空气必须经过滤净化、无害化处理后再向室外公共环境排放，以保护公共环境和社会人员安全。负压型传染病员运送救护车（图）由普通救护车改装而成，主要是提高原有车厢的整体密闭性能和加装负压过滤净化系统。车厢通常为骨架蒙皮围护结构，围护结构和门窗等需经二次密封处理。负压净化系统通常包括风机、高效空气过滤器、负压监控仪、报警器、紫外线消毒灯等设备，对粒径为0.3μm气溶胶的过滤效率不低于99.99%，病员室换气次数20次/小时，舱室负压环境-20～-50Pa。

**用途** 平时用于转运、救治高危传染性伤病员，可以有效防

止转运过程中有害气体的泄露。战时亦可用于核生化战剂沾染伤病员的转运和救治。

（祁建城 衣 颖）

zǔzhuāngshì fùyā fánghù chuánrǎn bìngyuán míngshì gélí bìngfáng

## 组装式负压防护传染病员明室隔离病房

（assembled negative-pressure isolated ward for infectious disease patients） 具有低于标准大气压强（约101kpa）气体生成及过滤净化排放功能，可快速搭建、收治和在室外观察高危病原体沾染人员的物理阻隔式可视化医疗平台。简称传染病员明室负压病房。高危污染环境集体防护卫生装备的一种。

**发展历史** 使用组装型负压隔离病房，可以为那些不具备传染病员负压隔离收治条件的医院，提供快速建立符合高危传染病员负压物理隔离收治要求的简易病房，以利迅速解决高危传染病人早隔离、早收治的难题。这对于重大新发突发传染病疫情的防控至关重要。以色列贝斯（Beth-El）公司研发了基于支杆和柔性透明薄膜结构的系列负压隔离病房系统，可收治1名病人，并带有缓冲间供医护人员淋浴；收拢后仅需两个2m×1.2m×1.2m的箱子即可盛放，在国际上得到较广泛的认可和应用。中国人民解放军研制的组装型负压防护传染病员明室隔离病房（图），房间桁架支杆采用轻量化材料和插拔卡箍结构，可在30分钟内完成病房组装搭建；房间墙体采用高强度透明膜材设计，可为医护人员提供良好的室外观察视野；采用350m³/h的高效排风过滤设计，为隔离病房系统提供-15Pa的稳定负压；明室传递窗结构可实现诊疗仪器设备、废弃物的安全传递。

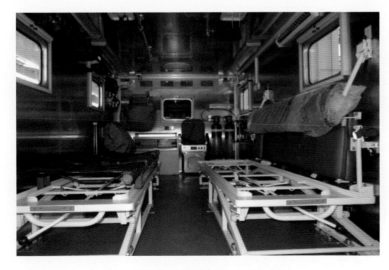

**图 负压型传染病员运送救护车内景**

金属网架式帐篷、金属框架式帐篷、气柱式帐篷等，可通过车辆、列车、船舶及飞机运输投送，快速部署展开。

**发展历史**　由于烈性传染病疫情暴发具有突发性特质，可快速部署的帐篷式负压隔离病房对于疫情防控应急响应的现场展开时效，成为评价此类装备的重要战术技术指标，也越来越受到世界各国军队的高度重视。意大利佩克（PEKE）公司研发的便携式负压帐篷，采用可快速组装支杆结构，总质量129kg，可同时收治8名病人，也可放置检验仪器作为检验实验室使用。美国HTD公司研发的负压隔离帐篷，采用气柱式充气帐篷，高效空气排风装置形成稳定负压，可同时收治6名病人。美国环境新技术（EMS Innovations）公司研发的系列负压隔离帐篷，采用气柱式充气骨架，帐篷内部通过可收拢隔断结构设计，分成若干单独提供负压通风的小型独立单元，可以有效防止病人之间的交叉感染。中国人民解放军研发的负压隔离帐篷采用气柱式充气结构，可多个帐篷单元快速连接，每个单元可容纳8名病人，负压排风350m³/h风量，空气压力−15Pa。也可作为传染病人样本生物学检验场所使用。

**原理与结构**　由移动式高效排风过滤装置为隔离病房系统提供、建立并维持负压环境，新鲜空气经初滤后由进气口进入病房缓冲间，然后进入病房病区内；病区内的污染空气需要经过高效过滤后，由排气口排到外部环境大气中。这种空气定向流调控处理技术及工程设计，既可为现场医护人员提供有效的保护作用，为病员提供相对舒适的就医环境；也可以满足向外部大气环境安全

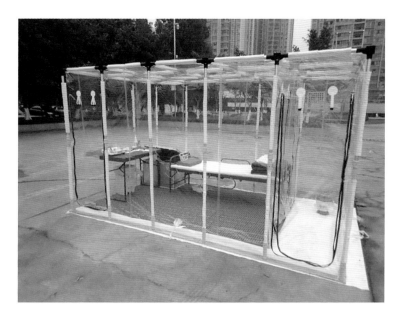

图　组装式负压防护传染病员明室隔离病房

**原理与结构**　由移动式高效排风过滤装置为隔离病房系统提供、建立并维持负压环境，新鲜空气经初滤后由进气口进入病房缓冲间，然后进入病房病区内；病区内的污染空气需要经过高效过滤后，由排气口排到外部环境大气中。这种空气定向流调控处理技术及工程设计，既可为现场医护人员提供有效的保护作用，为病员提供相对舒适的就医环境；也可以满足向外部大气环境安全排放的要求。组装型负压防护传染病员明室隔离病房由病房、高效排风过滤装置等组成。其中，病房由可快速拆装的支杆桁架房间和高强度聚氨酯透明隔模墙体组装而成，内部有效使用面积10m²，可同时展开2张床位；病房内设置缓冲区（半污染区）、医疗作业区（污染区）和洗漱区（污染区）。高效排风过滤装置由超高效过滤器、高静压大风量风机等组成；排风高效过滤器过滤效率≥99.99%，截留气溶胶粒子0.3μm；内外压差≥−15Pa。人流物流控制模式，病人从传染病员通道进入医疗作业区，医护人员通过缓冲区进入医疗区，医疗垃圾存放在洗漱区并通过传染病员通道传递出去。

**用途**　组装型负压防护传染病员明室隔离病房，供现场隔离救治高危传染病患者使用，可以快速组装搭建完成。它可以帮助缺少高危传染性病人收治条件的医疗单位，迅速建立起传染病员收治的基本硬件条件，提高医护人员在高危污染环境条件下医疗作业的生物安全防护水平。

（吴金辉　胡名玺）

zhàngpéngshì fùyā fánghù chuánrǎn bìngyuán gélí bìngfáng

## 帐篷式负压防护传染病员隔离病房（negative-pressure isolated tent ward of infectious disease patients）

具有低于标准大气压强（约101kPa）气体生成及过滤净化排放功能，可快速搭建或充气撑起的收治高危病原体沾染人员的篷布式物理阻隔医疗平台。简称帐篷式负压隔离病房。高危污染环境集体防护卫生装备的一种。帐篷式负压隔离病房有

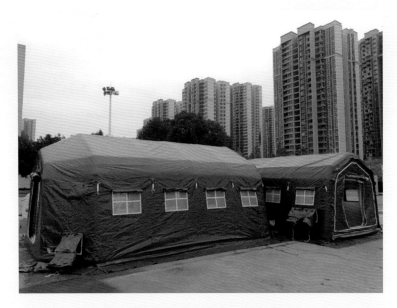

图　帐篷式负压防护传染病员隔离病房

排放的要求。帐篷式负压隔离病房主要由负压隔离帐篷、通道帐篷、高效排风过滤装置及配套设施组成（图）。负压隔离帐篷选择气柱式充气结构的帐篷作为传染病员救治作业平台，其展开迅速、空间开阔、密闭性好。通道帐篷与负压帐篷软连接，主要作为医护人员进出负压隔离病房的专用通道，同时兼做备用医疗物资的储藏间。高效排风过滤装置由超高效过滤器、压差监测、风机等组成；能实时显示帐篷内压差与微环境状态，对 $0.3\mu m$ 微粒气溶胶的防护效率大于 99.99%，帐篷内负压差大于 15Pa。

（吴金辉　胡名玺）

fùyāxíng chuánrǎnbìngyuán zhuǎnyùn gélí dānjiàcāng

## 负压型传染病员转运隔离担架舱（negative-pressure isolated stretcher）

具有低于环境空气压力生成和滤毒净化功能的密闭型高危传染性伤病员阻隔救治与后送搬运装备。简称负压隔离担架舱。通常由密闭舱体系固在标准制式担架上组合而成。高危污染环境集体防护卫生装备的一种。也可以用于核生化战剂沾染伤病员的急救与短途后送搬运。

**发展历史**　负压隔离担架舱是运送传染病员的重要工具。20世纪 90 年代，以色列研制有 IsoArk N36-2 型便携式负压隔离舱，舱体篷架由数根拱形支杆与铝合金短杆经纵向插接构成，舱体篷布材料为单层热塑性聚氨酯，舱内过滤效率不低于 99.97%（ $0.3\mu m$ DOP 法），锂电池供电时间不小于 5 小时，具备压力显示与报警功能。同期，美国研制的空中医疗队使用的负压隔离担架舱，澳大利亚研制的便携式医用隔离单元，均为运送高危传染病员的负压装备。21 世纪，中国人民解放军研制的高危传染性伤病员负压隔离担架舱（图），对 $0.3\mu m$ 粒径气溶胶的过滤效率不小于 99.99%；舱内负压差绝对值不小于 15Pa，建立时间不大于 2 分钟；换气量不小于 75L/min；噪声不大于 72db（A）；采用车载

蓄电池与锂电池两种供电方式，可通过控制器自动切换，锂电池供电时间不小于 2 小时；舱体外形尺寸（长×宽×高）：展开 2020mm×560mm×560mm，收拢 600mm×450mm×650mm；总质量 21kg。

**原理与结构**　利用物理阻隔、气密结构、过滤净化和气流组织定向控制等原理和工程技术，病员室支撑框架及敷设篷布经紧密粘接工艺处理、形成密闭环境，定向控制舱内污染空气流动，经滤毒净化后排出舱外，以确保搬运人员及公共环境免于污染。同时，外部新鲜空气可实时补充到舱内，以维持舱内正常的氧气浓度，为高危传染病员病员提供相对舒适的运送及救治环境。负压隔离担架舱通常由担架、密闭舱体、负压净化系统组成。担架通常选用标准制式担架。密闭舱体由舱底、舱盖、支架杆等构成；其中，舱底、舱盖通常选用阻燃型柔性防水布制作，二者通过密封拉链联接和开启；舱底内侧有病员固定带，外侧有与制式担架连接的固定带；拱形舱盖一侧设置有透明观察视窗和供医护人员实施舱内作业使用的长橡胶手套；舱盖外侧密封拉链部位设计有防雨褶布。数根拱形支架杆通常采用不锈钢材料制造，通过舱盖内侧的系带系固、间隔布放，与舱底、舱盖共同形成拱形密闭舱体。负压净化系统包括滤毒罐、风机、控制器、电池、外接电源接口、排风导管等。其中，控制器具有舱内压力、低电压、低电量监控报警控制及显示等功能。

**用途**　用于高危传染性伤病员和核生化战剂沾染型伤病员的急救与短途后送搬运。

（祁建城　胡明玺）

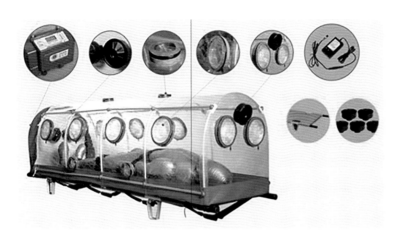

图　负压型传染病员转运隔离担架舱

gāowēi wūrǎn huánjìng gètǐ fánghù
wèishēng zhuāngbèi

## 高危污染环境个体防护卫生装备 ( personal protective equipment for high risk contaminated environment )

用于核生化战剂遭袭地域部队人员沾染损伤预防与保护的个人可穿戴式服装、用具和器材。简称个防卫生装备。野战防疫防护卫生装备的一类。主要包括防护口罩、生物防护面具、防毒面具、生物防护服、正压医用防护头罩、正压生物防护服等。

**发展历史**　第一次世界大战，德军施放化学毒剂，法军与英军配发防毒面具，供个人防护使用。第二次世界大战期间，世界主要国家采用橡胶材料研制了防护面具，并配以活性炭作为过滤吸附材料。其后，采用气密性材料研制核生化防护服，配以橡胶靴、手套，供特殊环境作业人员使用。20 世纪 80 年代，美国、英国和意大利等国家研制了防护面具、防护服、防护靴、防护手套等系列个人防护装备，如英国 S10 型防护面具、美国 M40 型系列防护面具和加拿大 C4 型防护面具等。90年代，美、法、德等国家大量采用新材料、新技术、新结构和新工艺研制个人防护装备，注重提高防护性能、人体舒适性和标准化发展水平。如美国杜邦和 3M 公司研发了大量高性能防护材料和装备；英国雅芳（Avon）防护公司的 M50 面具，采用了人体工效学设计，过滤材料为更具高过滤效率和低阻力特性的高分子聚合物；英国的 FM12 防护面具舒适性好，呼吸阻力低，易于拆洗和维护。同期，欧美国家开发应用纳米纤维等新型材料，研制轻量化、多功能、具有超强耐用性的新型防护服，如美国 W.L. 创新公司开发的 HSFTM 纤维防护服，具有超轻的质量，优良的防毒透气性能、阻燃性能和穿戴舒适性；英国瑞德·弗林特林（Remploy Frintline）公司采用超轻材料研制了 SR3 型防护服，穿戴方便，5 分钟内可完成全身防护。20 世纪 60 年代以来，中国人民解放军相继研制出 65 型、69型、87 型等多种防毒面具，以及 64 型口罩、生物防护口罩、橡胶连体式和分体式防护服、防疫服等，可满足不同战剂污染环境条件下，作业人员个体防护的需要。

**研究范围**　以个体防护卫生装备的发展、应用和管理的实践活动为主要研究对象。主要包括：①新材料开发与应用。如多功能吸附材料、高效过滤材料、复合型防护服面料等。②人体工效学设计。如可穿戴防护装备与人的穿戴适体性、作业舒适性以及防护可靠性等，减少因穿戴产生的作业障碍、生理心理负担等，提高作业准确性与效能。③个体防护卫生装备标准化。主要包括各类个人防护装备性能、综合效能评估以及标准化。④试验方法及设备。主要包括各种个体防护卫生装备性能、指标的科学评价方法、仪器设备和实验平台。

**研究内容**　①新材料与新装备应用研究。主要围绕选择性渗透材料、自净化材料、抗辐射材料等新材料开展应用研究，探索光、气、液、固等不同形态核生化战剂防护新材料的制备技术、理化特性、防护性能及其防护口罩、防护服等个人防护卫生装备研究。②人体工效学研究。运用人机工效学原理，研究不同类别个体防护卫生装备的防护等级、防护部位、使用范围与作业障碍、心理负担以及舒适性之间的关联关系，优化个人防护卫生装备工程设计，提高综合防护性能。③个体防护卫生装备标准化研究。开展防护服、防护面具、防护手套、防护靴、防护口罩等个人防护卫生装备的分类、防护等级、防护指标、性能与效能试验、评估方法、使用要求、维护、报废等标准化研究。④综合防护性能检测技术研究。研究个人防护卫生装备关键性能指标的检测方法、设备、标准物质等。

**研究方法**　①科学研究法。综合运用医学、光学、材料学及流体动力学等实验仪器设备和实验平台，开展核、生、化微粒的理化特性及动力学特性研究；灰尘、化学毒剂和生物战剂气溶胶过滤机制研究；光催化过程原理与反应动力学研究；气-固反应动力学研究等，为核生化战剂阻隔、过滤、净化等新材料制备与应用技术创新奠定理论基础。②模拟仿真法。综合运用大数据、人体工效学、人体传热学、材料学等学科原理和知识，建立个体防护卫生装备数学或数值模型，通过计算机模拟仿真、数值仿真、计算机与物理组合仿真等方法，开展材料与装备的结构与性能优化研究，通过虚拟现实运行环境，研究材料与装备设计的科学性、战术技术指标先进性、技术路径合理性及性能可靠性，依据发现问题，进一步改进和完善装备设计。③工程设计法。依据装备总体技术方案、战技指标和技术创新要求，综合应用核生化污染物阻隔、过滤、净化新材料，以及微芯片、快速成型和柔性制造系统（FMS）等新技术、新工艺，完善材料与装备的工程设计方案，开展工程图样设计与样机加工试制。④试验验证法。安全性、可靠性和有效性是对个体防护卫生装备的基本要求。通过基本性能试验、环境适应性试验和可靠性试验，考核材料与装备设计指标实现程度；通过个体防护卫生装备实操训练和演习演练验证等，评价勤务功能、安全性能和保障效能。

**成果应用** 高危污染环境个体防护卫生装备阻隔、过滤、净化新材料、新工艺、新装备的综合应用研究，丰富了军队卫生装备学学科的研究内容，完善了军队卫生装备体系；促进了野战防疫防护卫生装备的体系化、系列化发展。防毒面具、生物防护口罩、生物防护面具、医用正压防

护头罩、正压生物防护服等个体防护卫生装备的研制，为高危污染环境现场作业人员的生物安全防护提供了可靠的物质保障。2003 年 SARS 疫情期间，中国人民解放军军事医学科学院卫生装备研究所应急研制的正压医用防护头罩、传染病员隔离服、传染病员转运救治负压隔离舱、荷电微孔滤膜防护口罩、生物防护服等个人防护卫生装备，对于降低现场医护人员感染风险、控制疫情蔓延发挥了重要作用。2014 年西非埃博拉出血热疫情期间，中国医疗救援队和检测队装备了正压生物防护服、正压医用防护头罩等高等级个人防护卫生装备。

**发展趋势** 个体防护卫生装备未来发展趋势：①新材料、新技术将加速个体防护卫生装备的更新换代，质量轻便、穿戴舒适、更加符合人体作业特性的材料与技术成为重要研究热点和发展方向。②个体防护卫生装备的个性化、非特征化的设计与制造技术将进一步发展。

（吴金辉 王政）

yīyòng shēngwù fánghù kǒuzhào
**医用生物防护口罩**（biological protective mask）可预防阻止高危致病细菌、病毒飞沫侵入呼吸系统，供医护人员佩戴的面部卫生罩体器材。简称医用防护口罩。高危生物污染环境个体防护卫生装备的一种，通常采用聚丙烯熔喷非织造布、驻极体聚丙烯熔喷非织造布、熔喷超细纤维过滤和驻极体熔喷超细纤维过滤材料等制作，佩戴时覆盖在个人面部的口鼻器官处，可以有效阻隔有害可吸入颗粒物的侵入。

**发展概况** 呼吸道传染病可通过空气和飞沫等形式在人和人之间传播，极易引起大规模人群

的集中感染，切断病原微生物传播途径是保护人群健康的有效措施。2007 年，美国疾病预防控制中心公布临时指导方针，强烈建议人们在流感暴发时期佩戴口罩。根据口罩的形状结构可将其分为平面型和拱型。医用生物防护口罩需要具有较高的防护性能，通常采用拱型结构。评价医用生物防护口罩的主要技术指标为过滤效率、呼吸阻力及密合度。过滤效率是表征医用生物防护口罩防护性能的重要指标，过滤效率的高低直接影响着佩戴者的健康安全。制作口罩的过滤材料是决定口罩过滤效率高低的主要因素，通常包括聚丙烯熔喷非织造布材料、驻极体聚丙烯熔喷非织造布材料、熔喷超细纤维过滤材料和驻极体熔喷超细纤维过滤材料等。美国口罩标准 42CFR Part 84 呼吸防护用品要求，将口罩分为 N95、N99、N100 等三个防护等级，如 3M 8610 N95 口罩，过滤效率不小于 95%；欧盟口罩标准 EN 149：2001 呼吸防护用品的要求、测试方法和标记，将口罩分为 FFP1、FFP2 和 FFP3 等三个防护等级，如法国代尔塔 N95 口罩，过滤效率不小于 95%。中国国家标准 GB 19083-2003《医用防护口罩技术要求》，规定医用生物防护口罩过滤效率实验粒子，按空气动力学质量中值直径为 $0.24 \pm 0.06 \mu m$，过滤效率应大于 95%。

**原理与结构** 口罩是佩戴人员在口、鼻部搭建的与环境进行物理隔离的罩体屏障，存在于大气环境中的有害生物粒子只有在经过罩体过滤材料的滤除、成为洁净空气后，才能进入佩戴者的呼吸系统。医用生物防护口罩的防护等级与罩体的过滤材料和结构型式密切相关，通常过滤材料

的过滤效率越高，吸气阻力就越大。因此，进行口罩设计时应兼顾安全性与舒适性。医用生物防护口罩通常由罩体、系带和附件组成（图）。罩体为拱型结构，由内层、中间层和外层等三种不同无纺布材料复合一次冲压成型；其中，内层为柔软舒适的水刺无纺布，紧靠面部皮肤，无刺激性、吸湿性好；中间层为熔喷聚丙烯无纺布，具有过滤有害生物粒子的作用；外层多为具有一定强度的针刺无纺布，可以起到阻隔有害颗粒物的作用。系带通常为弹性带，包括头戴式和耳戴式两种。附件包括单向呼气阀、可调鼻梁夹和面部贴合弹性密封圈等，有助于降低呼气阻力，提升罩体与面部的密合度，降低泄漏率，提高防护综合性能。

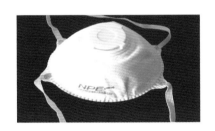

图 医用生物防护口罩

**用途** 主要供医院、生物污染环境场所工作人员使用，也可作为个人防护用品使用。

（吴金辉 郝丽梅）

yīyòng shēngwù fánghù miànjù

## 医用生物防护面具（biological protective gas mask）

以自主吸气或动力送风方式进行高危致病细菌、病毒气溶胶过滤净化，用以保护人的眼、鼻、口等器官的佩戴式密闭型脸部整体预防保护器材。简称生防面具。高危污染环境个体防护卫生装备的一种，面具罩体上设计有透明视窗、通话器及自主吸气或动力送风过滤净化装置等；使用时，将罩体罩在人的脸部并紧密固定；此时，罩体成为面部与悬浮有致病细菌、病毒污染空气的外界环境之间的密闭型物理隔离器。通常供军队在核生化武器遭袭地域执行任务时使用。

**发展历史** 世界主要国家为应对生物战剂袭击、烈性呼吸道传染病暴发流行以及生物恐怖事件威胁，通过采用新材料、新结构和新工艺，改善面具的使用性能和生理舒适性，通过过滤元件接口标准化，提高面具通用性和整体防护水平，不断研制出各种便于携带和佩戴的新型生物防护面具。生物防护面具—如符合美国标准《呼吸防护用品要求》42CFR Part84，呼吸防护头罩的认证认可（42CFR Part 84Approval of respiratory protective devices）的3M 6800 防护面具；符合欧盟标准《EN12941-1999 呼吸防护装置，带防护面具或防护头罩的电动送风过滤装置，要求，测试，标志》的梅思安恒流长管呼吸器等。进入 21 世纪，中国制定了GB2626-2006《自吸过滤式防颗粒物呼吸器》、GB30864-2014《呼吸防护动力送风过滤式呼吸器》等国家标准，对防护器材的过滤效率、呼吸阻力、气密性、制造材料阻燃性等均做了详细规定。同期，为应对生物恐怖袭击、生物战剂威胁和突发公共卫生事件，中国人民解放军亦研制了多型生物防护面具。

**原理与结构** 生物防护面具罩体周边设计有可镶嵌弹性密封胶圈的凹槽结构，可将佩戴者的口、鼻、眼及面部与污染空气气密性物理隔离，通过过滤器中的高效过滤材料，对环境中高致病性微生物气溶胶进行吸附和过滤，为佩戴者提供洁净的呼吸空气。生物防护面具通常由面罩、过滤器和固定带组成（图）。面罩采用高分子材料注塑成型，周边为凹槽结构，镶嵌有硅胶密封胶圈，能与佩戴者的面部紧密贴合，目镜视野清晰。过滤器为圆罐型，是生物防护面具核心部件，罐内通常充填熔喷高分子、驻极体或超细纤维材料制作的纸质滤芯，多采用折叠或多层布放方式，以增加滤材的比表面积，提高过滤效率和防护性能。固定带为硅胶材质，通过卡扣连接。生物防护面具既可以通过佩戴人员自主吸气，对外环境空气中的有害生物气溶胶粒子进行过滤净化；也可以通过有源动力送风系统对外环境空气中的有害生物气溶胶粒子进行过滤净化。

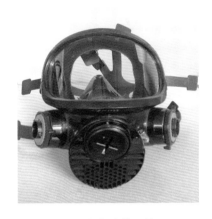

图 生物防护面具

**用途** 主要供高危生物污染环境作业人员防护使用。

（吴金辉 郝丽梅）

zìxī guòlǜshì fángdú miànjù

## 自吸过滤式防毒面具（gas mask of self-filtering type）

通过自主吸气方式对染毒空气进行过滤净化，用以保护人的眼、鼻、口等器官的佩戴式密闭型脸部整体防护器材。简称自吸防毒面具。高危生物污染环境个体防护卫生装备的一种。面具上设计有透明视窗、通话器及自主吸气式毒气过滤净化装置等；使用时，将面具罩在面部并紧密固定，面具将面部与外界环境密闭型物理隔离。通常供军队在核生化武器遭袭地域执行任务时使用。

**发展历史**　自吸过滤式防毒面具体积小、重量轻、便于携带，是军队常用的核生化武器沾染损伤个人防护卫生装备。20世纪80年代后，美陆军和海军陆战队配备的 M40 系列和 M42 系列面具，是一种反折边密合框型硅橡胶面罩；两只聚碳酸酯光学矫正镜片采用金属视窗卡箍固定，并经抗冲击增强和表面加硬涂层处理，可提供宽阔的边缘视野和下方视野；主通话器位于嘴部上方，副通话器安装在滤毒罐接口上；口鼻罩处设有两个单向阀，可防止呼出气体造成镜片起雾。美海军、空军配备了 MCU-2A/P 型面具；AH-64 阿帕奇直升机飞行员配备了 M48/M49 系列防毒面具。21世纪初，英国雅芳（AVON）防护公司研制的 M50 系列面具，呼吸阻力小、人体适应性好，正逐步取代 M40/M42 系列成为美军标准防毒面具。20世纪60年代以来，中国人民解放军相继研制出65型、69型、87型防毒面具，重量均不超过 0.8kg，视野较大，能有效防护化学毒剂气溶胶数十分钟至数小时不等。70年代，装备的 MF9 型防毒面具配有一个携带包、一个滤毒罐及呼气系统备用过滤膜组件。21世纪，研制的过滤式防毒面还具有较强的生物气溶胶防护功能。随着军事任务多样化和复杂化，自吸过滤式防毒面具将在原有的重量轻、体积小、

呼吸阻力小等基础上，进一步向功能用途拓展方向发展，如与武器和光学器件的兼容性、核生化战剂气溶胶防护兼容性等，实现一装多用，既可用于化学毒剂气溶胶和放射性尘埃防护，也可用于生物战剂气溶胶防护。

**原理与结构**　人员佩戴防毒面具后，吸气时，染毒空气经滤毒罐滤除有害物质后，通过单向吸气活门将洁净空气送入面罩内，再经口鼻罩或阻水罩进入人体呼吸系统；呼气时，人体呼出的气体经面罩单向呼气活门排入大气中。自吸过滤式防毒面具通常由面罩和滤毒罐组成（图）。面罩一般由罩体、阻水罩（导流罩）、视窗、通话器、吸气活门、呼气活门及头带等组成，还可根据需要设置饮水装置、防激光镜片或眼睛矫正镜片等。滤毒罐通常为圆形塑料罐体，内部有两层装填物，上层装填物为活性炭和催化剂，用于过滤化学毒物气溶胶；下层装填物为高效过滤材料，用于过滤有害生物气溶胶；滤毒罐有效工作时间 40 分钟左右。

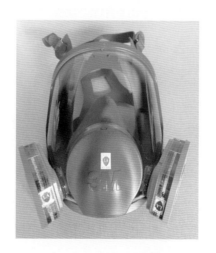

**图　自吸过滤式防毒面具**

**用途**　用于保护核生化战剂污染环境作业人员口鼻、眼部及

面部等器官，以预防化学毒剂、放射性微粒和生物气溶胶对作业人员造成的吸入式核生化战剂沾染损伤。

（吴金辉）

liántǐshì shēngwù fánghùfú

**连体式生物防护服**（biological protective clothing）　用于高危致病微生物气溶胶颗粒物阻隔、滴液阻渗的传染病疫区作业人员全身穿戴式卫生预防保护服装。高危污染环境个人防护卫生装备的一种。

**发展历史**　面对自然界各种传染病疫情和生物恐怖袭击威胁，世界主要国家越来越重视生物安全，进一步加强了生物防护服的研发，以最大限度地保护医疗卫生作业人员的生命安全。生物防护服可分为一次性使用型和限次使用型。一次性生物防护服使用后直接进行销毁，以防止发生因洗消不彻底而引发的交叉感染风险，但使用成本高。限次性生物防护服，使用次数不大于12次，不会因洗消而降低防护效果。20世纪60年代，美国戈尔公司（GORE-TEX）利用防护面料（CROSSTECH™ EMS）开发的系列生物医用防护服，采用聚偏氟乙烯微孔膜材料与功能性纺织品层压整理工艺制成，具有良好的选择透过性，既能有效防止血液、体液、病毒和气溶胶透过，又能具备较好的透湿性和舒适性。90年代，美国杜邦公司研制的一次性医用防护服，采用专利织物（Tyvek©）制造，柔软、轻便、透气性好，具有良好的表面抗湿性和抗合成血液穿透性能。美国 VWR 公司制造的连体生物防护服（Biosafety Coverall），可以有效地阻隔液体和颗粒物，穿着舒适，有一定的化学防护性能，并具有很好的机械强度。21世纪初，德

国特克斯普勒（TEXPLORER）公司研制了可以同时防护化学和生物战剂的防护服，其核心功能层采用针刺复合（Spiratec™ Hybrid）型防护织物，可防护各种形态的毒剂、细菌、病毒和炭疽模拟剂的穿透，且经 3 次洗涤后，防护性能不变。同期，中国研制的生物防护服，使用经过抗菌、抗油以及阻燃整理的涤纶，或是镶嵌了有机导电纤维的纯棉材料，与聚四氟乙烯膜进行层压复合而成的面料制作；中国人民解放军研制的生物防护服，柔软、轻便、透气性好、透湿量高，按照中国国家标准 GB/T 4745-2012《纺织品 防水性能的检测和评价 沾水法》规定的方法进行检测，其沾水等级达到最高级 5 级，表面具有优异的抗沾湿性能。

**原理与结构** 生物防护服使用经纺织技术与材料技术复合工艺制备的功能性防护面料制作而成，防护面料既要能有效屏蔽或阻隔外源致病微生物病原体及毒素颗粒物或液滴透过，又要能使穿着人员产生的水气透过面料散发到外界，并具有较好的舒适性和耐洗消性。生物防护服面料制备工艺通常为层压工艺和涂层工艺。其中，层压型防护面料多为三层复合结构，外层为防护层，通常选用具有特殊表面微观结构的材料或者经过拒水防油涂层整理，以有效防止含有污染因子的液滴、气溶胶及颗粒物的黏附和渗透；中间层为功能层，通常选用具备选择透过性或者经抗菌整理过的织物材料，以杀灭或阻隔可能会穿透外层织物的部分污染因子；内层为吸湿性织物，主要为增强人体汗液的吸收和排放效率，提高穿着舒适度。生物防护服通常由连帽上衣、裤子组成，

可分为连体式结构和分体式结构，应与护目镜、防护口罩、防护手套和防护靴配合使用，形成全身物理防护屏障（图）。

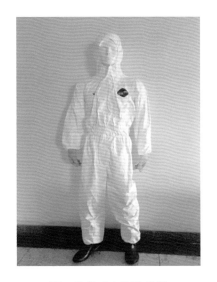

图 连体式生物防护服

**用途** 广泛用于传染病医疗急救、生物安全实验、生物侦检作业人员的个体防护，能有效阻隔细菌、病毒、体液、血液和污液，具有一定的耐洗消能力。

（吴金辉 林 松）

pījiānshì zhèngyā yīyòng fánghù tóuzhào

## 披肩式正压医用防护头罩

（medical protection hood of positive pressure） 一种供高危传染病区医护人员无袖穿戴，可自主动力送风建立超压微环境的头部整体预防保护卫生器材。简称正压医用防护头罩。高危污染环境个体防护卫生装备的一种。

**发展历史** 正压医用防护头罩是高等级个人生物安全防护装备，通常供在核生化战剂沾染地域或烈性呼吸道传染病暴发流行地区，执行医疗救护任务的医护人员头部整体防护时使用。20 世纪 90 年代，欧美国家先后开发了民用正压防护头罩，如美国 3M 公司的丘比特正压防护头罩，采用塑料框架和一次性罩体结构，配置高转速静音风机和高效低阻过滤器。21 世纪初，法军装备的山羊核生化（Giat NBC）防护头罩，整体采用软质透明材料，便于穿戴者透过视窗观察病人病情和实施救治，平时可折叠包装、便于携行。英军装备的 T25 型防护头罩，佩戴舒适、视野开阔，特别适合从事精细作业人员使用。以色列军队装备的夏隆（Shalon）防护头罩，尺寸型号系列齐全。上述防护头罩均采用了长管动力送风方式向罩内输送洁净空气，使头罩内部始终保持正压状态。同期，中国人民解放军研制的正压医用防护头罩（图），配发军队医护及卫生防疫人员使用，用于"SARS"和"甲型 H1N1"流感

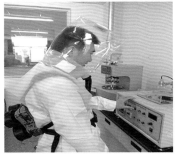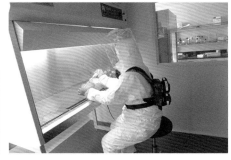

图 披肩式正压医用防护头罩使用

的防控。中国国家军用标准 GJB 6813-2009《正压医用安全头罩规范》和国家标准 GB30864-2014《呼吸防护动力送风过滤式呼吸器》先后颁布实施。

**原理与结构** 正压医用防护头罩为披肩式非气密性个体防护卫生装备。使用时，在动力送风系统和高效滤毒装置共同作用下，通过罩内形成的高于外环境标准大气压力 20～50Pa 的正压力差，可以有效防止外环境污染空气的侵入；外环境污染空气中的有害生物气溶胶粒子在被过滤净化而变为洁净气体后，才能通过头罩顶部设置的多路气道进入罩内，从人的面部自上而下吹过，并从披肩底部排出，实现了在高危污染环境条件下保护医护人员安全和提高医疗作业效率的目的。正压医用防护头罩通常由头罩、披肩和动力送风系统组成。头罩通常采用聚氨酯、聚氯乙烯等硬质透明材料制作、整体成型。披肩使用高分子织物材料制作；头罩与披肩采用热合、缝合或复合粘接工艺连接。动力送风系统由高效生物过滤器、风机、电源、控制器、送风管等组成；高效生物过滤器的过滤效率不小于 99.99%，风机为直流涡轮风机，锂电池连续工作时间不低于 4 小时；控制器具有压差监控、低电量报警等功能。正压医用防护头罩可以清洗消毒、重复使用。

**用途** 用于近距离接触生物战剂沾染或高致病性微生物呼吸道传染病伤病员的医护作业人员的呼吸、皮肤等器官组织的安全防护。亦可供高危环境生物污染物处理、病原微生物采集、检验研究以及自然疫情、生物安全事故、生物恐怖袭击等突发公共卫生事件医学救援人员防护使用。

（吴金辉 杨荆泉 王政）

quánshēnxíng zhèngyā shēngwù fánghùfú

**全身型正压生物防护服**（biological protective suit of positive pressure） 具有空气过滤净化与超压动力送风功能，用于高危病原体污染环境作业人员从头到脚整身性预防保护的气密型个人穿戴装备。简称正压防护服。高危污染环境个人防护卫生装备的一种。是高等级生物安全实验室、烈性传染病暴发流行疫源地现场作业人员必须穿戴的生物安全防护服装；可为从事已知或未知高致病性、高传染性病原体作业的工作人员提供最高等级的生物安全预防与保护。正压生物防护服按照送风型式可分为集中动力送风和自主动力送风两种。

**发展历史** 1983 年，世界卫生组织出版的《实验室生物安全手册》规定，工作人员进入四级生物安全实验室，必须穿着正压生物防护服。20 世纪 80 年代，美国费德瑞凯·多佛（Fredericade ILC Dover）公司研制了第一款用于生物安全四级实验室的正压生物防护服。21 世纪初，法国 GONGSI 型正压生物防护服，设置有压力传感器，可在线监测动力送风系统工作状态，当正压生物防护服内部压力低于设定阈值时会自动报警，提醒人们尽快检查防护服有无破损泄漏；当压力高于设定阈值时，防护服上的压力感应磁片会自动弹起，将单向排气阀门打开向外排气，以维持内部正压值稳定在设计区间。同期，中国人民解放军研制的正压生物防护服采用聚氨酯、聚氯乙烯复合面料，经高频热合而成，具有自主动力送风净化、压力在线监

控报警与调节等功能，经规定程序、严格清洗消毒后，可以重复使用（图 1）。

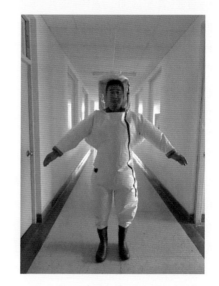

图 1 自主送风型正压生物防护服

**原理与结构** 正压生物防护服是一种穿戴式全身型送风防护气密系统，送风方式可分为集中动力送风型和自主动力送风型两种。其中，集中动力送风型正压生物防护服只限于在固定的高等级生物安全实验室穿着使用（图 2）；工作时，需要通过送风软管与实验室建成的集中动力送风系

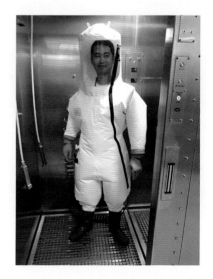

图 2 集中送风型正压生物防护服

统连接，使防护服内部直接获得经高效净化和调温调压处理的洁净空气。自主动力送风型正压生物防护服既适用于固定式高等级生物安全实验室，亦适用于移动型生物安全实验室、已知或未知烈性传染病暴发流行疫源地等高危污染环境穿着作业；通过自主配置的风机与高效生物过滤系统，将作业现场污染空气中的有害生物气溶胶粒子过滤去除而变为洁净空气，洁净空气通过正压防护服头顶内部设置的多路送风管道，由面部自上而下同时向穿戴人员全身各部位均匀输送新风；进入防护服内部的洁净空气，在单向排气阀阻力作用下，使防护服内部保持正压状态；当正压压力高于单向排气阀阈值时，单向排气阀自动开启排气。自主动力送风型正压生物防护服通常由连体服和动力送风系统组成。连体服包括透明头罩、上衣、裤子、防护手套、防护靴子、气密拉链、单向排气阀等部件；防护服主体面料通常采用聚氨酯或聚氯乙烯复合材料，经高频热合而成。动力送风系统由高效空气过滤器、风机、报警器、单向阀、电源、控制器、送风软管等组成；其中，过滤器过滤效率不小于99.99%，风机为直流涡轮风机，锂电池连续工作时间不低于4小时，控制器具有压差监控、低压、低电量报警控制等功能。

**用途**　主要供医护作业人员需要接触生物战剂沾染伤病员或烈性传染病伤病员时使用，或供生物安全高等级实验室人员工作时使用；可对穿戴人员的呼吸系统、皮肤、眼睛和黏膜等器官及组织，提供最高等级的生物安全预防与保护。

（吴金辉　王润泽）

píngzhàn jīběn wèishēng zhuāngbèi

**平战基本卫生装备**（ basic medical equipment for peacetime and wartime）　军队医疗机构平时/战时开展临床常规诊断治疗所必备的各种医疗器械、仪器及设备。简称平战卫生装备。军队卫生装备的组成部分。主要包括医学影像、医学检验、外科手术、生命支持、五官疾病、消毒供应等诊检救治与医技保障器械、仪器及设备等。

**发展历史**　平战基本卫生装备是中国人民解放军在实施军队作战、训练卫勤保障和应对社会重大突发公共卫生事件等医疗救援的长期实践中逐步形成的，它以中国人民解放军野战卫生装备体系为基础，着眼非战争军事行动以及灾难医学救援需求，最终形成了平战基本卫生装备保障体系。平战基本卫生装备编配以"满足常规诊治需要和平战结合使用"为基本准则。"满足常规诊治需要"指既要满足常规诊断需要，也要满足常规治疗需要，主要为手术、生命支持、特诊、检验、五官及消毒供应等常规诊治活动所必需的基本卫生装备；"平战结合使用"指军队医疗机构既可在战时卫勤保障中使用，也可在平时军队训练演习卫勤保障中使用，特别是在非战争军事行动医学救援中使用。平战基本卫生装备的设计、选型、采购，应在满足基本功能、性能的前提条件下，最大程度地满足标准化、便携化等要求。医学影像装备通常包括心电图机、B超、便携式X线机等；临床检验装备通常包括血糖仪、血细胞分析仪、尿液分析仪、生化检验仪等；外科手术装备通常包括野战手术灯、野战手术床、野战麻醉机及各类组合式手术器械箱组等；生命支持装备通常包括呼吸机、除颤仪、监护仪、输液泵等；五官疾病诊治装备通常包括便携式耳鼻喉综合治疗台、便携式牙科治疗机、检眼镜等；消毒灭菌装备通常包括超声清洗机、野战高压蒸汽灭菌器、紫外线消毒器等。

**研究范围**　以平战基本卫生装备的发展、应用和管理的实践活动为研究对象。主要是：①满足常规诊治活动基本卫生装备的功能需求及拓展。②满足平战医疗救治通用要求的基本卫生装备结构特征及优化。③市场选型基本卫生装备战时环境适应性评估。④平战基本卫生装备标准化建设。

**研究内容**　①理论研究。研究平战基本卫生装备发展的一般规律，以及军队非战争军事行动和灾难救援卫勤保障相对于平战时卫勤保障的特殊性；研究平战基本卫生装备的保障对象、保障需求、保障模式及保障装备构成的关联关系。②关键技术研究。如野战DR技术、野战CT技术、干式生化检验技术、无源负压吸引技术、便携式麻醉机设计技术、多功能生命支持系统设计与技术集成、多功能五官疾病诊治系统与小型化技术，以及化学物理灭菌技术、超声波清洗技术等。③装备研发。重点研究野战DR、野战CT、野战手术床、野战LED手术灯、组合化野战麻醉机和呼吸机、负压吸引器、组合式手术器械箱组、野战高频止血器、野战手术器械消毒装置等；以及常规卫生装备的平战基本卫生装备转化研究等。④选型研究。依据军队卫生装备研制规程、标准化及论证评估的有关要求，建立市场平战基本医疗仪器设备进入军队卫生装备序列的准入条件、适应性试验内容与评估方法；完善平战基本卫生装备全生命周期管理机制及制度研究。

**研究方法** ①专家咨询法。研究发达国家军队平战基本卫生装备发展现状和发展趋势；通过深入调查，广泛征求医疗、卫勤、工程及管理等专家意见建议，了解平战基本卫生装备现状、存在问题以及迫切需求，提出基本卫生装备发展建设方案及意见建议。②科学实验法。综合运用临床医学、计算机科学、机械工程及材料学等实验仪器设备和平台，开展医学影像数字化、生化检验干式化、基本卫生装备箱式化、手术止血及废物真空收纳等关键技术研究，为野战条件下医学影像、干式检验、战伤外科等基本卫生装备创新奠定技术基础。③工程设计法。依据基本卫生装备研究任务书要求，综合运用计算机模拟仿真、数值仿真、计算机与物理组合仿真等方法，对平战基本卫生装备开展技术结构与功能优化研究，通过虚拟现实运行环境，验证装备系统设计的科学性、主要战术技术指标的先进性、技术路径的合理性及性能的可靠性，依据发现问题，及时调整总体技术方案、完善工程设计方案，开展工程图样设计与样机加工试制。④论证评估法。依据军队卫生装备研制规程、标准化设计与论证工作要求，建立市场仪器设备选型科学评估模型，通过基本技术性能试验和野战环境适应性试验，以及医疗卫生机构的实操训练和演习演练等使用适应性试验，对市售医疗仪器设备列为基本卫生装备的可行性及野战环境适应性进行论证研究，提出准入评估意见和改进建议；建立健全市售医疗仪器设备进入军队基本卫生装

备序列的卫勤准入条件、适应性试验与评估方法。

**成果应用** 平战基本卫生装备研究丰富了军队卫生装备学学科的研究内容，完善了军队卫生装备体系；开启了军民融合型军队卫生装备发展新模式。平战基本卫生装备具有市场来源广泛、工艺技术成熟和军民通用性好等特点，通过选型论证评估，可以使市场化产品直接服务于军队卫勤保障。野战DR、野战B超、野战LED无影手术灯、野战血库、组合式生化分析系统、担架式心肺复苏系统、多功能生命支持系统及抗休克裤等基本卫生装备，已成为军队卫生机构实施作战、训练与应急突发事件卫勤保障的重要基本卫生装备。

**发展趋势** 平战基本卫生装备未来发展趋势：①平战基本卫生装备结构与功能设计向小型化与集成化方向发展。②平战基本卫生装备的技术性能与使用性能的可靠性设计技术成为重要研究方向。

(王 政 汤黎明)

yīxué yǐngxiàng zhuāngbèi

**医学影像装备**（medical imaging equipment） 用于伤病员伤部损伤或生理病理状况信息采集、检测，并以图片、图像、波形、数字等方式显示检查结果的临床医疗诊断仪器设备。平战基本卫生装备的一类。如X线机、CR、DR、CT、洗片机、超声机、心电图机、脑电图机、血压计、体温计以及检眼镜等医学仪器设备。

**发展历史** 在以数据为依据的现代医学诊断模式条件下，医学影像装备在战伤救治中的作用十分重要。19世纪中期，人们利用物理学原理，研制了测量人体生理参数和观察组织、器官形态

的仪器，如听诊器可以检查病人的呼吸音、测量脉搏；水银体温计可以测量人体体温；水银血压计可以测量人体血压；检眼镜可以检查眼部疾病；显微镜可以观察病变细胞或组织等。1895年，德国人威廉·康拉德·伦琴（Wilhelm Conrad Röntgen）发现X线；几个月后，拉塞尔·雷诺兹（Russell. Reynclds）成为世界上最早研制出X线机的科学家之一；1910年，美国物理学家库利吉（W·D·Coolidge）发明了真空X射线管；同时，出现了常规X线机。1903年，荷兰生理学家威廉·爱因托芬（Willem Einthoven）应用弦线电流计，发明了最早的心电图记录与测量装置，首次将体表心电图记录在感光胶片上；随后，利用该技术研制出了世界首台心电图机。20世纪30年代，美军装备了手提式和固定式X线机。60年代，美军野战医院装备了20mA、50mA和100mA野战X线机。同期，苏军装备有手提式X线机和携带式X线机。70年代，美国航天中心使用低光度同位素作为照射源，研制出轻型手持式X线诊断装置。德国西门子公司应用磁共振（magnetic resonance imaging, MRI）成像原理，研制出世界上第1台磁共振原理样机，使医学影像技术产生了革命性的飞跃。80年代，美国研制出第1台用于头部的单光子发射型计算机断层成像仪（single photon emission computed tomography, SPECT），成为核素成像的应用典型。多普勒（Doppler）技术开始应用于超声成像领域。日本富士（Fuji）公司率先研制了计算机X线摄像系统（CR）。90年代中后期，美国柯达（Kodak）、德国普罗

（Proscan）等公司也研制了各自的滚筒型 CR 系统。进入 21 世纪，X 线机已普遍发展到 CR、DR 阶段；CT 则发展到双源 CT、超高速 CT、PET-CT 阶段；MRI 发展进入到高场强磁共振阶段。

**研究范围**　以医学影像装备的发展、应用和管理的实践活动为研究对象。①常规诊断医学影像装备的系列构成、功能需求及编配对象研究。②平战医学影像诊断通用要求、设备构造与结构设计、关键技术及装备研究。③市场医学影像产品的勤务适应性与环境适应性选型论证评估研究。④平战用医学影像装备标准化以及维护、管理制度研究。

**研究内容**　①医学影像装备发展研究。深入了解世界主要国家军队野战医学影像装备的发展历史、发展现状和发展趋势，研究医学影像装备发展的一般规律，以及非战争军事行动和灾难医学救援保障相对于平战时保障的特殊性和存在问题，提出发展对策方案和意见建议；研究平战医学影像装备的保障对象、保障需求、保障模式、保障标准及保障装备体系及系列构成。②医学影像装备关键技术研究。如图像增强技术、图像处理技术、三维医学图像重建技术、生物医学信号采集处理技术、IP 板材料技术等。③医学影像装备研制。重点研究野战数字化 X 线机、新型 IP 板、野战 CT、心电图机等。④医学影像装备选型研究。依据军队卫生装备研制规程、标准化设计及论证评估的有关要求，建立市场医学影像设备进入军队卫生装备序列的准入条件、适应性试验内容与评估方法；完善医学影像装备全生命周期管理等制度建设研究。

**研究方法**　①专家咨询法。

运用调查咨询、分析判断、总结归纳等方法，研究世界主要国家军队平战医学影像装备发展现状和发展趋势；广泛征求医疗、工程技术及卫勤管理等专家意见建议，深入调查了解平战医学影像装备现状、存在问题以及迫切需求，总结经验、教训和规律，提出医学影像装备发展对策方案及意见建议。②科学实验法。综合运用远程医学、计算机科学、光机电工程等实验仪器设备平台，开展图像增强技术、图像处理技术、三维医学图像重建技术、生物医学信号采集处理技术、IP 板材料技术以及医学影像远程通讯、DR 计算机摄影成像和医学影像技术集成等关键技术研究，为野战条件下医学影像装备创新奠定技术基础。③工程设计法。依据医学影像装备研究任务书要求，综合运用计算机模拟仿真、数值仿真、计算机与物理组合仿真等方法，开展平战医学影像装备的结构与性能优化研究，通过虚拟现实运行环境，验证医学影像装备系统设计的科学性、主要战术技术指标先进性、技术路径合理性及性能可靠性，根据发现问题，及时调整总体技术方案、完善工程设计方案，进行装备总体和零部件工程图样设计、计算校核和试制试验；组织基本性能试验和部队适用性试验，考核设计指标实现程度。④论证评估法。依据军队卫生装备研发规程、标准化设计与论证工作要求，建立市售医学影像设备选型科学评估模型，开展基本性能试验和野战环境适应性试验，以及医疗卫生机构的实操训练和演习演练等使用适应性试验；依据试验产生的数据，对拟列为军队医学影像装备的市售医学影像设备的可行性及野战

环境适应性进行论证判定研究，提出准入意见和改进建议；建立健全市售医学影像设备进入军队平战基本卫生装备序列的卫勤准入条件、适应性试验内容与判定方法。

**成果应用**　平战医学影像装备研究，丰富了军队卫生装备学学科的研究内容，完善了军队卫生装备体系；开启了军民融合型军队卫生装备发展新模式。平战医学影像装备具有市场来源广泛、工艺技术成熟和军民通用性好等特点，通过选型论证评估，可以使市场产品直接服务于军队卫勤保障。野战便携式 X 线机、野战 CR、野战 DR、野战便携式心电图机和 B 超等医学影像装备，已成为军队卫生机构实施作战、训练与应急突发事件卫勤保障的重要卫生装备。

**发展趋势**　野战医学影像装备未来发展趋势：①小型化与集成化发展。以未来战争、灾难救援和国际维和等环境下的伤员紧急救治需求为牵引，医学影像装备小型化集成化设计技术将成为研究热点。②信息化与远程化发展。医疗诊断产生的大量数据和影像信息需要信息共享和快速传输，故野战医学影像装备信息处理能力与远程交互能力应进一步加强。

（陈　平）

píngzhànyòng X xiànjī

**平战用 X 线机**（X-ray machine for peacetime and wartime）　平时/战时使用的对伤病员胸、腹、四肢、颅脑及腰椎等部位具有穿透性、荧光效应和摄影效应的放射诊断设备。医学影像装备的一种。

**发展历史**　20 世纪 30 年代，美军装备了手提式和固定式 X 线

机，手提式机能量小，重约数十千克，需配小型发电机；固定式机荧光屏较大。60 年代，美军野战医院装备有 100mA、50mA 和 20mA 野战 X 线机。同期，苏军装备有手提式 X 线机和携带式 X 线机。70 年代，美国航天中心研制出轻型手持式 X 线诊断装置，质量 3.0kg，使用低光度同位素作为照射源。80 年代，日本富士（Fuji）公司率先研制出计算机 X 线摄像系统（CR）。90 年代，美国柯达（Kodak）、德国普罗（Proscan）等公司也分别研制出滚筒型 CR 系统；常规工频 X 线机开始向中频和高频 X 线机阶段发展。美国、德国等国军队的野战 X 线机均使用了高频 X 线机，机器质量轻，效率高，能通过较小剂量的射线量拍出质量优良的 X 线片。日本米卡萨（MIKASA）公司生产的 MIKASA HF100H 便携式高频 X 线机，轻巧、便携，故障率低，可以开展四肢、胸部、头部、脊椎等全身拍摄，使用 220V 电源，内设计算机控制整流系统，自动调节电压，环境适应性好。20 世纪末，野战便携式高频 X 线机数字化升级技术兴起。美军将 MIKASA HF100H 和 VERTX 两款 CR 机型进行了一体化集成；西班牙景德康（SEDECAL）公司在其 DRAGON X SPS-HF 4.0 移动 X 线机上，集成移动 DR 平板探测器，实现了移动 X 线机的数字化摄影。自伦琴发现 X 线后的 100 多年来，随着电磁学、电子真空技术、计算机科学等新技术、新材料的出现和发展，X 线新技术层出不穷，如离子 X 线管、电子 X 线管、旋转阳极 X 线管、X 线影像增强、计算机 X 线摄影（computed radiography，CR）、数字 X 线摄影（digital radiography，

DR）以及 X 线电子计算机断层扫描成像（X-ray computed tomography，X-CT）等技术。20 世纪 50 年代，中国研制的 F30 型移动式 X 线机，可用于透视、拍片和点片摄影，需自带小型发电机和暗室器材。60 年代，研制的 10mA 野战小型 X 线机，电源为交直流两用，荧光屏配有遮光暗盒，可在明室和野外工作；全套设备分装在三个手提箱内，携带方便。21 世纪，中国人民解放军使用的便携式 X 线机质量 13kg，外形尺寸为 460mm × 250mm × 200mm，输出功率 3.2kW。配有三脚架，适于站姿、卧姿部位拍片（图）。

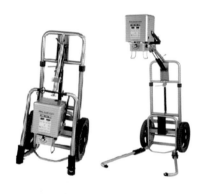

图　平战用 X 线机

**原理与结构**　综合运用电子学、材料学、光学和机械工程学等学科知识，设计结构合理、功能强大的适于平战时使用的 X 线机。平战用 X 线机通常由 X 射线管、高频（中频）高压发生器、控制器及辅助设备等构成。X 射线管是一端为阳极，一端为阴极的真空管，阴极灯丝由低压电源加热，发射电子；阳极铜柱端面嵌有金属钨块靶标，在高压电场电流轰击下产生 X 射线束。高压发生器由高压变压器及 X 射线管灯丝加热电路组成；大型 X 射线

机高压发生器配有高压整流管及灯丝加热变压器或固态硅高压整流器。控制器具有稳压、设定 X 射线管电流、管电压曝光时间、摄片部位选择等功能。辅助设备主要包括治疗检查床、X 射线管支架、荧光屏、聚光器、滤线器、影像增强器、影像板、X 线胶片、X 线电视录像机、遥控开关装置等。

**用途**　野战环境条件下，用于伤病员胸、腹、四肢、颅脑及腰椎等部位的 X 线拍片或摄影诊断。中高频 X 线机具有体积小，重量轻，便于携带，性能稳定，输出功率大等优势，与 CR 或 DR 系统联合使用，可提高野战和灾难医学救援的 X 线拍片诊断能力。

（陈　平）

píngzhànyòng jìsuànjī Xxiàn shèyǐng xìtǒng

## 平战用计算机 X 线摄影系统

（computer radiography system for peacetime and wartime）　基于影像板（imaging plate，IP）及计算机图像处理技术，可将平时/战时使用的常规 X 线机直接升级为数字化机的放射影像设备。又称 CR 系统。医学影像装备的一种，与常规 X 线机兼容性好，是常规 X 线机数字化升级改造的配套装备。

**发展历史**　20 世纪 80 年代初，日本富士（Fuji）公司率先推出第一台商用计算机 X 线摄影系统—CR 系统，由影像板和阅读器构成；依据 IP 板扫描形式，CR 系统可以分为滚筒扫描型和平板扫描型两种类型。90 年代，美国柯达（Kodak）、德国普罗（Proscan）等公司相继研制了滚筒型 CR 系统，并装备美军和欧盟军队。平板扫描型 CR 系统，又有立式、台式和单槽、多槽等

不同结构型式的机型。美国艾赛克公司研制了 iCR1000、2000、3000 等系列 CR 系统产品，其基本型 iCR1000 为台式机，体积小、重量轻，仅为 36kg，可以车载安装，IP 板处理能力约 70 张/小时。21 世纪，艾赛克公司又研制了 VERTX 立式平板扫描 CR 系统，体积小、重量轻；由于其 IP 板为刚性结构扫描平板，可以做到无损扫描、故使用寿命长，被美军广泛使用。同期，中国人民解放军研制了 S05 野战 CR 系统，采用立式刚性平板扫描结构，实现了 IP 板无损扫描和计算机 X 线摄影成像；免去了战时 X 线胶片需要冲洗、等候时间长等各种繁多操作，为常规 X 线机数字化升级改造和开展远程医学影像诊断奠定了技术装备基础。

**原理与结构** 利用 X 线所具有的荧光效应、摄影效应特性，选择新型介质记录 X 线影像信息，经激光激发、光-电信号转换以及模-数信号转换后，将常规 X 线机拍摄的 X 线片影像信息通过计算机扫描成像显示，并直接观片。它使 X 线射片检查实现了数字化，并扩大了诊断信息量，提高了 X 线片的对比度和清晰度。CR 系统主要由激光扫描仪、影像板、图像工作站及附属设备组成（图）。激光扫描仪包括 IP 板传送装置、激光扫描激发系统、影像信号收集放大系统、计算机数据采集系统和智能化电子控制系统等五部分；其中，IP 板传送装置主要由步进电机、减速装置、方形导轨、滑板、拖动丝杠、轴架、直线轴承、IP 板挂板装置等组成，具有 IP 板挂板拖出、扫描传送、回退消影等功能。激光扫描激发系统主要由半导体激光器及其驱动器、扩束准直器、振动扫描镜及其驱

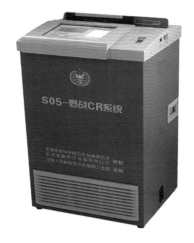

图　平战用计算机 X 线摄影系统

动器、成像物镜组成，用于产生扫描激光束，激发 IP 板潜影。影像信号收集和放大系统主要由光学干涉滤光片、光波导接收器、光学吸收滤波器、光电倍增管和低噪声直流放大器组成，用于激发微光导向、滤波、采集及放大输出。计算机数据采集系统主要由 A/D 采集器和计算机组成，利用 A/D 采集器将放大器输出的影像电信号，转化为影像数字信号，并传输给计算机完成 X 线摄影成像。智能化电子控制系统主要由人机界面和主控板构成；人机界面通常采用触摸屏作为人机接口，集成有扫描采集控制软件，可实现扫描图像的实时预览、故障检测、报警、扫描自检、扫描参数设定、扫描过程提示等操作设置；主控板主要设置了 IP 板传送、激光扫描激发、数据采集等功能控制菜单。影像板是 X 线机成像板，板上涂覆有含微量元素铕的氟溴化钡结晶体材料，X 线可以使其感光并形成潜影。CR 图像工作站是 X 线机放射影像工作站的一种，主要功能包括影像调控、图像采集处理、病例诊断、图像输出等。附属设备主要有激光打印机、电脑、IP 盒等。

**用途** 野战 CR 系统与野战 X 线机（车）配套使用，可直接提供符合卫生系统信息标准及远程医学信息网络系统要求的数字化 X 线影像。

（陈　平）

**míngshì xǐpiànjī**

**明室洗片机**（field film processor） 可供白天或明亮环境条件下进行 X 线胶片显影、定影及冲洗的集成型箱式装备。医学影像装备的一种，平战用 X 线机的配套装备。

**发展历史** 明室洗片机依据输片系统的不同，通常分为"深槽错位式输片""浅槽波浪式输片"以及"浅槽平行式输片"三种类型。20 世纪 60 年代，日本自卫队研制的"FUJIFILMFPM-100A"携行式暗室洗片机为浅槽波浪式输片结构，冲洗胶片规格为 5″×7″~14″×17″，冲洗速度可达每小时 32 张；使用时需要布置暗室，还需要不断补充洗片药液。70 年代，美军研制了一种"LEVEL-356 型"携行式明室洗片机，为浅槽平行式输片结构，不需布置暗室，在明室状态下即可洗片；冲洗胶片规格为 5″×7″~10″×12″，冲洗速度为每小时 7 张。21 世纪，中国人民解放军研制了 S2000 携行式明室洗片机，箱体采用 ABS 工程塑料注塑成型；输片系统为浅槽波浪式输片结构，胶片规格为 5″×7″~14″×17″，冲洗速度为每小时 37 张（图）。

**原理与结构** 明室洗片机通常由机箱与遮光罩两部分组成，机箱质量 26kg，其中，折叠式遮光罩 5kg，固定式遮光罩 4.4kg。

**机箱** 由箱体、输片系统、传动系统、加热系统、药液循环系统、温控系统、电气系统等构成。其中，①箱体。材料为 ABS

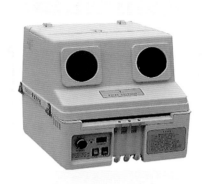

图 明室洗片机

工程塑料，采用注塑制作工艺一次整体成型；整机（机箱加遮光罩）展开外形尺寸（长×宽×高）600mm×525mm×510mm，折叠式遮光罩展开和收拢尺寸分别为575mm×525mm×315mm，575mm×525mm×60mm；内放显影槽、定影槽、水洗槽、烘干槽、电气安装槽、进片区及片盒存放区等。②输片系统。由药槽输片架和烘干输片架组成；药槽输片架由胶辊、大导向板、小导向板组成；烘干输片架由胶辊、风道和出风罩组成；胶辊的一端装有齿轮，药槽输片架和烘干输片架通过传动轴蜗杆，在同步电机驱动下同步转动，驱动胶片沿着带有曲率的导向板波浪式依次通过显影槽、定影槽、水洗槽和烘干槽，完成冲洗全过程。③传动系统。以电机为动力，通过一组螺旋齿轮把扭力输送到传动轴上，再由传动轴上的各组蜗杆与输片架上的涡轮啮合，将扭力分配到各组胶辊上，从而实现整个输片系统传动。④加热系统。分为药液加热系统和烘干加热系统；药液加热系统在较短时间内迅速将药液温度升至所需的温度；烘干加热系统负责对经过显影、定影、水洗后的胶片进行烘干。⑤药液循环系统。由循环电机、传动皮带轮、传动胶带、三组叶轮以及管路器件组

成。⑥温控系统。一是控制显影、定影药液温度；二是控制烘干热风温度。

**遮光罩** 用搭扣固定在机箱箱体上，折叠式遮光罩体积小、易携带；由可折叠金属框架和不透光罩布组成。

**用途** 明室洗片机与野战 X 线机（车）配套使用，可在白天或明亮环境中使用，快速冲洗全规格的 X 线胶片。

（陈 平）

línchuáng jiǎnyàn zhuāngbèi

## 临床检验装备（clinical laboratory equipment）

用于伤病员血液、排泄物、脱落物等的物理、微生物、生化指标化验检定的仪器设备和试剂器材。平战基本卫生装备的一类。临床检验仪器设备主要有血细胞分析仪、生化分析仪、血气分析仪、电解质分析仪、血凝仪、尿液分析仪、显微镜以及试剂耗材等；辅助设备设施有水浴箱、培养箱、冰箱、洗手装置、移液器、试管、工作台、转椅、污物筒、紫外线消毒灯等。

**发展历史** 临床检验技术的进步和仪器设备的更新换代，对许多临床疾病的诊断、治疗、监测和愈后评估都起着越来越重要的作用。20 世纪 60 年代，美军在越南战场上首次使用的自给式可运输野战医院（MUST）中配备有临床化验室。20 世纪 80 年代，英国研制出用运输卡车改装的化验车。德国克里努（Clinomobil）公司研制出的机动化验车，配置有较完备的临床检验仪器。20 世纪 90 年代，美军配备了 POC 式血液分析仪；德军配备了手持式血液分析仪、伤员血氧浓度监测仪；德军模块化方舱医院中的临床检验方舱，配有各种临床检验所需的仪器设备及耗材，如血相检测

仪、血细胞计数器、离子测定仪、离心机、反射光度计、显微镜、凝固计、磁性搅拌器等。20 世纪 80 年代，中国人民解放军选用民用客车，改装、研制了临床检验车。进入 21 世纪，选用东风 EQ2012 汽车底盘，研制了制式大板车厢的新型临床检验车，配置有血细胞分析仪、半自动生化分析仪、便携式血气分析仪、电解质分析仪、血凝仪、尿液分析仪、显微镜等多种检验仪器，还配置了离心机等多种辅助设备设施；研制了师（团）快速检验箱组，主要包括血细胞计数、血液生化分析、血气分析、电解质分析、凝血分析、尿液分析、粪便显微镜细菌学检验等仪器器材及耗材。

**血细胞分析仪** 20 世纪 40 年代后期，美国科学家库尔特（W. H. Coulter）发明了用电阻法计数粒子的专利技术；20 世纪 50 年代，他又将这一技术应用于血细胞计数和体积测定获得成功。自此，血细胞分析技术获得快速发展。20 世纪 90 年代，出现了可对网状红细胞进行计数的血细胞分析仪。20 世纪 60 年代，中国第一台血细胞分析仪在上海研制成功；20 世纪 70 年代，血小板计数仪问世；20 世纪 80 年代，开发出白细胞分类仪。

**生化分析仪** 生化分析仪经历了分光光度计到半自动生化分析仪，直至全自动生化分析仪等技术发展阶段。19 世纪初，使用最原始的手工方法只能完成血清样本生化指标检测。①分光光度计。为第一代生化分析仪，主要测定人体血清中的各种化学成分，包括肝功能测定、肾功能测定、心肌疾病、糖尿病等的检测等；1760 年朗伯（Lambert）发现物质对光的吸收与物质的厚度成正比，

1852年比尔（Beer）发现物质对光的吸收与物质浓度成正比，1862年米勒（Miller）把组成物质的基团的光谱图表从可见光区扩展到了紫外光区，哈托莱（Hartolay）和贝利（Balley）等人发现了具有相似吸收光谱的有机物质，同时也具有结构相似性。众多科学家长期以来相关实验研究成果，奠定了分光光度法的理论基础。1918年美国国家标准局研制成了世界上第一台紫外可见分光光度计原理样机；1945年美国贝克曼（Beckman）公司推出世界上第一台成熟的紫外可见分光光度计商品化仪器。②半自动生化分析仪。为第二代生化分析仪，除加样、保温、吸入比色、结果记录等某一步骤需手工完成外，其他操作则可由仪器自动完成。这类仪器的特点是体积小，结构简单，灵活性大，既可分开单独使用，又可与其他仪器配套使用，价格便宜。③全自动生化分析仪。为第三代生化分析仪，自1957年，美国泰克尼康（Technicon）公司按照斯克格斯（Skeggs）教授的设计方案制造出世界上第一台自动生化分析仪后，各种生化自动分析仪和诊断试剂均有了很大发展，由于全自动生化分析仪结构原理的不同，可分为连续流动式（管道式）、分立式、离心式和干片式四类。2002年，中国科学院长春光机与物理研究所自主研制成功国内第一台全自动生化分析仪；2003年，深圳迈瑞生物医疗电子股份有限公司研出BS-300全自动生化分析仪；2005年，上海迅达医疗仪器有限公司自主研发出国内唯一的8通道急诊生化分析仪；2008年，长春迪瑞医疗科技股份有限公司研制出国内第一台CS-800速全自动生化分析仪。

血气分析仪　20世纪50～60年代，丹麦的波尔·阿斯特鲁普（Poul Astrup）研制出第一台血气分析仪，为手动型、结构笨重。以丹麦雷度米特（Radiometer）公司的AME-1型为代表。20世纪70～80年代，推出全自动血气分析仪，重量减轻至30kg；如丹麦雷度米特（Radiometer）司的ABL系列，美国康宁（CORING）公司的16、17系列等。20世纪90年代，出现了血气电解质分析仪。进入21世纪，血液、生化、尿液等临床检验中的大部分项目实现了全自动或半自动化检验。

**研究范围**　以平战临床检验装备的发展、应用和管理的实践活动为研究对象，主要包括临床检验装备的发展现状与发展趋势、关键技术、装备研制和选型与供应管理等研究。

**研究内容**　①临床检验装备发展研究。深入了解世界主要国家军队平战临床检验装备的发展历史、发展现状和发展趋势，研究临床检验装备发展的一般规律，以及非战争军事行动和灾难救援卫勤保障相对于平战时卫勤保障的特殊性和存在问题，提出发展对策方案和意见建议；开展平战临床检验装备的保障对象、保障需求、保障模式、保障标准及装备体系、系列构成研究。②临床检验装备关键技术研究。如生化检验中的酶促速率法分析技术，免疫检验中的放射免疫、酶免疫及化学发光技术，微生物检验中的全自动鉴定技术和以聚合酶链反应为代表的分子生物学技术，临床检验新材料、新原理以及新装备的数字化、集成化和标准化技术等。③临床检验装备研制。重点研究小型化、智能化、网络化临床检验设备。④临床检验装备选型与供应管理研究。依据军队卫生装备研制规程、标准化设计及论证工作的有关要求，研究、建立市售临床检验设备进入军队卫生装备序列的准入条件、适应性试验内容与评估判定方法；完善临床检验装备供应和全生命周期管理的制度与方法。

**研究方法**　①专家咨询法。运用调查咨询、分析判断、总结归纳等方法，研究世界主要国家军队平战临床检验装备发展现状和发展趋势；广泛征求临床检验、工程技术及卫勤管理等专家的意见建议，深入调查了解平战临床检验装备现状、存在问题以及迫切需求，总结经验、教训和规律，提出临床检验装备发展对策方案及意见建议。②科学实验法。综合运用分子生物学、免疫组化、电子工程及材料科学等实验平台，开展酶促速率法，放射免疫、酶免疫及化学发光、微生物全自动鉴定、聚合酶链反应等分析技术，以及临床检验新材料、新原理和新装备的数字化、小型化和网络化等关键技术研究，为野战条件下临床检验装备创新奠定技术基础。③工程设计法。依据临床检验装备研究任务书要求，综合运用计算机模拟仿真、数值仿真、计算机与物理组合仿真等方法，开展临床检验装备的结构与性能优化研究，通过虚拟现实运行环境，验证临床检验装备系统设计的科学性、主要战术技术指标先进性、技术路径合理性及性能可靠性，根据发现问题，及时调整总体技术方案、完善工程设计方案；开展装备总体和零部件工程图样设计、计算校核和试制试验；组织基本性能试验和部队适用性试验，考核设计指标实现程度。

④论证评估法。依据军队卫生装备研发规程、标准化设计与论证工作要求，建立市售临床检验设备选型科学评估模型，开展基本性能试验和环境适应性试验，以及医疗卫生机构的实操训练和演习演练等使用适应性试验，以试验数据为依据，对拟列为军队临床检验装备的市售临床检验设备的可行性及野战环境适应性进行论证判定研究，提出意见和改进建议；研究、建立健全规范的市售临床检验设备进入军队平战基本卫生装备序列的卫勤准入条件、适应性试验内容与评估判定方法。

**成果应用**　平战临床检验装备研究，丰富了军队卫生装备学学科的研究内容；完善了军队卫生装备体系；构建了军队卫生装备军民融合研究发展的新模式。平战临床检验装备具有市场来源广泛、工艺技术成熟和军民通用性好等特点，通过选型论证评估，可以使市场化产品直接服务于军队卫勤保障。野战临床检验方舱在中国汶川特大地震、玉树大地震医学救援中发挥了重要作用；应急快速检验系统（包括生化分析、血气分析、尿沉渣分析、血细胞分析等功能）检验结果快速准确，在巴基斯坦洪涝灾害和海地地震灾害等国际医学救援中发挥了重要作用。

**发展趋势**　平战临床检验装备未来发展趋势：①临床检验装备小型化。小型化临床检验装备便于携行，可以进一步提高战场卫勤支援保障机构实施前沿型战伤诊断能力。②临床检验装备集成化。集成化将具有相似原理、结构和不同用途的检验装备进行技术优化集成，研究一装多能型检验装备，以利于精简装备种类、提高装备使用效率。③临床检验装备网络化。为满足战伤救治海量临床检验信息共享需要，应大量运用数字技术、信息技术，以适应未来智能物联网络和伤病员医学信息共享发展的大趋势。

（汤黎明　咸仕涛）

wàikē shǒushù zhuāngbèi

## 外科手术装备（surgical equipment）

用于伤病员创伤或损伤器官/组织的临床精准切除、剥离、修复等治疗的仪器设备、器械工具以及辅助设备设施。平战基本卫生装备的一类。主要包括手术仪器设备、手术器械、手术床、手术灯、麻醉机及配套设备设施等。

**发展历史**　外科手术装备的演进经历了漫长的发展过程。从中国古代三国时期最初的刮骨疗毒用的简易工具，到现代化外科手术机器人辅助系统，手术装备从单一器械逐步发展成为复杂的手术装备系统，使以往难以完成的手术或手术成功率低的状况得到了极大的改善。①手术器械。20世纪50年代以来，随着现代医学和材料技术的发展，现代手术器械品种、规格更加齐全。按照手术部位或专科进行分类，如脑外科器械、胸外科器械、腹外科器械、眼科器械、五官颌面外科器械、牙科器械、骨科器械、妇产科器械、泌尿科器械等。60年代，中国人民解放军研制出甲种、乙种、丙种、丁种等四种战伤手术器械包，各种器械按功能配套组装，可分别实施头、胸、腹、四肢、气管、静脉切开以及气胸穿刺等不同手术。②手术床。野战条件下，医生将视伤员手术部位及手术体位的具体情况，对手术床展开状态进行调节定位，以便实施手术；手术床位置调节方式主要包括手动机械调节、电动机械调节、液压机械调节等。其中，手动式调节手术床可以折叠收拢，便于携带和运输，适宜战时手术室使用。③麻醉机。主要由麻醉蒸发罐、流量计、风箱呼吸机、呼吸回路等部件组成，用于将氧气和麻醉气体混合后，通过呼吸方式对患者实施麻醉。野战麻醉机便于携运行和战场环境下使用。④手术灯。包括多孔、单孔、深部照明冷光源无影手术灯。野战手术灯适于军队野战手术照明使用。中国人民解放军先后研制有锌空电池灯、多功能野战手术灯、便携式野战手术灯等。⑤手术配套设备设施。主要包括手术室、清创冲洗、医用吸引、消毒灭菌、血液净化、输血输液输氧、更衣洗手，以及暖通、照明、空气净化、温湿度调控、供水供电等设备设施。

**研究范围**　以平战外科手术装备的发展、应用和管理的实践活动为研究对象，主要开展手术装备的发展现状与发展趋势、关键技术、装备研制/选型，以及供应管理等研究。

**研究内容**　①平战外科手术装备发展研究。深入了解世界主要国家军队平战外科手术装备的发展历史、发展现状和发展趋势，研究平战外科手术装备发展的一般规律，以及非战争军事行动和灾难救援卫勤保障相对于平战外科手术卫勤保障的特殊性和存在问题，提出发展对策方案和意见建议；开展平战外科手术装备的保障对象、保障需求、保障模式、保障标准及装备体系、系列构成研究。②平战外科手术装备关键技术研究。如无源或低功耗装备技术、手术器械组合配套技术、远程手术辅助技术、手术装备智能化技术，以及外科手术新材料、新原理以及新装备的智能化、集成化和标准化设计技术等。③平战外科手术装备研制。重点研究多功能野战手术床、新型野战手术灯、野战麻醉机和呼吸机、野战高频止血器、野战手术器械消毒装置、无源医用吸引器、新型手术器械及仪器设备、组合式手术器械箱组等。④平战外科手术装备选型研究。依据军队卫生装备研制规程、标准化设计及论证评估的有关要求，研究、建立市售外科手术设备进入军队卫生装备序列的准入条件、适应性试验内容与评估判定方法；完善平战外科手术装备供应及全生命周期管理的制度和方法。

**研究方法** ①专家咨询法。运用调查咨询、分析判断、总结归纳等方法，研究世界主要国家军队平战外科手术装备发展现状和发展趋势；广泛征求外科医生、工程技术及卫勤管理等专家的意见建议，深入调查了解平战外科手术装备现状、存在问题以及迫切需求，总结经验、教训和规律，提出平战外科手术装备发展对策方案及意见建议。②科学实验法。综合运用金属材料、计算机、电子工程、机械制造等实验仪器设备和技术平台，开展便携式装备结构设计、无源或低功耗设计、新型手术器械设计、远程手术辅助装备设计、外科手术新材料以及新装备的智能化、集成化和标准化等关键技术研究，为野战外科手术装备创新奠定技术基础。③工程设计法。依据平战外科手术装备研究任务书要求，综合运用计算机模拟仿真、数值仿真、计算机与物理组合仿真等方法，通过虚拟现实环境模拟或物理模拟，开展外科手术装备的结构与性能优化研究，合理优化手术装备结构，提高手术装备的人机功效水平，验证平战外科手术装备系统设计的科学性、战术技术指标可行性、技术路径合理性及性能可靠性，根据发现问题，及时调整总体技术方案、完善工程设计方案；开展装备总体和零部件工程图样设计、计算校核和试制试验；组织基本性能试验和部队适用性试验，考核设计指标实现程度。④论证评估法。依据军队卫生装备研发规程、标准化设计与论证要求，建立市售外科手术设备选型科学评估模型，进行基本性能试验和环境适应性试验，以及医疗卫生机构的实操训练和演习演练等使用适应性试验，以试验数据为依据，对拟列为军队平战外科手术装备的市场化外科手术设备的可行性及野战环境适应性进行评估判定，提出准入意见和改进建议；研究、建立健全规范的市售外科手术设备进入军队平战基本卫生装备序列的卫勤准入条件、适应性试验内容与评估判定方法。

**成果应用** 平战外科手术装备研究丰富了军队卫生装备学学科的研究内容，完善了军队卫生装备体系；开启了军队卫生装备军民融合研究发展的新模式。平战外科手术装备具有市场来源广泛、工艺技术成熟和军民通用性好等特点，通过选型论证评估，可以使市场化产品直接服务于军队卫勤保障。中国人民解放军研制的系列手术器械包、LED式手术无影灯、麻醉机、消毒灭菌器等装备，较好地解决了野战条件下，军队医院实施外科手术的基本需求；同时，也成为军队医院在平时外科手术中广泛使用的基本装备，在灾难医学救援、卫勤演习等非战争军事行动卫勤保障中发挥了重要作用。

**发展趋势** 平战外科手术装备未来发展趋势：①微创手术装备快速发展。随着微创理论、功能材料和精密制造技术的创新，微创手术装备将进入一个快速发展阶段。②智能化手术装备将成为热点研究领域。

（汤黎明 咸仕涛）

shēngmìng zhīchí zhuāngbèi
**生命支持装备**（life support equipment） 用于呼吸衰竭、心脏骤停等危重伤病员紧急救治、复苏与监护的仪器设备及器材。平战基本卫生装备的一类。

**发展历史** 随着医学与工程科学技术的进步，人类发明了许多如呼吸、除颤、复苏、输液、输氧和监护等用于抢救、恢复、维持危重伤病员生命体征的体外人工支持设备。①呼吸机。1929年美国德因克尔（Drinker）和肖（Shaw）首次研制成功自动铁肺（即呼吸机的前身），此后各种类型的呼吸机相继问世。20世纪80年代以后，微电脑控制应用于通气技术，使呼吸机性能渐趋完善，成为急救和重症监护不可或缺的重要设备。世界主要国家军队配备的便携式急救呼吸机，其动力源及控制方式主要包括气动气控、气动电控和电动电控等类型。②除颤仪。1947年，德国心脏医师贝克在开胸手术中，首次使用交流电电击室颤的心脏；1956年，德国心脏医师卓尔（Zoll）研制出体外除颤仪，采用直流电流进行除颤，降低了除颤损伤程度，提高了安全性。1986年，发明的自动体外除颤仪（AED），可使除颤更加方便、快捷，适宜普遍推广使用。③监护仪。可对危重病人多项生理参数进行连续、自动、实时监测，在病人出现危急情况下及时报警。随着传感技术和电子技术的发展，监护功能不断增加，目前已经发展成为包括心电、呼吸、无创血压、有创血压、双体温、血氧饱和度、呼吸末二氧化碳、心输出量及麻醉气体分析等在内的多功能监护仪。④心肺复苏机。可对呼吸与心跳骤停患者实施胸外心脏按压和呼吸抢救。新型心肺复苏机采用全胸腔包裹式三维按压技术，在做点式按压时，同时也可挤压胸腔。中国人民解放军研制的担架式心肺复苏系统具有复苏、吸氧、吸引、输液、监护等急救功能；研制的移动式多功能生命支持系统是一个可供人工搬运、推行的急救平台，具有呼吸、除颤、复苏、吸引、输液、输氧及监护等功能，也适于车辆，飞机和船舶承载，在伤员运送途中实施连续抢救和治疗。⑤医用吸引器。用于伤病员血、脓、痰及污水的抽吸，一般分为有源和无源两类。无源医用吸引器主要采用手动/脚踏方式，结构紧凑、操作简单；有源医用吸引器主要采用直流或交流电源，多在手术室中使用。

**研究范围** 以平战条件下生命支持装备的发展、应用和管理的实践活动为研究对象，主要包括生命支持技术与装备的发展现状和发展趋势，生命支持装备的原理、构造和关键技术，生命支持装备的质量控制与标准规范等。

**研究内容** ①生命支持装备发展研究。深入了解世界主要国家军队生命支持装备的发展历史、发展现状、发展趋势及特色，研究生命支持技术与装备发展的一般规律；研究现代医学与工程科学技术对生命支持技术与装备发展的影响；研究生命支持装备功能、特性及其在危重伤病员救治中的效能作用，针对生命支持装备建设需求和存在问题，提出发展对策方案和意见建议；开展生命支持装备的保障对象、保障需求、保障模式、保障标准及装备体系、系列构成研究。②生命支持装备关键技术研究。如生命支持装备的集成化技术、带有透析及血液过滤功能的高级生命支持技术、智能化信息化生命支持技术以及新材料、新原理和新装备的智能化、标准化设计技术等。③生命支持装备研制。研制呼吸、除颤、复苏以及快速输血、输液、输氧等新型生命支持装备。④生命支持装备选型研究。依据军队卫生装备研制规程、标准化设计及论证评估的有关要求，研究、建立健全规范的市售生命支持设备进入军队卫生装备序列的准入条件、适应性补充内容要求与评估判定方法；完善生命支持装备质量控制和管理的制度与方法。

**研究方法** ①专家咨询法。运用调查咨询、分析判断、总结归纳等方法，研究世界主要国家军队生命支持装备发展现状和发展趋势；广泛征求ICU医生、工程技术及卫勤管理等专家的意见建议，深入调查了解生命支持装备现状、存在问题以及迫切需求，总结经验、教训和规律，提出生命支持装备发展对策方案及意见建议。②科学实验法。综合运用ICU技术、传感器技术、电子工程、计算机及新材料等实验技术平台，开展生命支持技术集成、透析及血液过滤型生命支持、智能化信息化生命支持装备以及生命支持新材料等关键技术研究，为野战生命支持装备创新奠定技术基础。③工程设计法。依据生命支持装备研究任务书要求，综合运用计算机模拟仿真、数值仿真、计算机与物理组合仿真等方法，通过虚拟现实环境模拟或物理模拟，开展生命支持装备的结构与性能优化研究，验证生命支持装备系统设计的科学性、战术技术指标可行性、技术路径合理性及性能可靠性，根据发现问题，及时调整总体技术方案、完善工程设计方案；开展装备总体和零部件工程图样设计、计算校核和试制试验；组织基本性能试验和部队适用性试验，考核设计指标实现程度。④论证评估法。依据军队卫生装备研发规程、标准化设计与论证要求，建立市售生命支持设备选型科学评估模型，进行基本性能试验和环境适应性试验，以及医疗卫生机构的实操训练和演习演练等适应性试验，以试验数据为依据，对拟列为军队生命支持装备的市售产品的可行性及野战环境适应性进行论证判定研究，提出准入意见和改进建议；研究、建立健全规范的市售生命支持设备进入军队平战基本卫生装备序列的卫勤准入条件、适应性试验内容与评估判定方法。

**成果应用** 生命支持装备研究丰富了军队卫生装备学学科的研究内容，完善了军队卫生装备体系；开启了军队卫生装备军民融合研究发展的新模式。生命支持装备具有市场来源广泛、工艺技术成熟和军民通用性好等特点，通过选型论证评估，可以使市场化产品直接服务于军队卫勤保障。中国人民解放军研制的担架式心肺复苏系统、担架式多功能生命支持系统、微型生命参数监护仪、呼吸机、除颤仪、输液泵等系列生命支持装备，成为保障危重伤病员生命安全和突发重大灾难事故医学救援的重要装备。

**发展趋势** 进一步提高小型

化、智能化、集成化、网络化水平。在小型化方面，主要利用新材料、新技术、新原理、新工艺，优化装备结构，以减小装备体积、重量。在智能化方面，主要利用传感器、智能辨识与计算机辅助决策技术，进一步提高装备自动化水平。在集成化方面，主要通过多种生命支持技术融合，研制一装多能的新型生命支持装备。在网络化方面，主要是统一通讯接口标准和操作系统兼容性，以适应未来智能物联网络和伤病员医学信息共享发展的大趋势。

（汤黎明 咸仕涛）

wēizhòng shāngbìngyuán dānjià jiānhù xìtǒng

## 危重伤病员担架监护系统

（intensive care stretcher system for combat casualty） 将用于生命体征垂危的重伤重病人员的现场及途中抗休克、心肺复苏、测试监护，以及转运后送等多项急救功能集成于一体的可搬运式重症治疗监护（ICU）装备。生命支持装备的一种。可由人工搬运、推运，也可通过车辆、飞机和船舶承载运输。

**发展历史** 20 世纪 70 年代，法国提出"途中救治"（en route）概念，强调伤病员抢救后的快速转运及转运途中的连续治疗，其核心内涵是使重症伤病员在受伤后的黄金救治时间内能得到急救、复苏、抗休克等综合救治，维持其基本生命体征，并在运送途中保持连续性救护，为后续治疗赢得时间。生命支持系统主要分为组合型和集成型：①组合型危重伤员担架生命支持系统。通过对市场现有急救复苏装备的选型，在不改变选型设备的外型结构的前提下，将这些设备分别组合在运载工具上，形成可移动的危重

伤病员生命体征支持系统。这种组合型的重症生命支持系统体积大，不便搬运，通常装载在汽车、船舶、飞机上，可对危重伤员实施不间断连续救治。20 世纪 80 年代，奥地利开发出一种"移动式 ICU（intensive care unit）"系统，由三部分组成，即伤员担架、运输架及急救复苏单元；急救复苏单元上装有呼吸机、生命体征监视器、心脏起搏器、吸引器、氧气输送接口及蓄电池和充电装置等。"澳大利亚飞行测试服务公司"制出的自撑式重症监护单元（ICU），可装在救护车、直升机及固定翼飞机上，适于不同重症伤病员监护的需求。90 年代，德国开发出两种重症监护单元，一种是双层"车载重症担架"，上层担架承载卧位伤病员，下层担架承载、固定血压计、输注器、心电除颤器、血氧饱和度监测仪、自动人工呼吸机以及配电盘等设备；另一种是"机载重症伤员监护单元"，安装在飞机上使用。②集成型危重伤病员生命支持担架系统。通过对急救呼吸、自动除颤、快速输液、输氧、吸痰吸液等急救复苏核心模块的小型化和一体化设计，在一副担架上形成高度集成的重症伤员生命支持担架系统。如 20 世纪 90 年代末，美国诺斯罗普·格鲁曼（Northrop Grumman）公司研制了一种"创伤生命支持与运输单元（LSTAT）"。21 世纪，中国人民解放军研制的移动式生命支持担架系统（图1），为整体模塑成型担架，内嵌有急救呼吸、自动胸外按压、多参数监护、输液输氧、通讯、供电和触摸屏控制板面等模块，实现了一体化综合集成、全球卫星定位及数据远程传输。既可搬运、推运，也可加载在车

辆、飞机、船舶等运载工具上，实现了后送途中对危重症伤病员的连续救治。

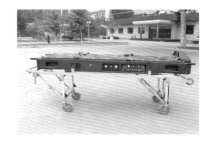

图 1 危重伤病员担架监护系统

**原理与结构** 综合运用急救医学、远程医学、光机电技术和材料学等学科知识，研究解决战场危重伤病员急救及后送途中抗休克、心肺复苏、生命体征测量监护等仪器设备的小型化、模块化、信息化、一体化的工程技术问题。危重伤病员生命支持担架系统由急救模块、数据传输与定位模块、供氧模块、供电模块、控制模块和支撑转运模块构成（图2）。其中，急救模块为整体模塑成型，由通用担架、自动胸外按压、多参数监护、急救呼吸、自动体外除颤、电动吸引、输液输氧等急救功能部件一体化集成。数据传输与定位模块由生命信号采集、显示、传输及全球卫星定

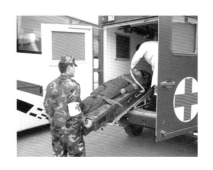

图 2 危重伤病员担架监护系统<br>工作状态

位等功能部件组成。供氧模块由氧气瓶、减压器和管路等组成；可维持不少于 2 小时重症患者用氧时间，方便充氧和内外供氧转换。供电模块由电池、多路电源转化器等组成；连续供电不少于 4 小时，多路电源转换器可以与外部多种形式电源对接，以满足内嵌电池充电需要，并可自动切换。控制模块由液晶显示控制面板、集成电路板、传感器件等硬件和操作软件组成。支撑转运模块由三种转运推车组成，分别适于野外、城市路面和院内运载工具使用。急救模块和支撑转运模块之间可实现快速卡接，组成移动式重症伤病员生命支持担架系统。

**用途** 主要用于平战时危重症伤病员的现场综合紧急救治及后送途中生命体征的监护、维持和连续救治。具有心肺复苏、呼吸支持和心电、血压、体温、脉搏、血氧饱和度等生命体征的监护，复合伤、多发伤的紧急处置，以及远程通信和数据传输功能。

（吴太虎）

wǔguān jíbìng zhěnzhì zhuāngbèi
# 五官疾病诊治装备（diagnosis & treatment equipment of five sense organs）
用于眼、耳、鼻、喉、牙等疾患常规诊断及治疗的医疗仪器设备。平战基本卫生装备的一类。

**发展历史** ①眼部疾病治疗装备。平战时常用的主要包括检眼镜、裂隙灯显微镜、验光仪、视野计、眼压计、视觉电生理仪等。1911 年，瑞典眼科学家古尔斯特兰德（Gullstrand）发明了检眼镜；1920 年沃戈特（Vogt）对其进行了改进。②耳鼻喉疾病治疗装备。平战时常用的主要包括听力计、助听仪、雾化器、耳钻、鼻钻、喉镜、耳鼻喉综合检查治疗台等。其中听力计通过测定耳对各种频率声音的敏感性大小，确定被试者的听力损失情况。雾化器常用于对咽喉、呼吸道等疾病的治疗。耳鼻喉综合检查治疗台可以进行照明检查、电灼、喷药治疗等。现代耳鼻喉综合治疗台则集鼻内镜、耳内镜、耳显微镜、显像系统、负压正压系统于一体，功能更加完善。③牙病治疗设备。平战时常用的主要包括牙病诊断专用 X 线机、治疗椅、手术器械、牙片机、根管治疗仪等。经过一个多世纪的发展，牙科诊治设备、器械、器材在材质、造型、工艺、功能等方面都有很大的进步。军队医疗机构战时主要使用便携式综合性检查治疗装备，如五官疾病检查器械箱、便携式耳鼻喉综合治疗台、便携式牙科综合治疗机等。

**研究范围** 以五官疾病诊治装备的发展、应用和管理的实践活动为研究对象，包括五官疾病诊治装备的发展现状与发展趋势、关键技术、装备研制和使用管理等。

**研究内容** ①五官疾病诊治装备发展研究。深入了解世界主要国家军队五官疾病诊治装备的发展历史、发展现状、发展趋势及特色，研究五官疾病诊治技术与装备发展的一般规律；研究现代医学与工程科学技术对五官疾病诊治技术与装备发展的影响；研究五官疾病诊治装备功能、特性及其在危重伤病员救治中的效能作用，针对五官疾病诊治装备建设需求和存在问题，提出发展对策方案和意见建议；开展五官疾病诊治装备的保障对象、保障需求、保障模式、保障标准及装备体系、系列构成研究。②五官疾病诊治装备关键技术研究。如眼部、耳鼻喉、口腔及颌面损伤疾病的快速诊断方法与治疗技术，眼部、耳鼻喉及口腔疾病诊治设备小型化、集成化、标准化设计技术，新材料、新原理，新技术在五官疾病诊治技术创新与装备研制中的运用等。③五官疾病诊治装备研制。研制便携式眼科超声、便携式牙科综合治疗仪、便携式耳鼻喉综合治疗仪、便携式口腔 X 线机、颌面战伤修复器材等新型五官疾病诊治装备。④五官疾病诊治装备选型研究。依据军队卫生装备研制规程、标准化设计及论证评估的有关要求，研究、建立完善规范的市售五官疾病诊治设备进入军队基本卫生装备序列的准入条件、适应性试验内容与评估判定方法；完善五官疾病诊治装备质量控制和管理的制度建设及政策措施。

**研究方法** ①专家咨询法。运用调查咨询、分析判断、总结归纳等方法，研究世界主要国家军队五官疾病诊治装备发展现状和发展趋势；广泛征求医生、工程技术及卫勤管理等专家的意见建议，深入调查了解五官疾病诊治装备现状、存在问题以及迫切需求，总结经验、教训和规律，提出五官疾病诊治装备发展对策方案及意见建议。②科学实验法。综合运用影像技术、电子工程、计算机及新材料等实验平台，开展眼部、耳鼻喉、口腔及颌面战伤疾病诊断治疗设备小型化、集成化、标准化设计技术研究，以及新材料、新原理在五官疾病诊治装备中的运用等关键技术研究，为野战五官疾病诊治装备创新奠定技术基础。③工程设计法。依据五官疾病诊治装备研究任务书要求，综合运用计算机模拟仿真、数值仿真、计算机与物理组合仿真等方法，通过虚拟现实环境模拟或物理模拟，开展五官疾病诊治装备的结构与性能优化研究，验证五官疾病诊治装备系统设计的科学性、战术技术指标先进性、技术路径合理性及性能可靠性，根据发现问题，及时调整总体技术方案、完善工程设计方案；开展装备总体和零部件工程图样设计、计算校核和试制试验；组织基本性能试验和部队适用性试验，考核设计指标实现程度。④论证评估法。依据军队卫生装备研发规程、标准化设计与论证要求，建立市售五官疾病诊治设备选型科学评估模型，进行基本性能试验和环境适应性试验，以及医疗卫生机构的实操训练和演习演练等使用适应性试验，以试验数据为依据，对拟列入军队基本卫生装备序列的市售设备的可行性及野战环境适应性进行论证判定研究，提出准入意见和建议；研究、建立健全规范的市售五官疾病诊治设备进入军队平战基本卫生装备序列的卫勤准入条件、适应性试验内容与评估判定方法。

**成果应用**　五官疾病诊治装备研究丰富了军队卫生装备学学科的研究内容，完善了军队卫生装备体系；开启了军队卫生装备军民融合研究发展的新模式。五官疾病诊治装备具有市场来源广泛、工艺技术成熟和军民通用性好等特点，通过选型论证评估，可以使市场化产品直接服务于军队卫勤保障。中国人民解放军研制的五官疾病检查器械箱、便携式耳鼻喉综合治疗台、便携式牙科综合治疗机、便携式数字化口腔治疗系统、口腔内镜、便携式裂隙灯、双目间接检眼镜等五官疾病诊治装备，在军队平战时卫勤保障，以及抗震救灾、维和演习等任务中得到广泛应用。

**发展趋势**　①听觉和视觉器官疾患治疗装备新技术研究将进一步加强。②数字化、智能化技术应用将更加普及。

（汤黎明　戚仕涛）

xiāodú mièjūn zhuāngbèi
**消毒灭菌装备**（disinfection & sterilization equipment）　用于杀灭和清除医用仪器设备、器材设施及环境病原微生物（含芽胞）的药械、设备及工具。平战基本卫生装备的一类。如消毒药械器材、压力蒸汽灭菌器、等离子体灭菌器、环氧乙烷灭菌器等。

**发展历史**　消毒灭菌是人类杀灭和清除病原微生物的重要技术途径。常用的消毒灭菌方法主要有物理法、化学法和物化复合法等。①物理消毒灭菌法。主要包括热力灭菌、辐射灭菌、等离子体灭菌等。1876～1880年，法国微生物学家路易斯·巴斯德（Louis Pasteur）发明了压力蒸汽灭菌器，开创了热力灭菌方法的先河。此后的100多年间，压力蒸汽消毒灭菌设备发展迅速。预真空压力蒸汽灭菌器、脉动真空压力蒸汽灭菌器的问世，有效提高了热力灭菌效果。针对一些不耐高热和高压的物品，发展了低温蒸汽灭菌器、低温蒸汽和甲醛气体联合使用的灭菌器。加拿大研制的"时代"卡式灭菌器，非常适合眼科器械灭菌。20世纪90年代中期，研制的电离辐射灭菌器利用射线激发电子直接作用于微生物DNA，灭菌彻底、无残留毒性、破坏性小、有效期长，适用于手术缝线、器械、敷料、一次性塑料制品、人造血管和人工瓣膜及药物的灭菌。电离辐射灭菌已成为一次性使用物品灭菌的首选方法。紫外线辐射消毒装置主要对空气和物体表面进行消毒。常温等离子体灭菌器是一种新型的低温物理灭菌设备，具有低温、低湿、快速、环保、安全的特点。②化学消毒灭菌法。主要方法包括过氧乙酸灭菌法、环氧乙烷灭菌法、过氧化氢灭菌法、臭氧灭菌法等。化学消毒灭菌设备主要有过氧乙酸灭菌器、环氧乙烷灭菌器、戊二醛灭菌柜、臭氧灭菌器等。过氧乙酸灭菌器应用于内镜的消毒灭菌，具有低温消毒（45～55℃）、高效、快速（30分钟内完成灭菌）、安全可靠、无毒无害、腐蚀性小等特点。环氧乙烷灭菌具有低温、低湿、穿透力强等特点。戊二醛灭菌柜适用于医用内镜、非耐高温、非耐潮湿、非耐腐蚀性医疗器械的消毒灭菌。臭氧灭菌装置主要应用于空气和水等的消毒处理，具有高效、广谱、无毒，以及灭菌时间短、使用方便等优点。③物化复合消毒灭菌法。通过物理与化学协同作用，实现高效消毒灭菌。如卤素电热管热空气消毒箱，具有能耗低、升温和降温快速等特点，可快速对粉末状物品、油纱布进行灭菌。过氧化氢等离子体灭菌器具有低温、快速、节省费用、无有害残留物等特点，适用于密闭环境、仪器物体表面等的消毒灭菌。美国和日本等利用臭氧和静电电晕放电原理，研制出离子雾联合灭菌器，以及消毒剂与微波、紫外线、超声波等技术协同灭菌方法，主要用于手术器械快速灭菌。消毒灭菌辅助装备包括超声清洗机、热塑封口机等。中国研制的正压脉动臭氧灭菌箱、真空脉动臭氧灭菌箱和臭氧灭菌低温烘干箱等灭菌设备，主要用于中药材以及制药、生物制品等包装材料、容器、原辅材料常温灭菌。

研究范围 以消毒灭菌技术与装备的发展、应用和管理的实践活动为研究对象，主要研究消毒灭菌装备的发展方向、保障对象、保障需求、保障模式、保障标准、关键技术、质量控制以及管理等。

研究内容 ①消毒灭菌技术与装备发展研究。深入了解世界主要国家军队消毒灭菌技术与装备的发展历史、发展现状、发展趋势及特色，研究消毒灭菌技术与装备发展的一般规律；研究现代医学与工程科学技术对消毒灭菌技术与装备发展的影响；研究消毒灭菌装备功能、特性及其在临床医疗保障中的功能作用，针对消毒灭菌装备建设需求和存在问题，提出发展对策方案和意见建议；开展消毒灭菌装备的保障对象、保障需求、保障模式、保障标准及装备体系、系列构成研究。②消毒灭菌装备关键技术研究。如便携式消毒灭菌技术、便携式超声波清洗技术以及消毒灭菌新材料、新原理等。③消毒灭菌装备研制。研制空气消毒装置、医用水消毒灭菌装置、医疗器械表面清洗消毒灭菌装置、手提式高压蒸汽灭菌器、台式快速高压蒸汽灭菌器、环氧乙烷灭菌器、过氧化氢等离子体灭菌器，以及牙钻清洗消毒灭菌设备、内镜清洗消毒灭菌器等。④消毒灭菌装备选型研究。依据军队卫生装备研制规程、标准化设计及论证评估的有关要求，研究、建立健全规范的市售消毒灭菌设备进入军队卫生装备序列的准入条件、适应性试验内容与评估判定方法；完善消毒灭菌装备质量控制和管理的制度建设及政策措施。

研究方法 ①专家咨询法。运用调查咨询、分析判断、总结归纳等方法，研究世界主要国家军队消毒灭菌装备发展现状和发展趋势；广泛征求专业技师、工程技术及卫勤管理等专家的意见建议，深入调查了解消毒灭菌装备现状、存在问题以及迫切需求，总结经验、教训和规律，提出消毒灭菌装备发展对策方案及意见建议。②科学实验法。综合运用微生物学、化学工程及材料学等实验平台，开展便携式消毒灭菌技术、便携式超声波清洗技术、便携式等离子体灭菌技术以及消毒灭菌新材料和新原理等关键技术研究，为野战消毒灭菌装备创新奠定技术基础。③工程设计法。依据消毒灭菌装备研究任务书要求，综合运用计算机模拟仿真、数值仿真、计算机与物理组合仿真等方法，通过虚拟现实环境模拟或物理模拟，验证消毒灭菌装备系统设计的科学性、主要战术技术指标先进性、关键技术成熟性、技术路径合理性及性能可靠性，根据发现问题，及时调整总体技术方案、完善工程设计方案；开展装备总体和零部件工程图样设计、计算校核和试制试验；组织基本性能试验和部队适用性试验，考核设计指标实现程度。④论证评估法。依据军队卫生装备研发规程、标准化设计与论证要求，建立市售消毒灭菌设备选型科学评估模型，进行基本性能试验和环境适应性试验，以及医疗卫生机构的实操训练和演习演练等适应性试验，以试验数据为依据，对拟列为军队消毒灭菌装备的市售产品的可行性及野战环境适应性进行论证判定研究，提出准入评估意见和改进建议；研究、建立健全规范的市售产品进入军队平战基本卫生装备序列的卫勤准入条件、适应性试验内容与评估判定方法。

成果应用 消毒灭菌装备研究丰富了军队卫生装备学学科的研究内容，完善了军队卫生装备体系；开启了军队卫生装备军民融合研究发展的新模式。消毒灭菌装备具有市场来源广泛、工艺技术成熟和军民通用性好等特点，通过选型论证评估，可以使市场化产品直接服务于军队卫勤保障。中国人民解放军研制的空气消毒器、医用水消毒灭菌器、医疗器械表面清洗消毒灭菌器、手提式高压蒸汽灭菌器、台式快速高压蒸汽灭菌器、环氧乙烷灭菌器、过氧化氢等离子体灭菌器以及消毒杀虫药械等消毒灭菌装备，为外科手术器械、医疗用品、手术室以及环境空气等的消毒灭菌提供了有力保障。

发展趋势 消毒灭菌装备未来发展趋势：①数字化与智能化。广泛应用数字化、智能化技术，提高消毒灭菌装备现代科学技术水平，实现消毒灭菌过程智能控制、消毒灭菌功效及安全可靠性在线监测评价。②小型化与多功能化。研发新材料、新原理、新结构，设计小型化和多功能化消毒灭菌设备，提升携运行能力和环境适应能力。

(汤黎明 戚仕涛)

hǎijūn zhuānyòng wèishēng zhuāngbèi

**海军专用卫生装备** ( naval medical equipment) 专门用于海上伤病员急救、紧急救治及早期治疗的医疗仪器设备、器材以及转运后送工具。简称海军卫生装备。军队卫生装备的组成部分。实施海军卫勤保障的物质基础，主要用于伤病员急救、搬运、换乘、治疗、护理、后送、卫生防疫与防护等。对提高海上伤病员的医疗救治及后送能力，减少伤死率和伤残率，预防伤病的发生，恢复和巩固部队战斗力，具有重要作用。海军卫生装备按功能可分为：舰艇基本卫生装备，海上医疗后送装备，舰艇伤病员搬运与转运换乘装备，海上落水人员搜救装备，舰艇卫生防疫防护装备，以及海军岸基医疗救治与防疫防护卫生装备；按属性可分为通用卫生装备和专用卫生装备。

**发展历史**　海军卫生装备是随着海军卫勤保障建设及海上伤病防治需要而产生和发展起来的。15 世纪后期，西班牙"无敌舰队"就有了医院船。19 世纪中期，为克服海上作战舰艇伤病员的搬运难题，俄海军率先研制成了以缪勒尔舰用担架为代表的多种海军舰艇担架，并很快择优装备舰艇部队。此后，美、英、德、日等国相继研制了舰用担架，其中，美海军的斯托克斯担架、英海军的鲁滨孙担架一直沿用至今。世界强国的海军，随着舰船的大型化及战时伤病员的增多，开始在舰船上配置战伤急救包、战位急救箱，设置舰船救护所，配备医疗设备。为解决舰员肺结核病的诊断和防治，在舰船上配置了 X 线机等大型诊治设备。第二次世界大战期间，卫生船舶的种类、数量增加，救治了大量的伤病员。20 世纪 70 年代，海军卫生装备在质量上获得迅速提升，一些高技术医疗设备，如 CT 机、血液透析机等，开始配备到医院船上，极大地提高了海上伤病员的医疗救治和后送能力。1982 年，在马尔维纳斯群岛海战中，英海军的医院船、卫生运输船在海上伤病员医疗和后送中发挥了重要作用。1991 年，在海湾战争中，美英海军的卫生船舶在伤病员救治中也发挥了重要作用。20 世纪 50 年代，中国人民解放军海军使用炮艇承担海战伤病员救治任务。70 年代，装备了由 037 型猎潜艇改装而成的救护艇。80 年代，采用客货轮改装了医院船。90 年代，探索了民船加改装卫生船舶及与之配套的船载医疗系统设计与建造技术；同时开展了"米-8"直升机、"超黄蜂"直升机改装为救护直升机和"水轰-五"改装为水上救护机的研究。在卫生防疫防护装备方面，研制了海上核事故救援医疗救护方舱，可在舰船甲板上实施核事故伤员分类、洗消、监测、早期诊断及初步医学处理。21 世纪，研制了高速客船加改装的救护艇、客滚船加改装的卫生运输船、集装箱运输船加改装的模块化医院船；自行设计建造了制式 866 医院船、921 型救护艇、"直 8-J"海上救护直升机，以及新型舰艇担架、伤员换乘吊篮、舰艇战位急救箱（盒）、舰船医疗箱组等卫生装备；在卫生船舶上广泛应用了 DR 机、CT 机、ICU 设备、干化检验设备，以及海上远程医学信息化卫生装备等。

**研究范围**　以海军卫生装备发展、应用和管理的实践活动为研究对象，主要包括海上及舰船环境条件下卫生装备顶层设计、勤务任务、编制体制、规划计划、关键技术、装备研制及装备管理等。

**研究内容**　①海军卫生装备理论研究。世界主要国家海军卫生装备发展史、发展趋势及其发展规律；中国海军卫生装备学与海军军事装备学、后勤装备学及海军卫生勤务学的关系、学科特色及对卫生装备建设的影响；海军卫生装备建设的指导思想、装备研究的基本方法、工程研制的基本要求和使用管理的保障制度等。②海军卫生装备管理研究。海军卫生装备建设的指导思想、建设目标、发展战略、发展方向、发展路径及支撑条件；海军卫生装备地位作用、装备类型、技术特征、及保障特性；海军卫生装备编制体制确立条件及其科学性、稳定性和协调性，以及装备体系构成、类别系列和来源形式；海军卫生装备发展规划、发展目标、重点领域、重大项目和实施步骤；海军卫生装备科学配置、质量控制、标准化与效能评估；海军卫生装备维护保养、报废规程、检查监督等管理规定。③海军卫生装备关键技术研究。民船加改装卫生船舶技术、集装箱式医疗模块技术、民品军用选型技术、落水伤病员搜救及复温技术、海上伤病员换乘技术、舰艇卫生装备抗盐雾、湿热、振动，以及舰艇环境卫生防疫防护技术等关键技术。④海军卫生装备研制。主要包括海军卫生装备立项、主要技战指标、总体技术方案和工程设计方案论证，样机图样设计、制造，以及适应舰船特点及海洋环境条件的试验与定型项目、内容和方法等编制；制定海军卫生装备定型规范与方法；民品医疗设备海上环境适应性及技术改进要求、性能测试、效能评估与质量控制，以及采购方式、程序、法规、经费控制及产品质量保证等规章制度等研究；战时民船动员征用与加装改装海军卫生船舶的工作程序、民船选型、加改装技术设计、加改装方法，以及海上使用、用后恢复和补偿规定等制度。

**研究方法**　①软科学研究法。综合运用调查研究、专家咨询、论证评估、总结归纳等方法，根据海军卫勤保障需要，战伤救治技术发展，研究发达国家海军卫生装备装备发展现状和发展趋势；广泛征求医生、工程技术及卫勤管理等专家的意见建议，紧密联系海军卫勤训练、演习、战备和管理等保障实际，深入调查研究海军卫生装备配发及使用现状、应用效果、存在问题以及迫切需求，系统评估海军卫生装备配置方式、编配方案、最佳结构和运用效率，分析论证海军卫生装备研制与卫勤保障要求及海军后勤装备协同发展水平，总结经验、教训和规律，研究提出改进、充实、修正和提高的对策方案。②科学实验法。运用人-机-环境、潜水医学、海况动态模拟及新材料研究等实验平台，开展落水伤病员搜救及复温技术、海上伤病员换乘技术、舰艇卫生装备抗盐雾、湿热、振动等技术以及民船加改装卫生船舶等的新材料、新原理，以及集成化、智能化卫生装备关键技术研究，为海军卫生装备创新奠定技术基础。③工程设计法。依据海军卫生装备研究任务书要求，综合运用计算机模拟仿真、数值仿真、计算机与物理组合仿真等方法，通过虚拟现实环境模拟或物理模拟，开展海军专用卫生装备的结构与性能优化研究，新研装备系统设计的科学性、战术技术指标先进性、关键技术成熟性、技术路径合理性及性能可靠性等验证研究，根据发现问题，及时调整总体技术方案、完善工程设计方案；开展装备总体和零部件工程图样设计、计算校核和试制试验；组织基本性能试验和部队适用性试验，考核设计指标实现程度。④论证评估法。依据海军卫生装备研发规程、标准化设计及论证要求，建

立市场医疗仪器产品海军船用设备选型科学评估模型，进行基本性能试验和环境适应性试验，以及海军卫生机构的实操训练和演习演练等使用适应性试验，以试验数据为依据，对拟列为海军船用卫生装备的市售产品的可行性及野战环境适应性进行论证判定研究，提出准入意见和改进建议；研究、建立健全规范的市售产品进入海军卫生装备序列的卫勤准入条件、适应性试验内容与评估判定方法。

**成果应用** 海军卫生装备研究丰富了军队卫生装备学学科的研究内容，完善了军队卫生装备体系；推动了海军卫生装备体系化、系列化发展。海上救护直升机和医院船，提高了海上伤病员的救护、治疗与后送能力；海军战位急救箱具有镇痛、止血、包扎、骨折固定、通气、烧伤创面保护等多种功能，显著扩展了急救功能；卫生员急救包、背心式急救包适合舰船狭小空间救护使用；海上伤员换乘吊篮一次可换乘多名伤员，提高了换乘效率和救治时效；民船加改装设计方案与改装工程技术预案可以在短时间内组织快速实施，将民用船只改装为海军临时救护装备，可快速增加战时海军卫生船舶的种类和数量。

（沈俊良）

jiàntǐng jīběn wèishēng zhuāngbèi

**舰艇基本卫生装备**（ basic medical equipment for ship） 用于作战船只伤病员战伤急救及平常疾病常规诊治的医疗仪器设备及搬运换乘工具。海军卫生装备的一类，对提高舰艇伤病员平战时救治能力，维持伤病员生命体征和转运后送具有重要作用。舰艇基本卫生装备属舰艇固定设备，

按配置部位可分为：战位急救设备、舰艇医务室设备、舰艇救护所设备等；按功能及用途可分为：急救设备、手术设备、病房设备、检验设备、特诊设备、五官科设备、理疗设备、卫生防疫设备、卫生防护设备，消毒供应设备及伤员搬运、换乘工具等。

**发展历史** 舰艇基本卫生装备是为满足平战时伤病员救治需要而配置的。早期舰艇出海时，卫生人员使用随身携带的药箱，对船员实施救护保障。如木质帆船时代，法国海军由港口医生和药师负责检查药箱准备情况，并在出海前1~3天配齐药品器材。17世纪末，荷兰开始对各种船舶配置药箱，制定药品器材品量细目表。18世纪，英美等国海军舰艇上陆续开始编配外科医生和助手，同时配备药箱，内装医疗器械与药品。铁甲舰艇出现后，舰艇上设医务室，医疗设备成为舰艇乘员保障装备的组成部分，包括固定的手术台、器械消毒装置等。19世纪30年代，俄罗斯内务部卫生局颁布了《海军各级舰船药品和器材标准》，为舰艇医生配发药材箱，内含包扎和止血用的外科器材，形成了外科设备器械箱及专用药品箱；在黑海舰队舰艇上设置了专用药房。20世纪50年代，中国人民解放军海军为炮艇、鱼雷艇等小型舰艇配置了战位急救箱供自救互救使用；随着驱逐舰和护卫舰等中型舰艇的使用，出现了专用医疗舱室，按舰级及救治需求，逐步增加了舰艇基本卫生装备品量；随后，按舰级制定了舰艇基本卫生装备标准，设备设施在舰艇建造时配装到位。80年代以来，陆续完善了各类舰艇基本卫生装备标准，舰艇基本卫生装备配置实现体制化、标

准化。

**研究范围** 以舰艇基本卫生装备研制、应用和管理的实践活动为研究对象，主要包括舰艇基本卫生装备勤务需求、勤务任务、系列品种、战技指标、编配对象、配置数量、关键技术、装备研制及装备管理等。

**研究内容** ①舰艇基本卫生装备理论研究。主要包括：舰艇基本卫生装备的基本概念、内涵与外延；舰艇医疗系统的地位作用、救治范围、卫勤需求，医疗系统类型、任务规模、组织结构与医技人员编成；不同吨位作战舰艇卫勤需求、基本卫生装备配备标准与效能评估；舰艇基本卫生装备战术技术指标、性能的基本要求；舰艇基本卫生装备的配发使用、维护保养、处理报废以及检查监督等管理制度及政策措施；医疗仪器市售产品舰艇使用选型标准与试验规程等研究。②海军基本卫生装备关键技术研究。落水伤病员搜救及复温技术、海上伤病员换乘技术、舰艇环境卫生防疫防护技术、舰艇基本卫生装备对盐雾、湿热、摇摆、振动等海洋环境适应性技术、民船加改装卫生船舶技术，以及医疗仪器舰用选型试验等关键技术研究。③海军基本卫生装备研制。舰艇专用战位急救器材、落水伤员搜救与复温器材、搬运器材、伤病员换乘工具等研究。④市售产品选型与民船加改装研究。根据舰艇基本卫生装备使用条件要求，研究市场医疗仪器设备海上环境适应性及相关改进要求，性能测试、效能评估与质量控制；针对高温、高湿、盐雾及摇摆、震动等舰艇适应性特殊要求，研究战时民船动员征用与加改装海军卫生船舶的工作程序、民船选型、加改装技术设计、方法，以及海上使用、用后恢复规程和方法等研究。

**研究方法** ①软科学研究法。综合运用调查研究、专家咨询、论证评估、总结归纳等方法，根据舰艇基本卫生装备保障需要，广泛征求医生、工程技术及卫勤管理等专家的意见建议，紧密联系海军舰艇卫勤训练、演习、战备和管理等保障实际，深入调查研究舰艇基本卫生装备配发及使用现状、应用效果、存在问题以及迫切需求，系统评估舰艇基本卫生装备配置方式、编配方案、最佳结构和运用效率，分析论证舰艇基本卫生装备与卫勤保障需求的适应水平和存在问题，总结经验、教训和规律，研究提出改进、提高的对策方案。②科学实验法。运用人-机-环境、潜水医学、海况动态模拟及新材料研究等实验平台，开展落水伤病员搜救及复温技术、海上伤病员换乘技术、舰艇卫生装备抗盐雾、湿热、振动技术，以及民船加改装卫生船舶用新材料、新原理等关键技术研究，为舰艇基本卫生装备创新奠定技术基础。③工程设计法。依据海军卫生装备研究任务书要求，综合运用计算机模拟仿真、数值仿真、计算机与物理组合仿真等方法，通过虚拟现实环境模拟或物理模拟，开展舰艇基本卫生装备的结构与性能优化研究，新研装备系统设计的科学性、主要战术技术指标的先进性、关键技术的成熟性和技术路径的合理性及性能可靠性等验证研究，根据发现问题，及时调整总体技术方案、完善工程设计方案；开展装备总体和零部件工程图样设计、计算校核和试制试验；组织基本性能试验和部队适用性试验，考核设计指标实现程度。④论证评估法。按照海军卫生装备研发规程、标准化设计与论证工作要求，建立市场医疗仪器海军船用设备选型科学评估模型，开展基本性能试验和环境适应性试验，以及舰艇卫生机构的实操训练和演习演练等使用适应性试验，以实验试验数据为依据，对拟列为海军船用医疗装备的市售产品的可行性及野战环境适应性进行论证研究，提出准入评估意见和改进建议；研究，建立健全规范的市售产品进入海军卫生装备序列的卫勤准入条件、适应性试验内容与评估判定方法；提出战时民船动员征用与加改装海军卫生救护艇的工作规范及技术要求。

**成果应用** 海军舰艇基本卫生装备研究丰富了军队卫生装备学学科的研究内容，完善了军队卫生装备体系；推动了海军卫生装备的体系化和系列化发展。舰艇急救设备、手术设备、病房设备、检验设备、特诊设备、五官科设备、理疗设备等提高了平战时海上伤病员的救护与治疗能力；舰艇战位急救箱、卫生员急救包、穿戴式急救包适合舰船狭小空间救护使用，显著扩展了海上伤病员自救互救功能；海上船船间伤员换乘吊篮一次可承载多名伤病员，提高了换乘效率；运用民船加改装技术，可快速将民用船只改装为海军临时救护船舶，确保战时海军卫勤保障需要。

（沈俊良）

hǎishàng yīliáo hòusòng zhuāngbèi

**海上医疗后送装备**（medical evacuation equipmet at sea）用于海战伤病员紧急救治与后方运送的卫生装备及卫生船舶。又称海上后送卫生装备。海军卫生装备的一类，主要包括舰艇上使用的医疗救护装备、生命支持装备、伤员搬运装备。主要为救护艇、船用医疗模块系统、海上伤员换乘工具、卫生运输船、医院船及海上救护直升机等。

**发展历史** 随着海上作战伤病员救治需求的增加，海上医疗后送装备不断发展完善。13世纪初，罗马教皇派出船只到耶路撒冷接运十字军远征军的伤病员。17世纪初，俄罗斯将普通船只按医院船要求进行了改装，专门用于救治、后送伤病员。18世纪中期，出现了海军舰艇专用担架。19世纪中期，西班牙舰队中配置了伤病员专用运送船舶。第一次世界大战期间，出现了医院船和医疗后送编队，前接、后送海上伤病员。第二次世界大战期间，苏联海军配备了舰艇战位急救器材、担架、手术台、药品器材等，建立了舰艇救护所，并逐渐形成了由舰艇救护所、救护艇、卫生运输船、医院船等构成的海上医疗后送装备体系。英、美海军也十分重视医院船及卫生运输船的建设。美军在朝鲜战争、越南战争及伊拉克战争中，均配备了医院船实施伤病员医疗及后送保障。英军在马尔维纳斯群岛海战中，配置有"乌干达"号医院船和3艘卫生运输船，负责实施伤病员医疗救治与后送任务。20世纪70年代，中国海军配备了由猎潜艇改装的救护艇。80年代，配备了由客货轮改装的Y833医院船（南康号医院船）。21世纪，设计研制了866医院船（岱山岛号医院船）、921型救护艇和"直8-J"海上救护直升机。

**研究范围** 以海上医疗后送装备发展、应用和管理的实践活动为研究对象，主要围绕海上医疗后送装备的勤务需求、勤务任务、系列品种、战技指标、编配对象、配置数量、关键技术、装备制造及管理制度等展开研究。

**研究内容** ①海上医疗后送装备理论研究。海上医疗后送装备的基本概念、内涵与外延、地位作用、卫勤需求、保障范围，以及海上医疗后送装备的类型、阶梯救护装备系列、医护人员结构与编成；海上医疗后送装备的发展方向、重点领域、重大项目及其勤务功能、战技指标、保障能力等；海上伤病员分级救治体制及救治范围、救治阶梯船舶的吨位、收治能力；不同作战样式条件下海上医疗后送装备体系组成，海上伤病员合理治疗救治方案及后送装备编配方案；海上医疗后送装备的配发使用、维护保养、处理报废以及检查监督等管理制度及政策措施；医疗仪器市售产品舰艇使用选型标准与试验规程等研究。②海上医疗后送装备关键技术研究。主要包括落水伤病员复温技术、海上伤病员换乘技术、舰艇环境卫生防疫防护技术、海上医疗后送装备对盐雾、湿热、摇摆、振动等海洋环境适应性技术、民船加改装卫生船舶技术、医疗仪器舰用选型，以及医疗后送装备信息化顶层设计与方法路径，与海上作战指挥系统互联互通等关键技术研究。重点解决海上特殊环境条件下医疗后送装备的勤务功能、结构、技术要求，设计及制造工艺，试验与验收技术条件以及使用、维护和报废等管理等问题。③海上医疗后送装备研制。新型舰用战位急救器材、医疗救护装备、生命支持装备、伤员搬运装备；以及救护艇、船用医疗模块系统、海上伤员换乘工具、卫生运输船、医院船及海上救护直升机等研制。

④市售产品选型与民船加改装研究。市售医疗仪器设备海上环境适应性性能测试、效能评估、改进要求与质量控制；战时民船动员征用与加改装海军卫生后送船舶的工作程序、选型规则、加改装设计与方法，以及海上使用、用后恢复方案等研究。

**研究方法** ①软科学研究法。综合运用调查研究、专家咨询、论证评估、总结归纳等方法，根据海上医疗后送装备保障需求，紧密联系海军舰船卫勤训练、演习、战备和管理等保障实际，深入舰艇部队与装备使用单位，广泛咨询医生、工程技术及卫勤管理等专家的意见建议，研究海上医疗后送装备配发及使用现状、应用效果、存在问题以及迫切需求，研究海上医疗阶梯后送装备内在联系、功能匹配性与保障满足程度，评估海上医疗后送装备配置方式、编配方案、最佳结构和运用效率，总结经验、教训和规律，提出海上医疗后送装备的建设发展规划及重大项目等对策方案及意见建议。②科学实验法。综合运用人-机-环境、海军医学、海况动态模拟等实验平台，开展落水伤病员复温、海上伤病员换乘、舰艇卫生装备抗盐雾、湿热、振动，海上医疗后送装备集成化、智能化，以及民品选型、民船改装等系列关键技术研究，为海上医疗后送装备创新奠定技术基础。③工程设计法。以船舶改装设计、医疗设施设计、水电气系统设计、电子电路设计、减振降噪抗扰设计等工程技术为支撑，依据海军卫生装备研究任务书要求，围绕提高人机作业能力和功效水平，综合运用计算机模拟仿真、数值仿真、计算机与物理组合仿真等方法，通过虚拟现实环境模拟或物理模拟，开展海上医疗后送装备结构与性能优化研究，检验新研装备系统设计的科学性、主要战术技术指标的先进性、关键技术的成熟性、技术路径的合理性及性能的可靠性，根据发现问题，及时完善工程设计方案；开展装备总体和零部件工程图样设计、计算校核和试制试验；组织基本性能试验和部队适用性试验，考核设计指标实现程度。④论证评估法。按照海军卫生装备研发规程、标准化设计与论证工作要求，建立市场医疗仪器海军船用装备选型科学评估模型，开展基本性能试验和环境适应性试验，以及舰艇卫生机构的实操训练和演习演练等使用适应性试验，以实验试验数据为依据，对拟列为海军船用医疗装备的市售产品的可行性及野战环境适应性进行论证研究，提出准入评估意见和改进建议；研究、建立健全规范的市售产品进入海军卫生装备序列的卫勤准入条件、适应性试验内容与评估判定方法；提出战时民船动员征用与加改装海军卫生救护船舶的工作规范及技术要求。

**成果应用** 海上医疗后送装备研究丰富了军队卫生装备学学科的研究内容，完善了军队卫生装备体系；推动了海军卫生装备的体系化和系列化发展。舰艇救护所心肺复苏、抗休克、监护、输氧输液输血等急救装备，可对危重伤员实施紧急救治、稳定伤情，为后续治疗创造条件；救护艇可接收近海伤病员，实施紧急救治和快速后送；卫生运输船具有较好的途中治疗条件，危重伤病员在获得早期治疗前，生命体征也可以得到连续性监护与维持；医院船救治条件优良，可在海上接收伤病员，并提供早期治疗和

部分专科治疗；平时，也可承担海上灾难的医学救援任务。

(沈俊良)

jiùhùtǐng

**救护艇**（ambulance boat） 用于海上近岸前接、后送和紧急救治伤病员的小型卫生船舶。海上医疗后送装备的一种。救护艇干舷低、吃水浅、航速快、机动灵活、结构简单，属于海上快速机动的短途医疗救护船只。

**发展历史** 20世纪20年代，美海军救护艇最高航速为11.5节，可收治24名卧位和12名坐位伤病员。第二次世界大战，美军在诺曼底登陆作战中，将海岸警卫队的60艘汽艇改装为救护艇，对伤病员实施救护，取得了良好的效果。同期，苏联海军救护艇排水量不大于100吨，航速10~20节，续航力100~500海里，床位5~30张，能在3~5级风浪条件下航行。20世纪60年代，中国海军利用50吨炮艇作为救护艇使用，承担崇武以东海战伤病员的救护任务；70年代，装备了由037型猎潜艇改装的救护艇；21世纪，相继采用高速客船改装救

护艇，并建造了921型救护艇（图）。

**原理与结构** 救护艇分为专用、改装和临时征用三类。根据海上医疗后送分级救治规则，承担海上伤病员前接、后送和紧急救治任务；配置内外科医生、麻醉师、司药及护士等10名左右医护人员，以及2~3名水上救生人员，担架员由艇员兼任。救护艇由船体、医疗舱室及救生设备组成。船体配置有动力装置、航海、通信、生活保障设备及辅助设施等。医疗舱室包括抢救室、病房、药房及护士站等；抢救室配有手术床、呼吸机等生命支持装备，实施伤病员紧急救治或初级复苏，主要对危重伤病员进行气管切开、气胸封闭、血管结扎、膀胱穿刺、休克防治等紧急救命处置，及进行局部洗消、抗感染和烧伤创面的保护性处置等；病房配有病床、供氧、输液装置等；药房配置急救药品器材；护士站负责伤病员登记、配药、病房管理等。救生设备包括橡皮艇、舢板、小汽艇、吊具、救生筏、担架等伤病员换乘和搬运工具。

**用途** 战时，在近岸和海峡

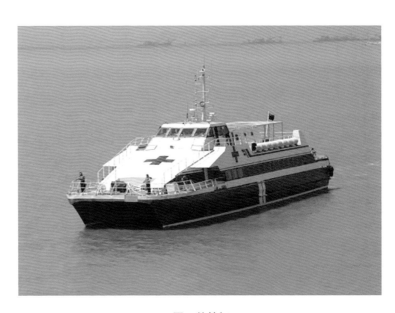

图　救护艇

内实施机动救护，前接、后送、紧急救治海上伤病员；在登陆或登岛作战中，作为一线救护力量，对登陆部队伤病员实施现场救护、后送。平时，承担舰艇编队、沿海岛屿的巡回医疗任务，亦可对海上灾难实施快速医疗救援等。

(沈俊良)

chuányòng yīliáo mókuài xìtǒng

## 船用医疗模块系统 （medical modular system for ship）

用于海战伤病员早期治疗或部分专科治疗，可在运输船舶甲板上部署展开的集装箱式组合化成套医院装备。海上医疗后送装备的一种。通常由手术、急救、影像、检验等医疗救治舱室和消毒灭菌、供电供水供氧等医技保障舱室组成。

**发展历史** 20世纪70年代，美国海军陆战队装备的"可整套组装移动的医疗设施"，具有独立水电、空调和通风换气保障能力，在舰船上展开后具备医院船功能。之后，美国海军相继研制出由450只标准集装箱改装而成的舰队医院，展开床位500~1000张，模块化医疗设施可预置在舰船上，以确保快速机动、随时部署。80年代，英国海军利用"百眼巨人"

号航空训练舰直升机平台，部署了100张床位的医疗集装箱模块，在海湾战争中作为医院船使用。同期，中国海军研制出可安装在直升机甲板上，具有伤病员换乘、收容、急救、手术、特检、检验、消毒供应、药材保障等功能的船用医疗训练模块，用于海上医疗队训练。21世纪，开展了民船加改装卫生船舶研究，研制了200床位大型船用医疗模块系统（图）。

**原理与结构** 依据军队卫生装备学、海军医学、现代医院建筑等学科知识、原理，采用集装箱改装、海上伤病员换乘、现代通讯、组合化医疗模块等技术，设计、建造船用医疗模块系统。船用医疗模块系统由系统功能舱室、系统医疗区、系统生活区、伤员舷吊换乘区、直升机保障区、救生装置区、船用信息系统，以及医疗生活保障设备设施等组成。其中，系统功能舱室用国际标准集装箱改装而成，主要改装项目包括：国际标准集装箱箱体平台改装，包括箱体上门、窗等的孔口部位、尺寸设计与开设；箱体和地板骨架以及隔热降噪绝缘结构设计、绝缘材料的选择、加工

与敷设；给水、排水、电气、通信、空调管路管线及接口的设计与敷设；弱电系统、医用氧气、真空气体等线路管路与接口的设计与敷设；箱体内、外蒙皮封装、涂饰等设计与制造等。系统医疗区设有接收分类室、手术室、重症监护病房、烧伤病房、重伤病房、传染病病员隔离病房、X线室、特检室、检验室、消毒供应室及药房等；系统生活区设有厨房、餐厅、卧室、会议室及食品冷藏库等；伤员舷吊换乘区包括吊具模块、换乘平台和换乘吊篮；直升机保障区包括指挥模块、供电模块、油料保障模块、机务保障模块；救生装置区包括救生艇、海上撤离系统和充气救生筏；船用信息系统设有中心监视、远程医学、医疗后送信息管理及远程医疗、远程通信等系统；医疗生活保障设备设施主要包括中心供氧、海水淡化、中央空调、电站、供油站、通信及生活污水处理等。

**用途** 船用医疗模块系统安装在集装箱运输船甲板上，展开后具有医院船功能，可对海上伤病员实施早期救治和部分专科治疗。

(沈俊良)

hǎishàng shāngbìngyuán huànchéng gōngjù

## 海上伤病员换乘工具 （casualties transfer tools at sea）

用于海战伤员/病员进行船只转换时使用的专用乘卧装置及输送设备设施。又称伤员海上换乘工具。海上医疗后送装备的一类，通常可分为船船间水平换乘工具、垂直换乘工具和高架索道换乘工具等。

**发展历史** 由于海上伤病员医疗后送舰船的吨位不同、功能不同、体量不同，故不同舰船之

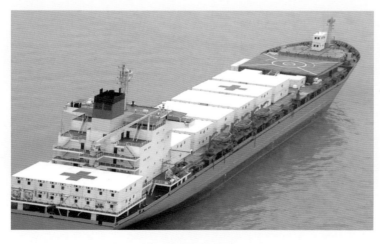

图 船用医疗模块系统

间存在着一定的舷差；特别是当风大浪高水急、舰船发生上下颠簸和左右摇摆的情况下，两船之间舷差动态变化幅度会更大。因此，伤病员换乘也会更加困难，只有通过使用专用工具、设备或设施，才能把伤病员从一艘舰船上安全地转乘到另一艘舰船上。第二次世界大战期间，美军在太平洋战区大量伤病员转运的过程中，采用跳板、舷梯、吊机、吊篮等换乘工具，在舰船之间转送伤病员。其中布制吊篮可通过马尼拉索换乘伤病员，解决了高海况下伤病员换乘难题。20世纪末，世界主要国家军队采用直升机进行伤病员换乘，提高了海上换乘的效率和安全性。20世纪70年代以来，中国海军研制出利用舰船上原有的运送物资的吊机及高架索道的伤病员换乘吊篮（图），进行伤病员舰船间换乘。21世纪，相继完成了单人、双人、四人换乘吊篮及水面换乘舱等的研制，开展了直升机海上换乘装置的研究。

**原理与结构** 海上伤病员换乘工具种类多样，通常可分为水

平换乘工具、垂直换乘工具和高架索道换乘工具。当伤员需要在海上舰船间进行换乘时，应根据海况和舰船条件确定伤员换乘的方式方法。

**水平换乘工具** 主要在海况较好、舷差稳定、两船可以舷靠时使用。主要包括：①舷梯法。使用舷梯、跳板，可将伤员直接由一船换乘到另一船上。②舷递法。使用担架、安全绳索，利用两船舷靠时形成的舷差，将伤员固定在担架上并套上安全绳索，由高舷船输送到低舷船上。③舷吊法。主要用于低船舷船向高船舷船转移伤病员时使用；将伤员固定于吊篮内，利用吊机将吊篮由低舷船吊送到高舷船上。④水面换乘法。当两船不宜舷靠时，将伤病员固定于橡皮艇或换乘舱内并置于水中，通过机动或缆绳牵引等方法，靠近另一船只，再利用吊机或牵引绳索等吊起上船。

**垂直换乘工具** 当海况较差，两船无法舷靠，纵倾不大于3度、横摇不大于5度时，可采用垂直换乘方法。垂直换乘工具主要包括直升机、换乘吊篮、牵引绳索、

直升机起降平台等，可采用机降或悬吊等方法，将伤员由一船换乘到另一船。

**高架索道换乘工具** 主要用于高海况下两船无法舷靠时使用，使用高架索道补给装置及伤员固定吊篮，将伤员固定在吊篮内，利用两船间的高架索道牵引缆绳将伤员换乘到另一条船上。

**用途** 战时用于海上伤病员在不同舰船之间转乘换船时使用，平时也可用于海上灾难医学救援。

（沈俊良）

wèishēng yùnshūchuán

## 卫生运输船（medical transportation ship）

用于海战伤病员紧急救治和途中治疗的后送卫生船舶。海上医疗后送装备的一类。紧急救治和途中连续救治对维持伤病员生命体征，降低伤死率、伤残率具有重要作用。

**发展历史** 13世纪初，罗马教皇派遣船只赴耶路撒冷接运第四次远征的十字军伤病员。这是最早记载的有关卫生运输船舶应用的实例。第二次世界大战中，苏联海军舰队配备了卫生运输船；美国、英国海军在诺曼底登陆作战中，分别将返航的104艘和70艘坦克登陆舰作为卫生运输船，后送了大量伤病员。20世纪60年代，美军在越南战争中，使用步兵登陆舰作为卫生运输船，将陆上伤病员运送到海上的医院船上进行治疗。80年代，英国海军在马尔维纳斯群岛战争中，将3艘2700吨的海洋测量船临时改装为卫生运输船，将经医院船救治后伤情稳定的伤病员运送到乌拉圭，再由飞机后送英国本土治疗。20世纪70年代，中国人民解放军制定了利用坦克登陆舰作为海上卫生运输船的加改装方案；在西南边境作战中，征用了4艘客货轮

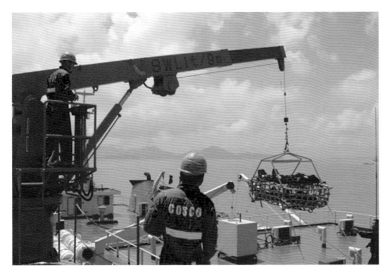

图 海上伤员换乘吊篮

作为内陆河流卫生运输船后送伤病员。21 世纪，为提高海上伤病员后送能力，开展了采用客滚船加改装卫生运输船的研究，成功地将客滚船加改装成具有 100 张床位收容量的卫生运输船（图）。

**原理与结构**　卫生运输船由适宜的军用舰艇或民用船舶经必要改装而成，也可临时征用、指派客轮、渔轮等充任；在两栖作战中，常由卸载后返航的两栖舰艇承担伤病员后送运输任务。卫生运输船船型种类多、性能差别大，排水量和伤病员载运量各不相同。从机动性、使用效能等方面综合考虑，改装的卫生运输船排水量应不小于 2 000 吨，伤病员载运量不小于 100 张床位，抗风力不小于 8 级，航速不小于 15 节。为便于伤病员换乘，在条件允许的情况下，应设置救护直升机平台。卫生运输船通常设有伤员换乘接收区、分类区、医疗区和生活区。伤员换乘接收区配置有舷梯、换乘吊机、吊篮、换乘平台等设备设施。分类区配置有检伤分类、急救等装备。医疗区设置有简易手术室、检验室、药房、病房及护士站等。生活区主要利用船上原有生活保障设备设施。

**用途**　主要用于海上批量运送伤病员；也可在灾难医学救援时，用于内陆河流批量运送伤病员。

（沈俊良）

yīyuànchuán

**医院船**（hospital ship）　用于海战伤病员早期治疗和部分专科治疗的海上医疗卫生船舶。海上医疗后送装备的一类。

**发展历史**　自 1588 年西班牙"无敌"舰队配备卫生船舶始，日、俄、英、美、德、法等国海军都先后配备了医院船，并在战争中使用。1741 ~ 1743 年瑞俄战争中，俄国使用了"新希望"号和"里加"号医院船救治和运送伤病员。1856 年，英军在第二次鸦片战争中，使用了"美女岛"号医院船救治和运送伤病员。1898 年，美国在与西班牙作战中，使用了"救护"号和"安抚"号医院船。1904 ~ 1905 年，俄国在日俄战争中，配备了"安卡拉"号等 4 艘医院船。美军在第一次世界大战中，配备有 4 艘医院船。第二次世界大战中，美军有 14 艘、英军有 11 艘、日军有 8 艘医院船投入使用。在朝鲜战争中，美军使用了"安慰"号等 3 艘医院船，并在"安慰"号医院船上首次加建了直升机平台，利用直升机将伤病员直接由战场转送至医院船上。在越南战争中，美军使用了"安息"号等 3 艘医院船；其中，"安息"号医院船救治了 24 000 多名伤病员。1982 年，英军在马尔维纳斯群岛战争中，利用游轮改装了拥有 1 000 张床位的"乌干达"号医院船，共救治伤病员 730 名，实施手术 500 余例。1991 年，美军在海湾战争中，使用了 2 艘由超级油轮改装的"仁慈"号和"舒适"号现代化医院船，排水量均为 69 360 吨、1 000 张床位及 12 个手术室。1980 年，中国海军将"琼沙"号客货轮改装为"南康"号医院船。2008 年，中国海军自行设计建造完成了"岱山岛"号医院船（图），排水量为 14 500 吨，配置有 300 张床位及 8 个手术室。

**原理与结构**　综合运用军队卫生装备学、海军医学、舰船构造、医院建筑及信息化等现代工程技术，以构建海上伤病员早期和部分专科医疗救治、收容的海上现代化医疗平台为目标，研究医院船总体设计方案、勤务功能、战术技术指标、环境适应性，以及平面布局及工作区、病房区、工作人员生活区建设标准等。主要包括：①建造较完善的医疗舱室、医用辅助舱室和病房。据此，医院船排水量通常应大于 1 万吨，以便能够有足够的空间安装现代化的医疗设备设施和展开较多的病床。②具有较好的稳定性和抗风性能。能在复杂气象条件下换

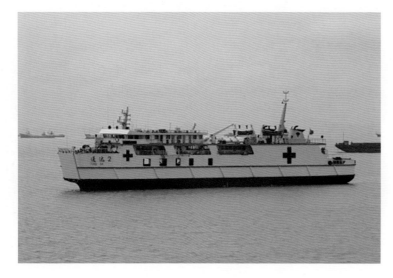

**图　卫生运输船**

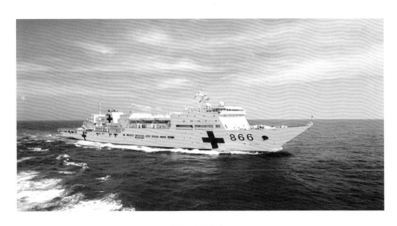

图 医院船

乘、接收、搬运和救治伤病员。③居住性良好。各种功能舱室的照明、通风、温度、湿度、淡水供应、卫生设施等符合医院建造规范和标准。④完善的辅助设施。如设置直升机平台及海上补给接收装置，以便于海上伤病员的换乘、接收及主副食品、燃油、淡水等的补给；如救生、通信及起吊装置，以利于组织指挥伤病员换乘、接收与后送等，确保医院船实施海上连续救治所需物资的可靠供应。⑤医技科室符合医院要求。分设各临床科室、诊疗室和医疗辅助科室，配置有手术室、X线室、CT室、监护室、牙科诊治室、眼耳鼻喉诊治室、检验室、特检室、血库、药房、消毒供应室、各类病房等；包括温湿度可调、洁净度满足要求的烧伤病房，以满足海上烧伤伤员救治的需要。⑥船上舱室布局、内部走廊符合人流物流通过要求。各诊室位置安排合理、相互衔接；手术室设置在稳定性较好的中部，危重伤病员病房位于水线以上，监护病房配置于摇摆度小而安静的部位；传染病隔离病房配置在船的尾部一侧，并设置独立的空调、排风系统；船上内部通道便于担架伤病员通过，甲板之间设有电梯。

**用途** 战时，担负舰艇编队海上作战、两栖作战伤病员救治任务，实施早期治疗和部分专科治疗；作为海上机动医院，遂行舰艇编队提供伴随卫勤保障；作为近岸机动医院，接收陆上伤病员。平时，可执行海上巡回医疗及灾难医学救援等。

（沈俊良）

hǎishàng jiùhù zhíshēngjī

## 海上救护直升机（ambucopter at sea）

用于海战伤病员紧急救治与转运的水平翼垂直起降医用航空器。海上医疗后送装备的一类。对提高海上伤病员救治与后送效率，降低伤死率、伤残率具有重要作用。

**发展历史** 自美军在朝鲜战争中使用直升机将战区伤员直接后送至医院船之后，海上救护直升机已成为海上伤病员医疗后送的重要装备，受到世界主要国家海军的高度重视。20世纪50年代后，英国海军直升机部队利用机上的吊机、吊篮等装备，救护了大量落水人员。美、俄等国家海军也均在卫生船舶和大型舰船上配置了海上救护直升机。美国海军有"海上骑士""海牡马"等多种类型救护直升机。俄国海军"斯维尔"级医院船配置有"卡-25""激素C"救护直升机。1982年，英国海军在英阿马尔维纳斯群岛战争中，使用救护直升机实施了舰艇伤员和落水人员的救护与后送。20世纪80年代，中国海军利用"米-8"型直升机和"超黄蜂"型直升机改装成海上救护直升机，用"海豚"型直升机实施海上救护与后送伤病员。21世纪，采用"卡-27"直升机加改装为海上救护直升机；设计建造了"直-8"型海上专用救护直升机（图），机上装有救生设备以及立式心电除颤仪、壁挂式心电监护

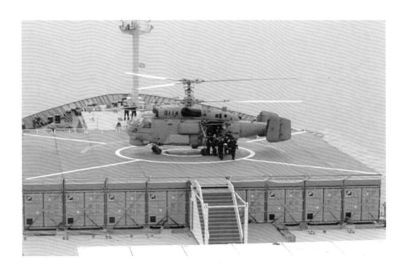

图 海上救护直升机

仪等医疗设备，可运载坐位伤员和卧位伤员，能够在空中为伤员提供紧急医疗救治，必要时可展开手术。

**原理与结构** 以不同原型直升机机舱为平台，运用急救医学、航空医学及电子工程学等学科知识、原理，经加改装与配置医疗设备及救生设备后，完成海上救护直升机的研制、试验及定型。直升机的机型和机舱的大小，直接关系到机上医疗设备配置品量的多少以及伤病员的救治运送能力。小型直升机起飞重量轻、机舱空间小，配置的医疗设备品量较少，救治能力弱，运送伤病员的数量也较少。相对而言，大型直升机可配置的医疗设备品量较多，救治伤病员能力较强，运送伤病员的数量也较多。加装的设备器材通常包括急救设备、救生设备、担架及担架支架等。急救设备主要包括充气夹板、止血带、抗休克裤、复温背心、心电监护除颤仪、急救呼吸机、供氧器、输液泵、护理器材及药品等。救生设备主要包括救生索和吊篮，用于落水人员的悬吊和伤员换乘。担架用于搬运伤病员。担架支架安装在机舱两侧，用以承载和固定担架。

**用途** 主要用于平战时海上伤病员的急救与后送。

(沈俊良)

kōngjūn zhuānyòng wèishēng zhuāngbèi

## 空军专用卫生装备 （air force medical equipment）

专门用于空中和空降作战伤员紧急救治和航空训练医学保障的仪器设备、设施及后送工具。简称空军卫生装备。军队卫生装备的组成部分。实施空军卫生勤务保障的物质基础，主要用于伤病员急救、搬运、治疗、护理、后送及飞行员训练

医学保障等。空军卫生装备按功能可分为：航空救护卫生装备、空投空降卫生装备和航空医学训练保障装备；按属性可分为空军通用卫生装备和专用卫生装备。

**发展历史** 从20世纪起，在长达百年的发展过程中，空军卫生装备逐步形成了完整的体系和系列，在空军平战时卫勤保障中发挥了重要作用。1913年，美军成立了第一支航空中队；1917年，在航空中队编配卫生部门、配备卫生装备，负责飞行员选拔和飞行卫勤保障。

**航空救护卫生装备** 20世纪20年代，法、德等国相继在飞机上加改装吊床、担架，配备了急救用品，供运送伤病员使用。30年代末，德国、英国和美国空军开始在飞机上配备橡皮救生筏、无线电台、指南针、救生口粮、医药用品等，供遇险飞行员生存、求救和联络使用。第二次世界大战，美、英、苏等国军队对多种机型进行卫生改装，配备了各类成套的空中医疗箱（包），以实施大规模的伤病员空运后送保障。60年代后，生产了多种类型的制式航空救护卫生装备，并改装了卫生飞机和救护直升机。80年代，美苏等国空军配备了飞行人员身体自动监测装备、飞行人员专项体能训练装备，在飞行卫勤保障中发挥了重要作用。20世纪50年代，中国人民解放军空军开始研制飞行员海上救生装备；70年代，定型生产并装备部队；80年代，研制了直-5、运-5、米-8、安-26等机型的伤病员空运后送卫生装备；90年代，研制了不同机型、不同地域环境的飞行员生存求救系列装备，提高了遇险飞行员的生存能力；研制出航空急救车、航空急救箱、供氧器等制式

卫生装备；21世纪，研制出具有多机种通用、组合方便、功能配套等特点的空运医疗车、急救担架和自动呼吸机等；以运—飞机为平台改装出第一架卫生飞机，以大型客机为平台改装出专用卫生飞机，空运医疗救护能力得到极大提升。

**空降空投卫生装备** 美军空降旅卫生装备可全部装在两个集装箱内，便于直升机吊运或空投。英军、法军研制了空降兵小型空运、空投医疗方舱。中国空军在空降兵空投集装箱的基础上，研发了药材装备空投装具，减少了空投损坏率，提高了空降兵药材装备的空投保障能力。

**航空医学训练装备** ①低压舱。19世纪70年代，法国生理学家P. 贝尔制造了第一个简易低压舱。随着航空事业的发展，各类低压舱越来越多地应用于飞行员的生理研究和训练。普通型通常有车载式、固定式、单舱式、多舱式；专用型通常有低压调温舱、爆炸减压舱、太空舱、密闭模拟舱和高压低压两用舱等。20世纪60年代，中国空军研制出人体实验型低压舱，主要用于高空生理学实验和飞行人员高空低气压环境适应性训练；80年代，研制出爆炸减压舱，用于高空迅速减压生理学研究。②载人离心机。20世纪30年代，美国、德国率先建造了载人离心机，安装有可观察受试者身体状态的光学中央窥镜和生物医学测试设备及信号设备。随后，苏联建造了配有四轴旋转座椅的载人离心机，主要用于飞行员试验和训练。现代载人离心机采用计算机控制，可模拟某阶段的飞行条件和空战载荷等，还可以控制密封座舱的压力、温度、湿度和空气组分等。通过载

人离心机装有的影像监测、传输装置，对受试者身心状态进行实时观察，并记录动脉血压、血氧等基本生理参数。20 世纪 70 年代，中国空军正式装备载人离心机，主要用于飞行员的选拔、医学鉴定和训练；研究持续性加速度及其他环境复合因素，对人体生理、心理影响及其作用机制；航空个体防护装备的评价和实验等。90 年代，引进了高性能载人离心机，用于航空医学研究和飞行员训练。③飞行环境模拟器。20 世纪 60 年代末，美国研制出动态飞行环境模拟器，其臂长（半径）约 6m，臂端装有计算机控制的翻滚和俯仰接头，增长率为 10G/s，最大 G 值为 20G，吊舱内的温度和压力可调。20 世纪 80 年代，中国空军引进 GL-2000 型空间定向障碍模拟器。针对高性能战斗机飞行人员航空环境适应能力和专项体能训练的需要，中国空军研制了低氧呼吸训练器（低氧混合仪）、地面加压供氧训练器、夜间视觉生理训练仪、电动转椅、呼吸肌训练器、颈肌训练器、肌力协调抗荷训练器、抗荷正压呼吸训练器、倾斜床、生物反馈仪等专项体能训练器材和设备，促进了飞行员专项体能的提高。

**研究范围** 以空军卫生装备发展、应用和管理的实践活动为研究对象，主要包括特殊环境条件下，空战伤病员卫勤保障及飞行员训练装备的顶层设计、勤务任务、编制体制、规划计划、关键技术、装备研制及装备管理等。

**研究内容** ①空军卫生装备理论研究。世界主要国家空军卫生装备发展史、发展趋势及其发展规律；中国空军卫生装备学与空军军事装备学及空军卫生勤务学的关系、学科特色及对卫生装备建设的影响；空军卫生装备建设的指导思想、装备研究的基本方法、工程研制的基本要求和使用管理的保障制度等。②空军卫生装备管理研究。空军卫生装备建设的指导思想、建设目标、发展战略、发展方向、发展路径及支撑条件；空军卫生装备地位作用、装备类型、技术特征及保障特性；空军卫生装备编制体制确立条件及其科学性、稳定性和协调性，以及装备体系构成、类别系列和来源形式；空军卫生装备发展规划、发展目标、重点领域、重大项目和实施步骤；空军卫生装备科学配置、质量控制、标准化与效能评估；空军卫生装备维护保养、报废规程、检查监督管理规定等研究。③空军卫生装备关键技术研究。加速度、低气压、缺氧等空中作业人员的防护技术，飞行员加速度耐力、缺氧耐力、前庭功能、空间定向障碍等检查与防治技术，可穿戴及床垫式飞行员身心状态检测、识别、调控技术，各种抗荷、供氧和救生装备试验评估技术等关键技术研究。④空军卫生装备研制。航空救护卫生装备主要研制飞行人员体检及健康鉴定卫生装备、飞行卫生保障装备、飞行人员救护卫生装备等；空投空降卫生装备主要研制空降兵跳伞损伤防护装备、空降兵战场救护卫生装备、战救药材空投空降装备等；航空医学训练卫生装备主要研制空间定向、抗荷、航空环境和航空心理训练监测装备等。依据军队装备科研与定型有关规定要求，严格空军卫生装备立项论证、总体技术方案论证、主要战技指标论证、工程设计方案评审、样机制造及试验定型的科研程序与方法。

**研究方法** ①软科学研究法。综合运用调查研究、专家咨询、论证评估、总结归纳等方法，根据空军卫勤保障需要，研究世界主要国家空军卫生装备发展现状和发展趋势；紧密联系空军部队卫勤训练、演习、战备和管理等保障实际，广泛征求医生、工程技术及卫勤管理等专家的意见建议，深入研究空军卫生装备配发及使用现状、应用效果和存在问题，系统评估空军卫生装备配置方式、编配方案、最佳结构和运用效率，分析论证空军卫生装备研制与卫勤保障需求的差距及问题，总结经验、教训和规律，研究提出空军卫生装备建设建议、意见；与空军军事战略、武器装备发展相结合，针对高技术飞行器空中作战对飞行员的生理、心理及遇险生存的影响和卫勤保障需求，提出空军卫生装备发展规划、重点领域和重大项目建议方案。②科学实验法。运用人 - 机-环境、航空医学、航空环境模拟实验平台，开展飞行员加速度耐力、缺氧耐力、前庭功能、空间定向障碍等检查与防治，可穿戴及床垫式飞行员身心状态检测、识别、调控，各种抗荷、供氧和救生装备试验评估，以及空中作业人员加速度、低气压、缺氧防护等关键技术研究，为空军卫生装备创新奠定技术基础。③工程设计法。依据空军卫生装备研究任务书要求，综合运用计算机模拟仿真、数值仿真、计算机与物理组合仿真等方法，通过虚拟现实环境模拟或物理模拟，开展空军专用卫生装备的结构与性能优化研究，新研装备系统设计的科学性、主要战术技术指标的先进性、关键技术路径的合理性和性能的可靠性等验证研究，根据发现问题，及时调整总体技术方案、完善工程设计方案；开展装备总体和零部件工程图样设计、计算校核和样机试制。④试验评估。开展基本性能试验和部队适用性试验，通过装备性能测试和部队试用，对空军卫生装备战术、技术状态性能进行验证，考核设计指标实现程度，为空军卫生装备改进设计提供科学依据。

**成果应用** 空军卫生装备研究，丰富了军队卫生装备学学科的研究内容，完善了军队卫生装备体系；空军卫生装备专用技术研究推动了空军卫生装备的体系化和系列化发展；明显提升了航空救护、航空训练以及空降兵作战训练的卫勤保障能力。卫生飞机、救护直升机进一步提高了医学救援机构快速反应与救治能力及后送效率。

（安瑞卿）

hángkōng jiùhù wèishēng zhuāngbèi
**航空救护卫生装备**（aviation life-saving equipment） 用于保障飞行员人身安全和伤病员紧急救治、快速转运的机载医疗仪器设备、器材及工具等。空军卫生装备的一类。主要包括飞行人员生存求救装备、空勤急救盒、外场飞行救护车、救护直升机、伤病员后送飞机附加装置等。

**发展概况** 20世纪20年代，飞机作为重要的军事装备在战争中广泛应用，航空救护卫生装备也随之发展起来。美苏等国先后成立专门的空军卫生机构，设置航空军医，制定飞行人员体检标准，在缺氧、供氧、减压、寒冷、服装、营养、视觉障碍、过载与防护，以及落水飞行人员寻找救生、空战或训练受伤人员救护等众多领域展开研究。美国空军出现了由陆军救护车改造而成的外场飞行救护车。在第二次世界大战期间，美国、苏联和德国等在运输机上加装担架支架后送伤员。在朝鲜战争中，美军用Bell47直升机实施了第一例伤病员空运后送。60年代，美军BellUH-1直升机使用了抽屉式担架和充气担架后送伤病员；英国在救护直升机上配备了导航、雷达和定位等装置。70年代，美军研制了制式机载医疗箱；西班牙军队研制了制式机载担架。80年代，美军研制了黑鹰专用救护直升机。90年代，美国空军为飞行员配备了全球卫星定位系统。20世纪50年代，中国空军用公路型救护车改装为空军场站外场飞行救护车，车内配有便携式医疗箱、急救药材、护理器材、担架床和飞机座舱开启工具等。70年代，研制了飞行员海上救生器材，包括充气救生船、光烟信号管和海水脱盐剂等。80年代，研制了适用于热带丛林、寒区、沙漠和高原等恶劣环境下的飞行员救生器材。同期，研制了适用于米-8，直-5直升机和运-5、安-26运输机等四种机型的担架支架。90年代，研制了遇险飞行员救援专用救护梯，并配备在外场飞行救护车上。21世纪以来，又研制了新型飞行员救生装备，主要包括自动开包型救生包、全球卫星定位救生电台、改进型闪光标位器等；相继研制了两种伤病员后送飞机附加设备，分别适用于运-7、安-26和运-8C、伊尔-76等四种机型；研制了新型外场专用救护车。

**研究范围** 以航空救护卫生装备发展、应用和管理的实践活动为研究对象，主要围绕航空救护卫生装备的勤务需求、勤务任务、系列品种、战技指标、编配对象、配置数量、关键技术、装备研制及管理制度等展开研究。

**研究内容** ①航空救护卫生装备理论研究。航空救护卫生装备的基本概念、内涵与外延、地位作用、卫勤需求、保障范围，以及航空救护卫生装备的类型、阶梯救护装备系列、医护人员结构与编成研究；航空救护卫生装备的发展方向、重点领域，重大项目及其勤务功能、战技指标、标准化与试验规程研究；航空救护伤病员医疗救治方案及后送装备编配方案研究；航空救护卫生装备的配发使用、维护保养、处理报废以及检查监督等管理制度研究。②航空救护卫生装备关键技术研究。主要包括飞行人员遇险环境生存方法优化、场外遇险定位及快速反应、机载医疗仪器设备抗/防电磁干扰，以及医疗、后送装备信息化顶层设计与方法路径，与航空作战指挥系统互联互通等关键技术研究。③航空救护卫生装备研制。新型战位急救器材、医疗救护装备、破拆装备、伤员搬运装备，以及救护直升机、卫生运输飞机医疗模块、卫生飞机等。

**研究方法** ①软科学研究法。综合运用调查研究、专家咨询、论证评估、总结归纳等方法，紧密联系空军卫勤训练、演习、战备和管理实际，深入航空部队装备使用单位，广泛咨询医生、工程技术及卫勤管理等专家的意见建议，研究航空救护卫生装备配发及使用现状、应用效果、存在问题以及迫切需求；研究航空救护卫生装备匹配关系、功能适应性与保障满足程度，评估航空救护卫生装备配置方式、编配方案、最佳结构和运用效率；研究分析航空救护卫生装备与卫勤保障需求差距，总结经验、教训和规律，提出航空救护卫生装备的建设发展规划及重大项目等对策方案及意见建议。②科学实验法。运用人-机-环境、航空医学、航空环境动态模拟实验平台，开展飞行人员遇险环境生存方法优化、场外遇险定位及快速反应、机载医疗仪器设备抗/防电磁干扰，以及医疗后送装备信息化、集成化、智能化等关键技术研究，为航空救护卫生装备创新奠定技术基础。③工程设计法。以电子电路设计、减振降噪抗扰设计等工程设计技术为支撑，依据航空救护装备研究任务书要求，围绕提高人机作业能力和功效水平，综合运用计算机模拟仿真、数值仿真、计算机与物理组合仿真等方法，通过虚拟现实环境模拟或物理模拟，开展航空救护卫生装备结构与性能优化研究；检验新研装备系统的设计的科学性、主要战术技术指标的先进性、关键技术路径的合理性及性能的可靠性，依据发现问题，及时完善工程设计方案；开展装备总体和零部件工程图样设计、计算校核和试制试验；组织基本性能试验和部队适用性试验，考核设计指标实现程度。

**成果应用** 航空救护卫生装备研究丰富了军队卫生装备学学科的研究内容，完善了军队卫生装备体系；推动了空军卫生装备的体系化和系列化发展。飞行人员生存求救装备、空勤急救盒、外场飞行救护车、救护直升机等航空救护卫生装备，已成为遇险飞行员联络救援、野外生存和外场救护，以及伤病员空运医疗后送的重要保障装备。

（安瑞卿　陈立雄）

## 飞行人员生存求救装备（life-saving device for aviator） 用于跳伞或迫降人员野外环境生命维

持与救助联络的保障器材及工具。航空救护卫生装备的一类。

**发展历史** 世界主要国家军队在第二次世界大战期间开始研制飞行员救生物品。美军相继配备了救生船、手持救生电台等。20世纪末期，美军在飞行员救生物品中，配备了全球卫星定位装置。20世纪70年代，中国人民解放军研制的飞行员海上救生物品包括充气救生船、光烟信号管和海水脱盐剂等。80年代，研制了适于热带丛林、寒区、沙漠和高原等恶劣环境中使用的飞行员救生物品，可以保障跳伞飞行人员野外生存的基本需要，并配备多种求救联络器材。进入21世纪，研制的飞行员救生物品主要包括自动开包型救生包、全球卫星定位救生电台、改进型闪光标位器等。

**原理与结构** 通过配备联络求救、卫生自救和辅助生存三类物品，以保证遇险飞行人员野外恶劣环境中48小时生存（冷水浸泡除外）的基本需求；全套救生物品通常安装于作战飞机弹射座椅内。当遇险飞行员弹射离机时，弹射座椅中的救生物品能与飞行员一道离机，飞行员落地（水）后，救生物品包可自动打开；若飞机遇险迫降，机上人员可自行取出救生物品使用。飞行员救生物品主要由联络求救、卫生自救、辅助生存等器材组成。联络求救器材包括救生电台、救生电台浮囊、光烟信号管、救生信号弹、太阳反光镜、闪光标位器等物品。卫生自救器材装在空勤急救盒和蛇伤自救盒内，主要包括止血、包扎、镇痛、消炎、发热、腹泻、运动病、高山病、饮水消毒以及毒蛇和蚊虫叮咬等防治药品器材。辅助生存物品主要包括救生手册、

口粮、饮用水、海水脱盐剂、抗风火柴、指北针、生存刀、防风尘太阳镜、驱鲨剂、救生口哨、引火物、保温袋、生存物品盒、单人救生船、防寒睡袋、化学产热袋、固体化学产氧器、救生绳索等。

**用途** 供跳伞或迫降人员野外环境联络求救、卫生自救和辅助生存使用。

（安瑞卿　陈立雄）

## 空勤急救盒（first-aid kit of air medical service） 供飞行人员或迫降人员自救互救使用的药品器材及其装具。航空救护卫生装备的一种。

**发展历史** 美军在第二次世界大战期间开始研制遇险飞行员空勤急救盒。20世纪70年代，中国空军研制了空勤急救盒，内装包扎、止血、镇痛、防腹泻等药材。90年代，对空勤急救盒盒体材料、结构及药品品类、剂型、包装进行了改进。进入21世纪，空勤急救盒内增配了高山病防治药品（图）。

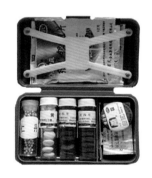

图　空勤急救盒

**原理与结构** 空勤急救盒盒体采用聚丙烯材料，一次性整体注塑成型。盒体尺寸（长×宽×高）145mm×106mm×27mm，实装质量250g。盒体为上翻盖结构，

盒盖与盒身采用对口闭合形式，通过克马扣启闭，盒盖正面印有装备名称。盒内装有创可贴、止血粉、镇痛药、抗菌药、肠道消炎药、解热药、抗晕药、高山病防治药、饮水消毒剂，以及止血带、三角巾急救包等急救药品、器材。

**用途**　供飞行人员或迫降人员自救使用。包括包扎、止血、镇痛和抗感染等急救药品、器材，可对运动病、高山病、腹泻、发热等疾病进行预防治疗，对天然水进行消毒处理。

（安瑞卿　陈立雄）

wàichǎngfēixíngjiùhùchē

## 外场飞行救护车 （flight line ambulance）

用于机场周边地域受伤、遇险飞行人员的寻找、救治及后送的轮式卫生技术车辆。航空救护卫生装备的一种。

**发展历史**　世界主要国家军队军用机场均配有外场飞行救护车，用于遇险飞行人员的救护。20 世纪 50 年代，美国空军研制了由陆军救护车改装而成的外场飞行救护车。70 年代以后，随着卫勤保障需要和救护标准的提高，外场飞行救护车增配了除颤仪、心电图机等急救设备，以提供野外和途中生命支持能力。20 世纪 50 年代，中国空军研制的外场飞行救护车，配有便携式医疗箱、急救药材、护理用品、担架床和飞机座舱开启工具等，可运载一名卧姿伤员和两名坐姿伤员。90 年代，为解决高性能战斗机遇险飞行人员出舱难题，在外场飞行救护车上配备了专用救援梯。21 世纪，高性能作战飞机座舱一般距离地面 3~6m，为更快解救遇险人员，研制了配备有救护舱室、吊臂、吊篮的新型外场飞行救护车，可将救护人员吊送到靠近飞

机座舱处，便于救护人员施救作业，缩短了遇险飞行人员出舱的时间。

**原理与结构**　应用机械原理、材料学等专业技术，设计伸缩救护梯和破拆工具等，在飞行救护车基础上，搭建遇险飞行人员快速营救机动平台。主要由汽车底盘、救护舱室、急救设备、座舱开启设备和专用救护梯等组成。汽车底盘通常选用二类军用越野汽车底盘。救护舱室采用骨架结构或大板结构。急救设备包括担架、除颤、心电监护、供氧等装备。座舱开启设备主要包括锤、斧、钳等破拆工具。专用救护梯主要由挂钩、伸缩梯、滑道等构成。

**用途**　主要用于执行外场飞行卫勤保障任务，负责遇险飞行人员寻找、抢救与后送。也可用于驻机场部队伤病员的医疗和后送。

（安瑞卿　陈良恩）

jiùhù zhíshēngjī

## 救护直升机 （ambucopter）

用于伤病员搜寻、救治与后送的水平翼垂直起降医用飞行器。航空救护卫生装备的一类。

**发展历史**　救护直升机不受陆路环境制约，可及时救治、快速后送伤病员。世界主要国家军队机场均配有救护直升机。直升机救护最早出现于第二次世界大战。美陆军少尉长特·合曼（Carter Harman）驾驶西科尔斯基 YR-4B 直升机，成功后送 3 名英军伤病员。1950 年 4 月 4 日，美军用 Bell 47 型救护直升机实施了二战后第一例伤病员空运后送。据统计，在朝鲜战争中，美军使用救护直升机后送伤病员约 20 000 名。20 世纪 60 年代，英军为救护直升机配备了导航、雷达和定位等装置；美国 BellUH-1 救护

直升机配备了抽屉式担架和充气担架，机上还装备了氧气面罩、床头灯、个人污物袋、呼叫铃、警灯、供氧器和吸引器等。70 年代，美军研制了制式机载医疗箱；西班牙军队研制了配备于救护直升机的制式机载担架。80 年代，美军 UH-60Q 黑鹰专用救护直升机可安放 6 副担架，机上装有紧急医疗系统、氧气生成系统、夜视照明系统、机舱环境控制系统等，编配 3~6 名医务人员。20 世纪 80 年代，中国空军对"米-8""直-5"直升机进行改装用于医疗后送，通过运用减振隔音、挂件安装等改装技术，搭建了便于医疗设备展开，满足医疗、监护和转运伤病员要求的空中后送平台。21 世纪，中国人民解放军海军以直-8 型直升机为基型机，改装成海上救护直升机。

**原理与结构**　救护直升机分为专用救护直升机和兼用救护直升机。专用救护直升机配备搜索及救护装备，可在各种复杂条件下，对遇险人员实施营救、紧急救治和后送。兼用救护直升机以普通直升机为平台，在紧急需要情况下，经在机舱内安装担架支架、紧固装置及便携式医疗救护装备，应用于伤病员空中救护与转运。救护直升机通常由基型机、医疗急救设备、后送吊运装具、搜寻装备等构成。基型机可根据勤务需求采用不同型号直升机。医疗急救设备包括除颤仪、心电监护仪、供氧器等。后送吊运装具包括担架、担架支架、吊篮、吊椅、悬梯等。搜寻装备包括红外夜视仪、伤员定位装置等。

**用途**　战时用于伤病员的医疗救护和空运后送，平时也可用于灾难医学救援。

（安瑞卿　陈良恩）

kōngtóu kōngjiàng wèishēng zhuāngbèi

## 空投空降卫生装备 （airborne & airdroped medical equipment）

用于空降兵卫勤保障的空运投送型医疗仪器设备及器材工具。空军卫生装备的一类，主要包括伞兵供氧器、空降兵军医/卫生员背囊、空投型伤员救护车、空投型医疗救护系统、空投型战救药材集成系统等。

**发展历史** 随着空降作战部队以及重装武器装备空投技术的发展，空降兵作战卫勤保障越发重要，空投空降卫生装备呈快速发展趋势。20 世纪 20 年代，出现了伞降方式实施战地卫生物资补给的保障模式。20 世纪 30 年代，由于运输机的发展和空降兵的出现，苏、德、意等国家的军队开始进行空投补给保障装备研究，解决了各类轻武器和卫生器材、装备、物资的空投、机降补给问题。20 世纪 40 年代，专用运输飞机的迅速发展，成为空降作战样式常态化运用有力推手；随之，在空投空降中小型携行卫生装备基础上，出现了机动化和重型化的空降专用卫生装备。20 世纪 90 年代，在海湾战争、科索沃战争中，卫生装备空投空降技术得到广泛应用。20 世纪 70 年代，中国空军空降兵卫生人员配有随身携行卫生包、敷料囊，可实施止血、包扎、固定等现场救治。20 世纪 80 年代，研制出可空投空降的折叠式担架、野战医疗箱、手术器材包等。20 世纪 90 年代，研制出制式小件空投平台、充气护踝、空降兵单兵净水器、空降兵个人卫生包、空降兵军医急救手术包、战救药材空投箱等。21 世纪，利用伊尔-76、运-8、安-26、运-5、直-8 等机型，先后研制出标准化、制式化的空降兵专用卫生装备空投平台，以及伞兵供氧器、空降兵军医/卫生员背囊、空投型制充氧机、空投型储运血箱、空投型伤员救治车、空投型医疗救护系统、空投型战救药材集成系统、空投型药材箱组等，实现了空军空降兵专用卫生装备空投制式化，卫勤保障机动能力大幅提升。

**研究范围** 以空投空降卫生装备发展、应用和管理的实践活动为研究对象，主要围绕空投空降卫生装备的勤务需求、勤务任务、系列品种、战技指标、编配对象、配置数量、关键技术、装备制造及管理制度等展开研究。

**研究内容** ①空投空降卫生装备理论研究。主要有空投空降卫生装备的基本概念、内涵外延、地位作用、卫勤需求、保障范围研究；空投空降卫生装备的类型、装备系列、医护人员结构与编成研究；空投空降卫生装备的发展方向、重点领域，重大项目及其勤务功能、战技指标、试验规程与标准化研究；空降兵伤病员医疗救治预案及后送装备编配方案研究；空投空降卫生装备的配发使用、维护保养、处理报废以及检查监督等管理制度研究。②空投空降卫生装备关键技术研究。主要包括空投空降卫生装备模块化设计、战救器材包装设计、空投货台与集装箱等平台设计、快速连投释放工具设计，以及空投空降卫生装备信息化等关键技术研究。③空投空降卫生装备研制。主要包括空降兵个人卫生包、空降兵军医/卫生员背囊、伞兵供氧器、充气护踝、伞兵净水器、空投型伤员救治车、空投型医疗救护系统、空投型制充氧机、空投型储运血箱、空投型药材箱组、小件空投货台、中件空投货台、中件空投集装箱、大件空投集装箱，以及快速连投释放网与投物伞等。

**研究方法** ①软科学研究法。综合运用调查研究、专家咨询、论证评估、总结归纳等方法，根据空降兵卫勤保障需要和战伤救治技术发展，紧密联系空降兵部队卫勤训练、演习、战备和管理等保障实际，深入空投空降卫生装备使用单位，广泛咨询医生、工程技术及卫勤管理等专家的意见建议，开展空投空降卫生装备配发及使用现状、应用效果、存在问题以及迫切需求研究；空投空降卫生装备模块组合、功能匹配性与保障满足程度，以及空投空降卫生装备配置方式、编配方案、最佳结构和运用效率研究；空投空降卫生装备与空降兵装备协同发展比较研究；在调研基础上，总结规律和经验教训，提出空投空降卫生装备的建设发展规划及重大项目等对策方案及意见建议。②科学实验法。运用人-机-环境、航空医学、空投空降环境动态模拟实验平台，开展空投空降卫生装备模块化，以及战救器材包装、空投货台、集装箱的平台化和快速连投释放工具与施放方法等研究，空投空降卫生装备信息化、集成化、智能化等关键技术研究，为空投空降卫生装备创新奠定技术基础。③工程设计法。综合运用工程材料学、空气动力学、包装工程学、生物医学工程、计算机工程等现代科学技术，围绕空投空降急救卫生装备、空投空降医技保障装备、空投空降防疫防护装备和空投空降平台化装备深入开展项目论证研究。依据空投空降卫生装备研究任务书要求，针对提高空投空降作业能力和功效水平，采用计算机模拟仿真、数值仿真、计算机与物理组合仿真等方法，通过虚拟现实环境模拟或物理模拟，开展空投空降卫生装备结构与性能优化研究，验证新研装备系统设计的科学性、主要战术技术指标的先进性、关键技术路径的合理性、性能的可靠性，依据发现问题，及时完善工程技术方案；开展装备总体和零部件工程图样设计、计算校核和试制试验；组织基本性能试验和部队适用性试验，考核设计指标实现程度。

**成果应用**　空投空降卫生装备研究丰富了军队卫生装备学学科的研究内容，完善了军队卫生装备体系；推动了空军卫生装备的体系化和系列化发展。伞兵供氧器、空降兵军医/卫生员背囊、空投型伤员救护车、空投型医疗救护系统和空投型战救药材集成系统等空投空降卫生装备，已成为遂行空降兵作战，实施战场卫勤保障的重要卫生装备。

（安瑞卿　叶跃增）

sǎnbīng gòngyǎngqì

## 伞兵供氧器（paratrooper oxygen supply device）

供空降兵海拔 3 000m 以上高空/高原作战和训练使用的氧气紧急补充供给器材。空投空降卫生装备的一种。

**原理与结构**　利用化学产氧原理，将高氧和催化功能材料隔离密封在可耐受一定温度的薄壁罐体中，使用时打开隔离开关，通过催化热分解，产生高纯氧气，以解决伞兵高空跳伞及高原战训补氧氧源问题。伞兵供氧器总质量 3.2kg，供氧时间不少于 30 分钟；主要由氧气发生器、出氧机构和呼吸面罩等组成。其中，氧气发生器共计三发，均为独立的一次性固体氧源，通过快速插接装置固定在集装盒内；出氧机构

与三发氧气发生器出氧口并行连接；呼吸面罩可将氧气与空气混合，并输送到伞兵口鼻部。佩戴时，伞兵供氧器应按照右侧为启动按钮、左侧为氧气接嘴的规则配挂于胸前，使面罩袋朝前，并适当收紧背带，紧贴身体固定。使用时，戴好氧气面罩，氧气面罩导气管与氧源氧气接嘴连接，拔下安全卡销，按压启动按钮激发氧源，氧气即可按设计流量输入面罩内，供伞兵使用。

**用途**　用于海拔 3 000m 以上高空/高原条件下，伞兵空降作战/训练的补氧以及战场急救供氧。还适用于在跳伞高度不超过 6 000m 及温度 -40 ~ 50℃的高空环境中使用。

（安瑞卿　汪振喜）

kōngjiàngbīng jūnyī/wèishēngyuán bēináng

## 空降兵军医/卫生员背囊（physician and medical backpack for airborne troops）

供空降兵医生/卫生员用于伤病员紧急救治的医疗仪器设备、药品器材及其背负式囊具。空投空降卫生装备的一类。

**原理与结构**　军医/卫生员背囊均由主囊和副囊组成，两囊通过塑料扣件联接、组合为双肩背负式背囊（图）。组合背囊最大尺寸（高×宽×厚）340mm×150mm×500mm；其中，主囊外形尺寸（高×宽×厚）340mm×150mm×250mm，副囊外形尺寸（高×宽×厚）340mm×120mm×250mm。军医背囊总质量 9kg，卫生员背囊总质量 7kg。囊体材料采用涤纶军用防水迷彩布。主囊、副囊均设有外层普通拉链和内层防水拉链；囊体展开后，分为左右两部分，内设分隔袋和尼龙搭扣，用于分类放置固定药品器械。主囊正面

设有红十字标志、透明标识袋、两个手提柄及一个分隔袋；分隔袋用于放置常用的剪刀、手电筒等器材；背面中上部有两个用于连接的方形环；主囊两侧下部各设置两个可供固定连接的塑料插扣。副囊结构与主囊基本一致，其正面无分隔袋，背面无方形环。①作为军医背囊使用时，内装药品、器械和卫生材料三类物资；其中，药品主要包括抗感染药品、镇痛药、抗过敏药、心血管药和兴奋药、呼吸系统用药、消化系统用药、止血药、利尿药、输注液体、消毒药、避暑药，以及外科、皮肤科、眼科、五官科用药等；器械主要包括简易呼吸器、环甲膜切开器、吸痰器、胸腔穿刺针、创伤手术刀包；卫生材料主要包括三角巾急救包、炸伤急救包、绷带卷、烧伤敷料、卷式夹板和卡式止血带等。②作为卫生员背囊使用时，内装的药品、器械的品类基本一致，数量有所减少；卫生材料中的包扎止血固定器材有所增加。军医/卫生员背囊适于双肩背负、斜挎和手提。

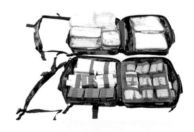

图　空降兵军医/卫生员背囊内景

**用途**　主要供空降兵军医、卫生员携行使用，实施伤病员包扎、止血、镇痛、固定、通气和紧急救治等。

（安瑞卿　叶跃增）

kōngtóuxíng shāngyuán jiùzhìchē

## 空投型伤员救治车 ( airdropped casualties ambulance ) 

配有战伤急救仪器设备、药品器材及伤员运载装置的适于空运伞降的折叠式轮式卫生技术车辆。空投空降卫生装备的一种。一次可运送 2 名卧姿或 6 名坐姿伤病员。

**原理与结构** 综合运用战伤救治、空投空降、缓冲包装、机械工程等技术，研发空投型轮式急救车。该车由汽车底盘、车厢、简易帐篷、医疗救治设备、战救药材及随车附件等组成（图）。汽车底盘通常选用整车总质量小于 5 吨的二类军用越野汽车底盘。通过采用折叠结构降低了车厢高度和整车重心高度，实现整车空运、空投；厢骨架为金属构件，车篷为军用帆布；车厢两侧各设一张担架台。简易帐篷为帆布、支架结构，展开面积 15m$^2$。医疗救治设备主要配有抗休克器材、急救手术器械、除颤监护仪、急救呼吸机、吸引器等。战救药材 9 类 57 种，可满足昼夜通过量 100 名伤员的使用要求。随车附件包括灭火器、照明灯、土木工具和配电器材等。适用于运-8、伊尔-76 飞机空运空投；满足投物-16、投物-19 空投系统的捆绑、系留要求。整车展开尺寸（长×宽×高）5 500mm×2 060mm×2 680mm，整车收拢尺寸（长×宽×高）5 500mm×2 060mm×1 880mm；车厢展开尺寸（长×宽×高）2 800mm×2 000mm×1 850mm；车厢收拢尺寸（长×宽×高）2 800mm×2 000mm×1 050mm；展开时间 ≤ 30 分钟，收拢时间 ≤ 30 分钟；空投整装质量不大于 4.5 吨。

**用途** 战时用于抢运后送空降兵伤病员并实施途中紧急救治，以及承载野战救护医疗物资；平时可用于灾难医学救援。

（安瑞卿 叶跃增）

kōngtóuxíng yīliáo jiùhù xìtǒng

## 空投型医疗救护系统 ( air-dropped medical system ) 

具有医疗救治与医技保障功能的空运伞降型野战救护所成套卫生装备。空投空降卫生装备的一类，空投型医疗救护系统由轮式汽车、挂车、充气帐篷，医疗仪器设备、药品器材和保障物资等组成。

**原理与结构** 综合运用系统工程、机械工程、包装工程、空气动力学等科学原理，研发设计集成化、模块化与适于空运伞降的野战医疗救护系统。空投型医疗救护系统主要由 4 辆主车、4 台挂车、11 顶充气式帐篷、医疗仪器设备、药品器材，以及保障物资等组成（图）。按功能分为"四模块、十单元"：其中，指挥模块包括组织指挥单元和检伤分类单元，由 1 辆主车及 2 顶帐篷构成；医疗模块包括手术及监护单元、伤员留治单元，由 3 辆主车及 5 顶帐篷构成；医技模块包括药材供应单元、检验影像单元、配套保障单元，由 4 台挂车及 2 顶帐篷构成；防疫防护模块包括疫情检定单元、卫生防疫单元、三防洗消单元，由 2 顶帐篷构成。空投部署时，主车与挂车均为独立包装，利用投物系统进行空投；着陆后，第一步，按照人员找装备的原则，迅速解脱并收拢空投件；第二步，按照主车找挂车的原则，完成主车、挂车的模块化功能组合；第三步，按照指定的展开地域开进，完成野战救护所展开部署。救护所占地面积 ≥ 200m×150m，展收时间 ≤ 120 分钟；昼夜伤员最大通过量为 200 名，展开病床 50 张。

**用途** 战时用于空降兵作战卫勤保障的空投型野战救护所。可实施紧急救命手术；对冲击伤、挤压伤、复合伤等复杂伤病员进行确诊和综合救治；实施输血、输液、给氧、抗感染治疗等；对核生化沾染伤员进行洗消和治疗。水、电、氧、油料和生活保障自持能力不小于 72 小时。主车卸载装备物资后，用于前接和收容伤病员。

（安瑞卿 叶跃增 汪振喜）

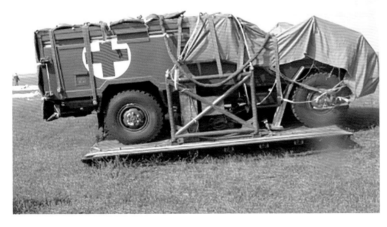

图 空投型伤员救治车待运状态

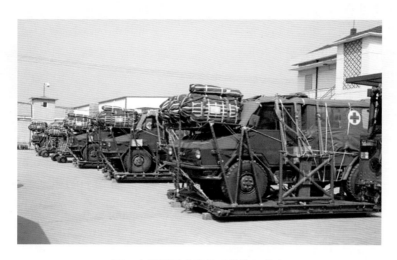

图 空投型医疗救护系统待运状态

kōngtóuxíng zhànjiù yàocái jíchéng xìtǒng

## 空投型战救药材集成系统

（airdropped integration system for battlefield medical supplies） 由卫生集装箱、投送货台、快速连投工具等组成的集成化战伤救治药品器材及其空运伞降装具。空投空降卫生装备的一种。

**原理与结构** 综合利用系统工程、空气动力学、包装工程和机械减振等技术、原理，设计、研制战救药材投送系统，提高战伤救治药品器材空运与空投保障能力。空投型战救药材集成系统主要由空投货台、中件空投集装箱、大件空投集装箱、快速连投释放网和投物伞等组成（图）。其中，空投货台和集装箱选用高强高韧塑钢材料制作。释放网通常采用尼龙材料制作。投物伞通常采用凯夫拉材料制作。空投货台外形尺寸（长×宽×高）1 240mm× 1 205mm × 70mm，空投总质量 300～500kg，自重≤50kg。中件空投集装箱外形尺寸（长×宽×高）1 240mm×1 205mm×700mm，空投总质量 300～500kg，自重≤150kg。

大件空投集装箱外形尺寸（长×宽×高）3 620mm × 2 000mm × 1 640mm，空投总质量 2 000～ 3 500kg，自重≤650kg。工作温度−30～46℃。中件集装箱解脱时间≤3 分钟，大件集装箱解脱时间≤10min。空投货台可适用于多种机型，既能单独使用又可组合使用，可快速捆绑快速解脱、双路快速连投；视空投物品震动安全防护需要，可采取钢丝弹簧、蜂窝纸、发泡树脂和充气气囊等不同缓冲防护技术措施固定。集装箱为拆装结构，落地后可利用壁板搭建手术台、调剂台和折叠床等。

**用途** 空投货台主要用于装载大件外包装符合空投标准要求的卫生装备和药品器材。中件集装箱主要用于装载散装性卫生装备和药品器材。大件集装箱主要用于装载体积较大的卫生装备等。

（安瑞卿 叶跃增 汪振喜）

huǒjiànjūn zhuānyòng wèishēng zhuāngbèi

## 火箭军专用卫生装备

（medical equipment of the rocket army） 专门用于火箭军实施战（现）场卫勤保障的医用仪器设备、器材以及伤病员后送工具。简称火箭军卫生装备。军队卫生装备的重要组成部分，实施火箭军卫勤保障的物质基础，按功能可分为：核辐射卫生防护装备、推进剂卫生防护装备以及核化事故医学救援装备等。

**发展历史** 第二次世界大战结束以后，继美国之后，世界主要大国相继研发出核武器，并进行了战斗值班部署。随着导弹核武器作业保障的需要，涉核作业人员卫勤保障的专用卫生装备逐渐发展起来，如个人剂量监测装备、液体火箭推进剂防护装具与

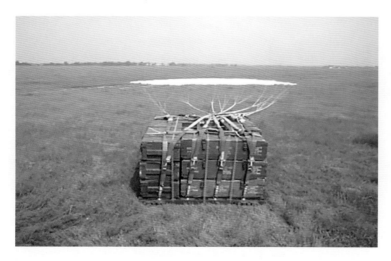

图 空投型战救药材集成系统投送状态

事故现场伤员生命支持装备等。20世纪60年代，中国人民解放军将防化部队使用的战术剂量仪作为涉核作业人员受照剂量监测装备；将防化兵防毒衣和消防防化服作为液体火箭推进剂作业人员的皮肤防护装具。90年代，火箭军卫生装备得到了较快发展，先后研制了多种剂量监测装备、个体防护装具、核事故医学应急救援装备等。21世纪，火箭军卫生装备形成了核辐射卫生防护装备、推进剂卫生防护装备以及核化事故医学救援装备等专用系列卫生装备。

**研究范围** 以火箭军卫生装备发展、应用和管理的实践活动为研究对象，主要包括火箭推进剂和涉核作业特殊环境实施卫勤保障所需卫生装备的顶层设计、勤务任务、编制体制、规划计划、关键技术、装备研制及装备管理等。

**研究内容** ①火箭军卫生装备理论研究。主要有世界主要国家火箭、导弹发射卫生防护装备发展历史、发展趋势及其发展规律研究；中国火箭军卫生装备与火箭军后勤装备及火箭军卫生勤务发展的关联关系及对卫生装备发展建设的影响研究；火箭军卫生装备发展的顶层设计、装备研究的基本方法、工程研制的基本要求和使用保障的管理制度研究等。②火箭军卫生装备管理研究。火箭军卫生装备发展的指导思想、发展目标、发展战略、发展方向、发展路径及支撑条件研究；火箭军卫生装备地位作用、装备类型、技术特征、及保障特性研究；火箭军卫生装备编制体制确立条件及其科学性、稳定性和协调性，以及装备体系系列、品种类别和来源形式研究；火箭军卫生装备发展规划、发展目标、重点领域、重大项目和实施步骤研究；火箭军卫生装备科学配置、质量控制、标准化与效能评估研究；火箭军卫生装备维护保养、报废规程、检查监督管理制度研究等。③火箭军卫生装备关键技术研究。核化沾染高防护性材料制备技术、高灵敏度痕量探测技术、个人剂量监测与评价技术、伤员污染洗消技术、核化污染环境监测与评价技术，以及火箭军卫生装备智能化集成化技术研究等。④火箭军卫生装备研制。主要包括火箭军卫生装备立项、主要战技指标、总体技术方案、工程设计方案等论证，样机加工制造，以及试验项目、内容、方法和规程制定研究等。

**研究方法** ①软科学研究法。综合运用调查研究、专家咨询、论证评估、总结归纳等方法，围绕中国火箭军卫勤保障需要，开展主要国家军队核化污染卫生防护装备现状和发展趋势研究；紧密联系火箭军卫勤训练、演习、战备和管理等保障实际，广泛征求医生、工程技术及卫勤管理等专家的意见建议，深入进行火箭军卫生装备配发及使用现状、应用效果、存在问题以及迫切需求研究，系统评估火箭军卫生装备配置方式、编配方案、最佳结构和运用效率，分析论证火箭军卫生装备的卫勤保障满足程度，总结发展规律和经验教训，研究提出改进和提高的对策方案。②科学实验法。运用人-机-环境、三防医学、仪器设计及新材料研究等实验技术平台，开展核化沾染高防护性材料制备、高灵敏度痕量探测、个人剂量监测与评价、伤员污染洗消、核化污染环境监测与评价，以及火箭军卫生装备智能化、集成化等关键技术研究，为火箭军卫生装备装备创新奠定技术基础。③工程设计法。依据火箭军卫生装备研究任务书要求，综合运用计算机模拟仿真、数值仿真、计算机与物理组合仿真等方法，通过虚拟现实环境或物理模拟，开展火箭军专用卫生装备的结构与性能优化研究，验证新研装备系统设计的科学性、主要战术技术指标的先进性、关键技术路径的合理性及性能的可靠性，根据发现问题，及时调整总体技术方案、完善工程设计方案；开展装备总体和零部件工程图样设计、计算校核和试制试验；组织基本性能试验和部队适用性试验，考核设计指标实现程度。

**成果应用** 火箭军卫生装备研究丰富了军队卫生装备学学科的研究内容，完善了军队卫生装备体系；火箭军卫生装备学科建设和理论研究成果，推动了火箭军卫生装备的体系化和系列化发展。火箭军卫生装备主要应用于涉核与火箭推进剂作业卫勤保障，可有效降低作业人员损伤风险，为涉核作业和推进剂作业人员安全、装备安全和重大军事行动安全提供了有力保障。火箭军卫生装备与通用卫生装备配套互补，在核化事故应急医学救援中发挥了重要作用。

（南新中）

héfúshè wèishēng fánghù zhuāngbèi
**核辐射卫生防护装备** （medical protective equipment for nuclear radiation） 用于降低火箭军战（现）场涉核作业人员受照及摄入风险的对作业场所环境、作业人员实施监测、预防及救护的仪器设备和器材工具。火箭军卫生装备的一类。主要包括个人剂量监测装备、表面污染检测装备、放射性气溶胶监测装备及放射性尘埃防护服装等。

**发展历史** 随着人们对核辐射危害研究的不断深入，剂量评价标准越来越科学，推动了核辐射卫生装备的发展。①防护。根据人体沾染辐射物质和受照部位的不同，可分为外照射和内照射。对于外照射，通常采用屏蔽隔离、控制受照时间以及增大辐射源距离等方法进行防护；屏蔽隔离装备主要包括铅衣、铅帽、铅围脖、铅围裙、铅眼镜等铅防护服装。对于内照射，主要采用空气净化、稀释及加强个人隔离防护等阻隔方式防护，防止放射性物质吸入体内或与身体直接接触；在合理限度内，使作业人员摄入的放射性核素的量和受到的内照射剂量尽可能的低。内照射个人防护装备包括放射性防护罩衣、一次性放射性防护服、专用衬衣裤、专用绒衣裤、防氚手套、含铅围裙、放射性防护口罩、放射性防护目镜等。20世纪末，中国人民解放军研制了火箭军专用防护服。②监测。按监测对象可分为个人剂量监测、工作场所监测、大气环境监测和流出物监测等。在核武器装配、储存、燃料加注等作业过程中，主要采用个人剂量监测和工作场所监测。个人剂量监测，主要指对X、β、γ射线和中子所致的外照射剂量进行监测，有时还需进行内照射剂量监测。外照射个人剂量监测设备有胶片剂量计、热释光剂量计和直读式电子剂量计等类型。内照射个人剂量监测设备主要有全身计数器、肺计数器、甲状腺计数器等体外直接测量设备和尿铀、尿钚、尿氚等分析测量设备。工作场所监测，主要是监测场所内γ射线的辐射水平以及空气和各种设施物体表面的放射性物质污染程度。20世纪80年代以来，中国研制了

FJ2208全身沾污测量仪、FJ347 X/γ巡测仪、CAM型α、β放射性气溶胶连续监测系统等设备。

**研究范围** 以核辐射卫生防护装备发展、应用和管理的实践活动为研究对象，主要包括核辐射个人防护、个人剂量监测和环境监测卫生防护装备体系构成、勤务任务、编制体制、规划计划、关键技术、装备研制，以及装备训练、科学使用与维护保养管理制度等。

**研究内容** ①核辐射卫生防护装备理论研究。主要有世界主要国家军队核化污染卫生防护装备发展历史、发展趋势及其发展规律研究；核辐射卫生防护装备技术特色、地位作用及对火箭军专用卫生装备发展的影响研究；核辐射卫生防护体制、防护装备体系、勤务类型，以及不同作业样式条件下的编配方式研究；核辐射卫生防护装备研究的基本方法、工程研制的基本要求和使用保障管理制度研究等。②核辐射卫生防护装备管理研究。核辐射卫生防护装备发展的顶层设计、指导思想、发展目标、发展战略、发展方向、发展路径及支撑条件研究；核辐射卫生防护装备体制、体系系列、品种类别、来源形式，以及科学配置、质量控制与效能评估研究；核辐射卫生防护装备发展规划、发展目标、重点领域，以及重大项目、勤务功能、技术要求、标准化、试验及定型规程研究；核辐射卫生防护装备使用培训、维护保养、检查监督管理研究等。③核辐射卫生防护装备关键技术研究。主要包括个人剂量监测与评价、高灵敏度痕量探测、核化污染环境监测与评价，以及核辐射卫生防护装备智能化集成化等关键技术研究。④核辐

射卫生防护装备研制。主要包括个人剂量监测与报警装备、尿铀/尿钚/尿氚快速检测设备、涉核作业人员呼吸道防护器材、环境放射性气溶胶浓度监测仪、α/β表面污染采样、检测仪等的研制。

**研究方法** ①软科学研究法。综合运用调查研究、专家咨询、论证评估、总结归纳等方法，围绕核辐射防护卫勤保障需要，开展世界主要国家军队核化污染卫生防护装备发展现状、发展趋势和发展规律研究；紧密结合核武器装备发展及卫勤保障辐射卫生防护要求，广泛征求医生、工程技术及卫勤管理等专家的意见建议，开展核辐射卫生防护装备配发及使用现状、应用效果、存在问题以及迫切需求研究；根据核武器作业的具体防护需求，通过系统分析论证，提出核辐射卫生防护装备配置方式、编配方案等研究报告等。②科学实验法。运用人-机-环境、三防医学、仪器及新材料设计等科学实验平台，开展个人剂量监测与报警、高灵敏度痕量探测、伤员污染洗消、核化污染环境监测与评价，以及核辐射卫生防护装备智能化、集成化等关键技术研究，为核辐射卫生防护装备创新奠定技术基础。③工程设计法。依据核辐射卫生防护装备研究任务书要求，综合运用计算机模拟仿真、数值仿真、计算机与物理组合仿真等方法，通过虚拟现实环境或物理模拟，开展核辐射专用卫生防护装备的结构与性能优化研究，验证新研装备系统设计的科学性、主要战术技术指标的先进性、关键技术路径的合理性和性能的可靠性，根据发现问题，及时调整总体技术方案、完善工程设计方案；开展装备总体和零部件工程图样设

计、计算校核和试制试验；组织基本性能试验和部队适用性试验，考核设计指标实现程度。

**成果应用** 核辐射卫生防护装备研究丰富了军队卫生装备学学科的研究内容，完善了军队卫生装备体系；促进了火箭军卫生装备的体系化和系列化发展。个人剂量监测装备可以实时给出现场涉核作业人员的个人受照剂量，超剂量阈值报警功能可确保涉核作业人员不会受到高剂量的辐射危害。尿铀/尿钚/尿氚检测设备可以检出涉核作业人员摄入放射性核素的量，为促进体内放射性核素的排出提供指导。个人呼吸道防护器材能有效减少涉核作业人员放射性核素的吸入量。空气放射性气溶胶监测装备、α/β 表面污染监测装备等可监测涉核作业环境的放射性污染，为制定科学合理的防护措施、有效减少受照剂量提供依据。核辐射卫生防护装备的研制与应用，对提高中国涉核作业辐射防护水平，保护涉核作业人员身体健康发挥了重要作用。

（南新中）

gèrén jìliàng jiāncè zhuāngbèi

**个人剂量监测装备**（individual dose monitoring apparatus） 用于记录、显示涉核作业人员现场所受外照射及内照射剂量的个体核辐射剂量监查测量装置。核辐射卫生防护装备的一类。

**发展历史** 自 1895 年伦琴发现 X 射线以后，人们便认识到 X 射线对人体有危害。最初提出的辐射防护标准是"红斑剂量"，即辐射引起皮肤出现红斑的剂量。1925 年，提出"耐受剂量"概念，以皮肤红斑剂量的 1/100 作为剂量标准，约为 0.2 伦琴/天。1934 年，国际 X 射线与镭防护委员会正式采纳了该剂量标准。1950 年，国际放射防护委员会（ICRP）提出"最大容许剂量"概念。1977 年，ICRP 第 26 号出版物确定采用"有效剂量当量"来衡量人员受照剂量的大小，对人员的剂量限值也按有效剂量当量计量。1990 年，ICRP 第 60 号出版物用"当量剂量""器官剂量"取代"剂量当量"，用"有效剂量"取代"有效剂量当量"。随着人们对辐射危害研究的不断深入，剂量评价标准越来越科学，亦推动了相关监测技术与仪器设备的发展。相继出现了被动式和主动式外照射个人剂量监测设备。被动式剂量计主要有胶片、荧光玻璃、热释光、光释光等类型；主动式剂量计主要有盖革管、半导体等类型。内照射个人剂量监测通常采用体外直接测量和生物样品分析两种方法，体外直接测量设备主要有全身计数器、肺计数器、甲状腺计数器等，生物样品分析设备主要有尿铀、尿钚、尿氚等分析检测设备。

**原理与结构** 根据射线来源不同，个人剂量监测分为外照射剂量监测和内照射剂量监测。外照射剂量监测，是依据涉核作业人员所佩戴的剂量计的记录、显示的数据和信息，评估佩戴者所受到的外照射剂量。内照射剂量监测，则是通过对涉核作业人员尿液的检测，分析体内放射性核素的种类、分布和活度，并据此估算内照射剂量。热释光剂量监测装备是一种应用广泛的被动式外照射剂量监测装备，由热释光剂量计、热释光剂量读出器及辅助装置构成（图）。其中，热释光剂量计是由装入壳体内的一个或多个热释光晶体探测器构成；其工作原理是：热释光晶体探测器受到电离辐射时，可将能量储存起来，当加热到一定温度时将吸收的能量以光的形式释放出来，其发光强度与所受到的电离辐射剂量相关。热释光剂量读出器测量热释光探测器的发光强度，可以得到所受的电离辐射剂量。辅助装置包括热释光探测器退火炉、热释光探测器冷却炉、低本底铅室和照射装置、系统刻度装置等。全身计数器是一种通过体外直接测量来获取内照射剂量的装置，其设计原理为采用适当的受照人体模型，通过测量体内不同器官放射性核素释放的 γ 射线的能量和强度，再经专用数据处理软件进行能谱分析，从而对仪表进行刻度标识，刻度值直接反映被测人员体内放射性核素的种类、分布和活度信息，并给出内照射剂量估算值。全身计数器由探测器、屏蔽室和数据处理系统等组成。

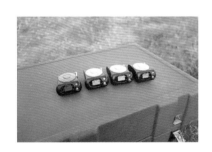

图 个人热释光剂量检测仪

**用途** 用于涉核作业人员的受照剂量监测和辐射防护效果评价。也可供核电站、放射诊疗等场所工作人员作业时佩戴使用。

（南新中 刘波）

biǎomiàn wūrǎn jiāncè zhuāngbèi

**表面污染监测装备**（surface contamination monitoring apparatus） 用于探测和判定涉核作业现场工作人员及环境、物体暴露面放射性沾染程度的核辐射剂量监查测量装置。核辐射卫生防护装备的一类。

**发展历史** 1896 年，法国物理学家贝克勒尔发现了铀盐发出的射线能够穿透黑纸、玻璃、金属等物质使照射底片感光。此后，科学家们相继发现了钍、钋、镭等元素也具有此类放射性现象。为了深入研究放射性现象，放射性测量技术与仪器应运而生。放射性测量仪器可以直接或间接测量被检物体所沾染放射性核素的种类和活度，如低本底 α/β 测量仪、γ 剂量率仪、全身计数器、氡测量仪、个人剂量测量系统等。表面污染监测装备属于放射性测量仪器，常见的有表面污染测量仪、手脚污染测量仪、地面污染测量仪等。20 世纪 50 年代，中国开始生产放射测量仪器，用于核工业系统中铀矿勘探、开采、冶炼等作业场所放射性射线的监查检测。60 年代以来，研制了多种放射测量仪器，如 347A 型 X/γ 巡测仪。80 年代，大量采用集成电路和计算机应用技术，开发出人体体表沾染测量、工具设备污染监测、地面沾染测量等多种表面污染监测装备，如 FJ2208 全身沾污测量仪、JY13 表面氚污染监测仪、LB165 地面沾染监测仪等。

**原理与结构** 通过对人员、环境、物体等表面沾染的 α、β 射线进行探测、甄别、显示，判定表面放射性物质污染状况。射线探测常用方法有流气计数法、闪烁法等。流气式表面污染测量仪工作原理，α、β 射线电离探测器内气体在电场作用下，产生正负离子对，正负离子分别向两极漂移、聚集并形成输出信号；经放大、甄别，转换为光电信号；通过微控制器在单位时间内的计数，即可导出辐射场的强度，即

相应的表面污染水平。表面污染测量仪通常由探头和主机等组成；探头由探测器和放大甄别电路组成；主机由单片机、显示器、键盘、电源等组成（图）。

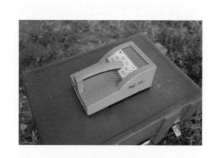

图 表面污染检测仪

**用途** 用于监测涉核作业场所人员、设备、工具以及环境地面等物体表面的放射污染状况，为污染处理提供依据。

（南新中 陈忠民）

fàngshèxìng qìróngjiāo jiāncè zhuāngbèi

## 放射性气溶胶监测装备（radioaerosol monitoring apaparatus）

用于采集、计数和分析涉核作业现场空气中粒径小于 $20\mu m$ 的 α、β 等核素浓度的核辐射监查测量装置。核辐射卫生防护装备的一类。

**发展历史** 在核设施使用、维护过程中，监测空气中放射性气溶胶浓度是一项极为重要的工作。美国、法国、俄罗斯等国家研制了多种放射性气溶胶监测设备，并在核电行业广泛应用。20 世纪 70 年代，美国 APTEC-NRC 公司的放射性气溶胶监测仪，采用 BGO＋塑料闪烁体探测器和固定滤纸取样系统，测量空气中 β 气溶胶的浓度。80 年代，法国 MGP 公司的放射性气溶胶监测仪，采用三组半导体探测器和移动滤纸取样系统，测量空气中的

α 和 β 气溶胶的浓度。其后，中国大亚湾核电站和秦山核电站一期、二期使用了法国的放射性气溶胶测量仪，秦山核电站三期使用了美国的放射性气溶胶测量仪。21 世纪初，中国自主研制生产的 CAM 型 α、β 放射性气溶胶连续监测系统，采用多组半导体探测器和移动滤纸取样系统，可不间断监测放射工作场所空气中的 α、β 气溶胶浓度（图）。

**原理与结构** 通过采集空气中的气溶胶样品，测量、分析样品中放射性核素的活度，根据采样体积计算空气中的放射性气溶胶的浓度。放射性气溶胶监测装备由取样系统、测量系统、数据处理系统和附件组成。其中，取样系统包括抽气泵、流量计、滤纸等。测量系统包括探测器、测量电路和放大电路等。数据处理系统包括计算机和专用软件。附件包括支架、滚轮、电源等。CAM-3 型放射性气溶胶监测仪可通过放射性本底校正系数，自动扣除天然氡、钍子体的影响，从而快速得出准确的环境空气中的 α、β 放射性气溶胶的浓度。

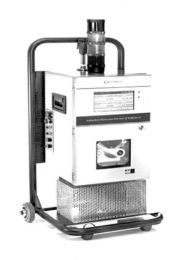

图 移动式 α、β 放射性气溶胶监测仪

**用途** 用于监测涉核作业现场空气中 α、β 的放射性气溶胶浓度和超阈值预警，为辐射防护评价提供依据。

（南新中 左 莉）

fàngshèxìng chén'āi fánghù fúzhuāng

## 放射性尘埃防护服装 （protective suit for radioactive dust）

基于物物理阻隔技术的涉核作业现场射线核素气溶胶颗粒物预防与安全保护的个人全身穿戴装备。核辐射卫生防护装备的一类。

**发展历史** 世界主要国家的放射性尘埃防护服主要有美国杜邦（DOPONT），法国斯博瑞安（SPERIAN）、巴固（BACOU），德国德尔格（Dräger）、特瑞堡（Trelleborg），英国雷斯普斯（Respirex）等。放射性尘埃防护服通常由非织造材料制成，也有的使用机织棉或涤棉混纺、膜复合材料或橡胶等材料制作。非织造放射性尘埃防护材料通常选用美国杜邦公司（DOPONT）的特卫强（Tyvek）材料。放射性尘埃防护透湿膜复合材料通常选用聚乙烯膜、聚氨酯膜、热塑性聚氨酯膜及聚四氟乙烯膜等材料，如杜邦的 Tychem®C 防护服和 Tychem®F 防护服，穿着舒适性较好。橡胶材料制作的防护服穿着笨重、不透气，一般在高浓度沾染环境中使用。中国火箭军研制的专用防护服采用热塑性聚氨酯复合材料制作，可阻隔放射性尘埃和放射性废物，其防尘效率≥99%，透湿量>8000g/（m²·d）；防护目镜对 β 射线的屏蔽效率≥80%；防护口罩过滤效率≥99%。

**原理与结构** 通过穿戴具有物理阻隔、过滤去除功能的防护服，防止放射性尘埃直接接触皮肤或通过呼吸道吸入体内，以降低放射性沾染的危害风险，对涉核作业人员进行有效保护。放射性尘埃防护服有连体和分体两种形式。连体式防护服的全身式防护服、防护口罩、防护目镜、防护手套、防护靴套等为一体化组成（图）；分体式防护服由连帽上衣、裤子、防护口罩、防护目镜、防护手套、防护靴套等独立式部件组成。中国火箭军研制的专用防护服面料由两层组成，外层面料为表面光洁的涤长丝，具有抗静电及防尘功能；内层面料为纺粘布-熔喷布-纺粘布的复合材料，对气溶胶和微尘有阻隔作用。该防护服采用连体式、紧口式设计，并在缝合线处增加胶封工艺制作而成。其中，防护口罩主体材料为经驻极处理的丙纶熔喷布，口罩罩体设有可调鼻夹和呼气阀门。防护目镜选用聚氯乙烯材料镜架和经涂膜处理的聚碳镜片。防护手套和防护靴套通常由橡胶材料制作。

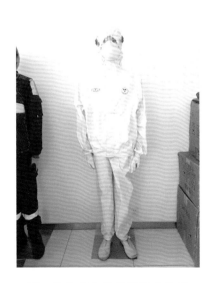

**图 连体式全身放射性尘埃防护服**

**用途** 用于涉核作业人员现场使用，可对放射性尘埃及气溶胶进行有效防护。

（南新中 李 瑛 郭 恒）

tuījìnjì wèishēng fánghù zhuāngbèi

## 推进剂卫生防护装备 （medical protective equipment for propellant）

用于监测、阻隔、过滤火箭发射燃料产生的有害物质的仪器设备及器材。火箭军卫生装备的一类。主要包括液体推进剂污染监测装备、推进剂防护服装等。

**发展历史** 众所周知，火箭液体推进剂作业存在着致人中毒、灼伤、窒息等潜在危害风险。20世纪中期，美国研制了 M26A1 型火箭推进剂防毒面具、MKI—MOD-O 型火箭推进剂防护服和 CMU-2/P 型推进剂全身防护服。同期，中国相继研制了防毒面具、空气呼吸器、防毒衣和推进剂污染监测装备等。其中，防毒面具包括 T-1、T-2、T-3 型防毒面具和专用滤毒罐；空气呼吸器包括正压式空气呼吸器、长管空气呼吸器、固定气源送气降温式呼吸器等；防毒衣包括以丁基橡胶为材质的 66 型防毒衣、以丁基橡胶涂层布为材质的隔绝式防护服和丁基橡胶涂层布复合聚乙烯膜为材质的防护服；防毒手套包括 66型、81 型防毒手套，手套衬里为棉针织物，外表面浸涂丁基乳胶；防护靴为耐酸碱长筒靴。推进剂污染监测装备包括个人剂量计、侦检管、监测报警仪和自动监测设备。个人剂量计和侦检管，具有检测快速、携带方便、成本低廉等优点；监测报警仪可对推进剂作业现场的推进剂毒气浓度进行实时监测；自动监测设备可对推进剂作业环境进行连续监测。

**原理与结构** ①推进剂污染监测装备。通常采用比色法、电化学法、光离子化法、分光光度法和质谱法等进行空气或水中污染物质浓度的监测。主要包括个人剂量计、侦检管、监测报警仪和自动监测设备等。②推进剂防护服装。运用物理阻隔原理，通过全身式可穿戴防护装备将作业人员与环境进行物理隔离，防止推进剂液体和气体对作业人员躯体及四肢皮肤造成伤害。主要包括防护服、防护手套、防护靴等。③防毒面具。采用吸附过滤原理，将有毒有害物质的空气进行净化，以阻止有害物质通过呼吸系统进入体内。防毒面具由防毒面罩、滤毒罐、防爆送风器和导管组成。

**用途** 用于火箭推进剂作业人员防护和环境污染监测，依据监测结果，对作业现场环境安全性进行评价，预判并合理控制作业人员在危险区域的允许作业时间，以确保作业人员安全。

（南新中 任向红）

yètǐ tuījìnjì wūrǎn jiāncè zhuāngbèi

# 液体推进剂污染监测装备

（liquid propellant contamination monitoring equipment） 用于采集、监视、测量火箭液态燃料研制、生产、储存、加注等过程中产生的硝基氧化剂和肼类燃料泄漏污染程度的仪器设备及器材。推进剂卫生防护装备的一类。

**发展历史** 20世纪40年代以来，运载火箭液体推进剂在作业过程中造成的环境污染及人员损伤引起了人们的重视，美国、苏联等国家对推进剂污染检测方法和监测设备开展了大量研究。在推进剂气体污染监测方面，先后研制了个人剂量计、侦检管、检测报警仪和自动监测设备系统。①个人剂量计。20世纪50年代，美国首先研制了肼个人剂量计，采用茚三酮作显色剂，显色剂遇到推进剂气体时发生显色反应，颜色深浅与推进剂蒸气浓度和接触时间成正比。70年代后，研制

的甲基肼、偏二甲肼和混肼个人剂量计，采用标准比色卡及光密度进行剂量估算。个人剂量计分为被动式和主动式两种，采用徽章式和臂章式等佩戴方式。②侦检管。20世纪60年代，美国采用比色法原理研制了侦检管，侦检管采用细玻璃管，内装石英砂作为比色反应载体，手动抽气采样。低浓度侦检管测量范围0.5～300ppm，高浓度侦检管测量范围25～500ppm。③监测报警仪。20世纪70年代，美国采用电化学传感器研制了7660S/N-1肼类气体监测报警仪，测量范围分别为0～2ppm和0～20ppm。④自动监测设备系统。20世纪80年代，美国研制了以质谱仪为核心的大型监测系统，可自动采样和多组分监测。如肯尼迪航天中心的HGDS危险气体监测系统和用于民兵导弹监测的UVD有毒气体监测系统。在推进剂水污染监测方面，通常采用比色试纸法和分光光度法。试纸法一般用于现场快速定性或半定量监测。分光光度法是实验室标准分析方法，可进行定量评价。20世纪60年代，中国研制的65型报警仪，偏二甲肼蒸气测量范围为5～30ppm。70年代，研制的DY-P-1型二氧化氮监测报警仪，测量范围0～100ppm。80年代后，研制了侦检管。90年代，采用恒电流库仑法研制的高浓度偏二甲肼和二氧化氮监测仪（图），偏二甲肼测量范围0～167mg/L，二氧化氮测量范围0～1730mg/L。

**原理与结构** 液体推进剂污染监测方法主要有比色法、电化学法、光离子化法、分光光度法和质谱法等。①比色法。推进剂污染物与特定显色剂在一定条件下生成有色化合物，其颜色深浅

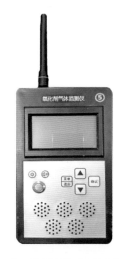

图　氧化剂气体检测仪

与推进剂浓度成正比，据此可推算推进剂污染浓度。②电化学法。推进剂污染物在化学电池中产生的电动势或电流与其浓度成正比，通过测定电量即可得到推进剂污染物含量。③光离子化法。使用紫外灯光源将肼类物质离子化，检测器收集离子产生电流，电流大小与污染物浓度成正比，据此可得出污染物浓度值。④分光光度法。利用被测物在特定波长下，吸光度与污染物浓度具有相关性，从而计算显示出污染物浓度。⑤质谱法。根据不同气体成分的固有特征峰强度与其浓度成正比关系，计算出污染物浓度。质谱法推进剂污染监测仪由取样器、质谱仪和真空系统等组成。其中，取样器根据设定抽取定量被测气体。质谱仪通常由离子源、四极分析场和离子收集极组成。真空系统由真空室、涡轮分子泵、机械泵及相应的管道阀门等组成。

**用途** 用于监测火箭推进剂液态燃料研制、生产、储存以及使用过程中产生的硝基氧化剂和肼类燃料的泄漏污染程度，并超阈值报警；为作业现场环境治理、评估和人员防护提供依据。其中

实验室分析装备可进行定量评价；个人剂量计、侦检管以及便携式监测报警仪等监测装备，主要用于推进剂污染现场监测；在线监测系统主要用于固定场所推进剂污染连续监测。

（南新中　任向红）

tuījìnjì fánghù fúzhuāng

## 推进剂防护服装 （ protective suit for propellant ）

运载火箭发射燃料研制、生产、储存和加注现场作业人员用于有毒燃料泄漏风险防范与自身安全保护的由橡胶涂层布制作的全身式穿戴装备。推进剂卫生防护装备的一类。可对硝基氧化剂和肼类燃料泄露污染物质起到物理阻隔防护作用。

**发展历史**　推进剂防护服装主要用于涉硝基氧化剂和肼类燃料现场作业人员的皮肤和呼吸道防护。皮肤防护器材主要包括防护服、防护手套和防护靴。呼吸道防护器材主要包括防毒面具和呼吸器等。①皮肤防护器材。20世纪50年代以来，美国研制了MKI-MOD-O型防护服，以及CMU-2/P型、C-3A型和A/P22P-4型等全身防护服。这些防护服均采用阻燃耐熔聚酰胺丁基橡胶或改性丁基橡胶涂层布制作，服内可佩戴冷气装置。苏联防护服材料多使用混聚异丁烯橡胶或丁基橡胶类涂层布，对火箭燃料及硝酸等腐蚀性物质有很好的防护作用。②呼吸道防护器材。20世纪60年代，美国研制的M26A1火箭推进剂防护面具，滤毒罐内装碱石灰、硅胶、浸铜催化剂活性炭，总质量2.4kg，对偏二甲肼防护时间大于5分钟，氮氧化物防护时间大于20分钟。20世纪60年代，中国研制的66型防毒衣和RFH01型防化服，主要材质为丁基橡胶或氯丁橡胶。20世纪70

年代，研制的T-1型防毒面具，滤毒罐内装13号炭催化剂及碱石灰，质量为1.35kg，偏二甲肼和二氧化氮防护时间分别可达240分钟和360分钟。20世纪80年代，研制的隔绝式推进剂污染防护服，采用丁基橡胶涂层布，在前胸和后背增加透气窗，窗内封装活性炭吸附材料（图）。20世纪90年代，研制的轻型MFT-2防毒面具，滤毒罐内装14号炭催化剂，选用FMJ05型大视窗面罩，对偏二甲肼和二氧化氮防护时间分别为90分钟和120分钟。

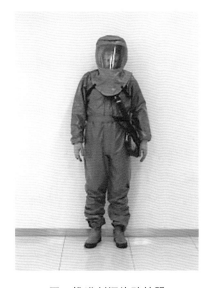

**图　推进剂污染防护服**

**原理与结构**　①皮肤防护器材。通过高分子橡胶材料隔绝推进剂液体和气体，避免对人员躯体及四肢皮肤造成伤害。主要包括防护服（带帽连体式）、防护手套和防护靴。其中，防护服为丁基胶类材质，由帽子、上衣和裤子组成；防护手套衬里为棉针织物，外表面浸涂丁基乳胶；防护靴以硫化橡胶或改性塑料制成。②呼吸道防护器材。通过隔绝或过滤含推进剂蒸气的空气，阻止有害气体通过呼吸道进入体内。

主要由防毒面罩、滤毒罐、防爆送风器和导管组成。其中，防毒面罩带有视窗，在面部形成密闭空间。滤毒罐内装侵浸催化剂的活性炭等吸附过滤材料。防爆电送风器由防爆风机和电池组成。导管由高分子材料制作，连接防毒面罩、滤毒罐和防爆电送风器。

**用途**　主要用于涉硝基氧化剂和肼类燃料现场作业人员的皮肤和呼吸道防护，供火箭发射燃料的研制、生产、储存和使用等现场作业人员穿戴，可有效阻隔硝基氧化剂和肼类燃料及其产生的有害气体，避免液体推进剂烧伤、灼伤或急性中毒等事故发生。

（南新中　李　瑛）

héhuà shìgù yīxué jiùyuán zhuāngbèi

## 核化事故医学救援装备 （ medical rescue equipment for nuclear and chemical accident ）

用于涉核与火箭推进剂作业意外损伤伤员现场医学处置及紧急救治的仪器设备、器械器材及运输工具。是火箭军专用卫生装备的一类。主要包括核化伤员洗消、核化污染监测、推进剂损伤急救以及放射损伤急救等专用卫生装备。

**发展历史**　20世纪50年代，美国、苏联等国家开始研制核辐射卫生防护、伤员救治以及污染监测与治理的专用设备器材。60年代，开始研制火箭推进剂卫生防护、伤员救治以及污染监测与治理的专用装备器材。80年代，美军规定所有出入核生化污染区的卫生装备都应具有三防功能，如三防急救车等。苏联切尔诺贝利核电站事故、英国温茨凯尔核反应堆事故、美国三喱岛核电站事故以及日本福岛核电站泄漏事故，引发了世界各国对核事故医学救援装备发展的高度重视。20

世纪60年代以来，中国人民解放军研制了预防核辐射与火箭推进剂损伤的集体与个体卫生防护装备。90年代，开始研制核化伤员医学救援装备，包括核化卫生防护监测车、推进剂损伤急救箱组、放射性损伤急救箱组等。

**研究范围** 以核化事故医学救援装备的发展、应用和管理等实践活动为研究范围，主要包括核化事故医学救援的卫生勤务需求、急救装备体系、装备编制体制、装备关键技术、装备工程研制以及装备专业管理等研究。

**研究内容** ①核化事故医学救援卫生勤务研究。如放射损伤和推进剂损伤伤员的伤类、伤情判定标准及快速诊断方法研究；核化医学救援卫生机构设置与编制体制，分级救治、救治任务与仪器设备需求等研究。②核化事故医学救援装备发展研究。如现场紧急救治卫生装备的体系、系列及品类组成等顶层设计研究；核化事故医学救援装备的发展规划、发展方向、重点领域和重大项目研究；核化医学救援卫生装备编配方案研究。③核化事故医学救援装备研制。依据军队装备研制规程，围绕核辐射、推进剂泄漏等特殊环境医学救援装备的勤务需求，开展重大项目立项论证、总体技术方案论证、工程设计方案论证、样机加工试制与试验，以及装备试验与定型等研究；核化污染监测预警与医学防护、沾染区域定位与无害化洗消及核化事故伤员搜寻、急救与后送装备等研究；智能化、信息化核化事故医学救援装备等研究；核化作业环境卫生防护监测预警机动装备、核化损伤医疗救治机动装备、携运行式紧急救治装备，以及作业人员内照射剂量快速检定

仪器设备等研制。④装备管理研究。产品标准、制造与验收，装备发放、维护与退役，装备使用与效能评估，以及民品选型与评估判定等制度、措施研究。

**研究方法** ①软科学研究法。综合运用调查研究、专家咨询、论证评估、总结归纳等方法，根据核与推进剂事故医学应急救援卫勤保障需要和救治技术发展，研究世界主要国家核化事故医学救援装备发展现状、发展趋势和发展规律；紧密结合核武器、推进剂技术发展以及火箭军卫勤训练、演习中核化事故急救需求，广泛征求现场作业人员、医生、工程师及卫勤管理专家等的意见建议，开展核化事故医学救援装备配发、使用现状、应用效果以及存在问题的调查研究，通过总结、梳理核化作业事故发生的特点、规律，提出核化事故医学救援装备配置方式、编配方案、运用要求等建议方案；健全完善核化事故医学救援装备的管理制度。②科学实验法。运用人-机-环境、三防医学、仪器设计及新材料研究等科学实验平台，开展核化污染新型监测预警与医学防护，沾染区域定位与无害化洗消去污，核化事故伤员搜寻、急救与后送，以及核化事故医学救援装备智能化、信息化等关键技术研究，为核化事故医学救援装备创新奠定技术基础。③工程设计法。依据核化事故医学救援装备研究任务书要求，综合运用计算机模拟仿真、数值仿真、计算机与物理组合仿真等方法，通过虚拟现实环境或物理模拟，开展专用核化事故医学救援装备的结构与性能优化研究，以及新研装备系统设计的科学性、主要战术技术指标的先进性、关键技术的成熟性、技

术路径的合理性及性能的可靠性等验证研究，依据发现问题，及时调整总体技术方案、完善工程设计方案；开展装备总体和零部件工程图样设计、计算校核和试制试验；组织基本性能试验和部队适用性试验，考核设计指标实现程度。

**成果应用** 核化事故医学救援装备研究丰富了军队卫生装备学学科的研究内容，完善了军队卫生装备体系；对火箭军卫生装备学学科建设和理论研究具有重要推动作用；促进了火箭军专用卫生装备的体系化和系列化发展。核与推进剂事故医学应急救援装备广泛应用于火箭军战（现）场作业卫勤保障，如事故现场伤员搜救、环境污染监测、沾染区域定位、洗消去污、伤员紧急救治和后送等。核化卫生防护监测车、核化损伤急救箱组、肺计数器等已经装备部队使用，提高了核与推进剂事故的现场应急处置能力。

（南新中　郭宝石）

héhuà shāngyuán xǐxiāo zhuāngbèi

**核化伤员洗消装备** （decontamination equipment for wounded of nuclear & chemical contamination） 用于清洗消除伤员体表放射性及化学性沾染物质的设备设施和器材。核化事故医学救援装备的一类。

**发展历史** 核化沾染伤员洗消装备是伴随着核生化武器的出现而逐步发展起来的。20世纪60年代，苏军研制的大型淋浴洗衣消毒列车，由淋浴车厢、洗衣车厢、消毒车厢和发电设备组成；其中，淋浴车厢可独立展开使用，内设脱衣室、淋浴室、穿衣室。70年代以来，英军装备有人员淋浴集装箱，外形尺寸（长×宽×高）6 000mm×2 400mm×1 800mm，

箱内分隔成脱衣室、淋浴室、穿衣室等；意大利克里斯塔尼尼（CRISTANINI）公司生产的 C901 多功能洗消车可对人员、地面、设施、设备等进行洗消；德国卡切尔（Karcher）公司的 MEDICLEAN 2000 SE 伤员洗消装置，喷洗作业时，利用由真空泵产生的吸头负压，可及时将洗消废水抽吸进废液容器，避免了废液对工作环境及医护人员的二次污染。20 世纪 50 年代，中国人民解放军开始研制洗消器材，用于人员体表放射性或化学性沾染物的洗消。60 年代，研制了淋浴车，用于野战条件下，对人体表面放射性沾染进行洗消和消毒；夏季洗消 72 人/小时，冬季洗消 30 人/小时。70 年代，研制了 70 型洗消车，用于武器、装备、地面等物体表面放射性沾染的消除和消毒。21 世纪，研制了核化伤员洗消设备箱（图），洗消液箱容积 40L，采用局部洗消方式，废液可回收，放射性沾染去污效率达到 90% 以上。

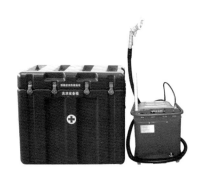

图　核化伤员洗消设备箱

**原理与结构**　利用机械射流冲洗等物理方法去除放射性沾染，利用化学中和或机械射流冲洗等方法去除化学性沾染。核化伤员洗消设备箱由主机和配件组成。主机包括洗消液箱、洗消液泵、废液回收系统、消泡箱、污水箱

和控制系统。其中，洗消液箱用于存放洗消液，内装液位传感器、温度传感器和电加热管，可加热洗消液。洗消液泵采用离心泵，用于洗消液加压喷洒。废液回收系统用于回收洗消作业面上产生的废液。消泡箱内安装有消泡迷路和消泡叶轮，对洗消废液中的泡沫进行破碎、消除。污水箱安装有液位传感器，防止废液溢出。控制系统用于控制、显示电加热管、洗消液泵和真空泵等的运行状态。配件包括洗消管和洗消手柄；其中，洗消管由洗消液管和回收液管并行组成，一端分别连接洗消液箱、消泡箱，另一端连接洗消手柄；洗消手柄包括喷嘴、洗消腔和可更换的刷头。

**用途**　用于快速洗消去除伤病员体表及伤口表面的放射性和化学性沾染物，净化皮肤和伤口，减轻伤员损伤程度。

　　　　　　　（南新中　屈明玥）

héhuà wèishēng fánghù jiāncèchē
**核化卫生防护监测车**（monitoring vehicle for nuclear & chemical health protection）　具有采集、检验、分析、数据处理

及超压防护功能的放射与化学污染物监查检测轮式卫生技术车辆。核化事故医学救援装备的一种。

**发展历史**　20 世纪 50 年代，苏军研制的 ГА3-69-РХ 型化学辐射侦察车，配备有便携式化学辐射侦察器材和可用于标志受染地区边界的旗标器。80 年代，美、苏、法、德等国分别装备了核生化三防侦察车，用于测定毒剂、放射物质和生物战剂；确定沾染区的辐射剂量率以及各种物体表面、水和食物的沾染程度，判定毒剂种类，标志器材可自动标志污染地域；车内通常设有核生化侦察器材、集体防护装备、洗消器材、通信器材、信号发送装置、自动标识装置、导航装置和夜视仪等。21 世纪，中国人民解放军研制的核化卫生防护监测车，可实现辐射与毒剂监测报警、辐射剂量率测量、放射性污染测量、作战人员外照射个人剂量监测等（图）。

**原理与结构**　综合运用放射医学、防化医学、生物防护及车辆改装工程原理，研究涉核与推进剂作业现场的辐射与毒剂监测、分析及损伤评估技术，构建具有

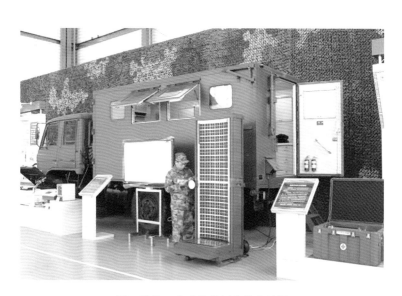

图　核化卫生防护监测车作业外景

剂量监测、核素分析、伤情评估等功能的核生化机动防护监测平台。核化卫生防护监测车由汽车底盘、车厢、监测分析仪器、数据处理系统、集体防护设施、配套保障设备等组成。其中，汽车底盘通常选用二类军用越野汽车底盘。车厢为制式大板结构，车厢前部和左右两侧设有工作台，后部设有车门。监测分析仪器包括全身沾污测量仪、伤口放射性测量仪、个人剂量计、热释光读出器、γ谱仪、多功能辐射监测仪、侦毒器、化学毒剂检验箱等。数据处理系统由计算机和专用数据处理软件组成。集体防护设备包括环境毒剂与辐射监测报警仪、滤毒通风装置和超压监测仪。配套设备包括供配电设备、空气调节设备、照明设备等。

**用途**　核化事故现场和核化战剂沾染环境条件下，用于作业作战人员外照射剂量、体表放射性沾染剂量等的监测，食品、饮水、生物样品放射性核素和化学毒剂沾染的分析与测量，评估伤病员损伤及环境污染程度，为伤员急救、洗消以及环境洗消提供参考依据。

（南新中　屈明玥）

tuījìnjì sǔnshāng jíjiù xiāngzǔ

**推进剂损伤急救箱组**　（first-aid chest sets for propellant injury）　用于盛放实施火箭发射燃料污染致伤人员现场紧急救治仪器设备及药品器材的箱式成套卫生装备。核化事故医学救援装备的一种。

**发展历史**　硝基氧化剂和肼类燃料是众所周知的液体火箭推进剂。硝基氧化剂和肼类燃料沸点低、易挥发，腐蚀性和渗透力强，属中等毒性物质，主要通过呼吸道吸入和皮肤接触造成人体

损伤。20世纪60年代，中国人民解放军开展火箭推进剂毒理学与损伤医学研究，筛选出肼类燃料中毒特效解毒药维生素 $B_6$。80年代，研制了推进剂事故急救箱，内装推进剂中毒解毒药、对症治疗药和常用急救器材。21世纪，研制了推进剂损伤急救箱组（图）。

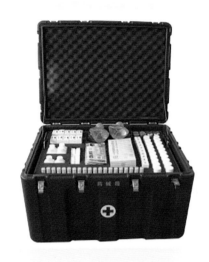

图　推进剂损伤急救药械箱

**原理与结构**　综合运用三防医学、包装工程、生物医学工程技术与知识，研究推进剂损伤早期救治药品器材的功能集成与编配包装技术，研制适于推进剂事故现场使用的箱式紧急救治装备。推进剂损伤急救箱组由洗消设备箱和急救药械箱组成。其中，洗消设备箱选用立式军用医疗箱，内装伤员洗消装置。急救药械箱选用卧式军用医疗箱，内装二甲硅油气雾剂、皮肤洗消剂和洗眼器、雾化吸入器、简易呼吸器等药品和器材。

**用途**　用于推进剂损伤伤员现场紧急救治。洗消设备主要用于皮肤和眼部沾染的洗消；急救药品器械主要用于推进剂中毒的解毒和对症处置与治疗。

（南新中　屈明玥）

fàngshèxìng sǔnshāng jíjiùxiāng zǔ

**放射性损伤急救箱组**　（first-aid chest sets for radiation injury）　用于盛放实施放射性核素暴露全身沾染、摄入性内污染伤员现场紧急救治仪器设备及药品器材的箱式成套卫生装备。核化事故医学救援装备的一种。

**发展历史**　涉核作业事故引发的放射性损伤，主要包括短时间内受到大剂量照射所致的急性放射病、短时间内摄入大量放射性核素所致的放射性内污染损伤和全身受照损伤。20世纪70年代，中国研制了针对放射性损伤的早期对症治疗药物，如尼尔雌醇片、雌三醇注射液等；研制了核事故医学应急处理药箱，内装11种放射性损伤救治专用药物和早期对症治疗药物。80年代，研制了核事故急救箱，内装5人份的放射性损伤救治专用药物、早期对症治疗药物和现场急救器材。21世纪初，研制了放射性损伤急救箱组。

**原理与结构**　综合运用放射医学、包装工程、生物医学工程技术和知识，研究放射性损伤早期救治专用药材器械及对症治疗药品器材的功能集成与编配包装技术，研制适于放射性事故现场使用的箱式紧急救治装备。放射性损伤急救箱组由洗消设备箱、监测器材箱、急救药材箱和专用药材器械箱组成（图）。其中，洗消设备箱选用立式军用医疗箱，内装伤员洗消装置。监测器材箱选用卧式军用医疗箱，内装体表及伤口放射性沾染监测设备、采样器材等。急救药材箱选用斜开门式军用医疗箱，内装20人份的早期防治药、阻断放射性核素吸收和加速体内核素排出药物。专用药材器械箱选用卧式军用医疗

箱，内装放射性损伤救治专用药物和现场急救器材。

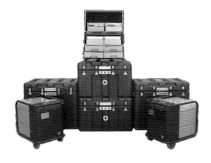

图　放射性损伤急救箱组

**用途**　用于因受照和摄入大量放射性核素所致的急性损伤伤员的现场紧急救治。洗消设备主要用于放射性核素沾染伤员的皮肤和伤口洗消；监测器材主要用于伤员放射性沾染物质的采样与监测；急救药材和专用药材、器械主要用于急性放射病的紧急救治、阻断主要放射性核素吸收和加速体内核素排出。

（南新中　屈明玥）

xiàndàihuà wèishēng zhuāngbèi

**现代化卫生装备**（modernized medical equipment）　信息、生物、计算机、光机电一体化等高技术高度集成和诊断、救治、防护等医用功能高度融合的医疗仪器设备及器材工具。军队卫生装备学的分支学科。主要包括信息化卫生装备、模块化卫生装备、高原高寒高热区卫生装备、灾难医学救援卫生装备、战场伤员搜救卫生装备、心理康复卫生装备以及新概念武器防护卫生装备等。

**发展历史**　现代化卫生装备高度集成了微传感技术、计算机与智能技术、通信技术、新材料技术、生物技术、物理防护技术等现代高新技术。20世纪90年代以来发生的海湾战争、科索沃战争等高技术局部战争的作战样式表明，现代战争已经从传统的接触式的地面作战模式，转变为以"非接触式"远程精确打击为主的"陆海空天电"全维军事体系整体对抗的体系作战模式。传统的"前沿支援型"卫生装备已经远不能适应现代战争"前沿存在型"战伤救治卫勤保障的需求，因此，现代化卫生装备应运而生。美军以"无缝隙（seamless）"卫生勤务理论为指导，完成了从单兵到野战医院卫勤保障全链条组成机构、装备、人员的信息互联互通，研制出了单兵状态信息监视器、移动式医疗咨询车、加强型装甲救护车、新型救护直升机、数字化野战救护所、伤员转运救治舱等，实现了"医生与士兵同在"的"无缝隙""前沿存在型"模式的保障。远程手术、远程会诊、远程病理/影像诊断等覆盖到所有卫勤救治阶梯，消除了卫勤保障的时间和空间界限，形成了与现代战争体系作战模式相适应的战场卫勤体系保障新模式，伤员救护精准性、即时性和高效性显著提高。

**研究内容**　①现代化卫生装备理论研究。立足世界新军事变革背景下的高技术战争与非战争军事行动卫勤保障需求，开展现代卫生装备的发展战略、发展目标和发展路径研究；现代化卫生装备的体系化保障理论、模式和效能评估方法研究；现代化卫生装备的体系构成、科研规划、重点领域和重大项目的发展目标、措施及方案研究。②现代化卫生装备关键技术研究。开展光机电一体化、无人化、智能物联、先进设计与制造、先进材料、大数据挖掘利用等核心关键技术研究，为现代化卫生装备研发提供技术支撑。③现代化卫生装备研制。以卫生装备小型化、模块化、信息化和战斗化为目标，研制新概念武器防护、单兵体征监测、伤员生命维护、高原高寒体能维护、远程/靶向救治、非接触救治，以及战伤/灾难心理康复治疗等新型卫生装备。

**特点**　①高技术战争与重大灾难医学救援的卫勤保障需求，引领现代化卫生装备发展。高技术战争突发性强、毁伤威力巨大、伤情伤类复杂；重大自然灾难、恐怖袭击、突发公共卫生事件等发生地点及时间难以预测，短时间内伤员集聚骤增。因此，无论是现代高技术战争还是非战争军事行动，军队现代化卫勤保障建设发展都面临许多新问题、新挑战和新要求。应以"即时、高效、精准"的现代高技术战争卫勤保障需求为牵引，大力推动现代化卫生装备体系构建、技术创新和型号装备研发等工作。②卫勤理论变革推动现代化卫生装备发展。高技术战争的本质，是作战对手之间的军事体系对抗。与之相适应，"体系化卫勤保障"理论更加强调医疗救治遂行化、卫勤体制扁平化、卫生装备智能化。因此，现代化卫生装备顶层设计需要以"体系精干、功能集成、战斗保障"思想为指导进行重塑，着重发展小型化、模块化、信息化和战斗化的现代化卫生装备。③现代科学技术支撑现代化卫生装备发展。充分吸收、运用新知识、新材料、新技术等新成果，研究、创新具有理、工、医多学科融合特色的现代卫生装备关键技术、设计原理和制造工艺，研制单兵生命保障、伤员搜寻转运、战伤救治康复，以及卫生防疫防护等新型卫生装备。

**成果应用** 现代化卫生装备理论与实践研究，丰富了军队卫生装备学学科的研究内容；阐述了现代化卫生装备的技术特征、发展思想、发展方向和关键技术等基本理论问题；提出了现代化卫生装备的主要研究任务和研究内容。现代化卫生装备的研制，进一步完善了军队卫生装备体系的构建，推动了军队卫生装备现代化的转型与发展。

(王运斗　王　政)

xìnxīhuà wèishēng zhuāngbèi

**信息化卫生装备**（informatized medical equipment）　用于战伤快速诊治和卫勤管理的多媒体化、网络化、数据库化的仪器设备及其软件系统。现代化卫生装备的组成部分。主要包括信息化卫勤保障装备和远程医学保障装备。

**发展历史**　20世纪50年代，美军、苏军把指挥自动化系统作为武器装备发展的研究重点，信息化卫勤指挥装备随之应运而生。80年代，远程医学装备成为信息化卫生装备的代表。90年代，美军伤员精确定位与救援信息化装备在科索沃战场上成功应用。21世纪，随着网络技术的发展，信息化卫生装备从"孤岛式"发展进入互联互通发展阶段，广泛应用于远程医疗、战场卫生信息传输、医疗信息监测、伤员搜救、医疗机器人等领域。进入21世纪，中国人民解放军信息化卫生装备伴随着军队信息化武器装备的发展，研制工作取得了长足进步。如基于地理信息系统的平战时卫勤组织指挥系统、野战电子伤票系统、远程医疗系统等。

**研究范围**　以发展具有现代通讯、网络、数据库功能的信息化卫生装备为研究范围，开展信息化技术应用、卫生信息系统开发、信息化卫生装备的综合论证、关键技术以及设计制造等研究。

**研究内容**　①综合论证研究。主要有世界主要国家军队信息化卫生装备与技术发展现状、发展趋势以及发展规律研究；中国人民解放军信息化卫生装备发展现状、主要差距、现实需求，以及发展战略、发展路径研究；信息化重大卫生装备的勤务需求、立项必要性、主要战技指标先进性、总体技术方案可行性、工程设计方案合理性等论证研究。②关键技术研究。主要包括信息化卫生装备接口、传感器、计算机信息处理，以及标准化等关键技术研究。③卫生信息系统开发。包括单兵电子健康系统、伤员伤情信息系统、伤员救治与后送系统、野战医院管理系统、医疗物流系统等。④信息化卫生装备研制。包括伤员信息采集与处理装备、医疗信息采集与处理装备、远程医疗装备、信息化诊治卫生装备、信息化后送卫生装备、战场救护机器人等。

**研究方法**　①软科学研究法。综合运用专家咨询、论证评估、总结归纳等调查研究方法，根据信息化卫生装备发展需要，研究世界主要国家军队信息化卫生装备发展现状、发展趋势和发展规律；围绕信息化卫生装备在军队野战卫生机构训练、演习、战备和管理保障使用中发生的实际问题，认真听取医护人员、工程师及卫勤专家的意见建议，探讨信息化卫生装备使用效果、存在问题及改进需求，系统评估信息化卫生装备配置方式、编配方案和运用效率，总结规律和经验教训，研究提出改进和提高的对策方案。②科学实验法。综合应用战伤救治、多媒体与网络、数据库、计算机应用和生物医学工程等学科知识和实验平台，开展信息化卫生装备接口、传感器、医疗专家系统、计算机信息处理及标准化等关键技术研究，为信息化卫生装备研制提供技术支持。③工程设计法。依据信息化卫生装备科研任务书要求，综合运用计算机模拟仿真、数值仿真、计算机与物理组合仿真等方法，通过虚拟现实环境或物理模拟，开展信息化卫生装备的结构与性能优化研究，以及新研装备系统设计的科学性、主要战术技术指标的先进性、关键技术的成熟性、技术路径的合理性和装备性能的可靠性等的验证研究，根据发现问题，及时调整总体技术方案、完善工程设计方案；开展装备总体和零部件工程图样设计、计算校核和试制试验；组织基本性能试验和部队适用性试验，考核设计指标实现程度。

**成果应用**　①信息化卫生装备与技术研究，丰富了军队卫生装备学学科的研究内容；完善了军队卫生装备体系，推动了信息化卫生装备的建设发展。②信息化卫生装备的接口技术、传感器技术、信号处理技术以及标准化技术等关键技术研究，为信息化卫生装备研制提供了技术支撑。③信息化卫生装备为实施高技术战争伤病员救治提供了重要的物质保障。卫勤指挥方舱、卫勤作业箱组、医疗信息方舱、野战电子伤票系统等，成为实施战时卫勤指挥和战场伤病员救治的重要卫生装备；军队远程医疗系统、医院船远程医疗系统、远程医疗会诊车、远程医疗会诊箱组、卫生装备故障远程诊断设备的使用，进一步加强了后方医学专家对战场伤病员救治的远程支援保障能力。

**发展趋势** 信息化卫生装备将向信息获取全球化、信息交换全维化、信息处理智能化和信息安全量子化方向发展；生物、生理传感器技术将成为信息化卫生装备未来发展的核心关键技术，高灵敏、高活性、高抗扰性能将成为传感器的热点研究领域；信息化卫生装备的结构小型化、使用战斗化、功能集成化趋势将更加显著。

(伍瑞昌　王　政)

xìnxīhuà wèiqín bǎozhàng zhuāngbèi

**信息化卫勤保障装备** （informatized medical support equipment） 具有多媒体传输和智能化、网络化功能的卫生勤务组织指挥和战伤救治信息管理的设备器材及其软件系统。信息化卫生装备的一类。主要包括信息化卫勤指挥方舱、信息化卫勤作业箱组、医疗信息方舱、野战电子伤票系统等。

**发展历史** 信息化卫勤保障装备伴随着新军事革命而萌发，较早出现的信息化卫勤保障装备是信息化卫勤指挥装备。20 世纪50 年代，美军开始将计算机技术应用于卫勤组织指挥；70 年代，研制了国防医疗信息系统；80 年代，建立了国防医疗系统支援中心，专职负责现代信息技术推广应用工作；开发和研制了自动化医疗信息系统；90 年代，在海湾战争中首次使用计算机实施卫勤组织指挥。海湾战争后，随着美国国家信息高速公路建设的实施，美军基于指挥、控制、通信、计算机和信息管理（C4I）平台，建立了卫勤组织指挥自动化系统。生命信息采集技术广泛应用于军事医学领域，如单兵生理状态监视器，配有连接 GPS 的宽频带多

通路无线通讯系统，可持续监测战场士兵的生命指征，传输伤员信息、辅助伤员分类、识别伤亡和准确定位。美军信息化卫勤保障装备依托战术、战役、战略层级的信息网络系统，实现了从总部–战区–师–分队–机动作战平台，直至单兵的实时卫勤指挥与监控。21 世纪，中国人民解放军研制了卫勤指挥装备和单兵信息化卫勤保障装备等。

**研究范围** 以信息化卫勤保障装备的发展、应用和管理的实践活动为研究范围，开展信息化卫勤保障装备的顶层设计、发展规划、体系构建、关键技术、综合论证、设计制造、推广应用及保障管理等研究。

**研究内容** ①信息化卫勤保障装备理论研究。开展世界主要国家军队信息化卫勤保障装备的发展历史、发展现状、发展趋势及其发展规律研究；中国人民解放军信息化卫勤保障装备与信息化军事后勤装备的比较研究；信息化卫勤保障装备建设的指导思想、装备研究的基本方法、工程研制的基本要求等研究。②信息化卫勤保障装备管理研究。信息化卫勤保障装备发展的顶层设计、发展目标、发展战略、发展方向、发展路径及支撑条件研究；信息化卫勤保障装备地位作用、装备类型、技术特征及保障特性研究；信息化卫勤保障装备编制体制、体系系列、品种类别构成和来源形式研究；信息化卫勤保障装备发展规划、重点领域、重大项目和实施步骤研究；信息化卫勤保障装备科学配置、质量控制、标准化与效能评估方法研究；信息化卫勤保障装备的使用训练、维护保养、报废规程、检查监督等管理制度研究。③信息化卫勤保

障装备关键技术研究。包括传感器、信息采集、信息存储、信息传输、信息融合，以及硬件集成和各种操作系统、应用系统编程等关键技术研究。④信息化卫勤保障装备研制。围绕卫勤指挥、野战电子伤票、野战医院信息系统等重大信息化卫勤保障装备，开展立项论证、战技指标论证、总体技术方案评审、工程设计方案评审、样机加工制造，以及试验试用和装备定型等研究。

**研究方法** ①软科学研究法。综合运用系统工程、卫生勤务、网络通讯、计算机工程等应用理论和专家咨询、论证评估、总结归纳等调查研究方法，开展世界主要国家军队信息化卫勤保障装备发展现状、发展趋势和发展规律研究；围绕信息化卫勤保障装备在军队野战卫生机构训练、演习、战备和管理保障使用中发生的实际问题，认真听取医护人员、工程师及卫勤专家的意见建议，探讨信息化卫勤保障装备使用效果、存在问题及改进需求，系统评估信息化卫勤保障装备配置方式、编配方案和运用效率，总结规律和经验教训，研究提出信息化卫勤保障装备的体系设计要求与总体发展论证方案。②科学实验法。综合应用信息通讯、网络构建、数据库，以及医院管理和生物医学工程等学科知识和实验平台，探索信息化卫勤保障装备设计原理，开展传感器、信息采集、信息存储、信息传输、信息融合，以及硬件集成和各种操作、应用系统编程等关键技术研究，为信息化卫勤保障装备研制提供技术支撑。③工程设计法。依据信息化卫勤保障装备科研任务书要求，综合运用计算机模拟仿真、数值仿真、计算机与物理组合仿

真等方法，通过虚拟现实环境或物理模拟，开展信息化卫勤保障装备的结构与性能优化研究；以及新研装备系统设计的科学性、主要战术技术指标的先进性、关键技术的成熟性、技术路径的合理性及装备性能的可靠性等的验证研究，根据发现问题，及时调整总体技术方案、完善工程设计方案；开展装备总体和零部件工程图样设计、计算校核和试制试验；组织基本性能试验和部队适用性试验，考核设计指标实现程度。

**成果应用** 信息化卫勤保障装备与技术研究，丰富了军队卫生装备学学科的研究内容；完善了军队卫生装备体系；推动了信息化卫生装备的发展。基于传感器技术、信息传输技术、信息融合技术、硬件集成技术和软件编程等关键技术研究成果，信息化卫勤保障装备得到了快速发展，为高技术战争卫勤保障提供了重要的物质保障。如士兵生理状态监测器可监测单兵体力、作业能力、注意力和心理应激反应等身体状况；卫勤指挥方舱可用于卫勤通信、指挥和远程医疗作业；野战电子伤票系统可记录伤员基本信息、伤情伤势、救治措施和处置建议等信息，在对伤病员进行紧急救治、转运后送和确定性治疗时，有利于医护人员全面了解救治信息，实施确定性后续治疗。

**发展趋势** 随着科学技术的发展，信息化卫勤保障装备将向信息获取全球化、信息交换全维化、信息处理智能化和信息安全量子化方向发展；军民融合趋势更加显著，通过充分利用现有的民用和军用信息技术，采用共同标准、体制和规范，使信息化卫勤保障装备更具通用性，以利于便捷地构建军民医疗机构信息共享平台，大幅度地提高军队卫勤体系保障的整体效能。

(伍瑞昌　王政)

xìnxīhuà wèiqín zhǐhuī fāngcāng

## 信息化卫勤指挥方舱 （informatized medical command shelter）

用于战伤救治组织指挥、信息通信、远程医疗和勤务作业的舱室型卫生勤务装备。信息化卫勤保障装备的一种。与野战方舱医院配套使用，可通过汽车、船舶、飞机运载。

**发展历史** 20世纪50年代，美军和苏军开始发展方舱式或车辆式卫勤指挥自动化装备。卫勤指挥方舱内部安装统一技术体制和技术标准的指挥装备，接口、软件、信息实现标准化，与后勤指挥装备、作战指挥装备兼容；卫勤指挥系统具备扩展性、电磁兼容性；能承受车载、舰载和机载的振动冲击；网络安全和信息保密性强。20世纪90年代，中国人民解放军研制了信息化卫勤指挥方舱，配置的有线通信装备，可在野战卫生机构内部建立局域网，用于不同医疗科室之间的语音、数据传输；配置的短波电台、有线无线转接器、短波调制解调器、短波电台天线等，可用于远距离无线通信；配置的超短波电台，主要用于近距离通信。

**原理与结构** 综合应用卫勤理论、专家系统、通信技术和网络技术，搭建卫勤指挥、通信和远程医疗作业平台；广域网通过内置的调制解调器与交换机相连，实现医疗数据信息的远程有线传输；计算机通过短波调制解调器与短波电台相连，实现医疗数据信息的远程无线传输；内部局域网为以太网，传输速率10Mbps/100Mbps。信息化卫勤指挥方舱通常由舱体、通信设备、卫勤作业设备、远程医疗设备以及舱室保障设备等组成（图）。其中，舱体为固定式标准大板厢型结构。通信设备包括有线通讯设备和无线通讯设备；有线通讯设备主要有交换机、传真机、电话机、电话线和接口，可组成小型电话网；无线通讯设备有短波电台、超短波电台、有线无线转接器、短波调制解调器、短波电台天线等，可建立战地无线通讯系统。卫勤作业设备包括硬件设备

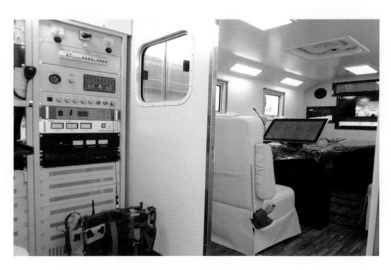

图 信息化卫勤指挥方舱内景

和软件系统，其中硬件设备主要有打印机、传真机、投影仪、大屏幕显示器、服务器、微机、扫描仪、网络适配卡、集线器、采集卡等；软件系统主要有医疗救护、卫生资源分配管理，以及专家辅助决策系统等。远程医疗设备主要包括卫星天线、室外发射/接收单元、卫星通讯调制解调器、解码器、计算机、显示器、摄像机、观片灯、外接端口面板（具有电源、音频、视频、电话、网络等接口）等；远程医疗平台动态图像传输速率不小于25帧/秒。舱室保障设备主要有供电系统、供水系统以及空调暖风系统等。

**用途**　战时用于野战医院、野战救护所的卫勤指挥、通信和远程医疗作业，通常与野战方舱医院配套使用。

（刘志国）

xìnxīhuà wèiqín zuòyèxiāngzǔ

**信息化卫勤作业箱组**（informatized medical command chest sets）　用于战伤救治组织指挥、有线无线通讯和局域网络的设备器材及其软件系统的组合型箱式卫生勤务装备。信息化卫勤保障装备的一种。

图　信息化卫勤作业箱组

**发展历史**　20世纪70年代，美、德、法等国家军队积极发展信息化技术与装备。90年代后，在海湾战争、科索沃战争等高技术战争中，广泛应用计算机技术、通讯技术、网络技术和数据库技术，建立了不同层级的医疗救护信息系统和平台。美军信息化卫勤作业装备，包括战场远程医疗信息系统（BMIS-T）、旅远程用户系统（BRSS）、卫勤指挥/控制/通信和远程医疗系统（SMART-MC3T）等。其中，旅远程用户系统是救护所卫勤指挥平台，通过有线、无线或卫星等方式进行通信，实现内部多点间的音视频、数据传输和与外网的数据链接。21世纪，中国人民解放军研制的卫勤作业箱组，是供救护所使用的卫勤指挥作业平台，具有卫勤态势分析、专家分析决策、有线和无线通讯，以及医疗信息共享等功能。

**原理与结构**　应用卫勤理论、计算机技术、通信技术和网络技术，搭建野战卫生机构卫勤作业平台，实现卫勤组织指挥、辅助决策、通信和医疗信息共享。信息化卫勤作业箱组（图）采用模块化和箱仪一体化设计，由基本模块和扩展模块组成；其中，基本模块包括卫勤指挥作业箱和卫勤通讯作业箱；扩展模块为卫勤终端作业箱。信息化卫勤作业箱组箱体采用聚乙烯高分子改性材料和旋转模塑中空成型工艺制作；单箱箱体尺寸（长×宽×高）为800mm×600mm×600mm；单箱总质量不大于75kg。其中，卫勤指挥作业箱为上翻盖结构，与计算机、投影仪、卫勤制图工具和卫勤辅助决策软件等一体化设计，内衬开槽发泡板用于固定相关设备。卫勤通讯作业箱由箱体、前盖和后盖组成；箱体内部集成网络交换机、程控交换机和功率放大器等设备；前端面为设备控制面板，后端面为各类线路接口；使用时，打开前后盖，以便于通讯作业箱组使用操作。卫勤终端作业箱结构与卫勤指挥作业箱相同，内部配置终端线轴、延长线缆和便携式电话；其中，终端线轴上集装了集成线缆、微型扩音器、电话机和可与标准航空接头对接的网络端口等；集成线缆包括电话线、广播线和网络通讯线；卫勤终端作业箱数量可按战时卫勤救治机构的展开规模进行配置。

**用途**　战时野战救护所使用的卫勤指挥装备，具有卫勤态势分析、卫勤决策、卫勤指挥和远程医疗等功能。

（郭立军）

yīliáo xìnxī fāngcāng

**医疗信息方舱**（medical information shelter）　具有伤病员信息、临床资源信息和医院管理信息采集、处理、储存、传输功能的舱室型卫生装备。信息化卫勤保障装备的一种，以军队标准医用方舱为平台，配置有相关专业仪器设备、器材及其软件应用系统等。

**发展历史** 21世纪，美陆军研制的"21世纪方舱医院系统"，其信息方舱设有光纤与铜质电缆组成的局域网和用于外部传输的广域网，以及音视频电话会议所需的全套仪器设备，可进行远程医疗会诊和数据、图像传输。同期，中国人民解放军研制了医疗信息方舱，内部配置医疗信息网络服务器等硬件设备和医院信息系统、检验信息系统、医学影像信息系统等，不仅可实现各医疗舱室间的信息传输和共享，还具有远程医疗功能。

**原理与结构** 运用计算机技术、通信技术和网络技术，构建战时医疗机构局域网，实现内部电子病历、药械信息、检验数据、医学影像等医疗信息传输与共享。通过信号转接板和音视频切换矩阵，连接远程医疗会诊车、手术方舱、急救方舱，构建战（现）场与后方医院的实时双向通信保障链路，实现远程医疗。医疗信息方舱由舱体及保障设备、医疗信息管理设备及应用系统、远程医疗终端设备等构成。其中，方舱舱体为标准军用医疗方舱规格，方

固定式大板方舱结构，安装有空调、暖风机等保障设备，设置有电源转接口、网络接口和音视频接口控制板面（图）。医疗信息管理设备主要有服务器、交换机、路由器、打印机等；应用系统主要包括医院管理信息系统、检验信息管理系统、影像信息系统及数据库等。远程医疗终端设备包括摄像头、显示器、音视频矩阵等。

**用途** 方舱医院系统的信息网络中心，提供数据传输网络，共享伤员救治、医学影像、检验及药品器械等信息资源，具有数据处理、存储和交互功能。也可作为全军远程医学机动站点，提供远程医疗会诊支持。

(刘志国)

yězhàn diànzǐ shāngpiào xìtǒng

**野战电子伤票系统**（field electronic medical tag system）用于书写、存储、处理及共享战场伤病员数字化病历信息的设备器材及工具。简称电子伤票。信息化卫勤保障装备的一种，由伤票信息手持机和单兵电子伤票卡、计算机终端及附件等组成。

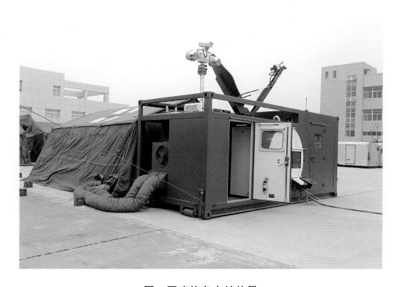

图 医疗信息方舱外景

**发展历史** 传统伤票是战时记载作战人员伤病及救治信息，并伴随伤病员医疗后送的纸质文书，主要记载伤病员基本情况、伤类、伤部、伤情，以及诊断、治疗和医疗后送等信息。在伤病员通过阶梯救治过程中，伤票所记录的医疗信息得以不断充实和完善，对于伤病员的连续性和继承性救治具有重要参考作用。20世纪70年代，美军首次提出采用信息技术研制伤票信息载体，包括单兵个人信息载体（EIC）、医疗救护的手持终端（PDA）和计算机终端设备等，其依托美军战救医疗信息系统（Medical Communications for Combat Casualty Care-MC4），实现战场伤病员信息采集、存储、统计、分析、上报，以及伤病员辅助救治、流向跟踪、野战病历形成等的计算机自动化管理；相关信息作为战后总结和追溯参战人员的历史医疗记录，亦是美军军人终身电子病历的重要组成部分。20世纪90年代，中国人民解放军研制了手持式电子伤票机，具有伤员信息采集、查询、统计分类与传输功能。21世纪，研制了具有战场伤病员搜救功能的野战电子伤票系统。

**原理与结构** 运用射频识别、微传感器、无线通信、计算机网络及数据库等技术，依托战术无线通信系统、卫星通信系统和军队后勤指挥平台，研制具有信息感知、自动化采集、电子化存储、网络化传输和可视化管理等功能的野战电子伤票系统。野战电子伤票系统由单兵电子伤票卡、伤票信息手持机（图）、计算机终端及附件组成。其中，单兵电子伤票卡主要存储单兵姓名、单位、血型、过敏史等基本信息和伤类、伤部、伤情等伤票信息。伤票信

息手持机用于读取、采集、写入、记录、存储和转发伤员信息。计算机终端装有伤票管理等应用系统，可自动识别、阅读、录入、增加、修改、传输持卡人基本信息和医疗信息；具有战伤及核生化伤员自动分类、危/重/中/轻战伤自动评估、止血绑扎时间自动提示、伤员主动呼救和伤票卡蜂鸣定位等功能；并可与各救治机构信息系统、短波电台、远程医疗会诊车等多种设备互连互通。附件主要有电子伤票数据桥接器、电子伤票读写器、计算机无线数据收发器；其中，桥接器用于电磁干扰下读写与转发伤票；读写器和收发器与伤票管理应用系统配合使用，识读伤票、监听伤票卡呼叫信号，并与伤票信息手持机交换伤票数据。

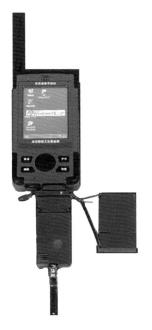

**图　单兵电子伤票卡和伤票信息手持机**

**用途**　单兵电子伤票卡用于记录、存储战时伤病员伤病伤情和救治信息，以及蜂鸣定位呼救，跟随伤病员一同流转使用；伤票

信息手持机供战地医生阅读、修改、转发单兵电子伤票卡信息。

（伍瑞昌　连　平）

yuǎnchéng yīxué bǎozhàng zhuāngbèi
**远程医学保障装备**（telemedicine equipment）　用于战场危重伤病员即时救治的基于互联网技术支持的后方医学专家诊断治疗设备及其软件系统。信息化卫生装备的一类。通常由具有信息采集、处理、存储、传输和管理功能的网络通信、计算机、多媒体等硬件设备及其相关软件构成。

**发展历史**　远程医学保障装备技术经历了由模拟技术向数字化技术转变的发展过程。20世纪50年代至80年代初期，通过卫星和微波通信方式，实现了心电图和X线片的医学信息采集、信息传输和信息重现。80年代中后期到90年代末，通过卫星、微波、综合业务数据网（ISDN）和光纤网络方式，实现了远程病理学、远程放射学等医学信息采集、信息传输和信息重现。21世纪以来，通过移动通信和互联网方式，实现了医院信息系统（HIS）、医学影像存储和传输系统（PACS）、放射管理系统（RIS）和临床检验信息系统（LIS）的信息采集、信息传输和信息共享。20世纪80年代，中国人民解放军总医院通过卫星与德国医院进行了神经外科远程病例讨论。90年代，构建了基于互联网技术的中国人民解放军远程医疗系统。21世纪，研制了医院船远程医疗系统、远程医疗会诊车及会诊箱组、卫生装备故障远程诊断装备等。

**研究范围**　以远程医学保障技术与装备的发展、应用和管理的实践活动为研究范围，开展远程医学保障装备发展规划、体系构建、关键技术、综合论证、工

程研制、转化应用以及保障管理等研究。

**研究内容**　①远程医学保障装备理论研究。主要有：世界主要国家军队远程医学保障装备的发展历史、发展现状、发展趋势及其发展规律研究；中国人民解放军远程医学保障装备发展现状及其对现代化卫生装备建设影响的研究；远程医学保障装备建设的发展方略、装备研究的基本方法、工程研制的基本要求等研究。②远程医学保障装备管理研究。主要有：远程医学保障装备建设的指导思想、发展战略、发展方向、发展路径及其支撑条件研究；远程医学保障装备的地位作用、装备类型、技术特征及其保障特性研究；远程医学保障装备编制体制、体系系列、品种类别构成和来源形式研究；远程医学保障装备发展规划、发展目标、重点领域、重大项目和实施步骤研究；远程医学保障装备科学配置、质量控制、标准化与效能评估方法研究；远程医学保障装备的训练使用、维护保养、报废规程、检查监督等管理制度研究。③远程医学保障装备关键技术研究。主要包括生物传感器、生物信息采集、处理、存储、传输与共享利用，计算机网络通讯、虚拟现实以及硬件与应用系统开发等关键技术研究。④远程医学保障装备研制。围绕军队远程医学装备、单兵生命信息监测装备、卫生装备故障远程诊断装备等重大远程医学保障装备，开展勤务需求调研、可行性论证、主要战技指标论证、总体技术方案评审、工程设计方案评审、样机加工制造、试验试用和装备定型等研究。

**研究方法**　①软科学研究法。综合运用运用系统工程、卫生勤

务、网络通讯、计算机应用等理论和专家咨询、论证评估、总结归纳等调查研究方法，开展世界主要国家军队远程医学保障装备发展现状和发展趋势研究；紧密联系军队卫生机构训练、演习、战备和管理实际，听取临床医生、工程师及卫勤专家的意见建议，分析远程医学保障装备使用现状、应用效果和存在问题，系统评估远程医学保障装备配置方式、编配方案和运用效率，提出远程医学保障装备的体系设计要求与总体发展论证方案。②科学实验法。综合应用网络通信、数据库挖掘和急救医学等学科知识及实验平台，开展生物传感器、信息采集、信息处理、信息存储、信息传输、信息融合，以及硬件和应用系统开发等关键技术研究，为远程医学保障装备研制提供技术支撑。③工程设计法。依据远程医学保障装备科研任务书要求，综合运用计算机模拟仿真、数值仿真、计算机与物理组合仿真等方法，通过虚拟现实环境或物理模拟，开展远程医学保障装备结构与性能优化研究；新研装备系统设计的科学性、主要战术技术指标的先进性、关键技术的成熟性、技术路径的合理性及装备性能的可靠性等验证研究，根据发现问题，及时调整总体技术方案、完善工程设计方案；开展装备总体和零部件工程图样设计、计算校核和试制试验；组织基本性能试验和部队适用性试验，考核设计指标实现程度。

**成果应用** 远程医学保障装备与技术研究，丰富了军队卫生装备学学科的研究内容，完善了军队卫生装备体系；推动了信息化卫生装备的发展。网络通信、专家库、计算机应用等关键技术

研究成果，有力地支撑了远程医学保障装备的研制。远程医学保障装备是实施高技术战争卫勤保障的新型重要装备。远程医疗诊断装备对提高野战医院和灾难现场危重伤病员救治时效和救治质量具有重要作用。

**发展趋势** 具有现场感知和远程医学服务功能的检查、诊断、手术等智能化医疗仪器设备将会有更大更快的发展。

(伍瑞昌 王 政)

dānbīng shēngmìng xìnxī jiāncè shèbèi
**单兵生命信息监测设备**（individual vital signs monitoring equipment） 用于即时跟踪采集、处理和传输特殊作业环境军事人员生理及心理应激状态信息的可穿戴式监查检测设备器材。远程医学保障装备的一类。

**发展历史** 20 世纪末，美军开始研究单兵生命信息监测技术及装备，用以采集、处理，分析、监测不同作业环境条件下军人身体生理信号的变化状况，依据变化规律，研究提高人员作业效能和保障作业安全的方法、措施。21 世纪，美军研制出新型传感器，可对反映士兵身体疲劳状况的血氧水平等生理信号实施远程采集和监测，丰富了单兵生命信息监测内容，对于评估极端恶劣环境或高海拔地区人员的作业能力十分重要。单兵生命状态监视器由环境传感器、非侵入式生理传感器、定位器和无线通话器组成，具有连续监测、卫星定位、通信联络、辅助伤员分类等功能；士兵生理学状态监测器，由固定在士兵服装内的与身体有良好接触的微型传感器和微处理器组成，能够采集反映士兵体力、作业能力、注意力和心理应激反应等的生理信号。另外，用于极端环境

和特种作业任务的新型单兵生命信息监测器或检测装置还有脑电图仪、听觉仪、肌电图仪和辐射测量仪等，通过对缺氧、心理应激、警觉降低、生理节律失调、代谢性疲劳、脱水，以及有无发生震动、冲击和反复碰撞，是否发生有害物质暴露等生理状态指标变化的监测分析，判断作业人员的体能是否出现明显下降或是否会引发疾病，抑或思维反应迟钝等，在全面评估士兵身体、心理状况基础上，制订合理行动计划，保证特殊作业任务的完成。21 世纪，中国海军研制的 866 医院船配备了伤病员生命信息采集设备，伤病员的体温、脉搏、血氧等生命体征可即时传输到护理中心。

**原理与结构** 生理传感器采集的士兵生理信号，通过微处理器转化为生理状态信息，并传输至指挥系统。单兵生命信息监测设备主要包括非侵入式生理传感器、微处理器和全球定位模块（图）。其中，非侵入式生理传感器一般包括心率传感器、运动代谢传感器、体表及体内温度传感器、步态传感器等，可把生物学信号直接转化为有用的可读取的信息，其自备电源可连续工作数星期。微处理器首先对来自于传感器的连续性心脑电图信息进行处理分析，得到反映士兵身体状态的生理参数；再将结果通过区域网络传输到单兵作战指挥系统。全球定位模块可以准确定位士兵所在的地理位置，有助于作战指挥系统分析判断其所处作业环境的恶劣及危险程度。

**用途** 供实施极端环境作业或执行特种任务的人员穿戴使用，有助于指挥员根据其身体、心理状态变化情况以及作业环境的恶

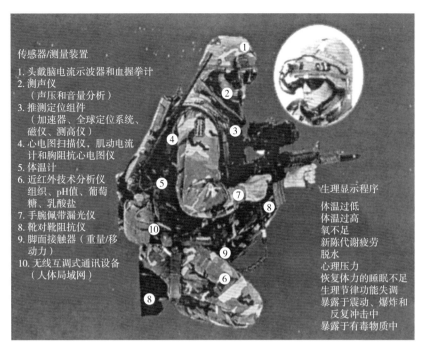

传感器/测量装置
1. 头戴脑电流示波器和血握拳计
2. 测声仪
   （声压和音量分析）
3. 推测定位组件
   （加速器、全球定位系统、
   磁仪、测高仪）
4. 心电图扫描仪，肌动电流
   计和胸阻抗心电图仪
5. 体温计
6. 近红外技术分析仪
   组织、pH值、葡萄
   糖、乳酸盐
7. 手腕佩带漏光仪
8. 靴对靴阻抗仪
9. 脚面接触器（重量/移
   动力）
10. 无线互调式通讯设备
   （人体局域网）

生理显示程序

体温过低
体温过高
氧不足
新陈代谢疲劳
脱水
心理压力
恢复体力的睡眠不足
生理节律功能失调
暴露于震动、爆炸和
反复冲击中
暴露于有毒物质中

图  单兵生命信息检测装备概念设计

劣危险状况，及时调整作战计划或采取救治/保护等措施。

（刘志国）

jūnduì yuǎnchéng yīliáo xìtǒng

**军队远程医疗系统** （military telemedical system）  平战时用于军人的危重、疑难伤病诊断、治疗的基于互联网技术的后方医学专家支持型多媒体网络平台。又称远程医疗系统。远程医学保障装备的一种。通常由网络通信、计算机、多媒体等仪器设备及其应用软件系统构成。

**发展历史**  远程医疗系统是随着现代通信技术和计算机技术的发展而逐步发展起来的。20世纪60年代，美国宇航局（NASA）开始研究人在太空环境中的生理变化，并利用微波等无线电传输技术，在亚利桑那州建立了远程医疗试验平台，为太空中的宇航员提供医疗服务。70至80年代，卫星通信技术被应用于远程医疗领域，联合国以其发射的4颗地球同步通信卫星为通信枢纽，建立起了世界各国间的远程医疗系统。90年代，美国国防部为部署在全球的100多个医疗中心建立了远程医疗系统。20世纪80年代，中国人民解放军总医院通过联合国建立的远程医疗系统，与德国某医院进行了神经外科远程病例讨论；90年代，利用综合业务数字网（integrated services digital networke，ISDN）与香港中文大学医院联合举办了全球性远程医学会议；成立了"医院远程医学中心"，并运用电子邮件、可视电话等各种通信技术，大力开展远程医学活动。与此同时，中国人民解放军建立了基于电话线传输的普及型远程医疗会诊系统。21世纪，升级为基于卫星通讯传输的远程医疗会诊系统；建立了网络管理中心和数百个固定的远程医疗单双向卫星站点；研制了远程医疗会诊车、远程医疗会诊箱和医院船远程医疗工作站；在中国南沙永暑岛和中国驻黎巴嫩维和医疗队营区建成高清远程医疗服务站，将放射、超声、内镜、心电图等诊疗信息接入远程医学系统，全面实现了远程医疗诊断。

**原理与结构**  综合应用现代通信技术、计算机技术和多媒体技术，构建基于互联网的具有远程视频、音频交互，医学资料（包括数据、文本、图片和声像信息）传输、存储、查询及显示功能的分布式远程医疗系统。远程医疗系统由卫星通信网、音视频与数字通信设备、信道管理调度系统、远程医学应用软件等构成。其中，卫星通信网以通信卫星为信道链路，采用星形网与网状结构相结合的拓扑结构，部署地面固定或移动式远程医学卫星站，构成远程医疗信息网；卫星通信设备通常包括卫星天线、卫星定位系统、收发信机、调制解调器。音视频与数字通信设备包括视频会议终端、显示器、摄像机、照相机、麦克风等。信道管理调度系统包括视频会议网络管理软件和网络资源分发系统软件，视频会议网络管理软件主要用于对视频会议卫星通信调制解调器的控制；网络资源分发系统软件主要实现文件分发、现场直播、录像直播、桌面直播等网上业务。远程医学应用软件包括会诊软件、教学软件、医学科技资料浏览软件、网站等。

**用途**  主要用于中国人民解放军各级医院之间、战场前方与后方卫生救治机构之间开展远程医疗会诊、远程医疗咨询、远程手术和远程医学培训等。

（刘志国 葛毅 翟新海）

yīyuànchuán yuǎnchéng yīliáo xìtǒng

**医院船远程医疗系统** （telemedicine system for hospital ship）  平战时用于军人危重、疑难伤病诊断、治疗的基于互联网技术的后方医学专家支持型船载多媒体网络平台。简称医院船远程系统。远程医学保障装备的一种。通常由网络通信、计算机、多媒体等仪器设备及其应用软件系统构成。可为海上伤病员提供远距离诊断、治疗以及医学咨询服务，提高海上伤病员的救治时效和卫勤保障能力。

**发展历史** 20世纪90年代，美军"华盛顿"号航母采用双向卫星通信技术，首次成功应用标准化远程医学设备传输数字化X线照片；之后，又安装了计算机远程放射医学影像系统、电视会议系统和其他视频驱动医疗设备。21世纪，美军建立了适用于小型舰艇和潜艇的远程医学系统，逐步完善了舰艇海上远程医疗网络平台建设。美军把战区10%的卫星通信频带划归远程医疗使用，充分发挥了小型远程医疗装备和远程医疗系统的作用，使远在海外的士兵享受到美国本土最佳医疗资源的保障。美国海军建成了以航母、医院船、岸基医学中心为依托，以远程放射医学为主线的远程医疗体系，可减少28%的海上伤病员的医疗后送。同期，中国人民解放军海军研制出866医院船，并装备了远程医疗系统，在海上可随时得到岸基医院和陆上医学中心的实时支援。医院船远程医疗系统集成了电子病历、海上伤病临床路径、基于手持机的伤病员生命体征信息以及伤病员快速分类等系统信息，可与医院船上的磁共振、计算机影像设备、临床检验设备以及单兵生命体征检测系统等相连接，实现医院船临床信息的集成管理，并通过远程医疗网络与岸基医院和陆上医学中心实现互连互通。

**原理与结构** 综合集成卫星通信、多媒体、医疗信息等技术，构建海上远程医疗信息平台，实现医院船与陆上医疗中心的医疗信息互连互通。医院船远程医疗系统由卫星通信设备、计算机网络设备、多媒体设备、单兵健康监测器材、远程医疗终端、医疗信息管理系统等构成（图）。其中，卫星通信设备主要包括卫星天线系统、功率放大器、调制解调器等，卫星天线系统中的伺服系统为动中通三轴伺服跟踪系统，能抵抗船体剧烈颠簸和摇摆，通过无线网关与医院船医疗信息系统连接，并通过卫星通信传送给陆上医疗中心。计算机网络设备主要包括服务器、交换机、路由器、中继器、网关、网桥等。多媒体设备主要包括音视频矩阵以及输入、输出设备等。单兵健康监测器材主要包括海军电子伤票、单兵生命信息采集设备等。远程医疗终端主要包括视频会议终端、摄像机、麦克风、监视器等。医疗信息管理系统主要包括医院信息管理系统、医学影像管理系统和医学检验管理系统等。

**用途** 主要用于海上伤病员救治及卫勤保障，通过军队岸基医院和陆上医学中心专家远程支持与咨询服务，提高海上伤病员的救治时效、救治质量以及海上卫勤系统保障能力。

（刘志国）

yuǎnchéng yīliáo huìzhěnchē

**远程医疗会诊车**（tele-consultation vehicle） 平战时用于军人的危重、疑难伤病诊断、治疗的基于互联网技术的后方医学专家支持型轮式多媒体网络平台。简称远程会诊车。远程医学保障装备的一种。通常由网络通信、计算机、多媒体等仪器设备及其应用软件系统构成。可为战时危重伤病员提供远程专家诊断、治疗以及医学咨询服务，提高战时危重伤病员的救治时效和救治质量。

**发展历史** 远程医疗会诊车具有较好的道路通过性和环境适应性，可以随时机动展开远程医疗会诊工作，为野战危重伤病员救治提供后方专家远程医疗服务。20世纪90年代，日本研制的螺旋CT车，采用JCSAT-1B卫星Ku波段，1.2m直径天线通信系统，车内集成通信和视频会议终端系统，实现与医院间CT图像数据、视频图像的传输。同期，美国研制的远程医学车，采用综合业务数字网、帧中继等通讯方式，可远程监测伤病员脉搏、血压、血氧饱和度、心电图等生命信息；特殊医学救援队在全球执行任务时使用的可快速部署远程医学系统，

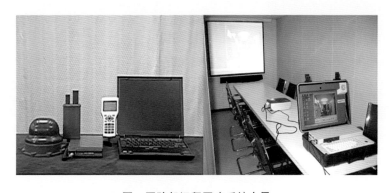

图　医院船远程医疗系统内景

具有指挥、控制、通信及远程医学作业、电视会议等功能。21 世纪，中国人民解放军研制的远程医疗会诊车，在野战及应急条件下，可实现野战救护所医生与后方医疗专家可视化、多媒体双向实时动态信息传输，在后方专家指导下，开展危重伤病员的紧急救治和早期治疗。

**原理与结构** 采用卫星通信、计算机、网络和多媒体等技术，实现伤病员医疗数据、影像等信息的远程传输和专家会诊。远程医疗会诊车通常由汽车底盘、厢体、远程会诊单元和附属设备设施组成（图）。汽车底盘通常选用整车总质量不超过 5 吨的二类军用越野汽车底盘。厢体通常为标准制式化固定型大板车厢结构，设有右侧门和对开式后门。远程会诊单元主要包括卫星天线、室外功率放大器、卫星通讯调制解调器、解码器、计算机、显示器、视频终端、麦克风等，动态图像传输速率不小于 25 帧/秒。附属设备设施包括车载空调、独立燃油暖风机、照明设备、观片灯、外接端口面板、发电机、UPS 电源及多功能工作台等；其中，外接端口面板上设有电源、音频、视频、电话、网络等接口。

**用途** 战时，远程医疗会诊车可作为军队远程医学网络的机动站点，实现救护所与后方医院的互连互通，为战场伤病员提供基于专家系统的"面对面"医疗服务。同时，可作为野战医院的机动远程通信中继站点使用。

（高振海 刘志国）

yuǎnchéng yīliáo huìzhěn xiāngzǔ

**远程医疗会诊箱组**（tele-consultation chest sets） 平战时用于军人危重、疑难伤病诊断、治疗的基于卫星通信网络技术的后方医学专家支持型组合化箱式多媒体网络平台。远程医学保障装备的一种。通常由网络通信、计算机、多媒体等硬件设备及其应用软件构成。可为平战时危重伤病员提供远程专家诊断、治疗以及医学咨询服务，对提高平战时危重伤病员的救治时效、救治质量，以及卫勤保障能力具有重要作用。

**发展历史** 20 世纪 80 年代，美国麻省理工学院研制出便携式远程医疗箱，配置有便携式计算机、数字听诊器、心电图机、医学影像系统，以及心音、呼吸音、心电图检查等临床诊断设备；通过箱内控制面板与便携式计算机连接，可异步传输临床诊断的音

频、视频和图像数据；医学影像系统采用高分辨率照相机。远程医疗箱采用充电电池供电，必要时，也可使用太阳能、手摇发电机等作为充电电源。90 年代，美军研制的可快速部署远程医学系统，总重量为 80kg；可供特殊医学救援队在全球执行任务时使用。同期，中国人民解放军研制的基于固话通信的远程医疗会诊箱，可以传输静态 X 射线影像，配置有计算机、调制解调器、扫描仪、摄像头、数码相机等设备。21 世纪，研制的基于卫星通信网络的远程医疗会诊箱组，可以实现音视频的双向实时传输。

**原理与结构** 采用卫星通信、计算机、网络和多媒体等技术，实现伤病员医疗数据、影像等信息的远程传输和专家会诊。远程医疗会诊箱组为箱仪一体化设计，由天线系统箱、基带设备箱和终端设备箱组成（图）。其中，箱体为制式标准医疗箱，采用聚乙烯高分子改性材料和旋转模塑中空成型工艺制作。天线系统箱配置有天馈系统、变频功率放大器、高频头、卫星定位系统、罗盘、倾角传感器、信标接收机、天线控制单元、伺服转台、控制手柄和电源模块等。基带系统箱为两

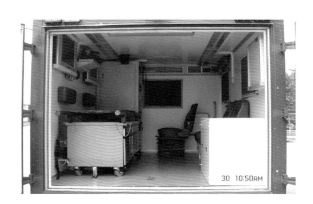

图 远程医疗会诊车内景

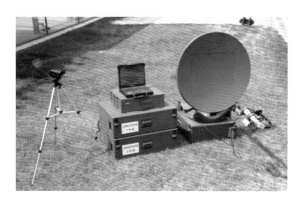

图 远程医疗会诊箱组

层，上层配置有调制解调器、多媒体网关、串口服务器、分合路由器、交换机等；下层配置有接口板和配电盘。终端系统箱配置有高清会议终端、高清摄像机、麦克风、计算机和显示器等。终端箱网络信号及音视频信号通过网线连接到基带箱交换机，实现与基带箱之间的互连互通。

**用途**　用于野战救护所与后方医院伤病员救治信息的互连互通，通过后方医疗专家技术指导，实施战场危重伤病员快速抢救与后送治疗。

（刘志国）

wèishēng zhuāngbèi gùzhàng yuǎnchéng zhěnduàn xìtǒng

## 卫生装备故障远程诊断系统

（remote diagnosis system for medical equipment failure）　军队战伤救治医疗仪器设备功能异常网上在线检测、分析、判断与维修咨询的多媒体网络平台。远程医学保障装备的一种。

**发展历史**　卫生装备故障远程诊断系统是借鉴武器装备故障远程诊断系统而发展起来的。20世纪90年代，世界主要国家大力开展武器系统远程测试与故障诊断技术研究。美国研制的武器系统故障诊断和维修保障网络系统，在高技术局部战争中发挥了重要作用。军用车辆发动机远程监控服务系统，由卫星通信网、车辆故障自诊断计算机、卫星通信单元、维修服务中心和保障营组成。武器装备多用途远程维修助手由可穿戴式维修计算机、交互式电子手册、专业数据库等构成。维修人员可以共享应用程序、数据和信息。其中，通过可穿戴式维修计算机，实现维修现场与维修指挥中心的信息交互，可建立起现场维修人员与远程专家的音频、

视频通信。法国拉波佛（LABOVER）公司研制的生物安全三级移动实验室的通风净化控制系统采用了故障代码技术，若系统运行出现故障，会即刻显示代码序号，拉波佛（LABOVER）公司专家将故障代码输入通风净化控制系统的故障诊断系统，即可获知系统故障的具体信息，并远程指导维修人员进行故障排除。近年来，利用卫星通讯等公共通信网络构建的无线监控网络，为装备故障远程检测与维修提供了重要技术支撑。21世纪，中国人民解放军建立了卫生装备维修中心，通过建立基于互联网和卫星双向通信的远程卫生装备维修站点网络，开展卫生装备远程测试、故障诊断和维修咨询工作。

**原理与结构**　综合运用互联网技术、计算机技术及数字化故障诊断技术，构建卫生装备故障信息传输、分析、诊断和修复的可视化维修网络平台。卫生装备故障远程诊断系统由专用维修网络、计算机、音视频采集、播放、编码解码设备和数字化故障诊断系统组成（图）。其中，数字化故障诊断系统主要包括故障点探测传感器、故障诊断专家系统、维修保障系统、卫生装备专家数据库等。

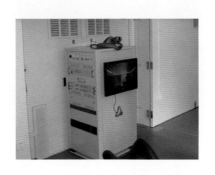

**图　卫生装备故障远程诊断装备**

**用途**　主要用于平战时卫生装备故障快速检测、诊断及维修技术指导。

（刘志国）

mókuàihuà wèishēng zhuāngbèi

## 模块化卫生装备

（modular medical equipment）　卫生勤务功能明确、构造型式规范统一和可按需灵活配置的组合化医疗/医技作业基本单元。现代化卫生装备的一类。相同功能的医疗/医技模块组合，可以成倍提高卫生勤务作业能力；不同功能的医疗/医技模块组合，可以有效提高系统整体配套效能。

**发展历史**　20世纪50年代，欧美等国系统地提出了模块化设计概念。60年代，美军为了满足越南战争卫勤保障的需求，依据模块化设计思想，将医用方舱、扩展式医用帐篷、充气式医用帐篷等装备，按需组合成不同规模的野战医院。80年代至90年代，欧美等国军队发展了类型各异、规模不同的模块化野战医院系统。如美国的CHEM组合式方舱医院，可开设40张病床；其中，外科医疗单元由外科、烧伤、矫形、加强护理、一般护理和动力等医疗和保障方舱组成。英国的由26辆拖车组成的方舱医院系统，拖车之间使用防水帆布连接，组成穹顶式中央通道，开设40张病床，设有加强护理病房、手术室、临床化验室、X线室、药房、消毒灭菌室、膳食配制室、水电供应和行政管理室等，具有空气调节和"三防"功能。法军单元化机动医院由技术方舱、勤务方舱、连接方舱和轻型帐篷等模块组成，具有组合扩展、坚固轻便、防护性强，便于运输等特点。德军方舱式机动医院由2个中心方舱、1个手术方舱、1个特护方舱、1个

休克处理方舱、1个医技保障方舱和1个电力供应方舱组成。日本自卫队4车一组野战手术系统是一种车载化、模块化卫生装备，自行机动能力强，可在野战条件下展开使用。21世纪，美国的21世纪医院系统（21CMHS）由国际标准方舱、双侧扩展方舱和单侧扩展方舱组成，可以完成神经外科在内的各种手术，具备局域网和广域网远程通信能力。同期，中国人民解放军研制了标准化、制式化的医疗箱组、卫生帐篷、卫生车辆和医用方舱等医疗救治与卫勤作业的基本单元模块，可按需组合成不同床位规模、不同作业能力的野战救护所、野战医院等。

**研究范围** 以模块化卫生装备与技术的发展、应用和管理的实践活动为研究范围，开展模块化卫生装备的发展历史、发展规律、勤务需求及其运用方法研究；模块化卫生装备的分类与组合设计原理及其关键技术研究；模块化卫生装备的生产制造与质量检验研究；以及模块化卫生装备的使用、维护与管理制度研究等。

**研究内容** ①综合论证研究。如开展世界主要国家军队模块化卫生装备发展现状、发展趋势及发展规律研究；中国人民解放军模块化卫生装备发展现状、主要差距以及发展战略、发展路径研究；模块化卫生装备体系设计、品类设计、基本技术型式以及装备运用方法研究；以及战伤救治重大模块化卫生装备保障需求、勤务功能，立项必要性、主要战技指标先进性、总体技术方案可行性、工程设计方案合理性等综合论证研究。②关键技术研究。以基型模块化卫生装备独立运用及组合运用效率最大化为目标，

开展模块化卫生装备系统顶层设计研究；模块化卫生装备基型与标准化接口设计研究；模块化卫生装备运用的组合性、功效性、可靠性、安全性等效能评价方法研究，建立模块化卫生装备评价标准、评价内容、评价指标和评价方法等。③模块化卫生装备研制。进一步优化方舱、车辆、帐篷、箱组及背囊等基本型模块化卫生装备单元的工程设计、制造工艺、加工试制、质量检验以及鉴定定型技术和方法；开发海战医疗救护、空运伤员救护以及智能物联和无人化新型模块化卫生装备等。④模块化卫生装备管理研究。开展模块化卫生装备使用训练、供应补给、维修保养、退役报废等管理制度研究。

**研究方法** ①软科学研究法。综合运用专家咨询、论证评估、总结归纳等调查研究方法，根据模块化卫生装备发展需要，开展世界主要国家军队模块化卫生装备现状和发展趋势研究；紧密联系中国人民解放军野战卫生机构训练、演习、战备和管理实际，深入听取医生、工程师及卫勤专家关于模块化卫生装备使用现状、应用效果、存在问题及改进意见建议，围绕模块化卫生装备配置方式、编配方案和运用成效等，提出研究报告、改进意见和实施方案。②科学实验法。综合应用战伤救治、系统工程、计算机工程和生物医学工程等学科知识和实验平台，开展模块化卫生装备系统顶层设计技术研究；模块化卫生装备的基型与标准化接口设计技术研究；围绕模块化卫生装备运用的组合性、功效性、可靠性、安全性等效能评价研究，建立科学规范的评价标准、评价内容、评价指标和评价方法，为模

块化卫生装备研制提供技术支撑。③工程设计法。依据模块化卫生装备科研任务书要求，综合运用计算机模拟仿真、数值仿真、计算机与物理组合仿真等方法，通过虚拟现实环境或物理模拟，开展模块化卫生装备的结构与性能优化设计研究；以及新研模块化装备主要战术技术指标先进性、关键技术的成熟性、技术路径的合理性及装备性能的可靠性等验证研究，根据发现问题，及时调整总体技术方案、完善工程设计方案；开展装备总体和零部件工程图样设计、计算校核和试制试验；组织基本性能试验和部队适用性试验，考核设计指标实现程度。

**成果应用** 模块化卫生装备与技术研究，丰富了军队卫生装备学学科的研究内容；完善了军队卫生装备框架体系，推动了现代化卫生装备的建设发展。中国人民解放军研制的野战方舱医院、野战帐篷医院、轮式远程医疗手术系统、医疗箱组等模块化卫生装备，在重大军事演习、训练卫勤保障和国家突发重大灾难医学救援中发挥了重要作用。

**发展趋势** 模块化卫生装备理论、设计方法、关键技术、制造工艺及组合运用的研究将进一步深入，模块化卫生装备将成为卫生装备标准化发展的主要标志；海上医疗救护、空运医疗救护以及智能物联医疗救护等新型模块化卫生装备将不断涌现。

（杜海舰 王 政）

gāoyuán gāohán gāorèqū wèishēng zhuāngbèi

## 高原高寒高热区卫生装备

（medical equipment for severe cold and hot environment at plateau） 用于高海拔、高寒冷、高炎热地区的因环境因素致伤或作

战损伤的救治及预防与保护的医用设备器材和运输工具。简称高寒热区卫生装备。现代化卫生装备的一类，是高原、高寒和高热等特殊自然环境地区作战和驻守军队人员健康维护与促进的重要卫生装备。

**发展历史** 高原、高寒和高热地区地理自然环境恶劣，维护与促进军人健康的卫生勤务需求不仅十分迫切，同时也对高寒热区卫生装备提出了特殊的要求。①高原地区地理自然环境随着海拔高度的升高而愈加恶劣，如空气稀薄、缺氧、寒冷、风沙大、日照紫外线指数高等，给军队驻防官兵正常生活、边防巡逻以及训练作战都带来了许多困难。20世纪60年代以来，中国人民解放军相继研制出以高原制氧车、高原高压氧舱车、高原制氧机、高原单兵供氧器、高原单兵化学供氧器、高原单兵增氧呼吸器，以及高原中型救护车、高原轻便加压舱和高原单兵生理参数监测系统等卫生装备，综合提升了平战时军队的高原卫勤保障能力。②高寒地区地理自然环境条件艰苦，特别是高寒地区冬季军事训练及作战，极易发生战伤冻伤叠加的复合型创伤，无论是现场紧急救治，还是后送途中连续救治，对保暖、加温、复温等的保障需求极为突出。欧美国家军队的寒区卫生装备主要分为伤员保温装备、伤员复温装备、伤员后送装备和药液保温装备等。伤员保温装备主要包括伤员保温袋、伤员保温毯、加温型帐篷等，如挪威军队的保温急救袋、美军的加温型伤员分类帐篷。伤员复温装备主要包括热气流发生器、复温装置、自动控温装置等，如美军的非侵入式体温复温系统、电加

热复温背心等。伤员后送装备主要包括保温后送袋、特种伤员后送担架、特种伤员运送车辆等，如美军的伤员保温后送袋、雪橇担架、轻型履带车，以及瑞典的BV 206 S全地形装甲急救车等。药液保温装备主要包括药品保温储藏装置和输液保温装置等，如挪威军队的药品保温储藏箱和输液保温套等。20世纪60年代，中国人民解放军研制了药液防冻箱。90年代，研制了寒区使用的野战血液保温箱。21世纪，研制了环境冷强度监测仪、伤员拖运毯、伤员保温毯、伤员复温袋、伤员复温装置、组合式滑橇担架、野外加热存储箱组、履带式全地形卫生急救车等寒区专用卫生装备。③高热地区地理自然环境条件下，高温高湿气候、昆虫蛇蝎密度大，伤病员救治、后送困难，极易引发中暑、腹泻、伤部细菌感染等，对热区卫生装备研制提出了更高要求。20世纪60年代以来，中国人民解放军相继研发出单兵卫生盒、系列透气透湿夹板、高效防蚊服、药材防潮系列装具、昆虫疟原虫检验装备、卫生防疫车等卫生装备。其中，单兵卫生盒内配有仁丹、黄连素、磷酸氯喹宁、驱避剂、止痒清凉油、蛇药片、净水片、脱味剂等。

**研究范围** 以高寒热区卫生装备与技术的发展、应用和管理的实践活动为研究对象，开展高寒热区卫生装备的发展历史、发展规律、勤务需求及其运用方法研究；高寒热区卫生装备的分类与集成设计原理及其关键技术研究；高寒热区卫生装备的生产制造与质量控制研究；高寒热区卫生装备的使用、维护与管理制度研究等。

**研究内容** ①综合论证研究。

主要有：欧美国家军队高寒热区卫生装备的概念分类、发展历史、发展现状、发展趋势及发展规律研究；中国人民解放军高寒热区卫生装备发展现状、主要差距以及发展战略、发展路径研究；高寒热区卫生装备体系设计、品类设计、基本技术型式、编制体制，以及装备运用研究；高寒热区战伤救治重大卫生装备保障需求、勤务功能、立项必要性、主要战技指标论证、总体技术方案论证、工程设计方案论证等综合论证研究。②关键技术研究。包括极端环境适应性技术、集体与个体卫生防疫防护技术、仪器设备低功耗设计技术、电源技术、材料技术、环境损伤及战伤救治技术、高寒热区卫生装备运用效能评价方法等研究。③高寒热区卫生装备研制。研制新型单兵与集体制供氧装备、伤员保温复温装备、药品器材防冻装备、蚊虫防治防护器材、卫生防疫防护装备等，包括工程设计方案、加工制造工艺、新产品试制试验、质量保证体系、鉴定定型等。④高寒热区卫生装备管理研究。高寒热区卫生装备使用训练、供应补给、维修保养、退役报废等管理制度研究。

**研究方法** ①软科学研究法。综合运用专家咨询、论证评估、总结归纳等调查研究方法，以高寒热区卫生装备需求为牵引，开展欧美国家军队高寒热区卫生装备发展现状和发展趋势研究；紧密联系中国人民解放军驻高寒热区部队训练、演习、战备实际，深入听取医生、工程师及卫勤专家关于高寒热区卫生装备使用现状、应用效果、存在问题以及亟需改进的意见建议，围绕高寒热区卫生装备品类品量结构、编配

方案和使用效果等，提出研究报告、改进建议和对策方案。②科学实验法。综合应用高寒热区战伤救治实验平台和生物医学工程知识，开展高寒热区极端环境的人-机适应性和人-机-环境系统工程、集体与个人卫生防疫防护、低功耗器材设计、智能电源、智能材料，以及高寒热区卫生装备运用效能评价方法等关键技术研究，为高寒热卫生装备研制提供技术支撑。③工程设计法。依据高寒热区卫生装备科研任务书要求，将高寒热区卫生装备关键技术、设计原理、结构效能规律等研究成果与计算机模拟仿真、数值仿真、物理组合仿真等方法相结合，通过虚拟现实环境或物理模拟，开展高寒热区卫生装备的结构与效能优化研究；以及新研高寒热区卫生装备原理的科学性、主要战术技术指标的先进性、关键技术的成熟性、技术路径的合理性及装备性能的可靠性等的验证研究；根据发现问题，及时调整总体技术方案、完善工程设计方案；开展装备总体和零部件工程图样设计、计算校核和试制试验；组织基本性能试验和部队适用性试验，考核设计指标实现程度。

**成果应用** 高寒热区卫生装备研究，丰富了军队卫生装备学学科的研究内容，完善了军队卫生装备体系；对现代化卫生装备发展具有重要推动作用；已成为高原高寒高热等极端地理自然环境地区战时与平时卫勤保障的重要卫生装备。智能型高原制氧机、高原轻便加压舱等卫生装备已配发高原部队；伤员拖运毯、伤员保温毯、伤员复温袋、组合滑橇式担架、履带式全地形卫生急救车、伤员搜救系统等卫生装备已

配发寒区部队；单兵卫生盒、高效防蚊服、卫生防疫车等卫生装备已配发热区部队。

**发展趋势** 进一步加强高寒热区卫生装备环境适应性研究，提高环境适应能力和人机效能；进一步提高高寒热区卫生装备功能集成化研究，精简品种类别，发展多功能型高寒热区卫生装备。

(高树田 王 政)

zāinàn yīxué jiùyuán wèishēng zhuāngbèi

## 灾难医学救援卫生装备

（medical equipment for disaster relief） 用于突发重大社会安全事件损伤伤员现场紧急救治的仪器设备、器材以及运输工具。简称医学救援卫生装备。现代化卫生装备的一类。突发重大社会安全事件主要指突发重大自然灾害（地震、洪灾等）、重大安全事故（矿难、化学品爆炸等）、重大公共卫生事件（烈性传染病、瘟疫等）以及恐怖袭击（核生化恐怖事件等）等严重危害国家安全、社会稳定和人民生命健康安全的突发性重大社会灾难事件。

**发展历史** 进入21世纪，全球范围内地震、海啸、飓风、空难海难、核泄漏、化学品爆炸、烈性传染病疫情、恐怖袭击、群体遇险等各类社会安全突发事件频频发生，严重威胁到人类生命健康与社会发展。传统的急救站、急救中心等院外现场急救模式，已经远远不能满足各种重大社会安全风险威胁导致的紧急医疗救治需求。灾难医学作为一门新兴交叉学科呈现出快速发展趋势，灾难医学救援技术及装备应运而生。美国的灾害紧急医学救援管理机制较为成熟，医学救援装备较为先进，投送机动能力也较强。俄罗斯按照军队野战医院标准配

置灾害医学救援装备，依托现有医院组织训练并实施救援。2003年非典型肺炎（SARS）疫情暴发期间，中国人民解放军提供了生物防护口罩、生物防护服、正压医用防护头罩、传染病员负压隔离担架、传染病员负压救护车、传染病员负压隔离病房、卫生防疫车等个体与集体生物防护装备；2008年，研制的可供飞机运载的轮式救援医院，由指挥车、手术车、综合急救车、临床检验车与影像诊断车等技术车辆组成，自行机动能力和飞机战略投送适应性均较强；2010年，研制的帐篷式野外医院系统，由手术单元、急救单元、检伤分类单元、传染病隔离单元和病房单元等构成，其中手术、传染病隔离单元等均为密闭式充气帐篷，各医疗单元既可独立展开使用，也可根据灾难医学救援需求进行灵活组配，构建25~100张床位不同规模的具有良好作业环境的野外医院系统；2015年，研制的新发突发传染病现场应急防控装备系统，由样本准备帐篷、分子生物学检测帐篷、免疫学检测帐篷、指挥车、洗消车、生物检验车及水电保障车等组成；2020年冬春之季，新型冠状病毒肺炎爆发，中国人民解放军研制的便携式生物气溶胶采样器、移动式生物安全三级实验室、移动式加强型生物安全二级实验室、帐篷式生物安全三级实验室、生物安全型手套箱式隔离器、便携式负压柔性手套箱式隔离器、便携式化学淋浴洗消系统、汽化过氧化氢熏蒸消毒柜、气体二氧化氯消毒系统、便携式气体二氧化氯消毒机、野战超低容量喷雾机、卫生防疫车、便携式负压防护传染病员柔性隔离病房、帐篷式负压防护传染病员隔离病房、

医用生物防护口罩、自主动力送风披肩型正压医用防护头罩，以及自主动力送风全身型正压生物防护服等数十种高等级生物安全实验室、集体及个体生物安全防护卫生装备投入到抗击疫情的战斗之中，成为军队赴疫区执行医学救援任务的医护工作者们，加强自身防疫防护保障水平和提高高危污染环境抢救、医治传染病员工作效率的最有力的平台和武器。

**研究范围** 以灾难医学救援卫生装备的发展、应用和管理的实践活动为研究对象，开展灾难医学救援卫生装备的发展历史、发展规律、勤务需求及其运用方法研究；灾难医学救援卫生装备的分类与集成化原理及其关键技术研究；灾难医学救援卫生装备的生产制造与质量控制研究；灾难医学救援卫生装备的使用、维护管理研究等。

**研究内容** ①综合论证研究。主要开展世界主要国家军队灾难医学救援卫生装备的概念分类、发展历史、发展现状、发展趋势及发展规律等研究；中国人民解放军灾难医学救援卫生装备发展现状、主要差距以及发展战略、发展路径研究；灾难医学卫生装备体系设计、品类设计、基本技术型式以及装备运用等研究；以及灾难伤员救治重大卫生装备需求、勤务功能，立项必要性、主要战技指标先进性、总体技术方案可行性、工程设计方案合理性等综合论证研究。②关键技术研究。依据灾难医学救援的特殊需求，开展人-机-环境系统工程、极端环境适应性、综合集成、模块化设计、智能化控制、远程医学、新材料，以及灾难医学救援卫生装备运用效能评价方法等关键技术研究。③灾难医学救援卫生装备研制。以快速机动、功能精干、组合便携为目标，研制伤员搜救装备、快速转运装备、野外移动医院系统、水上医学救援装备、空中医学救援装备、个体与集体防护装备、环境卫生防疫装备等，主要研究内容包括工程设计、加工制造工艺、新产品试制试验、质量保证体系、装备鉴定定型等各种工程技术方案的制定和实施。④灾难医学救援卫生装备管理研究。主要包括灾难医学救援卫生装备编配供应、使用训练、维修保养、退役报废管理的制度与措施研究。

**研究方法** ①软科学研究法。综合运用专家咨询、论证评估、总结归纳等调查研究方法，以灾难医学救援卫生装备需求为牵引，开展世界主要国家军队灾难医学救援卫生装备发展现状和发展趋势研究；紧密联系国家灾难医学救援组织建设、训练演练和应急救援实际，深入听取医生、工程师及卫生专家关于灾难医学救援卫生装备使用现状、应用效果、存在问题以及亟需改进的意见建议，系统评估灾难医学救援卫生装备配置方式、编配方案和运用效率现状，研究提出改进和提高的对策方案。②科学实验法。综合应用环境医学、人机工程学、灾难伤员救治实验平台，开展灾难医学救援装备的人-机-环境系统工程的顶层设计、功能综合集成、模块化智能化设计、医用机器人与远程医学、极端环境伤员搜救、新材料应用，以及灾难医学救援卫生装备能效评价方法等科学实验研究，创新灾难医学救援装备设计原理，研究装备构效关系和运用规律，为灾难医学救援卫生装备研制提供技术支撑。③工程设计法。依据灾难医学救援卫生装备科研任务书要求，将灾难医学救援卫生装备关键技术、设计原理、结构效能规律等研究成果与计算机模拟仿真、数值仿真、物理仿真等方法相结合，通过虚拟现实环境或物理模拟，开展灾难医学救援卫生装备的结构与效能优化研究；以及灾难医学救援卫生装备设计原理的科学性、主要战术技术指标的先进性、关键技术的成熟性、技术路径的合理性及装备性能的可靠性等的验证研究，根据发现问题，及时调整总体技术方案、完善工程设计方案；开展装备总体和零部件工程图样设计、计算校核和试制试验；组织基本性能试验和部队适用性试验，考核设计指标实现程度。

**成果应用** 灾难医学救援卫生装备研究，丰富了军队卫生装备学学科的研究内容，完善了军队卫生装备构成体系；促进了现代卫生装备的发展；灾难医学救援卫生装备为灾难医学应急救援提供了重要的物质保障，极大提高了中国的灾难医学救援应急能力，产生了巨大的社会效益。中国国际救援队先后十余批次，赴阿尔及利亚、伊朗、印度尼西亚、巴基斯坦、海地等国家实施灾难紧急救援，所携带的网架式急救帐篷、综合急救箱、急救背囊等急救设备，心肺复苏设备、心电监护设备以及检水、检毒、消毒等器材在救援行动中发挥了重要作用。中国人民解放军研制的野战方舱医院、野战手术车、野战运血车、卫生防疫车、野战X线诊断车，卫生员背囊、军医背囊、折叠式担架等伤员急救与后送装备，野战制氧挂车、净水器等医技保障装备，检水检毒箱、喷烟喷雾机等卫生防疫装备，在中国汶川特大地震和玉树大地震伤员紧急救治与灾区环境防疫等救援行动中发挥了重大作用。中国人民解放军研制的便携式生物气溶胶采样器、移动式生物安全三级实验室、帐篷式生物安全三级实验室、生物安全型手套箱式隔离器、汽化过氧化氢熏蒸消毒柜、气体二氧化氯消毒系统、野战超低容量喷雾机、卫生防疫车、帐篷式负压防护传染病员隔离病房、自主动力送风披肩型正压医用防护头罩，以及自主动力送风全身型正压生物防护服等数十种高等级生物安全防疫防护卫生装备，在2020年冬春之季中国军队执行抗击新型冠状病毒肺炎疫情救援任务中发挥了重大作用。

**发展趋势**　灾难医学救援卫生装备将朝着通用化、系列化和组合化的方向进一步发展；伤员搜救机器人、无人化伤员搬运飞行器、非接触式废墟伤员生命维护器材等小型化智能化无人化卫生装备将成为热点研究领域。

（高树田　王　政）

zhànchǎng shāngyuán sōujiù
wèishēng zhuāngbèi

## 战场伤员搜救卫生装备（battlefield medical equipment for combat casualties searching & rescue）

用于战场负伤人员的搜索寻找、医疗救治的仪器、设备、器材及工具。简称伤员搜救装备。现代化卫生装备的一类。

**发展历史**　战场伤员搜救卫生装备依技术原理的不同，可分为光学类、电子类、音响类以及技术融合类等伤员搜救装备；依搜寻方式的不同，可分为"主动式伤员搜救装备"和"被动式伤员搜救装备"；其中，主动式伤员搜救装备指参战人员负伤后，可通过开启随身佩戴的定位信号发生器发出求救信号，以利于搜救人员准确判断伤员位置、快速实施救援。在第二次世界大战以前，战场伤员搜救主要通过人工现场寻找方式进行。第二次世界大战期间，美军相继为空军、海军配备了救生船、手持救生电台等。苏军使用搜救犬寻找地面作战部队伤员；使用电子搜救器材寻找舰艇、飞机失事人员。第二次世界大战后，苏军营级配发的玫瑰-MT电子伤员标记寻找仪，由测位机、便携式发送器及监视仪等组成。随着现代科学技术发展，微光夜视、红外探测、无线电搜索定位、雷达生命探测、卫星定位等伤员搜救技术更加先进，装备品种更加多样化，极大地提高了战场伤员搜救能力和效率。1982年，在英阿马尔维纳斯群岛战争中，英国军队使用了多种夜视仪搜救伤员。1999年，北约—南联盟科索沃战争期间，美军通过为飞行员配备的全球卫星定位终端装置，成功营救了一名跳伞飞行员。20世纪70年代，中国人民解放军研制了飞行员海上充气救生船、光烟信号管等；80年代，研制了适于热带丛林、海上、寒区、沙漠和高原等恶劣环境下使用的多种求救联络器材。21世纪，研制了全球卫星定位救生电台、改进型闪光标位器和雷达式伤员探测仪等。

**研究范围**　以战场伤员搜救卫生装备的发展、应用和管理的实践活动为研究范围，开展战场伤员搜救卫生装备的发展历史、发展规律、勤务需求及其运用方法研究；战场伤员搜救卫生装备的品类、设计原理及其关键技术研究；战场伤员搜救卫生装备的生产制造与质量控制研究；战场伤员搜救卫生装备的使用、维护等管理研究。

**研究内容**　①综合论证研究。开展世界主要国家军队战场伤员搜救卫生装备的概念分类、发展历史、发展现状、发展趋势及发展规律等研究；中国人民解放军战场伤员搜救卫生装备的发展现状、主要差距以及发展战略、发展路径研究；战场伤员搜救卫生装备体系设计、品类设计、技术型式，以及装备运用等研究；战场伤员搜救重大卫生装备需求、勤务功能、立项必要性、主要战技指标先进性、总体技术方案可行性、工程设计方案合理性等综合性工程论证研究。②关键技术研究。依据战场伤员搜救的特殊要求，以主动型、全天候、大范围、高精度为技术总要求，开展伤员全球卫星定位搜寻系统、伤员定位信号发送、无人机搜寻与救护、极端恶劣环境生存，以及战场伤员搜救卫生装备运用效能评价方法等关键技术研究。③战场伤员搜救卫生装备研制。以北斗全球卫星定位系统为依托，研制主动式战场伤员搜救系统、伤员定位信号发生器、无人搜寻与救护飞行器、伤员快速转运装备，以及海军、空军伤员搜救卫生装备等，主要研究内容包括工程设计方案、加工制造工艺、新产品试制试验、质量保证体系、装备鉴定定型等。④战场伤员搜救卫生装备管理研究。战场伤员搜救卫生装备编配供应、使用训练、维修保养、退役报废管理等的制度与措施研究。

**研究方法**　①软科学研究法。综合运用专家咨询、论证评估、总结归纳等调查研究方法，以战场伤员搜救卫生装备需求为牵引，开展世界主要国家军队战场伤员搜救卫生装备发展现状和发展趋势研究；紧密联系战场伤员搜救实际，深入听取相关专家关于战场伤员搜救卫生装备使用现状、应用效果、存在问题以及亟需改进的意见建议，系统评估战场伤员搜救卫生装备配置方式、编配方案和运用效率状况，厘清战场伤员搜救卫生装备与伤员紧急救治卫生装备的协同关系，总结规律和经验教训，提出战场伤员搜救卫生装备发展研究报告、项目规划、实施步骤和对策措施方案。②科学实验法。综合应用现代通信技术、机器人、战伤救治实验平台，开展伤员全球卫星定位与信号发送、无人机寻找施救、极端恶劣环境生存，以及战场伤员搜救卫生装备运用条件及效能评价等科学实验研究，创新战场伤员搜救卫生装备设计原理，研究装备的构效关系和运用规律，为战场伤员搜救卫生装备研制提供技术支撑。③工程设计法。依据战场伤员搜救卫生装备科研任务书要求，将战场伤员搜救卫生装备关键技术、设计原理、结构效能规律等研究成果与计算机模拟仿真、数值仿真、物理仿真等方法相结合，通过虚拟现实环境或物理模拟，开展战场伤员搜救卫生装备的结构与效能优化研究；以及战场伤员搜救卫生装备设计原理的科学性、主要战术技术指标的先进性、关键技术的成熟性、技术路径的合理性及装备性能的可靠性等的验证研究，根据发现问题，及时优化总体技术方案、完善工程设计方案；开展装备总体和零部件工程图样设计、计算校核和试制试验；组织基本性能试验和部队适用性试验，考核设计指标实现程度。

**成果应用** 战场伤员搜救卫

生装备研究，丰富了军队卫生装备学学科的研究内容，完善了军队卫生装备体系；推动了现代化卫生装备的发展；为战场伤员搜救应急保障提供了重要的物质基础。中国人民解放军海军研制了舰载救护直升机，可用于海上搜救、伤员转运和人员物资运送；空军研制了飞行员自动开包型救生包、全球卫星定位救生电台和改进型闪光标位器，用于跳伞飞行员的野外生存和搜寻救治。在中国汶川特大地震救援中，搜救人员使用国产搜救雷达探测搜寻了多处大型倒塌的建筑废墟，发现并营救出 10 余名幸存者。

**发展趋势** 新型无约束式的战场伤员识别、生命体征感知技术将成为研究热点；新型无人化智能化搜寻救护一体化卫生装备将得到快速发展。

（高树田 王 政）

xīnlǐ kāngfù wèishēng zhuāngbèi

# 心理康复卫生装备

（medical equipment for psychology rehabilitation） 用于因战争、灾难或重大利益攸关事件导致的精神应激异常人员的生理、情绪和行为的测评、疏导、干预治疗，以及促进健康平复的仪器设备及其软件系统。简称心理卫生装备。现代化卫生装备的一类。人的精神应激异常症状，是人们心理伤害及心理活动的外在表现，其实质是人脑对客观世界的主观能动性反映。

**发展历史** 1898 年，美国克利夫兰市成立克利夫兰康复中心，将心理康复列为独立的专业治疗领域，研究心理治疗技术及咨询方式，以便及时改善或解决患者、残疾者或老年人产生的心理问题。第一次世界大战后，美国国会制定了残疾军人职业康复法案；

1954 年对该法案进行了修订，把职业康复、社会康复、心理康复以及教育康复融为一体，实行综合管理。心理康复卫生装备主要包括心理检测卫生装备和心理治疗卫生装备。①心理检测卫生装备主要有环境测控仪器、生理参数测量仪器、心理参数测量仪器等；数字化人体及人机交互软件、行为观测与认知心理分析软件、动作分析软件等；认知心理测量量表、可用性测评系统、虚拟现实系统等。如反应时间测定仪用于测量人体对不同声、光、色的反应速度；康奈尔医学指数量表用于人的躯体和精神障碍筛查。②心理治疗卫生装备主要包括生物反馈仪、情绪宣泄系统、漂浮仪等。如生物反馈仪可反馈人体生理或病理信息，使患者进行有意识的意念控制和心理训练，从而逐步减轻症状；情绪宣泄系统可为患者提供宣泄对象，通过击打、呐喊等行为使患者身心放松，并可进行自我情绪评价。20 世纪 50 年代，中国创立了"快速综合治疗法"，用于对神经衰弱、心理疾患等人员的治疗和康复。80 年代以来，中国人民解放军在医院和疗养院的康复中心和心理科室，配备了多项群体心理测评系统、生物反馈仪、战场压力与情绪管理系统等心理康复卫生装备。21 世纪，研制了野战心理康复防护方舱，具有心理测评、心理干预、心理治疗、宣传教育和远程会诊等功能。

**研究范围** 以心理康复卫生装备的发展、应用和管理的实践活动为研究范围，开展心理康复卫生装备的历史形成、发展规律、勤务需求及其运用方法研究；心理康复卫生装备的分类、结构原理及其关键技术研究；心理康复卫生装备的生产制造与质量控制研究；心理康复卫生装备的使用、维护等管理研究。

**研究内容** ①综合论证研究。针对中国人民解放军兵员选拔、临战动员、特殊兵种、特殊作业环境等心理健康维护与促进的需求，开展心理康复卫生装备的概念、分类、现状、主要差距以及发展战略、发展路径研究；心理康复卫生装备体系设计、品类设计、技术型式以及装备运用研究；心理康复重大卫生装备需求、勤务功能、立项必要性、主要战技指标先进性、总体技术方案可行性等综合论证研究。②关键技术研究。以心理平复、认知调控为目标，主要开展心理测量与干预、生理病理信号采集与调适、脑与认知调控、人机交互与虚拟现实等关键技术研究。③装备研制与软件开发。主要研制和开发环境应激与心理危机干预、心理健康促进与维护、心理卫生测量评估等心理康复卫生装备及其软件系统。④心理康复卫生装备管理研究。主要包括心理康复卫生装备编配供应、使用训练、维修保养、退役报废管理等的制度与措施研究。

**研究方法** ①软科学研究法。综合运用专家咨询、论证评估、总结归纳等调查研究方法，以心理康复卫生装备需求为牵引，开展世界主要国家军队心理康复卫生装备发展现状和发展趋势研究；紧密联系未来战争对参战人员的心理、生理、体能要求，围绕兵员选拔、临战动员、特殊兵种、特殊作业环境等心理健康维护与促进需求实际，听取心理医生、工程师及卫勤专家关于心理康复卫生装备使用现状、应用效果、存在问题以及亟需改进的意见建议，系统评估心理康复卫生装备配置方式、编配方案和运用效果的状况，提出心理康复卫生装备研究报告，制定发展规划，发展方向、重点领域和重大项目建议方案等。②科学实验法。综合应用系统生物学、生物医学工程学、量表分析技术、脑机接口技术等实验平台，以心理平复、认知调控为目标，开展心理测量与干预、生理病理信号采集与调适、脑与认知调控、人机交互与虚拟现实，以及心理健康促进与维护效能评价方法等科学实验研究，创新心理康复技术装备原理及测量方法，为心理康复卫生装备研制提供技术支撑。③工程设计法。主要研制和开发环境应激与心理危机干预、心理健康促进与维护、心理卫生测量评估等心理康复卫生装备及其应用系统；依据重大项目科研任务书要求，通过运用计算机虚拟现实和物理仿真等模拟方法，开展心理康复卫生装备及其应用系统的效能优化研究；根据发现问题，及时完善设计方案和软件系统，开展装备样机研制；组织样机基本性能试验和部队适用性试验，考核设计指标实现程度，完成装备鉴定定型。

**成果应用** 心理康复卫生装备研究，丰富了军队卫生装备学学科的研究内容，完善了军队卫生装备构成体系；推动了现代化卫生装备的发展。野战心理康复防护方舱、群体心理测评系统、生物反馈仪等一批心理康复卫生装备为军人心理健康维护与促进提供了重要的物质保障。

**发展趋势** 具有脑神经生理信号和肌电生物信号采集、分析、评估、干预等功能的新型心理康复卫生装备将成为未来热点研究领域。

（张晓峰　王　政）

xīngàiniàn wǔqì sǔnshāng fánghù wèishēng zhuāngbèi
**新概念武器损伤防护卫生装备**（medical protective equipment for new-concept weapons）

用于定向能、高速动能和非致命性武器所致人体组织器官受损伤残的医学预防保护与急救治疗的仪器设备以及器材工具。又称新概念武器防护卫生装备。现代化卫生装备的一类。其中，定向能武器又称"束能武器"，指利用激光束、微波束、粒子束等束能产生的高温、电离、辐射、声波等的综合效应，定向摧毁或损坏靶向目标。高速动能武器，指利用高超音速非爆炸弹头所具有的巨大动能和精准的制导功能，拦截或攻击导弹、卫星、飞机、舰船等运动目标，即在与靶向目标短暂而剧烈的接触碰撞中摧毁目标。非致命性武器包括反人员类和反物质类两种，其中，反人员类非致命性武器主要通过施放绿色激光、次声以及运动失能、感官刺激等物质，而致人降低或短暂丧失战斗能力；反物质类非致命性武器主要通过施放激光束、导电介质等物质，而致战斗部位高精密仪表仪器、设备或电路损坏并丧失正常工作能力。

**发展历史** 激光武器、微波武器、粒子束武器及高速动能等新概念武器，虽然打击摧毁的主要目标是作战对手的武器系统，但同时也会对武器系统的操作人员造成不同程度的损伤，甚至是死亡；非致命性武器可以直接致人降低或短暂丧失战斗能力。故而新概念武器致人损伤机制、杀伤效应等成为近年来军事医学研究的新课题，对大型武器系统作业人员卫生防护装备提出了新挑战。20世纪70年代，美军率先进行了激光致盲损伤的生物学效应和医学防治研究，制定了相应的卫生防护标准，并研制出相关防护器材。90 年代，美海军医学研究所所属布鲁克斯分队改为陆海空三军定向能生物效应研究所，重点研究激光等定向能武器系统对人的影响，评估定向能武器损伤的远期效应，并制定了个人防护方案和暴露环境安全标准。20 世纪 80 年代，中国人民解放军开展了激光武器致盲损伤效应研究，建立了防护器材标准。21 世纪，先后开展了微波、电磁脉冲、声爆等新概念武器致伤机制及其防护研究。

**研究范围**　以新概念武器防护卫生装备的发展、应用和管理的实践活动为研究范围，开展新概念武器防护卫生装备的历史形成、发展规律、勤务需求及其运用方法研究；新概念武器防护卫生装备的分类特征、结构原理及其关键技术研究；新概念武器防护卫生装备的生产制造、质量控制与使用维护研究。

**研究内容**　①综合论证研究。针对新概念武器致人损伤防护需求和特殊环境作业人员健康维护需求，开展新概念武器损伤机制、防护原理研究；新概念武器卫生防护装备基本概念、分类特征以及发展战略、发展路径研究；新概念武器防护卫生装备体系设计、品类设计、技术型式以及装备运用等研究；新概念武器防护卫生装备重大项目需求、勤务功能、立项必要性、主要战技指标先进性、总体技术方案可行性、防护效能评估等综合论证研究。②关

键技术研究。以作业人员安全防护和减少战时损伤为目标，开展吸波吸能、滤光滤波、微波屏蔽、防爆降噪、激光、次声、化学失能等防护新材料、新技术研究；以及个体防护、战位防护和集体防护等关键技术研究。③卫生装备研制。主要包括新概念武器损伤个体防护卫生装备、战位防护卫生装备和集体防护卫生装备等。④管理保障研究。新概念武器防护卫生装备编配供应、使用训练、维修保养、退役报废管理等的制度与措施研究。

**研究方法**　①软科学研究法。综合运用专家咨询、论证评估、总结归纳等调查研究方法，开展欧美国家军队新概念武器防护卫生装备发展历史、发展现状、发展趋势和发展规律研究；紧密联系新概念武器致人损伤防护需求和特殊环境作业人员健康维护需求，听取作业人员、工程人员及卫勤专家关于新概念武器防护卫生装备使用现状、应用效果、存在问题以及意见建议，系统评估新概念武器防护卫生装备配置方式、编配方案和运用效率的状况，针对不足和发展目标，研究新概念武器防护卫生装备发展规划，提出发展方向、重点领域和重大项目的研究报告、重大建议方案等。②科学实验法。综合应用军事医学、材料学、光学、声学、电磁学等实验平台，以作业人员安全防护和减少新概念武器损伤为目标，开展新型吸光滤波材料、反射型材料、抗冲击耐高温材料，以及复合屏蔽型材料的防护特性与制备，以及个体防护装备、战

位防护装备、集体防护装备结构设计和新概念武器损伤防护功效评价方法等科学实验研究，创新新概念武器防护卫生装备设计原理，研究结构效能关系及运用规律，为新概念武器防护卫生装备研制提供技术支撑。③工程设计法。研制和开发激光束、微波束、声波束、等离子束、粒子束等武器损伤的卫生防护装备，包括个人防护、战位防护和集体防护等各种部位各种用途的专业防护卫生装备；依据重大项目科研任务书要求，通过运用计算机虚拟现实和物理仿真等技术方法，开展新概念武器防护卫生装备效能优化研究，根据发现问题，及时完善工程设计方案；开展装备样机研制；组织样机基本性能试验和部队适用性试验，考核设计指标实现程度，完成装备鉴定定型。

**成果应用**　新概念武器防护卫生装备研究，丰富了军队卫生装备学学科的研究内容，完善了军队卫生装备构成体系；推动了现代化卫生装备的发展。激光防护目镜、全身式微波防护服、防微波武器损伤单兵帐篷等为作业人员预防新概念武器损伤提供了重要的卫生防护装备。

**发展趋势**　定向能和非致命性武器损伤防护广谱型新材料研究，如具有带通频率特性的新材料和金属化轻质纺织材料等将成为热点研究领域；在技术创新驱动下，定向能和非致命性武器损伤新型卫生防护装备将获得快速发展。

（张晓峰　王　政）

# 索 引

## 条目标题汉字笔画索引

### 说 明

一、本索引供读者按条目标题的汉字笔画查检条目。

二、条目标题按第一字的笔画由少到多的顺序排列，按画数和起笔笔形横（一）、竖（丨）、撇（丿）、点（、）、折（乛，包括丁乚乙等）的顺序排列。笔画数和起笔笔形相同的字，按字形结构排列，先左右形字，再上下形字，后整体字。第一字相同的，依次按后面各字的笔画数和起笔笔形顺序排列。

三、以拉丁字母、希腊字母和阿拉伯数字、罗马数字开头的条目标题，依次排在汉字条目标题的后面。

### 三 画

三角巾急救包（cravat first-aid kit） 85

个人剂量监测装备（individual dose monitoring apparatus） 211

卫生飞机（medical plane） 128

卫生列车（medical train） 126

卫生防疫车（anti-epidemic vehicle） 164

卫生运输船（medical transportation ship） 197

卫生医用舱室超压防护技术（over pressure protection technology of medical chamber） 51

卫生员包（kit for medical corpsman） 112

卫生员背囊（backpack for medical corpsman） 112

卫生船舶（medical ship） 127

卫生装备故障远程诊断系统（remote diagnosis system for medical equipment failure） 230

卫勤指挥帐篷（medical command tent） 77

飞行人员生存求救装备（life-saving device for aviator） 203

### 四 画

木质夹板（wooden splint） 96

五官诊疗方舱（diagnosis & treatment shelter of five sense organs） 63

五官疾病诊治装备（diagnosis & treatment equipment of five sense organs） 188

车辆式野战外科手术系统（self-propelled wheeled field surgical system） 70

止血纱布（hemostatic gauze） 95

止血绷带（emergency bandage） 95

止血器材（hemostatic instrument） 92

中型救护车（medium ambulance） 119

气动式心肺复苏机（pneumatic CPR device） 104

气体二氧化氯消毒系统（gaseous chlorine dioxide biological disinfection system of biological pollution equipment） 161

气胸穿刺针（pneumothorax needle） 102

手术方舱（surgical shelter） 60

手术帐篷（surgical tent） 78

手术器材补给箱组（medical chest sets for surgical instrument supply） 109

化学塑形固定夹板（chemically molding splint） 99

方舱式野战医院系统（field shelter hospital system） 58

火箭军专用卫生装备（medical equipment of the rocket army） 208

心肺复苏板（CPR board） 104

心理康复卫生装备（medical equipment for psychology rehabilitation） 236

### 五 画

平战用 X 线机（X-ray machine for peacetime and wartime) 179

平战用计算机 X 线摄影系统（computer radiography system for peacetime and wartime） 180

平战基本卫生装备（basic medical equipment for peacetime and wartime） 177

卡式止血带（clip type tourniquet） 93

电站方舱（power-generation shelter） 67

生物安全型手套箱式隔离器（biosafety glove box isolator） 155

生物战剂侦察车（biological agent reconnaissance vehicle） 149

生物战剂侦察检验卫生装备（biological agent detection equipment） 148

生物检验车（biological agent laboratory vehicle） 151

生命支持装备（life support equipment） 185

外场飞行救护车（flight line ambulance） 204

外科手术装备（surgical equipment） 184

包扎器材（dressing apparatus） 89

六　画

师救护所医疗箱组（supply chest sets for surgical material） 106

伤员洗消方舱（casualties decontamination shelter） 69

伤病员留治帐篷（patients holding tent） 81

自吸过滤式防毒面具（gas mask of self-filtering type） 173

全地形履带式卫生急救车（all-terrain tracked emergency ambulance） 119

全身型正压生物防护服（biological protective suit of positive pressure） 176

伞兵供氧器（paratrooper oxygen supply device） 206

危重伤病员担架监护系统（intensive care stretcher system for combat casualty） 187

负压型传染病员运送救护车（negative-pressure isolated ambulance） 168

负压型传染病员转运隔离担架舱（negative-pressure isolated stretcher） 170

充气式止血带（pneumatic tourniquet） 94

充气式夹板（inflatable splint） 98

军队卫生装备（military medical equipment） 53

军队卫生装备人-机-环境系统工程技术（man-machine-environment system engineering technology of military medical equipment） 41

军队卫生装备工程设计（engineering design of military

medical equipment） 28

军队卫生装备工程实验技术（engineering experiment technology of military medical equipment） 40

军队卫生装备计算机仿真设计技术（computer-based simulation design technology of military medical equipment） 38

军队卫生装备生产管理（manufacture management of military medical equipment） 13

军队卫生装备立项论证研究（project demonstration of military medical equipment） 20

军队卫生装备发展研究（demonstration of military medical equipment） 17

军队卫生装备光机电一体化技术（optical electromechanical integrating technology of military medical equipment） 43

军队卫生装备全寿命管理（life cycle management of military medical equipment） 16

军队卫生装备关键技术（key technology of military medical equipment） 33

军队卫生装备体系构建研究（military medical equipment system） 23

军队卫生装备体制论证研究（system demonstration of military medical equipment） 19

军队卫生装备体制编制管理（system & organization management of military medical equipment） 9

军队卫生装备系统工程研究（system engineering of military medical equipment） 22

军队卫生装备系统设计技术（system design technology of military medical equipment） 35

军队卫生装备规划论证研究（demonstration of military medical equipment plan） 18

军队卫生装备使用管理（application management of military medical equipment） 14

军队卫生装备采购管理（purchasing management of military medical equipment） 12

军队卫生装备学（military medical equipment sciences） 1

军队卫生装备学术组织（academic organization of military medical equipment） 8

军队卫生装备定型（finalization of military medical equipment） 32

军队卫生装备定型试验（finalization experiment of military medical equipment） 30

军队卫生装备组织机构（military medical equipment

organization） 4

军队卫生装备经费管理（fund management of military medical equipment） 9

军队卫生装备标准化管理（military medical equipment standardization） 10

军队卫生装备研究机构（research organization of military medical equipment） 5

军队卫生装备研制（military medical equipment development） 24

军队卫生装备战术技术指标论证（tactical & technical index demonstration of military medical equipment） 25

军队卫生装备科研管理（R&D management of military medical equipment） 11

军队卫生装备保障机构（support organization of military medical equipment） 7

军队卫生装备保障能力模拟技术（simulation technology of military medical equipment support capability） 37

军队卫生装备信息化技术（informatization technology of military medical equipment） 39

军队卫生装备信息挖掘技术（information mining technology of military medical equipment） 36

军队卫生装备总体技术方案设计（general technical scheme design of military medical equipment） 27

军队卫生装备样机试制（prototype trail-produce of military medical equipment） 29

军队卫生装备效能评估研究（effetiveness assessment of military medical） 20

军队卫生装备教学机构（teaching organization of military medical equipment） 6

军队卫生装备维修管理（maintenance management of military medical equipment） 15

军队卫生装备管理（management of military medical equipment） 8

军队远程医疗系统（military telemedical system） 227

军医背囊（backpack for military surgeon） 111

## 七　画

远程医疗会诊车（tele-consultation vehicle） 228

远程医疗会诊箱组（tele-consultation chest sets） 229

远程医学保障装备（telemedicine equipment） 225

运送型救护车（transportation ambulance） 117

两栖装甲救护车（amphibious armored ambulance）

123

医用气体制备方舱（medical gas preparation shelter） 68

医用生物防护口罩（biological protective mask） 172

医用生物防护面具（biological protective gas mask） 173

医疗信息方舱（medical information shelter） 223

医学影像装备（medical imaging equipment） 178

医院船（hospital ship） 198

医院船远程医疗系统（telemedicine system for hospital ship） 227

连体式生物防护服（biological protective clothing） 174

帐篷式生物安全三级实验室（tent biosafety level 3 laboratory） 154

帐篷式负压防护传染病员隔离病房（negative-pressure isolated tent ward of infectious disease patients） 169

帐篷式野战医院系统（field tent hospital system） 75

汽化过氧化氢熏蒸消毒柜（vaporization hydrogen peroxide fumigation disinfection cabinet） 160

灾难医学救援卫生装备（medical equipment for disaster relief） 233

## 八　画

环甲膜切开器（cricothyrotomy device） 101

环甲膜穿刺针（cricothyroidotomy needle） 101

环境与器材生物沾染洗消处置装备（decontamination equipment for biological contamination） 157

现代化卫生装备（modernized medical equipment） 219

表面污染监测装备（surface contamination monitoring apparatus） 211

担架伤病员后送飞机附加装置（appended equipment of plane for patients air evacuation） 125

担架伤病员后送汽车附加装置（appended equipment of vehicle for patients evacuation） 124

担架伤病员后送船舶附加装置（appended equipment of ship for patients evacuation） 125

披肩式正压医用防护头罩（medical protection hood of positive pressure） 175

轮式装甲救护车（wheeled armored ambulance） 122

明室洗片机（field film processor） 181

固定器材（fracture fixation apparatus） 95

制式专用担架（standardized special stretcher） 115

制式通用担架 （standardized universal stretcher） 114

放射性气溶胶监测装备 （radioaerosol monitoring apaparatus） 212

放射性尘埃防护服装 （protective suit for radioactive dust） 213

放射性损伤急救箱组 （first-aid chest sets for radiation injury） 218

卷式铝塑夹板 （roll splint） 97

单兵卫生装备 （individual medical equipment） 83

单兵生命信息监测设备 （individual vital signs monitoring equipment） 226

单兵净水器 （individual water purifier） 142

单兵急救包/盒 （individual first-aid kit） 85

空军专用卫生装备 （air force medical equipment） 200

空投空降卫生装备 （airborne & airdroped medical equipment） 205

空投型伤员救治车 （airdropped casualties ambulance） 207

空投型医疗救护系统 （airdropped medical system） 207

空投型战救药材集成系统 （airdropped integration system for battlefield medical supplies） 208

空降兵军医/卫生员背囊 （physician and medical backpack for airborne troops） 206

空勤急救盒 （first-aid kit of air medical service） 203

组装式负压防护传染病员明室隔离病房 （assembled negative-pressure isolated ward for infectious disease patients） 168

组装型生物安全手套舱式隔离器 （assembled biosafety glove box isolator） 155

## 九　画

药材保障集装箱组 （containers for medical supply） 110

药械供应方舱 （shelter for medicine & instrument supply） 66

药械供应帐篷 （tent for medicine & instrument supply） 80

战场伤员搜救卫生装备 （battlefield medical equipment for combat casualties searching & rescue） 235

战场伤员搜救技术 （search and rescue technology of war casualties） 50

战伤急救包扎材料改性技术 （modification technology of emergency treatment dressing of war injury） 45

战伤急救训练模拟技术 （first-aid simulation training technology of war injury） 48

战时医用氧液制备技术 （medical oxygen and liquid preparation technology at wartime） 47

战位卫生装备 （medical equipment for combat post） 87

战位急救箱 （first-aid kit for combat post） 88

临床检验方舱 （clinical laboratory shelter） 64

临床检验帐篷 （clinical laboratory tent） 80

临床检验装备 （clinical laboratory equipment） 182

复苏器材 （resuscitation instrument） 102

便携式气体二氧化氯消毒机 （portable gaseous chlorine dioxide sterilizer） 161

便携式化学淋浴洗消系统 （portable chemical shower decontamination system） 159

便携式生物气溶胶采样器 （portable bio-aerosol sampler） 150

信息化卫生装备 （informatized medical equipment） 220

信息化卫勤作业箱组 （informatized medical command chest sets） 223

信息化卫勤指挥方舱 （informatized medical command shelter） 222

信息化卫勤保障装备 （informatized medical support equipment） 221

急救方舱 （emergency treatment shelter） 61

急救呼吸机 （emergency ventilator） 103

急救型救护车 （emergency ambulance） 118

炸伤急救包 （first-aid kit for blast injury） 90

## 十　画

班用净水器 （water purifier for squad） 143

真空塑形固定夹板 （vacuum splint） 98

核化卫生防护监测车 （monitoring vehicle for nuclear & chemical health protection） 217

核化伤员洗消装备 （decontamination equipment for wounded of nuclear & chemical contamination） 216

核化事故医学救援装备 （medical rescue equipment for nuclear and chemical accident） 215

核生化武器损伤急救包/盒 （first-aid for NBC weapon injury） 86

核生化战剂沾染防护卫生帐篷 （medical tent for protection of nuclear, biological & chemical contamination） 167

核辐射卫生防护装备（medical protective equipment for nuclear radiation） 209

烈性传染病伤（病）员负压隔离防护技术（negative protective technology of strong infectious disease patients） 52

热解式医用废弃物处理车（pyrolytic treatment vehicle for medical waste） 165

热塑性夹板（thermoplastic splint） 97

舰艇基本卫生装备（basic medical equipment for ship） 192

航空救护卫生装备（aviation life-saving equipment） 202

高危污染环境个体防护卫生装备（personal protective equipment for high risk contaminated environment） 171

高危污染环境集体防护卫生装备（collective protective equipment for high risk contaminated environment） 166

高原高寒高热区卫生装备（medical equipment for severe cold and hot environment at plateau） 231

高效氧化电位消毒水制备装置（efficient electrolyzed-oxidizing disinfection water device） 162

旅（团）救护所医疗箱组（supply chest sets for laboratory material） 107

烧伤敷料包（dressing kit for burn wound） 91

消毒灭菌方舱（disinfection & sterilization shelter） 65

消毒灭菌装备（disinfection & sterilization equipment） 189

海上伤病员换乘工具（casualties transfer tools at sea） 196

海上医疗后送装备（medical evacuation equipmet at sea） 193

海上救护直升机（ambucopter at sea） 199

海军专用卫生装备（naval medical equipment） 190

通气器材（ventilation instrument） 99

通道方舱（connection shelter） 67

十一 画

营救护所医疗箱组（medical chest sets for battalion aid station） 109

检伤分类帐篷（triage tent） 77

检验器材补给箱（medical chest sets for laboratory in-

strument supply） 110

排用净水机（water purifier for platoon） 144

推进剂卫生防护装备（medical protective equipment for propellant） 213

推进剂防护服装（protective suit for propellant） 215

推进剂损伤急救箱组（first-aid chest sets for propellant injury） 218

救护直升机（ambucopter） 204

救护艇（ambulance boat） 195

野战 X 线诊断车（X-ray diagnosis vehicle） 72

野战手术车（field surgical vehicle） 71

野战电子伤票系统（field electronic medical tag system） 224

野战机动医疗平台改装技术（refitting technology of field mobile medical system） 43

野战机动医疗装备（field mobile medical equipment） 57

野战伤病员后送装备（field patients evacuation equipment） 113

野战血液保障装备（field blood support equipment） 130

野战防疫防护卫生装备（medical anti-epidemic & protective equipment） 146

野战运血车（field blood transportation vehicle） 132

野战运血箱（field blood transportation chest） 133

野战医用气体保障装备（field medical gas generation equipment） 134

野战医用吸引装备（field medical suction equipment） 137

野战医用冰箱（field medical refrigerator） 134

野战医用制氧车（field medical oxygen generation vehicle） 136

野战医用制氧机（field medical oxygen generator） 135

野战医用供电保障装备（field power supply equipment for medical use） 144

野战医技保障装备（field medical technical support equipment） 129

野战医技维修保障装备（field maintenance device for medical equipment） 145

野战制液车（field medical fluid-preparation vehicle） 139

野战制液方舱（field medical fluid-preparation shelter） 140

野战制液保障装备（field medical fluid-preparation equipment） 138

野战采血车（field blood collection vehicle） 132

野战净水保障装备（field water purifying equipment） 141

野战临床检验车（field clinical laboratory vehicle） 74

野战急救装备（field first-aid equipment） 82

野战消毒灭菌挂车（field disinfection & sterilization trailer） 73

野战检水检毒箱（water & poison examination kit） 156

野战救护车（field ambulance） 116

野战超低容量喷雾机（field ultra-low-volume sprayers）） 163

野战携运行医疗箱囊装备（field medical chest & backpack） 105

野战微生物检验箱组（field micro-organism examination chest sets） 157

移动式生物安全三级实验室（mobile biological safety laboratory of biasafty Ⅲ） 152

移动式加强型生物安全二级实验室（mobile enhanced biosafety level 2 laboratory system） 153

船用医疗模块系统（medical modular system for ship） 196

旋压式止血带（windlass tourniquet） 94

液体推进剂污染监测装备（liquid propellant contamination monitoring equipment） 214

绷带卷（gauze bandage） 91

## 十二　画

装甲型救护车（armored ambulance） 120

## 十三　画

新概念武器损伤防护卫生装备（medical protective equipment for new-concept weapons） 237

## 十四　画

模块化卫生装备（modular medical equipment） 230

## 十五　画

橡胶管止血带（rubber tourniquet） 93

履带式装甲救护车（tracked armored ambulance） 121

## 拉丁字母

X 线诊断方舱（X-ray diagnosis shelter） 62

X 线诊断帐篷（X-ray tent） 79

# 条 目 外 文 标 题 索 引

## A

academic organization of military medical equipment（军队卫生装备学术组织） 8

airborne & airdroped medical equipment（空投空降卫生装备） 205

airdropped casualties ambulance（空投型伤员救治车） 207

airdropped integration system for battlefield medical supplies（空投型战救药材集成系统） 208

airdropped medical system（空投型医疗救护系统） 207

air force medical equipment（空军专用卫生装备） 200

all-terrain tracked emergency ambulance（全地形履带式卫生急救车） 119

ambucopter at sea（海上救护直升机） 199

ambucopter（救护直升机） 204

ambulance boat（救护艇） 195

amphibious armored ambulance（两栖装甲救护车） 123

anti-epidemic vehicle（卫生防疫车） 164

appended equipment of plane for patients air evacuation（担架伤病员后送飞机附加装置） 125

appended equipment of ship for patients evacuation（担架伤病员后送船舶附加装置） 125

appended equipment of vehicle for patients evacuation（担架伤病员后送汽车附加装置） 124

application management of military medical equipment（军队卫生装备使用管理） 14

armored ambulance（装甲型救护车） 120

assembled biosafety glove box isolator（组装型生物安全手套舱式隔离器） 155

assembled negative-pressure isolated ward for infectious disease patients（组装式负压防护传染病员明室隔离病房） 168

aviation life-saving equipment（航空救护卫生装备） 202

## B

backpack for medical corpsman（卫生员背囊） 112

backpack for military surgeon（军医背囊） 111

basic medical equipment for peacetime and wartime（平战基本卫生装备） 177

basic medical equipment for ship（舰艇基本卫生装备） 192

battlefield medical equipment for combat casualties searching & rescue（战场伤员搜救卫生装备） 235

biological agent detection equipment（生物战剂侦察检验卫生装备） 148

biological agent laboratory vehicle（生物检验车） 151

biological agent reconnaissance vehicle（生物战剂侦察车） 149

biological protective clothing（连体式生物防护服） 174

biological protective gas mask（医用生物防护面具） 173

biological protective mask（医用生物防护口罩） 172

biological protective suit of positive pressure（全身型正压生物防护服） 176

biosafety glove box isolator（生物安全型手套箱式隔离器） 155

## C

casualties decontamination shelter（伤员洗消方舱） 69

casualties transfer tools at sea（海上伤病员换乘工具） 196

chemically molding splint（化学塑形固定夹板） 99

clinical laboratory equipment（临床检验装备） 182

clinical laboratory shelter（临床检验方舱） 64

clinical laboratory tent（临床检验帐篷） 80

clip type tourniquet（卡式止血带） 93

collective protective equipment for high risk contaminated environment（高危污染环境集体防护卫生装备） 166

computer-based simulation design technology of military medical equipment（军队卫生装备计算机仿真设计技术） 38

computer radiography system for peacetime and wartime（平战用计算机 X 线摄影系统） 180

connection shelter（通道方舱） 67

containers for medical supply (药材保障集装箱组) 110

CPR board (心肺复苏板) 104

cravat first-aid kit (三角巾急救包) 85

cricothyroidotomy needle (环甲膜穿刺针) 101

cricothyrotomy device (环甲膜切开器) 101

## D

decontamination equipment for biological contamination (环境与器材生物沾染洗消处置装备) 157

decontamination equipment for wounded of nuclear & chemical contamination (核化伤员洗消装备) 216

demonstration of military medical equipment plan (军队卫生装备规划论证研究) 18

demonstration of military medical equipment (军队卫生装备发展研究) 17

diagnosis & treatment equipment of five sense organs (五官疾病诊治装备) 188

diagnosis & treatment shelter of five sense organs (五官诊疗方舱) 63

disinfection & sterilization equipment (消毒灭菌装备) 189

disinfection & sterilization shelter (消毒灭菌方舱) 65

dressing apparatus (包扎器材) 89

dressing kit for burn wound (烧伤敷料包) 91

## E

effetiveness assessment of military medical (军队卫生装备效能评估研究) 20

efficient electrolyzed-oxidizing disinfection water device (高效氧化电位消毒水制备装置) 162

emergency ambulance (急救型救护车) 118

emergency bandage (止血绷带) 95

emergency treatment shelter (急救方舱) 61

emergency ventilator (急救呼吸机) 103

engineering design of military medical equipment (军队卫生装备工程设计) 28

engineering experiment technology of military medical equipment (军队卫生装备工程实验技术) 40

## F

field ambulance (野战救护车) 116

field blood collection vehicle (野战采血车) 132

field blood support equipment (野战血液保障装备) 130

field blood transportation chest (野战运血箱) 133

field blood transportation vehicle (野战运血车) 132

field clinical laboratory vehicle (野战临床检验车) 74

field disinfection & sterilization trailer (野战消毒灭菌挂车) 73

field electronic medical tag system (野战电子伤票系统) 224

field film processor (明室洗片机) 181

field first-aid equipment (野战急救装备) 82

field maintenance device for medical equipment (野战医技维修保障装备) 145

field medical chest & backpack (野战携运行医疗箱囊装备) 105

field medical fluid-preparation equipment (野战制液保障装备) 138

field medical fluid-preparation shelter (野战制液方舱) 140

field medical fluid-preparation vehicle (野战制液车) 139

field medical gas generation equipment (野战医用气体保障装备) 134

field medical suction equipment (野战医用吸引装备) 137

field medical oxygen generation vehicle (野战医用制氧车) 136

field medical oxygen generator (野战医用制氧机) 135

field medical technical support equipment (野战医技保障装备) 129

field micro-organism examination chest sets (野战微生物检验箱组) 157

field mobile medical equipment (野战机动医疗装备) 57

field patients evacuation equipment (野战伤病员后送装备) 113

field power supply equipment for medical use (野战医用供电保障装备) 144

field medical refrigerator (野战医用冰箱) 134

field shelter hospital system (方舱式野战医院系统) 58

field surgical vehicle (野战手术车) 71

field tent hospital system（帐篷式野战医院系统） 75

field ultra-low-volume sprayers）（野战超低容量喷雾机） 163

field water purifying equipment（野战净水保障装备） 141

finalization experiment of military medical equipment（军队卫生装备定型试验） 30

finalization of military medical equipment（军队卫生装备定型） 32

first-aid chest sets for propellant injury（推进剂损伤急救箱组） 218

first-aid chest sets for radiation injury（放射性损伤急救箱组） 218

first-aid for NBC weapon injury（核生化武器损伤急救包/盒） 86

first-aid kit for blast injury（炸伤急救包） 90

first-aid kit for combat post（战位急救箱） 88

first-aid kit of air medical service（空勤急救盒） 203

first-aid simulation training technology of war injury（战伤急救训练模拟技术） 48

flight line ambulance（外场飞行救护车） 204

fracture fixation apparatus（固定器材） 95

fund management of military medical equipment（军队卫生装备经费管理） 9

### G

gaseous chlorine dioxide biological disinfection system of biological pollution equipment（气体二氧化氯消毒系统） 161

gas mask of self-filtering type（自吸过滤式防毒面具） 173

gauze bandage（绷带卷） 91

general technical scheme design of military medical equipment（军队卫生装备总体技术方案设计） 27

### H

hemostatic instrument（止血器材） 92

hemostatic gauze（止血纱布） 95

hospital ship（医院船） 198

### I

individual dose monitoring apparatus（个人剂量监测装备） 211

individual first-aid kit（单兵急救包/盒） 85

individual medical equipment（单兵卫生装备） 83

individual vital signs monitoring equipment（单兵生命信息监测设备） 226

individual water purifier（单兵净水器） 142

inflatable splint（充气式夹板） 98

information mining technology of military medical equipment（军队卫生装备信息挖掘技术） 36

informatization technology of military medical equipment（军队卫生装备信息化技术） 39

informatized medical command chest sets（信息化卫勤作业箱组） 223

informatized medical command shelter（信息化卫勤指挥方舱） 222

informatized medical equipment（信息化卫生装备） 220

informatized medical support equipment（信息化卫勤保障装备） 221

intensive care stretcher system for combat casualty（危重伤病员担架监护系统） 187

### K

key technology of military medical equipment（军队卫生装备关键技术） 33

kit for medical corpsman（卫生员包） 112

### L

life cycle management of military medical equipment（军队卫生装备全寿命管理） 16

life-saving device for aviator（飞行人员生存求救装备） 203

life support equipment（生命支持装备） 185

liquid propellant contamination monitoring equipment（液体推进剂污染监测装备） 214

### M

maintenance management of military medical equipment（军队卫生装备维修管理） 15

management of military medical equipment（军队卫生装备管理） 8

man-machine-environment system engineering technology of military medical equipment（军队卫生装备人-机-环境系统工程技术） 41

manufacture management of military medical equipment（军队卫生装备生产管理） 13

medical anti-epidemic & protective equipment（野战防疫防护卫生装备） 146

medical chest sets for battalion aid station（营救护所医疗箱组） 109

medical chest sets for laboratory instrument supply（检验器材补给箱） 110

medical chest sets for surgical instrument supply（手术器材补给箱组） 109

medical command tent（卫勤指挥帐篷） 77

medical equipment for combat post（战位卫生装备） 87

medical equipment for disaster relief（灾难医学救援卫生装备） 233

medical equipment for psychology rehabilitation（心理康复卫生装备） 236

medical equipment for severe cold and hot environment at plateau（高原高寒高热区卫生装备） 231

medical equipment of the rocket army（火箭军专用卫生装备） 208

medical evacuation equipmet at sea（海上医疗后送装备） 193

medical gas preparation shelter（医用气体制备方舱） 68

medical imaging equipment（医学影像装备） 178

medical information shelter（医疗信息方舱） 223

medical modular system for ship（船用医疗模块系统） 196

medical oxygen and liquid preparation technology at wartime（战时医用氧液制备技术） 47

medical plane（卫生飞机） 128

medical protection hood of positive pressure（披肩式正压医用防护头罩） 175

medical protective equipment for new-concept weapons（新概念武器损伤防护卫生装备） 237

medical protective equipment for nuclear radiation（核辐射卫生防护装备） 209

medical protective equipment for propellant（推进剂卫生防护装备） 213

medical rescue equipment for nuclear and chemical accident（核化事故医学救援装备） 215

medical ship（卫生船舶） 127

medical tent for protection of nuclear, biological & chemical contamination（核生化战剂沾染防护卫生帐篷） 167

medical train（卫生列车） 126

medical transportation ship（卫生运输船） 197

medium ambulance（中型救护车） 119

military medical equipment development（军队卫生装备研制） 24

military medical equipment organization（军队卫生装备组织机构） 4

military medical equipment sciences（军队卫生装备学） 1

military medical equipment standardization（军队卫生装备标准化管理） 10

military medical equipment system（军队卫生装备体系构建研究） 23

military medical equipment（军队卫生装备） 53

military telemedical system（军队远程医疗系统） 227

mobile biological safety laboratory of biasafty Ⅲ（移动式生物安全三级实验室） 152

mobile enhanced biosafety level 2 laboratory system（移动式加强型生物安全二级实验室） 153

modernized medical equipment（现代化卫生装备） 219

modification technology of emergency treatment dressing of war injury（战伤急救包扎材料改性技术） 45

modular medical equipment（模块化卫生装备） 230

monitoring vehicle for nuclear & chemical health protection（核化卫生防护监测车） 217

## N

naval medical equipment（海军专用卫生装备） 190

negative-pressure isolated ambulance（负压型传染病员运送救护车） 168

negative-pressure isolated stretcher（负压型传染病员转运隔离担架舱） 170

negative-pressure isolated tent ward of infectious disease patients（帐篷式负压防护传染病员隔离病房） 169

negative protective technology of strong infectious disease patients［烈性传染病伤（病）员负压隔离防护技术］ 52

## O

optical electromechanical integrating technology of military medical equipment（军队卫生装备光机电一体

化技术） 43

over pressure protection technology of medical chamber
（卫生医用舱室超压防护技术） 51

## P

paratrooper oxygen supply device （伞兵供氧器） 206

patients holding tent （伤病员留治帐篷） 81

personal protective equipment for high risk contaminated
environment （高危污染环境个体防护卫生装备）
171

physician and medical backpack for airborne troops （空
降兵军医/卫生员背囊） 206

pneumatic CPR device （气动式心肺复苏机） 104

pneumatic tourniquet （充气式止血带） 94

pneumothorax needle （气胸穿刺针） 102

portable bio-aerosol sampler （便携式生物气溶胶采样
器） 150

portable chemical shower decontamination system （便携
式化学淋浴洗消系统） 159

portable gaseous chlorine dioxide sterilizer （便携式气体
二氧化氯消毒机） 161

power-generation shelter （电站方舱） 67

project demonstration of military medical equipment （军
队卫生装备立项论证研究） 20

protective suit for propellant （推进剂防护服装） 215

protective suit for radioactive dust （放射性尘埃防护服
装） 213

prototype trail-produce of military medical equipment
（军队卫生装备样机试制） 29

purchasing management of military medical equipment
（军队卫生装备采购管理） 12

pyrolytic treatment vehicle for medical waste （热解式医
用废弃物处理车） 165

## R

radioaerosol monitoring apaparatus （放射性气溶胶监测
装备） 212

R&D management of military medical equipment （军队
卫生装备科研管理） 11

refitting technology of field mobile medical system （野战
机动医疗平台改装技术） 43

remote diagnosis system for medical equipment failure
（卫生装备故障远程诊断系统） 230

research organization of military medical equipment （军

队卫生装备研究机构） 5

resuscitation instrument （复苏器材） 102

roll splint （卷式铝塑夹板） 97

rubber tourniquet （橡胶管止血带） 93

## S

search and rescue technology of war casualties （战场伤
员搜救技术） 50

self-propelled wheeled field surgical system （车辆式野
战外科手术系统） 70

shelter for medicine & instrument supply （药械供应方
舱） 66

simulation technology of military medical equipment sup-
port capability （军队卫生装备保障能力模拟技术）
37

standardized special stretcher （制式专用担架） 115

standardized universal stretcher （制 式 通 用 担 架）
114

supply chest sets for laboratory material ［旅（团）救护
所医疗箱组］ 107

supply chest sets for surgical material （师救护所医疗箱
组） 106

support organization of military medical equipment （军队
卫生装备保障机构） 7

surface contamination monitoring apparatus （表面污染
监测装备） 211

surgical equipment （外科手术装备） 184

surgical shelter （手术方舱） 60

surgical tent （手术帐篷） 78

system demonstration of military medical equipment （军
队卫生装备体制论证研究） 19

system design technology of military medical equipment
（军队卫生装备系统设计技术） 35

system engineering of military medical equipment （军队
卫生装备系统工程研究） 22

system & organization management of military medical e-
quipment （军队卫生装备体制编制管理） 9

## T

tactical & technical index demonstration of military medi-
cal equipment （军队卫生装备战术技术指标论证）
25

teaching organization of military medical equipment （军
队卫生装备教学机构） 6

tele-consultation chest sets（远程医疗会诊箱组） 229

tele-consultation vehicle（远程医疗会诊车） 228

telemedicine equipment（远程医学保障装备） 225

telemedicine system for hospital ship（医院船远程医疗系统） 227

tent biosafety level 3 laboratory（帐篷式生物安全三级实验室） 154

tent for medicine & instrument supply（药械供应帐篷） 80

thermoplastic splint（热塑性夹板） 97

tracked armored ambulance（履带式装甲救护车） 121

transportation ambulance（运送型救护车） 117

triage tent（检伤分类帐篷） 77

V

vacuum splint（真空塑形固定夹板） 98

vaporization hydrogen peroxide fumigation disinfection cabinet（汽化过氧化氢熏蒸消毒柜） 160

ventilation instrument（通气器材） 99

W

water & poison examination kit（野战检水检毒箱） 156

water purifier for platoon（排用净水机） 144

water purifier for squad（班用净水器） 143

wheeled armored ambulance（轮式装甲救护车） 122

windlass tourniquet（旋压式止血带） 94

wooden splint（木质夹板） 96

X

X-ray diagnosis shelter（X 线诊断方舱） 62

X-ray diagnosis vehicle（野战 X 线诊断车） 72

X-ray machine for peacetime and wartime（平战用 X 线机） 179

X-ray tent（X 线诊断帐篷） 79

# 内 容 索 引

## 说 明

一、本索引是本卷条目和条目内容的主题分析索引。索引款目按汉语拼音字母顺序并辅以汉字笔画、起笔笔形顺序排列。同音时，按汉字笔画由少到多的顺序排列，笔画数相同的按起笔笔形横（一）、竖（丨）、撇（丿）、点（丶）、折（乛，包括丁乚等）的顺序排列。第一字相同时，按第二字，余类推。索引标目中夹有拉丁字母、希腊字母、阿拉伯数字和罗马数字的，依次排在相应的汉字索引款目之后。标点符号不作为排序单元。

二、设有条目的款目用黑体字，未设条目的款目用宋体字。

三、不同概念（含人物）具有同一标目名称时，分别设置索引款目；未设条目的同名索引标目后括注简单说明或所属类别，以利检索。

四、索引标目之后的阿拉伯数字是标目内容所在的页码，数字之后的小写拉丁字母表示索引内容所在的版面区域。本书正文的版面区域划分如右图。

| a | c | e |
|---|---|---|
| b | d | f |

## A

阿尔奇·布雷恩（Archie Brain） 100c

埃斯马赫（Esmarch） 92c，93f

埃斯马赫绷带 92c，94a

## B

班用净水器（water purifier for squad） 143b

半履带式 SDKFZ-251 装甲救护车 121d

包扎器材（dressing apparatus） 89b

贝尔金（berking） 162f

贝利（Balley） 183a

被动式战场伤员搜救技术 51b

绷带卷（gauze bandage） 91d

比尔（Beer） 183g

便携式二氧化氯消毒机 161e

便携式化学淋浴洗消系统（portable chemical shower decontamination system） 159c

便携式气体二氧化氯消毒机（portable gaseous chlorine dioxide sterilizer） 161e

便携式生物采样器 150d

便携式生物气溶胶采样器（portable bio-aerosol sampler） 150d

表面污染监测装备（surface contanmination monitoring apparatus） 211f

病房帐篷 81c

波尔·阿斯特鲁普（Poul Astrup） 183c

伯纳德·巴尔纳坦（Bernard Bar-Natan） 95a

## C

采血车 132a

操作感知技术 49f

层次分析法 21e

超低容量喷雾机 163e

车辆式野战外科手术系统（self-propelled wheeled field surgical system） 70e

充气夹板 98c

充气式夹板（inflatable splint） 98c

充气式手术帐篷 78e

充气式止血带（pneumatic tourniquet） 94d

充气帐篷式淋浴系统（DPI CBRN） 159e

传染病员明室负压病房 168e

传统伤票 224d

船用医疗模块系统（medical modular system for ship） 196a

## D

担架伤病员后送船舶附加装置（appended equipment of ship for patients evacuation） 125b

担架伤病员后送飞机附加装置（appended equipment of plane for patients air evacuation） 125e

担架伤病员后送汽车附加装置（appended equipment of vehicle for patients evacuation） 124b

单兵急救包/盒（individual first-aid kit） 85e

单兵净水器（individual water purifier） 142c

单兵生命信息监测设备（individual vital signs monitoring equipment) 226c

单兵卫生装备 (individual medical equipment) 83d

德因克尔 (Drinker) 185e

电控呼吸机 103e

电站方舱 (power-generation shelter) 67f

电子伤票 224d

短程生物战剂监测装置 (SR-BSDS) 148c

### E

耳鼻喉科方舱 63e

### F

法国 ACA86 手术帐篷 78e

法国国立图书馆 114d

方舱式机动医院 60e

方舱式野战医院系统 (field shelter hospital system) 58f

方舱式战地移动医院 60e

仿真模拟法 21f

放射性尘埃防护服装 (protective suit for radioactive dust) 213a

放射性气溶胶监测装备 (radioaerosol monitoring apaparatus) 212d

放射性损伤急救箱组 (first-aid chest sets for radiation injury) 218e

飞行人员生存求救装备 (life-saving device for aviator) 203b

菲利普·德林克 (Philip Drinker) 103d

分类帐篷 77e

弗利 (Furley) 担架 114d

负压防护技术 52d

负压隔离担架舱 170b

负压救护车 168a

负压型传染病员运送救护车 (negative-pressure isolated ambulance) 168a

负压型传染病员转运隔离担架舱 (negative-pressure isolated stretcher) 170b

复苏器材 (resuscitation instrument) 102d

富伯林 146f

### G

盖代尔 (Arthur Ernest Guedel) 100b

高寒热区卫生装备 232a

高活性复合酶催化系统 (ACES) 158c

高危污染环境个体防护卫生装备 (personal protective equipment for high risk contaminated environment) 171a

高危污染环境集体防护卫生装备 (collective protective equipment for high risk contaminated environment) 166b

高效氧化电位消毒水 162e

高效氧化电位消毒水制备装置 (efficient electrolyzed-oxidizing disinfection water device) 162e

高原高寒高热区卫生装备 (medical equipment for severe cold and hot environment at plateau) 231f

个防卫生装备 171a

个人剂量监测装备 (individual dose monitoring apparatus) 211b

工程分析技术 39b

《工程设计报告》 29b

古尔斯特兰德 (Gullstrand) 188b

固定器材 (fracture fixation apparatus) 95f

### H

哈托莱 (Hartolay) 183a

哈维·库辛 (Harvey Cushing) 92d, 94d

海军卫生装备 190f

海军专用卫生装备 (naval medical equipment) 190f

海上后送卫生装备 193f

海上救护直升机 (ambucopter at sea) 199d

海上伤病员换乘工具 (casualties transfer tools at sea) 196f

海上医疗后送装备 (medical evacuation equipmet at sea) 193f

航空救护卫生装备 (aviation life-saving equipment) 202b

合成橡胶止血带 94a

核辐射卫生防护装备 (medical protective equipment for nuclear radiation) 209f

核化伤员洗消装备 (decontamination equipment for wounded of nuclear & chemical contamination) 216f

核化事故医学救援装备 (medical rescue equipment for nuclear and chemical accident) 215e

核化卫生防护监测车 (monitoring vehicle for nuclear & chemical health protection) 217d

核生化武器损伤急救包/盒（first-aid for NBC weapon injury）86c

核生化战剂沾染防护卫生帐篷（medical tent for protection of nuclear，biological & chemical contamination）167d

"红十字列车"126b

喉周封闭型通气管100b

华尔特里德陆军研究所（Walter Reed Army Institute of Research）132b

华佗54a

化学夹板99c

化学塑形固定夹板（chemically molding splint）99c

环甲膜穿刺针（cricothyroidotomy needle）101d

环甲膜切开器（cricothyrotomy device）101a

环境与器材生物沾染洗消处置装备（decontamination equipment for biological contamination）157f

火箭军卫生装备208f

火箭军专用卫生装备（medical equipment of the rocket army）208f

霍尔丹47e

**J**

机器学习36e

吉布森（Gibson）129d，131a

急救车118b

急救方舱（emergency treatment shelter）61d

急救呼吸机（emergency ventilator）103d

急救型救护车（emergency ambulance）118a

集防卫生装备166b

计算机仿真与系统优化技术33f

计算机辅助设计制造技术34b

计算机线框建模系统38e

技能评价技术50b

检伤分类帐篷（triage tent）77e

检验车151c

检验方舱64b

检验器材补给箱（medical chest sets for laboratory instrument supply）110a

检验帐篷80b

舰艇基本卫生装备（basic medical equipment for ship）192d

净水装备141c

救护车116b

救护艇（ambulance boat）195c

救护直升机（ambucopter）204d

卷式担架（sked）114f

卷式夹板97d

卷式铝塑夹板（roll splint）97c

军队卫生装备（military medical equipment）53f

军队卫生装备保障机构（support organization of military medical equipment）7d

军队卫生装备保障能力模拟技术（simulation technology of military medical equipment support capability）37c

军队卫生装备标准化管理（military medical equipment standardization）10b

军队卫生装备采购管理（purchasing management of military medical equipment）12c

军队卫生装备定型（finalization of military medical equipment）32c

军队卫生装备定型试验（finalization experiment of military medical equipment）30e

军队卫生装备发展研究（demonstration of military medical equipment）17a

军队卫生装备工程设计（engineering design of military medical equipment）28b

军队卫生装备工程实验技术（engineering experiment technology of military medical equipment）40e

军队卫生装备关键技术（key technology of military medical equipment）33d

军队卫生装备管理（management of military medical equipment）8d

军队卫生装备光机电一体化技术（optical electromechanical integrating technology of military medical equipment）43a

军队卫生装备规划论证研究（demonstration of military medical equipment plan）18c

军队卫生装备计算机仿真设计技术（computer-based simulation design technology of military medical equipment）38e

军队卫生装备教学机构（teaching organization of military medical equipment）6f

军队卫生装备经费管理（fund management of military medical equipment）9d

军队卫生装备科研管理（R&D management of military medical equipment）11d

军队卫生装备立项论证研究 (project demonstration of military medical equipment) 20a

军队卫生装备全寿命管理 (life cycle management of military medical equipment) 16c

军队卫生装备人-机-环境系统工程技术 (man-machine-environment system engineering technology of military medical equipment) 41f

军队卫生装备生产管理 (manufacture management of military medical equipment) 13e

军队卫生装备使用管理 (application management of military medical equipment) 14c

军队卫生装备体系构建研究 (military medical equipment system) 23c

军队卫生装备体制编制管理 (system & organization management of military medical equipment) 9b

军队卫生装备体制论证研究 (system demonstration of military medical equipment) 19a

军队卫生装备维修管理 (maintenance management of military medical equipment) 15c

军队卫生装备系统工程研究 (system engineering of military medical equipment) 22b

军队卫生装备系统设计技术 (system design technology of military medical equipment) 35b

军队卫生装备效能评估研究 (effetiveness assessment of military medical) 20e

军队卫生装备信息化技术 (informatization technology of military medical equipment) 39e

军队卫生装备信息挖掘技术 (information mining technology of military medical equipment) 36c

军队卫生装备学 (military medical equipment sciences) 1a

军队卫生装备学术组织 (academic organization of military medical equipment) 8a

军队卫生装备研究机构 (research organization of military medical equipment) 5e

军队卫生装备研制 (military medical equipment development) 24d

军队卫生装备样机试制 (prototype trail-produce of military medical equipment) 29e

军队卫生装备战术技术指标论证 (tactical & technical index demonstration of military medical equipment) 25e

军队卫生装备总体技术方案设计 (general technical scheme design of military medical equipment) 27a

军队卫生装备组织机构 (military medical equipment organization) 4d

军队远程医疗系统 (military telemedical system) 227b

《军工产品定型试验大纲》 29c

《军工产品设计定型评审意见书》 33a

《军工产品设计定型审批申请书》 32f

军委主管机关 15d

军医背囊 (backpack for military surgeon) 111c

K

卡式止血带 (clip type tourniquet) 93c

《开题论证报告》 26f

柯林运血箱 (Collin's Box) 133d

《科研任务书》 27a

克里本战争 (Crimean War) 126b

空降兵军医/卫生员背囊 (physician and medical backpack for airborne troops) 206c

空军卫生装备 200b

空军专用卫生装备 (air force medical equipment) 200b

空勤急救盒 (first-aid kit of air medical service) 203e

空投空降卫生装备 (airborne & airdroped medical equipment) 205a

空投型伤员救治车 (airdropped casualties ambulance) 207a

空投型医疗救护系统 (airdropped medical system) 207c

空投型战救药材集成系统 (airdropped integration system for battlefield medical supplies) 208a

库利吉 (W·D·Coolidge) 178e

扩展式方舱 65c

L

拉塞尔·雷诺兹 (Russell. Reynclds) 178e

拉瓦锡 47e

朗伯 (Lambert) 182f

雷达式非接触生命参数探测技术 51b

《梨俱吠陀》 100a

《理伤续断方》 96a

连体式生物防护服 (biological protective clothing) 174e

两对角线轴 3f

两栖装甲救护车（amphibious armored ambulance） 123b

烈性传染病伤（病）员负压隔离防护技术（negative protective technology of strong infectious disease patients） 52d

临床检验方舱（clinical laboratory shelter） 64b

临床检验帐篷（clinical laboratory tent） 80b

临床检验装备（clinical laboratory equipment） 182c

"卢沟桥"式（"马驮型"）医疗箱 105c

路易斯·巴斯德（Louis Pasteur） 189d

旅（团）救护所医疗箱组（supply chest sets for laboratory material） 107f

履带式装甲救护车（tracked armored ambulance） 121c

履带装甲救护车 121d

轮式装甲救护车（wheeled armored ambulance） 122b

罗森鲍尔（Rosenbauer） 159d

## M

美国SAM（Structural Aluminum Malleable）夹板 97d

美国生物防护联合计划局 148c

米勒（Miller） 183a

密歇根州立大学 50e

灭菌方舱 65c

明室洗片机（field film processor） 181e

模糊综合评估法 21f

模块化卫生装备（modular medical equipment） 230e

莫雷尔止血带 94b

莫林手推式（Merlin Handcart）移动泡沫洗消装备 159c

木夹板 97a

木质夹板（wooden splint） 96f

## N

纳蒂克士兵中心 162a

## P

排用净水机（water purifier for platoon） 144a

佩蒂特（Louis Petit） 92c

佩蒂特止血带 92c

披肩式正压医用防护头罩（medical protection hood of positive pressure） 175d

皮罗果夫 96a，99c

平战基本卫生装备（basic medical equipment for peacetime and wartime） 177c

平战卫生装备 177c

平战用X线机（X-ray machine for peacetime and wartime） 179f

平战用计算机X线摄影系统（computer radiography system for peacetime and wartime） 180e

普里斯特 47e

## Q

气动复苏机 104e

气动式心肺复苏机（pneumatic CPR device） 104d

气体二氧化氯消毒系统（gaseous chlorine dioxide biological disinfection system of biological pollution equipment） 161a

气体方舱 68f

气胸穿刺针（pneumothorax needle） 102a

汽化过氧化氢熏蒸消毒柜（vaporization hydrogen peroxide fumigation disinfection cabinet） 160a

钱学森 35c

乔治·德沃尔 43b

轻型救护车 117b

丘比特正压防护头罩 175e

曲面造型技术 39a

全地形急救车 119f

全地形履带式卫生急救车（all-terrain tracked emergency ambulance） 119f

全球卫星定位技术 51b

全身型正压生物防护服（biological protective suit of positive pressure） 176c

## R

热成像生命探测技术 51c

热解式医用废弃物处理车（pyrolytic treatment vehicle for medical waste） 165a

热塑夹板 98a

热塑性夹板（thermoplastic splint） 97f

人的力量和人的感觉能力测量技术 42d

人工智能国际联合大会（International Joint Conference on Artificial Intellgence，IJCAI） 36d

人工智能技术 37a

人-机-环境系统工程技术 25c

人-机-环境性能　26c
人机交互技术　39a
人机界面设计技术　42c
人机系统振动效应　34d
人机系统振动效应评价　34e
人体尺寸测量技术　42c
日本京都大学　50f

## S

三防卫生帐篷　167d
三角巾急救包（cravat first-aid kit）　85a
三条路径　4a
伞兵供氧器（paratrooper oxygen supply device）　206b
山羊核生化（Giat NBC）防护头罩　175e
伤病员后送飞机附加装置　125e
伤病员留治帐篷（patients holding tent）　81c
伤员海上换乘工具　196f
伤员后送船舶附加装置　125b
伤员后送汽车附加装置　124b
伤员搜救装备　235b
伤员洗消方舱（casualties decontamination shelter）　69e
烧伤敷料包（dressing kit for burn wound）　91a
蛇形机器人　51a
"蛇眼"　50f
生防面具　173b
生命支持装备（life support equipment）　185e
生物安全型手套箱式隔离器（biosafety glove box i-solator）　155a
生物检验车（biological agent laboratory vehicle）　151c
"生物清道夫"（bio sweeper）手持式生物污染洗消器　158b
生物医学工程材料开发与应用技术　34b
生物战剂侦察车（biological agent reconnaissance vehicle）　149e
生物战剂侦察检验卫生装备（biological agent detection equipment）　148a
生物侦察车　149f
生物侦检装备　148a
声波生命参数探测技术　51c
师救护所医疗箱组（supply chest sets for surgical material）　106d

石膏绷带　99c
实体造型技术　39a
《实验室生物安全手册》　176d
《实验室生物安全手册》（第一版）　52f
食管封闭型通气管　100c
手术车　71e
手术方舱（surgical shelter）　60d
手术器材补给箱组（medical chest sets for surgical instrument supply）　109d
手术帐篷（surgical tent）　78c
手提箱式气体二氧化氯消毒机　162a
数据管理与数据交换技术　39b
数据可视化技术　37b
数据库技术　36f
数据挖掘技术　36d, 36f
数据预处理技术　37b
数理统计　37a
四节四面履带救援机器人"MOIRA"　50f
苏联中央军事医学实验研究所（НИИЭХИ）　1b
酸化水　162e
酸性氧化电位水　162e

## T

托马斯担架（Thomas stretcher）　114e
"铁肺"（drinker respirator）　103d
通道方舱（connection shelter）　67a
通气器材（ventilation instrument）　99f
通用担架　114d
图像处理技术　39b
图形变换技术　39a
推进剂防护服装（protective suit for propellant）　215a
推进剂损伤急救箱组（first-aid chest sets for propellant injury）　218b
推进剂卫生防护装备（medical protective equipment for propellant）　213e
托马斯·拉塔（Thomas Latta）　138f

## W

挖掘分析技术　37b
外场飞行救护车（flight line ambulance）　204a
外科手术装备（surgical equipment）　184c
危重伤病员担架监护系统（intensive care stretcher system for combat casualty）　187a

威廉·爱因托芬（Willem Einthoven）　178e

威廉·康拉德·伦琴（Wilhelm Conrad Röntgen）　178e

微作业环境设计技术　42d

韦尔泰克（VeroTect）生物气溶胶报警系统　148b

卫勤帐篷　77a

卫勤指挥帐篷（medical command tent）　77a

《卫生保健设施中防止肺结核杆菌指南》　52f

卫生船舶（medical ship）　127a

卫生防疫车（anti-epidemic vehicle）　164b

卫生防疫防护装备　146e

卫生飞机（medical plane）　128c

卫生列车（medical train）　126a

卫生器材灭菌单元　65e

卫生医用舱室超压防护技术（over pressure protection technology of medical chamber）　51e

卫生员包（kit for medical corpsman）　112e

卫生员背囊（backpack for medical corpsman）　112a

卫生运输船（medical transportation ship）　197e

卫生装备　53f

卫生装备保障效能　20f

卫生装备故障远程诊断系统（remote diagnosis system for medical equipment failure）　230a

卫生装备关键技术　33d

卫生装备光机电一体化集成技术　34a

卫生装备膜分离工程技术　34d

卫生装备人-机-环境系统工程技术　34a

卫生装备人机系统振动效应与舒适性评价技术　34d

卫生装备维修管理机构　15d

卫生装备维修技术机构　15f

卫生装备系统模拟与保障效能评估技术　33f

卫生装备学　1a

卫生装备智能控制技术　34a

文本挖掘技术　36d，37b

沃戈特（Vogt）　188b

无线电搜寻技术　51a

五官疾病诊治装备（diagnosis & treatment equipment of five sense organs）　188b

五官诊疗方舱（diagnosis & treatment shelter of five sense organs）　63d

### X

洗消方舱　69f

系统效能逼近于理想解的排序方法　21e

系统效能指标　21d

系统效能指标法　21d

系统效能指数法　21e

夏隆（Shalon）防护头罩　175f

《仙传外科集验方》　92c

现代化卫生装备（modernized medical equipment）　219b

橡胶管止血带（rubber tourniquet）　93f

橡胶止血带　93f

消毒灭菌车　73f

消毒灭菌方舱（disinfection & sterilization shelter）　65b

消毒灭菌装备（disinfection & sterilization equipment）　189c

消杀车　164b

小型急救包（small firstaid dressing）　85b

肖（Shaw）　185e

谢勒　47d

心肺复苏板（CPR board）　104a

心理康复卫生装备（medical equipment for psychology rehabilitation）　236d

心理卫生装备　236d

心跳介电场式生命探测技术　51c

新概念武器防护卫生装备　237e

新概念武器损伤防护卫生装备（medical protective equipment for new-concept weapons）　237e

信息化卫勤保障装备（informatized medical support equipment）　221a

信息化卫勤指挥方舱（informatized medical command shelter）　222c

信息化卫勤作业箱组（informatized medical command chest sets）　223b

信息化卫生装备（informatized medical equipment）　220a

旋拧式加压包扎急救止血绷带　95a

旋压式止血带（windlass tourniquet）　94b

旋压止血带　94b

### Y

压力蒸汽灭菌器　189d

牙科治疗方舱　63e

亚伯斯古医籍　100a

咽部封闭型通气管　100a

眼科方舱　63e

药材保障集装箱组（containers for medical supply） 110c

药材集装箱 110c

药械方舱 66b

药械供应方舱（shelter for medicine & instrument supply） 66b

药械供应帐篷（tent for medicine & instrument supply） 80f

药械帐篷 80f

野战 X 线诊断车（X-ray diagnosis vehicle） 72f

野战采血车（field blood collection vehicle） 132e

野战超低容量喷雾机（field ultra-low-volume sprayers）） 163e

野战电子伤票系统（field electronic medical tag system） 224c

野战防疫防护卫生装备（medical anti-epidemic & protective equipment） 146e

野战机动医疗平台改装技术（refitting technology of field mobile medical system） 43f

野战机动医疗装备（field mobile medical equipment） 57b

野战急救装备（field first-aid equipment） 82c

野战检水检毒箱（water & poison examination kit） 156f

野战净水保障装备（field water purifying equipment） 141c

野战救护车（field ambulance） 116b

野战临床检验车（field clinical laboratory vehicle） 74f

野战伤病员后送装备（field patients evacuation equipment） 113b

野战手术车（field surgical vehicle） 71e

野战微生物检验箱组（field micro-organism examination chest sets） 157c

野战消毒灭菌挂车（field disinfection & sterilization trailer） 73f

野战携运行医疗箱囊装备（field medical chest & backpack） 105b

野战血液保障装备（field blood support equipment） 130f

野战医技保障装备（field medical technical support equipment） 129c

野战医技维修保障装备（field maintenance device for medical equipment） 145e

野战医用冰箱（field medical refrigerator） 134a

野战医用供电保障装备（field power supply equipment for medical use） 144e

野战医用气体保障装备（field medical gas generation equipment） 134e

野战医用吸引装备（field medical suction equipment） 137e

野战医用制氧车（field medical oxygen generation vehicle） 136e

野战医用制氧机（field medical oxygen generator） 135f

野战运血车（field blood transportation vehicle） 132a

野战运血箱（field blood transportation chest） 133d

野战制液 138d

野战制液保障装备（field medical fluid-preparation equipment） 138d

野战制液车（field medical fluid-preparation vehicle） 139e

野战制液方舱（field medical fluid-preparation shelter） 140e

液体推进剂污染监测装备（liquid propellant contamination monitoring equipment） 214a

医疗垃圾热解车 165a

医疗信息方舱（medical information shelter） 223f

医学救援卫生装备 233c

医学影像装备（medical imaging equipment） 178d

医用冰箱 134b

医用防护口罩 172d

医用气体制备方舱（medical gas preparation shelter） 68f

医用生物防护口罩（biological protective mask） 172d

医用生物防护面具（biological protective gas mask） 173b

医用吸引器 137f

医用氧气制备技术 47d

医用液体制备技术 47f

医院船（hospital ship） 198c

医院船远程系统 228a

医院船远程医疗系统（telemedicine system for hospital ship） 227f

移动 BSL2+实验室 153a

移动式加强型生物安全二级实验室（mobile enhanced biosafety level 2 laboratory system） 153a

移动式生物安全三级实验室（mobile biological safety laboratory of biasafty Ⅲ） 152a

以色列绷带 95a

意大利 EV 手术帐篷 78e

营救护所医疗箱组（medical chest sets for battalion aid station） 109a

尤斯塔斯·托马斯（Eustace Thomas） 114e

远程会诊车 228e

远程医疗会诊车（tele-consultation vehicle） 228e

远程医疗会诊箱组（tele-consultation chest sets） 229c

远程医学保障装备（telemedicine equipment） 225c

约翰·弗利（John Furley） 114d

运送型救护车（transportation ambulance） 117b

运血车 132e

运血箱 133d

## Z

灾难医学救援卫生装备（medical equipment for disaster relief） 233c

炸伤急救包（first-aid kit for blast injury） 90d

粘胶石膏绷带 99d

詹姆士·迈克尤恩（James McEwen） 92d

战场伤员搜救技术（search and rescue technology of war casualties） 50d

战场伤员搜救卫生装备（battlefield medical equipment for combat casualties searching & rescue） 235b

战伤急救包扎材料改性技术（modification technology of emergency treatment dressing of war injury） 45e

战伤急救训练模拟技术（first-aid simulation training technology of war injury） 48e

战伤模拟技术 49d

战伤止血包扎材料改性与应用技术 34c

战时医用氧气制备技术 48b

战时医用氧液制备技术（medical oxygen and liquid preparation technology at wartime） 47d

战时医用药液制备技术 48c

战位急救盒 87b

战位急救箱（first-aid kit for combat post） 88d

战位卫生装备（medical equipment for combat post） 87a

帐篷式负压防护传染病员隔离病房（negative-pressure isolated tent ward of infectious disease patients） 169d

帐篷式负压隔离病房 169d

帐篷式生物安全三级实验室（tent biosafety level 3 laboratory） 154b

帐篷式野战医院系统（field tent hospital system） 75d

帐篷医院 75d

真空夹板 98f

真空塑形固定夹板（vacuum splint） 98f

蒸汽 65c

正压防护服 176c

正压防护技术 51e

正压医用防护头罩 175e

止血绷带（emergency bandage） 95a

止血带 93c

止血器材（hemostatic instrument） 92b

止血纱布（hemostatic gauze） 95d

制式通用担架（standardized universal stretcher） 114c

制式卫生帐篷 78e

制式专用担架（standardized special stretcher） 115c

制氧车 136f

制氧机 135f

制液车 139f

质量保证组织 14a

质量管理文件 14b

《中藏经》 97a

中型急救车 119a

中型救护车（medium ambulance） 119a

《肘后救卒方》 96a

主动式战场伤员搜救技术 51a

主分量法 21f

专用担架 115d

装甲救护车 120f

装甲型救护车（armored ambulance） 120f

卓尔（Zoll） 185f

自给式可运输集装箱式医院（MUST） 59a

自给式可运输野战医院（MUST） 65c

自然水源 141c

自吸防毒面具　174g

自吸过滤式防毒面具（gas mask of self-filtering type）　173f

组装式负压防护传染病员明室隔离病房（assembled negative-pressure isolated ward for infectious disease patients）　168e

组装型生物安全手套舱式隔离器（assembled bio-safety glove box isolator）　155e

作业辅助设计技术　42d

## 拉丁字母

ADC 法　21d

AK-120M 型制氧车组　134f

BEKON-2000 型洗消系统　158b

BellUH-1 救护直升机　204d

CAIRE 系列小型液氧储罐　134f

GENOX CT-1 方舱式液氧系统　134f

GENOX CT-1 小型液氧系统　69a

HSFTM 纤维防护服　171d

JBAIDS 生物战剂检验系统　157d

M50 系列面具　174b

MIKASA HF100H 便携式高频 X 线机　180a

PMEU 便携式微生物富集系统　157d

RC40⁺专业血液运输箱　133e

SR3 型防护服　171d

T25 型防护头罩　175e

TC3V2 卫生员包　87c

tourniquet（止血带）　92c

UH-60Q 黑鹰专用救护直升机　204e

UWB 体制生命探测技术　50e

VEKLA 三防机动方舱医院　60e

X 线车　72f

X 线方舱　62d

X 线帐篷　79c

X 线诊断方舱（X-ray diagnosis shelter）　62d

X 线诊断帐篷（X-ray tent）　79c

## 阿拉伯数字

4m 手动式双侧扩展手术方舱　60e

63 型三角巾急救包　85c

# 本卷主要编辑、出版人员

执行总编　谢　阳

编　审　谢　阳

责任编辑　李元君

文字编辑　李元君

索引编辑　王小红

名词术语编辑　王晓霞

汉语拼音编辑　潘博闻

外文编辑　吕　超

参见编辑　周艳华

责任校对　苏　沁

责任印制　陈　楠

装帧设计　雅昌设计中心·北京